《中西医临床营养学》编委会

中西医临床营养学

ZHONGXIYI LINCHUANG YINGYANGXUE

谭电波　主编

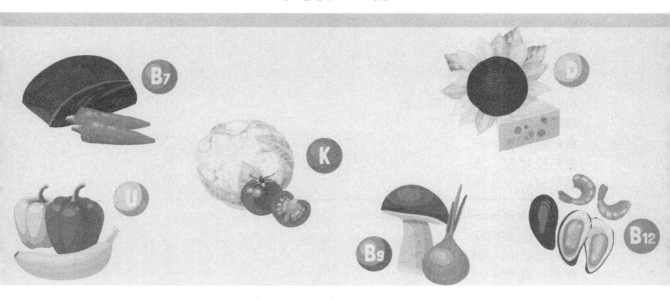

辽宁科学技术出版社

LIAONING SCIENCE AND TECHNOLOGY PUBLISHING HOUSE

图书在版编目(CIP)数据

中西医临床营养学 / 谭电波主编. — 沈阳 : 辽宁科学技术出版社,2023.7
ISBN 978-7-5591-2847-8

Ⅰ.①中… Ⅱ.①谭… Ⅲ.①临床营养–营养学 Ⅳ.①R459.3

中国版本图书馆 CIP 数据核字(2022)第 237414 号

出版发行:辽宁科学技术出版社
　　　　　(地址:沈阳市和平区十一纬路 25 号　邮编:110003)
印　刷　者:长沙市精宏印务有限公司
经　销　者:各地新华书店
幅面尺寸:185mm×260mm
印　　张:30
字　　数:650 千字
出版时间:2023 年 7 月第 1 版
印刷时间:2023 年 7 月第 1 次印刷
责任编辑:胡嘉思
责任校对:张　晨
装帧设计:云上雅集

书　　号:ISBN 978-7-5591-2847-8
定　　价:148.00 元
编辑电话:024-23284365
邮购热线:024-23284502

前　言

　　中西医临床营养学又称为中西医结合营养学，是指以中西医理论为指导，研究并合理利用食物和营养素，促进生长发育、增进健康、提高机能、防治疾病和延缓衰老的综合性学科，与生理学、生物化学、临床医学以及食物科学都有非常密切的联系，在临床医学、预防医学、康复医学中都占有很重要的地位。

　　中西医临床营养学是促进体力恢复和预防疾病的一门科学。"药食同源"是中西医临床营养学从治病到预防疾病发展的趋势，人们可以通过简单易学的基础知识将其衍化入日常生活习惯中，不按照个人喜好暴饮暴食，严格按照食品的两性（温性、寒性）和个人体质选择适当的食品，达到体内外相对平衡的状态，使身体健康，达到预防疾病的功效。在7000多年前，古老的中国就把营养学的研究展开了。7000年前，人类的最初研究是从食物是否有毒开始的。神农尝百草的目的是确定是否有毒。在5000年前，社会安定，黄帝诞生，并把食物的研究推进了。后来有书《黄帝内经》，记载了食物的核心：五谷为养，五果为助，五畜为益，五菜为充，气味和而服之，以补精益气。就是说，3000年前的祖宗认为谷米必吃，水果配合吃，肉类增加一下口味就可以了，各种蔬菜就是补充能量的食物，这些都一起吃，所以就适合人体了。在2000年前，西方医学之父希波克拉底，则提出了饮食的法则："把你的食物当药物，而不是把你的药物当食物。"就是提出了以多吃食物少吃药、提前预防疾病为主的医学思想。

　　本书由三篇、八章构成。

　　上篇为总论，包括中西医营养学概论及应用前景。重点阐述中医与西医营养学的区别和中西医结合营养学的前景与发展趋势，从营养的角度谈及早期活动中饮食对人民生活水平的影响以及一直到近现代的发展。

　　中篇论述常用食物与食品、食疗康养和慢性病营养治疗。其中常用食物与食品是中西医临床营养学的工具，故用较大篇幅详细论述。常用食物按自然属性分为谷薯类，豆类，蔬菜类，食用菌，果品类，畜肉类，禽肉类，奶蛋类，水产类，调味品及饮水类 11 类，共计 193 种。传统养疗食品选取了 90 种有代表性的古方，按鲜汁、茶饮、酒剂、粥、羹、汤、菜肴、米面食品、蜜膏、其他食品分为 10 类，明确指出各类食品的特点，以便运用。每种食物与食品列有出处、基原、性味、归经、功效、应用、研究等条目，在"应用"一栏中，不是简单地列举方子，而是将功效与应用联系起来，使学生能更好地理解食物的效用关系。将食物的附属品等以"附品"形式列出，体现出食物与附品的相关性。且后面都列有参考文献，供人参考，加深理解。常用食疗则有内科病症、妇科病症、儿科及其他病症，以常见病症为主，并注意收录近年发病增多的病证，如瘿气、奶麻、痤疮、音哑等。慢性病营养治疗是把常见的病症，按代谢系统、循环系统、神经系统、消化系统、呼吸系统、泌尿系统、运动系统分为 7 类，每种病症都从中西医临床营养的角度讨论并用中医膳食进行治疗，并选取最能代表中医营养特色的因时食养、因人食养、体质食养详细论述。

下篇论述规范化的临床生产与管理办法，本篇是对医院临床营养科的建设和管理研究的讨论以及特膳申报备案的工作指南。阐述医院临床营养管理体系的制度要求，并增加附录对既是食品又是药品的中药概述。

随着中西医临床营养学的进步，人们了解了各种食疗对身体的优缺，推动了公共营养、临床营养、中西医学等学科的发展。随着营养科学和医学科学的发展，中西医临床营养学增进健康、预防慢性病的功能日益引起人们的关注。

本书作为中西医学与营养学专业的系列教材，从基础理论的角度，以食疗为主线系统地阐述了中药和食品食疗的出处、基原、性味、归经、功效、应用、研究等，力求系统、完整，同时为常见病、多发病的营养防治做努力。

由于编者水平所限，不妥和疏漏之处在所难免，请广大读者不吝赐教。

目录
CONTENTS

上篇　总论

中篇　食品与食疗康养

下篇　规范化的临床、生产与管理办法

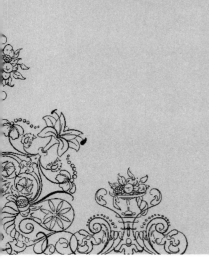

上篇
SHANG PIAN
总论

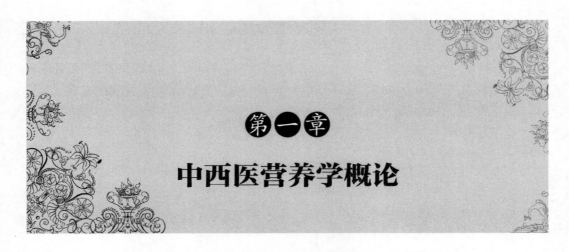

第一章
中西医营养学概论

第一节　中西医营养学的源流

一、中医营养学的源流

中医营养学是千百年来中华民族运用饮食维护健康、防治疾病的智慧结晶和文化瑰宝，历史悠久，源远流长。

（一）早期活动

饮食与人类休戚相关。在远古时代，人们为了生存去寻找食物，通过反复实践、咀嚼摸索逐渐发现了食物与药物，将能饱腹充饥的动植物归于食物，把有治疗作用的动植物归于药物。《淮南子·修务训》记载神农"尝百草之滋味，水泉之甘苦……当此之时，一日而遇七十毒"。《史记·三皇本纪》云："（神农）始尝百草，始有医药。"因此，在医学史上有了"医（药）食同源"的说法。

远古时期人们以生食为主，茹毛饮血，饥寒交迫，常因病致死。火给人类带来了光明和温暖，也改变了人类的饮食习惯。《礼纬·含文嘉》说："燧人氏始钻木取火，炮生为熟，令人无腹疾。"由吃生食过渡到吃熟食是饮食营养卫生的一大飞跃，极大地促进了人类健康和寿命的延长。

我国酿酒有着悠久的历史，夏代已知用谷物酿酒，商代开始酿制"陈年甜酒"。酒不仅是一种饮料，而且可以广泛地用于疾病的治疗，"醫"字就是从"酒"衍生出来的，说明酒和医疗的关系非常密切。《黄帝内经》中共记载了13个方剂，其中就有4个是酒剂，所以《汉书》称酒为"百药之长"。

进入奴隶社会，手工业逐步发达，家具陶器得到广泛的使用，这些都为汤液的发明创造了条件。相传商代伊尹创制了汤液。《资治通鉴》谓伊尹"闵生民之疾苦，作汤液本草，明寒热温凉之性，酸苦辛甘咸淡之味，轻清浊重，阴阳升降，走十二经络表里之宜。今医言药性，皆祖伊尹"。伊尹精通烹调，善于配制各种汤液，所用原料就有"阳朴之姜，招摇之桂"，姜桂既是菜肴中的调料，又是发汗解表、宣通阳气、温胃止呕的佳品。这些都说明在中医中应用广泛的剂型——汤液的产生与饮食有着密切的关系。

至周代，经济和医药有了较大发展，各行各业日益趋向专业化。西周至春秋战国时期，将医生细分为食医、疾医（内科医生）、疡医（外科医生）、兽医四种医生。食医位居四医之首，具有较高的地位。据《周礼·天官》记载："食医，掌和王之六食、六饮、六膳、百羞、百酱、八珍之齐。"说明食医在当时已经形成一种制度。我国设立食医的时间比西方营养师的出现早了两千多年。

此外，《周礼·天官》中还记载了疾医主张用"五味、五谷、五药养其病"；疡医则主张"以酸养骨，以辛养筋，以咸养脉，以苦养气，以甘养肉，以滑养窍"等。这些记载说明，周代就已经有了中医营养学的一些理念和认识。

（二）秦汉时期

这一时期，由于社会的变革、生产力的发展、科学文化水平的提高，出现了"诸子蜂起，百家争鸣"的局面。其中最为突出的代表著作就是《黄帝内经》，它包括《素问》和《灵枢》两个部分，各81篇，共18卷。该书内容丰富，论述详尽，奠定了中医学的理论基础，对中医营养学的发展也产生巨大的影响。

《黄帝内经》强调整体观念，认为人体是一个有机的整体，人与自然界也是一个有机整体。书中阐述了五味与五脏的关系及作用，如《素问·宣明五气》云"五味所入：酸入肝，辛入肺，苦入心，咸入肾，甘入脾，是谓五入"，《素问·脏气法时论》有"辛散""酸收""甘缓""苦坚""咸软"等，主张全面均衡、五味调和的膳食，如"谷肉果菜，食养尽之"（《素问·五常政大论》），"是故谨和五味，骨正筋柔，气血以流，腠理以密，如是则骨气以精，谨道如法，长有天命"（《素问·生气通天论》）。饮食不能偏嗜五味，否则会引起种种疾患。书中还指出了一些饮食调理、饮食宜忌、饮食卫生等方面的问题和方法。可以说，《黄帝内经》为中医营养学奠定了理论基础。

成书年代与《黄帝内经》同时或更早的长沙马王堆汉墓出土的《五十二病方》，载药247种，医方280多个，其中有一些食物入药，如食盐、蜂蜜等，均属日常生活用品。

我国现存最早的本草专著当推《神农本草经》，约成书于东汉末年。全书分为3卷，共载药物365种，按药物功效的不同分为上、中、下三品。上品功能滋补强壮、延年益寿，无毒或毒性很弱，可以久服；中品功能治病补虚，兼而有之，有毒或无毒当斟酌使用；下品专祛寒热、破积聚，治病攻邪，多具毒性，不可久服。其中食物就有十几种，如酸枣、葡萄、大枣、干姜、赤小豆、粟米、龙眼肉等。

汉代医家张仲景继承了《黄帝内经》等古典医籍的基本理论，著成《伤寒杂病论》，后来分为《伤寒论》和《金匮要略》两部分。《伤寒论》以六经论伤寒，介绍各经病证的特点和相应治法，还阐述病证的传变关系。通过六经辨证，又可以认识证候变化的表里之分、寒热之异、虚实之别，再以阴阳加以总括，从而为后世的八纲辨证打下了基础。书中还创制了一些食物名方，如猪肤汤、葱豉汤、百合鸡子黄汤等，至今仍在使用。仲景在药后送服方面也颇为讲究，有的用苦酒送服，有的用米饮送服等，因病而异。

《金匮要略》以脏腑论杂病，以病证设专题，对肺痈、肺痿、痰饮、黄疸、痢疾、水肿等专篇加以论述。书后所附的"禽兽鱼虫禁忌并治""果实菜谷禁忌并治"中，除继承了先秦饮食宜忌等经验外，在理论上还有不少新的阐述，指出"所食之味，有与病相宜，有与身为害，若得宜则益体，害则成疾"，说明了饮食与身体、疾病的关系。该书还记载了一些饮食禁忌、饮食卫生、食物中毒的内容。

此时期还有一些书籍，如《神农黄帝食禁》《神仙服食经》《淮南王食经》等，均涉及饮食与健康的问题，可惜这些著作因年代久远，多已佚失。

秦汉时期在对饮食与疾病关系的认识上，以及食物的应用方面，均较前人有所深入。

（三）唐宋元时期

唐宋元代是我国封建社会的鼎盛时期，经济繁荣，医药卫生也比较发达，对营养学的发展产生了积极的影响。

唐代医家孙思邈在所著的《千金要方》一书中专设《食治》篇，列于第二十六卷，是我国现存最早的食疗专篇。该篇分为果实、菜蔬、谷米、鸟兽四大门类，收载食物164种，分别论述各种食物的医疗用途，并提出动物的肝脏能治夜盲，猪肝、赤小豆、薏苡仁、谷皮等能治脚气病。至此，食疗开始逐渐从各门学科中分化出来，标志食疗专门研究的开始。

孙思邈的弟子孟诜集前人之大成编写了《食疗本草》一书。据《中国医籍考》记载："食疗本草，唐同州刺史孟诜撰，张鼎又补其不足者，八十九种，并曰为二百二十七条，皆说食药治病之效，凡三卷。"书中总结唐代以前所积累的食疗知识，内容丰富。该书共收载食疗本草241种，凡可供食用且兼具医疗效果之物均予记录，收录了许多唐初本草中未载的食药，如鱼类中的鳜鱼、鲈鱼、石首鱼等，菜类中的蕹菜、胡荽、白苣（莴苣）等，米谷类中的绿豆、白豆、荞麦等，都是首出于《食疗本草》。本书所列食治本草系人们常用的食物、酱菜、果品、肉类等。需要注意的是，该书记载的不全是食物，也有一定数量的药物，但多属作用比较和缓之品。该书是我国现存最早的一本食疗本草。

宋代用饮食治病已经相当普遍，并且有进一步的发展。如《太平圣惠方》是宋代官方修制的大型方书之一，由朝廷命医官王怀隐等集体历经10年编纂而成。全书共100卷，列1670门，载方16834首，广泛收集宋以前方书和民间验方，包罗内、外、妇、儿等各科病证。该书在第九十六卷、第九十七卷专门设立食疗门，共载方160首，可治疗28种病症，列有食疗中风诸方、食治风邪癫痫诸方、食治风热烦闷诸方、食治咳嗽诸方等。例如治疗中风的豉粥方、用于治疗消渴小便频数的羊肺羹、治疗水肿病的鲤鱼粥等，这些用方进一步丰富充实了饮食疗法。

《圣济总录》为又一部政府组织编撰的医学巨著，由宋徽宗赵佶敕撰。全书分类方法和编写体例与《太平圣惠方》大体相同，但内容更全，收方更多，全书共200卷，分66门，284万余字，2万首方，补充了许多前世方书未载的方剂，且大多切合临床实用。本书专列食治一门，集中在第一百八十八卷、第一百八十九卷、第一百九十卷，食治方剂300余首，详述食治方法。

宋代陈直所著的《养老奉亲书》，元代邹铉续增之，名为《寿亲养老新书》。该书为老年人卫生保健的专著，非常重视饮食营养，认为要维护老年人的健康，应以饮食调治为第一，云"若有疾患，且先详食医之法，审其症状，以食疗之，食疗未愈，然后命药，贵不伤其脏腑也"。这种认识是与唐代的食疗思想是一脉相承的。书中还列有许多食疗方，用于心悸、咳喘、消渴、水肿等老年病症。

《山家清供》为林洪所著，他是南宋末年诗人。《山家清供》一书分上、下两卷，共102条，其中所述为山林农村日常所食之物，故名为《山家清供》。书中杂记日常饮食，旁及遗闻轶事、艺文考证等，有关饮食的内容约占半数（如百合面、金玉羹、胡麻酒等），在医学方面也有一定研究价值。

元代经济繁荣，疆土辽阔。忽思慧是元代一位蒙古族医学家，兼通蒙汉医学，于元延祐年间任宫廷的饮膳太医。他积累了丰富的烹饪技术、营养卫生及饮食保健等方面的经验，在任期间著成《饮膳正要》一书。全书共三卷。卷一概述"养生避忌""妊娠食忌""乳母食忌""饮酒避忌"等，还载有奇珍异馔，即各种珍奇食品的食谱，包括羹、粉、汤、面、粥、饼、馒头等；卷二介绍"诸般汤煎"的制作，以及"食疗诸病"的方剂；卷三是食物本草部分，按米谷、兽、禽、鱼、果、菜、料物七类论述。该书收载各类食物200余种，介绍食物的性味、功用和主治，并附有图谱，其内容相当丰富，堪称我国古代第一部烹饪及营养的专著。书中记载了大量的羊肉及其附属物的方子，对后世影响颇多。

元代的贾铭著有《饮食须知》一书，共八卷，文字虽简约，但专论饮食的性能及宜忌，语言中肯，亦有所发明，正如作者在卷首所述："历观诸家本草疏注，各物皆损益相半，令人莫可适从。兹专选其反忌，汇成一编，俾尊生者，日用饮食中，便于检点耳。"

唐宋元时期是中国古代中医营养学最为丰富、最有成就的时期。

（四）明清时期

明代最伟大的医药著作当属李时珍所著的《本草纲目》，他参考了自《神农本草经》始，到明嘉靖末年陈嘉谟撰《本草蒙筌》为止的本草学著作40种，还广泛参阅了古今医家书目227家、古今经史百家书目440家。对于大量的古代文献，李时珍并非一味地辑录前人的文字，述而不作，而是十分注意将古代文献与个人见解相结合，复者芟之，缺者补之，伪者纠之，全面地评述每一味食物，且纲目分明，博而不繁，详而有要。书中还增补了不少以前未曾记载或虽有记载但述之不详的食物，大大扩充了食物本草的品种。在百病主治药中既有药又有食。如在"腰痛"条中就列有山药、茴香、干姜、栗子、山楂、莲子、芡实、猪肾、羊肾等食物。《本草纲目》中还记载了大量食疗方，并且十分重视饮食禁忌，在书中序列第二卷对相关的问题述之甚详，内容涉及服药禁忌、证候病命禁忌、妊娠禁忌等。时至今日，这些内容仍有一定参考意义。《本草纲目》对于中药学、中医营养学都有着卓越的贡献。

明代比较引人注目的还有《救荒本草》一类的著作，指导人们遇到饥荒时选择食物。如朱橚的《救荒本草》记载了可供荒年救饥食用的植物414种，并将其详细描图，讲述其产地、名称、性味及烹调方法。本书大都为前人未经记载的可食植物，扩大增加了人类利用植物的范围。鲍山遍尝黄山一带的野菜，别其性味，探求调制，梳理成《野菜博录》，全书共有三卷，别具一格。

此时期热性病的食疗也受到重视，如吴有性所著的《温疫论》即有《论食》一节："时疫有首尾能食者，此邪不传胃，切不可绝其饮食，但不宜过食耳。有愈后数日微热，不思食者，此微邪在胃，正气衰弱，强与之，即为食复。有下后一日，便思食，食之有味，当与之，先与米饮一小杯，加至茶瓯，渐进稀粥，不可尽意，饥则再与。"

明代以《食物本草》之名的著作较多，其中以明末姚可成所著的《食物本草》比较突出。全书共22卷，内容极为丰富，分水、谷、菜、果、鳞、介、蛇虫、禽、兽、味、草、木、火、金、玉石、土16部，共收载有关饮食的品种达1700余种。该书收集了大量的调理、补等、食饵方面的文献资料，系统地辑录了食物的性能、作用、用法、产地，末卷为《摄生诸要》，详述饮食调理事宜。同类书还有薛己的《食物本草》、宁源的《食鉴本草》、汪颖的《食物本草》等。

《遵生八笺》为明代高濂所撰的养生专著，共20卷，分8部分，八笺中与饮食关系密切的是《饮馔服食笺》。《饮馔服食笺》中介绍品茶、饮食、菜蔬以及养生诸物，有汤类32种，粥类35种，多为中、老年调养之用，现有单行本出版。

清代医家也比较重视饮食营养，有关著作也有不少，其中较早的是《食物本草会纂》，为清康熙时沈李龙所编。全书共12卷，收集食物621种，分为水、火、谷、菜、果、鳞、介、禽、兽上、兽下10部，记其性味、主治及附方等，并有附图。

费伯雄撰有《费氏食养》三种，即《食鉴本草》《本草饮食谱》及《食养疗法》。费氏重视食养补虚，详述"养生调摄须知，却病延年要法"，明确提出"食养疗法"一词。在"虚"的一条中就记载补虚食品25种，如粟米粥、理脾糕、山药粥、芡实粥、莲子粥、扁豆粥、姜橘汤等。全书记载食物95种，分谷类、菜类、瓜类、果类、味类、鸟类、兽类、鳞类、甲类、虫类等，论述各种食物的功用、主治、宜忌。此外，还按病因分为风、寒、暑、湿、燥、气、血、痰、虚、实及附录等各部分，介绍食品共75种。

《调疾饮食辨》又名《饮食辨录》，为清代医家章杏云所著，是作者的临证经验与前人经验的总结，重在理论阐述。他十分重视饮食与人体健康、疾病治疗的关系，在《述臆》中说"饮食得宜，足为药饵之助，失宜则反与药饵为仇"；而饮食之误，"医者也不得辞其责也"。全书共6卷，分为总类、谷类、菜类、果类、鸟兽类、鱼虫类六大类。

黄鹤辑所著的《粥谱》，共收载粥方二百多个，成为现存粥谱的第一部专著，后世引用颇多。

饮食营养与烹饪密切相关，清代烹饪书籍比较出名的有《随园食单》《随息居饮食谱》等。《随园食单》为袁枚所著，该书阐述了烹饪的基本理论，还记载了342种菜肴、饭点、茶酒等的用料和制作方法，以江浙菜肴为主，还涉及一些宫廷菜和其他地方的菜肴。菜肴以清素见长。

《随息居饮食谱》为王孟英所著，其在书的前序中谓"人以食为养，而饮食失宜或以害身命""颐生无玄妙，节其饮食而已。食而不知其味，已为素餐，若饱食无数，则近于禽兽"，强调了饮食调养对健康的重要性。本书收集了日常饮食原料359种，分为水饮、谷食、调和、蔬食、果食、毛羽、鳞介7类。

清代曹庭栋撰《老老恒言》，共五卷，前四卷为老年人日常起居寝食养生方法，在第五卷论述粥在老年养生中作用。书中记载粥谱一百余种，如莲肉粥、藕粥、胡桃粥、杏仁粥等，可供老年人保健之用。

（五）近代、现代和当代

近代和现代系指鸦片战争至中华人民共和国成立前这一时期。由于历史的原因，中国医学发生了重大的变革，西方医学进入我国并得以发展，中医学受到冲击和制约，西医营养学也随之进入并传播。这一阶段中医营养学比较沉寂。我国营养学的奠基人侯祥川先生在1936年编写了《中国食疗之古书》，详细介绍古代的营养著作，并给予高度的评价，反映出老一辈营养学家的用心与远见卓识。

中华人民共和国成立以后，随着经济和医学的进步，中医各学科得到了很大的发展。由于人民生活水平的提高，在饮食方面对食养食疗也就提出了更高的要求，中医营养学又有了新的发展契机。

自20世纪80年代以来，陆续开展了一系列营养古籍的整理出版工作，对古籍加以注释、查漏补缺，将一些遗失的原著进行补遗。如唐代孟诜的《食疗本草》，原书早已遗失，仅存敦煌残卷，主要内容散在后世的本草著作中，后由谢海洲等医家辑录复原才得以恢复原貌，发挥其应用的作用。

一批食疗和营养著作也都涌现出来，如窦寇祥主编的《饮食治疗指南》，钱伯文、孟仲法等主编的《中国食疗学》，姜超主编的《实用中医营养学》，施奠邦主编的《营养食疗学》等，各抒己见，百家争鸣。

1984年北京中医学院（后更名为北京中医药大学）成立了中医营养教研室，随即在本科开设中医营养班。20世纪90年代初，翁维健教授主持编写了《中医饮食营养学》教材。之后一些中医学院校相继开设了营养专业或相关课程，如山东中医药大学、上海中医药大学等。一些非中医学院校也开设了相关课程，如北京旅游学院开设了中医食疗课、全国高等自学考试本科"营养与健康"专业设有中医营养学。中医营养学进入我国高等教育的殿堂，其教育初具规模。

近年来，全国许多中医医院开设了食疗门诊，用食物来调养身体、防病治病，收到了一定的效果，在临床营养方面发挥着自己的作用。一些开发研制的养生保健食品，由于携带方便，适合长期应用的特点，颇受人们的欢迎。

另外，大量食养、食疗相关科普书籍的问世促进了中医营养学的推广普及。

总之，中医营养学在远古时代与医药同时萌芽和发生；至商周逐渐具有雏形，并受到重视，设有"食医"专司此事；复经数代逐渐充实，至唐宋元而集大成，达到较高的水平；明清各代皆有发展，而更臻完善，积累了丰富的经验，形成了较为完整的理论体系；至当代继续完善与发展，并纳入我国的高等教育体系。其清晰而绵长的演进轨迹，不仅折射出中医营养学强大的生命力和在养生保健、防病治病方面所发挥的巨大作用，更昭示了其未来美好的发展前景。

中医营养学是一个伟大的宝库，但是也有不足之处，其学科的发展创新可以借鉴一些现代科学的先进技术和方法，但是不能套用，不能完全按照西医的思路进行，否则很容易在发展中失去我国几千年的传统特色，其发展应该遵循中医营养学自身的理论和实践规律。

中医营养学博大精深，现在发掘和整理的仅为冰山一角，学科建设还需要做大量深入的艰苦工作，任重而道远。

二、西医营养学的源流

19世纪中叶，西医食疗即"现代营养科学"开始兴起，首先起源于欧洲的一些国家，是在生物、化学和医学的基础上，以现代实验科学为依托，研究食物、营养素的功能与人体健康之间相互关系的一门学科。现代的西方营养学认为生命是一个可以用化学的方式来校正和完善的过程。

（一）自然主义时期（公元前400年至公元1750年）

古希腊的"医学之父"希波克拉底提到"你的饮食就是你最好的医生"，言简意赅地展现了食物对于健康的重要作用，他确信健康只有通过适宜的饮食和卫生才能得到保障，并强调应该以食物为药。他最先认识到了膳食营养对健康的重要性并提出了"食物即药"的理论。古印度阿育吠陀认为"饮食不好，药物无效；饮食合理，药物无需"。以上观点都强调了饮食在保持健康体态、预防疾病的发生中的重要性。这个时期，人们对于食物的认识非常模糊，虽然知道要生存就必须吃食物，但并不了解食物的各种营养价值。

（二）化学分析时期

18世纪之后，开始进入化学分析时期。营养学之父拉瓦锡是化学分析时期的创始人，他测定了豚鼠在进食前后以及活动中的氧的摄入量，证明了人体热能的产生与氧的消耗有必然的联系。19世纪之后，西方化学、物理、生物等基础学科突飞猛进地发展，托马斯的能量守恒定律和门捷列夫的化学元素周期表等理论先后出现，为近代营养学打下了实验技术科学的理论基础。原本认为是有毒物质引起的脚气病、坏血病、佝偻病等疾病，实际上全是因为缺乏某些营养素。

（三）生物学时期

到了生物学时期，在化学分析时期基础学科提出的一些理论的基础上，大量的营养学实验研究又不断地充实了营养学本身的理论体系，两者相辅相成。在生物学时期的早期，发现了许多具有维生素特性的物质，在同一时期，科研人员还对膳食中的矿物质进行了大量研究，证明了它是多元素的复杂混合物。

（四）细胞或分子学时期

自1955年以来，先后出现了电子显微镜、超速离心机、微量化学技术等新事物。现在已充分证实，如果缺少某种必需营养素，那么就无法形成细胞的各种成分，细胞就会死亡。近20多年来，随着分子生物学理论与实验技术在生命科学领域的各个学科的渗透及应用，产生了许多新兴学科，分子营养学就是营养学与现代分子生物学原理与技术有机结合而产生的一门新兴边缘学科。Simopoulos AYP博士在"海洋食物与健康"学术会议上首次提出了分子营养学这个名词。

三、中西医结合营养学的源流

中西医结合营养学（Integrative Nutrition）的定义指中西医结合营养学的本质特征及其概念的内涵和外延。王弘午指中西医结合营养学定义为，中西医结合营养学是以现代营养学理论和中医理论为指导，研究食物与机体之间的关系，通过食物营养促进身体健康，预防控制疾病，为人体健康提供有效措施的一门学科。作者的观点是，中西医结合营养学是运用传统和现代哲学思想、科学技术原理与方法，探讨营养学理论研究和实践应用的科学与艺术。中西医结合营养学的根本目的是通过相互取长补短，为提高全人类的健康水平与生存质量做出传统营养学及现代营养学不可及的贡献。

中西医结合医学是在我国既有中医又有西医的特定条件下，两种医学在医疗实践中相互交融、相互渗透而逐渐产生的一门具有我国原创优势的新兴医学学科。中西医结合思想的产生和中西医结合医学的形成可追溯至中西医汇通思想的产生和中西医汇通学派的形成年代，这个时期可谓是中西医结合的萌芽阶段。

16世纪中叶（1520—1573年）西方医学传入中国，与中国传统中医药开始相互接触、相互影响。17世纪中叶面对中西医并存的局面，中国一些思想家和中医学家开始思考并对中西医进行比较，于是产生了中西医汇通思想。其先驱人物首推明代方以智（1611—1671年），他是中国医学史上产生中西医汇通思想的第一人。他在《物理小识·人类身》中收集了当时有关生理、病理的中西医学知识，既有中医脏腑气血理论，又有西医解剖学的描述，体现了中西医汇通思想。19世纪随着西方社会变革和第二次科学技术革命的完成，西医学得到了突破性发展，进入实验医学和细胞水平。

1840年鸦片战争后，西方的哲学思想、自然科学、医学等大量涌入中国，对我国传统医学产生了很大震动，促使很多知名中医学家自发学习西医知识，对两者进行比较分析，主张中西医应该互相取长补短，从而形成了中西医汇通学派。著名的代表人物有唐宗海、朱沛文、张锡纯、恽铁樵，称之为近代中西医汇通四大家。

唐宗海（1846—1897年）是中西医汇通派创始人之一，著有《中西汇通医书五种》，是中国试图汇通中西医学的一部早期著作，其中《中西汇通医经精义》为其代表著作，书中除引中医理论外，兼采西医生理解剖图说加以发挥，"能参西而崇中，不得新而忘旧"，内容虽有附会之论，但在沟通中西医学方面做了大胆尝试。他认为中西医各有长短，主张"不存疆域异见之见，但求折中归于一道"，"参酌乎中外，以求尽美尽善之医学"。

朱沛文（19世纪中叶）著有《华洋脏象约纂》（又名《中西脏腑图像约纂》），是一部充分反映中西医汇通思想的著作。朱氏强调"华洋诸说不尽相同"，"各有是非，不能偏之。有宜从华者，有宜从洋者"，应"合采华洋之说而折中之"，并主张汇通中西以临床验证为标准求同存异，"应通其可通，而并存其互异"。朱氏学术思想比唐宗海更为深刻，标志着对中西医汇通的认识更加深入。

张锡纯（1860—1933年）毕生致力于临床及中西医汇通，著有《医学衷中参西录》，总结记录了他一生的临证经验和心得，并结合中西医理论阐发医理，力求在中西医理论、生理、病理、临床等方面全面汇通中西医的学术思想，例如他说："《黄帝内经》谓血之与气，并走于上，则为大厥……原与西人脑出血之议论相符合，此不可谓不同也。"他也是中国医学史上第一位在临床处方上探索中西药并用的医家，其典型代表为"石膏阿司匹林汤"，认为"阿司匹林，其性凉而发散，善退外感之热，初得外感风热，服之出凉汗即愈"。还创用阿司匹林与中药玄参、沙参等配伍治疗肺结核发热，开创了从内科临床入手开展中西药并用防治疾病之先河。

恽铁樵（1878—1935年）对中西医进行了系统、全面的研究，认为"中医有演进之价值，必须吸取西医之长与之合化产生新中医，是今后中医必循之轨道"同时又强调，"西方科学不是唯一之途径，东方医学自有立脚点""万不可舍本逐末，以科学化为时髦，而专求形似，忘其本来"。

他认为"今日中西医皆立于同等地位"，实为在中西医汇通中主张中西医同等地位的第一论述者。另外恽氏还是倡导中医药学标准化、规范化研究的第一人。因此恽氏成为中国近代医学史上杰出的中医理论家和坚定的中西医汇通派代表人物。但在当时的历史条件下，中西医汇通派在对待中西医学上未能真正做到兼收并蓄，更不可能把中西医统一起来，而且在民族虚无主义、全盘西化等思想的影响下，出现了"废止中医"思潮，于是中西医汇通也就早早夭折了。

中华人民共和国成立后，从中西医结合概念的产生到学科的形成得到了空前发展。20世纪50年代毛泽东同志首先肯定和提出了"中国医药学是一个伟大的宝库，应当努力发掘，加以提高"，号召西医学习中医，明确提出"把中医中药的知识和西医西药的知识结合起来，创立中国统一的新医学新药学"。从此中西医结合这一概念逐步在我国医学界出现并得到普遍认可和运用。而且在毛泽东主席的号召下，我国政府制定了中西医结合方针，组织西医脱产学习中医，开展中西医结合研究，使早期的中西医汇通研究发生重大转变，走上了中西医结合的时代。中西医结合大致经历了三个发展阶段：第一阶段是培养西学中人才和开展临床验证阶段（20世纪50年代中期至60年代中期）；第二阶段是临床系统观察和开展实验研究阶段（20世纪60年代中期至70年代）；第三阶段是临床与基础理论研究不断深化与创新发展阶段（20世纪80年代以后）。1980年国家明确了"中医、西医和中西医结合三支力量都要大力发展、长期并存"，随后组建了中国中西医结合学会，中西医结合研究进入一个新的发展阶段。

第二节　中医与西医营养学比较

一、中医营养学的理论

（一）中医营养学的概念和内容

1.营养与营养学

"营养"一词，古已有之。据《普济方·一百八十八卷》记载"夫人之所以滋养其身者，唯气与血。血为营，气为卫。营行脉中，卫行脉外……血之周流于身，上透泥丸（注：百会穴），下至涌泉，灌溉诸经，营养百脉"。"营"，有经营、营造、谋取之意；"养"，有滋养、调养、养护之意。

营养不足或营养过度皆可发为疾病，如"肝气不足则血弱，肾气不足则精衰，血弱精衰，不能营养于目，渐致昏暗"（《圣济总录·卷一百八》）。又如"疔疮之生，膏粱人居其半，皆因营养过度，火毒外发所致"（《华佗神方·卷五》）。在古代，"营养"与"荣养"相通。《华佗神方·卷一》记载："肺生肾，肾生肝，肝生心，心生脾，脾生肺，上下荣养，无有休息。"又如《雷公炮制药性解·卷一》记载："酒厚肠胃，驻颜色，通行血脉，荣养肌肤。"

营养，实际上就是机体摄取、消化、吸收和利用食物或养料，以维持正常生命活动的过程。人们摄取食物，经过胃的受纳腐熟、脾的运化，将食物中的精微物质输送到全身，以营养五脏六腑、四肢百骸及皮毛筋骨等组织器官，生命得以生生不息。

西医营养学是研究机体营养规律以及改善措施的一门学科，它是以生化、生理学为基础发展起来的，奠基于18世纪中叶，20世纪初传入我国。而实际上，我国固有的中医营养学已有两千多年的历史，自成体系，为中华民族的繁衍与健康做出了巨大的贡献。

中医营养学是研究中医饮食理论及其应用的一门学科。它和养生、中药、针灸、推拿、气功等学科一样，都是中医学的重要组成部分，并在预防医学、临床医学、康复医学、老年医学各领域中占有重要地位。

中医营养学不同于中医药膳学，中医营养学研究的是饮食问题，中医药膳学研究的是食药同用问题，二者不应混淆。

2.中医营养学研究的内容

（1）理论

理论系研究中医营养学的理论体系、思维方法、基本原则等。

（2）食物

食物系指供人食用的天然物质，如谷薯类、豆类、蔬菜、水果、菌类、肉类、奶蛋、水产品、调味品、饮水类等。它们提供人体必需的营养精微物质。食物是中医营养应用的基础。

（3）传统养疗食品

食品是食物的升华。古代有许多传统食品，具有一定的养生疗病功效，常以鲜汁、茶饮、酒剂、羹汤、粥食、菜肴、米面食品、蜜膏等形式出现。它们散在于历代方书、本草著作和烹饪书籍中。

（4）饮食养生

饮食养生简称"食养"，是指利用饮食以营养机体、维持健康、保健强身、延年益寿的活动。"食养"一词较早见于《黄帝内经》。《素问·五常政大论》说："谷肉果菜，食养尽之。""四时养生、各类人群"的饮食养生是食养的重要部分，古代文献均有涉及；还记载了许多食物具有养生保健的功效，如润肤、美颜色、乌发、生发、聪耳、明目、益智、增力、轻身、肥健、固齿、延年、强筋、壮阳、种子（助孕）等，种类繁多。

（5）饮食治疗

饮食治疗，古代多以"食治"相称，现代多以"食疗"相称，是指利用饮食以防治疾病的活动。中医饮食疗法的理论和方法十分丰富。历代方书和本草著作记载了大量的食疗方，民间也有不少行之有效的经验方。

（6）饮食节制

饮食节制泛指饮食的方法、方式，包括饮食制度等。《素问·生气通天论》中所说"食饮有节"是饮食节制的较早记载。

（7）饮食禁忌

饮食禁忌简称"食忌"，就是有关食之"非所宜"的诸般情况。如水肿者饮食不宜咸，肥胖、消渴者不宜吃肥甘之物，有痰湿者饮食不宜滋腻等。饮食禁忌除需在临床治疗中注意外，在日常生活中也应注意，并随着季节、地域、机体的变化而有所调整。

食物、传统养疗食品、饮食节制、饮食禁忌贯穿于饮食应用之中，在饮食养生、饮食治疗中起着重要作用。

3.学习中医营养学的方法

中医营养学内容丰富，涉及面广，是一门综合学科，与中医基础理论、中药性能理论、养生学及临床各科关系密切。因此，本学科的学习应与上述课程内容有机地联系在一起，前后互参，以加深理解。

中医营养学是一门应用性很强的学科，学生在日常生活中应尽可能地多接触食事活动，身体力行，多动手、多品尝、多动脑，借此对食物、食品的色泽、香气、味道、形状、质地、功效等增加感性认识。

在学习的过程中，要注意理论联系实际，运用所学知识，通过观察进行综合分析以辨证施治。

（二）中医营养学的理论基础

1.整体观念

中医学非常重视人体本身脏腑组织的统一性、完整性及其与自然界的相互关系，认为人是一个有机的整体，构成人体的各个组成部分在结构上是不可分割的，在功能上相互协调、相互作用，在病理上是相互影响的，人体与自然界是息息相关的，因而人的生命活动、疾病的产生和变化与机体内部以及自然界变化都密切相关。另外，人与社会也密不可分。这一整体观念对中医营养学产生了深刻的影响。

（1）人是一个有机整体

人体是由各种内脏、组织、器官构成的，这些内脏、组织、器官虽然各有不同的生理功能，但它们之间并不是互不相关的，而是密切联系的，形成了一个有机的整体，从而维持人体的生命活动。

这种相互联系是以五脏为中心，通过经络的作用而实现的。它体现在脏腑之间、脏腑与各组织之间的各个方面。如心主血脉，主神志，主汗液，开窍于舌，其华在面，心与小肠相表里；肺主气，司呼吸，主宣发肃降，主通调水道，开窍于鼻，其华在毛，肺与大肠相表里；脾主运化，主升，主统血，主肌肉、四肢，开窍于口，其华在唇，脾与胃相表里；肝藏血，主疏泄，主筋，开窍于目，其华在爪，肝与胆相表里；肾藏精，主纳气，主水，主骨生髓，开窍于耳及二阴，其华在发，肾与膀胱相表里。所以脏腑的功能失常，可以反映于体表，正如《丹溪心法》所说："有诸内者，必形诸外。"体表组织器官有病变，也可以影响到脏腑。

在临诊过程中可以根据五官、形体、色脉等外在的变化，了解脏腑的虚实、气血的盛衰以及正邪的消长，从而确定饮食原则。如老年人常见头发花白、腰酸腿软、眼花耳聋等症，考虑到目与肝有关，肝肾同源，肾与骨、耳以及头发有关，认为是肝肾不足所致，法宜补益肝肾，可以经常食用黑芝麻、核桃仁、山药、桑葚、芡实等食物，以聪耳明目、乌发、坚骨、延年益寿。又如病人出现心慌、心悸、面色苍白、失眠、多梦等症，因心主血脉，主神志，其华在面，诸症为心血不足所致，可予以大枣、莲子、百合、龙眼肉等以益气养血、安神助眠。

（2）人与自然密切相关

人处于自然界中，与自然具有相通相应的关系。昼夜阴阳的消长，一年四季的气候变化，不同地域的地理环境、居住条件、生活习惯等，都会影响人的生理活动。在一般情况下，人应该顺应自然界的变化，正如《灵枢·邪客》所说："人与天地相应。"

一旦气候环境的变化超过人体的适应能力，或者当人体的调节机能失常，不能对外界变化做出适当的反应时，就会发生疾病。

春生、夏长、秋收、冬藏，人也要顺应这种变化而调整饮食内容。如春季阳气生发，万物生机勃勃，为了顺应这种变化，可食用一些辛散之品，如葱、姜、蒜、香菜、豆豉等，以振奋身体的阳气；夏季天气炎热，宜食寒凉清热之品，如苦瓜、绿茶、绿豆等；三伏天暑湿较重，宜食健脾化湿之品，如冬瓜、薏苡仁、白扁豆；秋季气候干燥，宜食甘润之品，如百合、枇杷、蜂蜜等；冬季气候寒冷，又逢身体休养生机之时，宜予补益之品，如羊肉、狗肉、乌骨鸡等。

地域不同，对身体健康、疾病的发生也有影响。如《素问·异法方宜论》说："故东方之域……鱼盐之地，海滨傍水，其民食鱼而嗜咸……故其民皆黑色疏理，其病皆为痈疡……西方者，金玉之域，沙石之处……其民华食而脂肥，故邪不能伤其形体，其病生于内……北方者，天地所闭藏之域也……其民乐野处而乳食，脏寒生满病……南方者，天地所长养，阳之所盛处也……其民皆致理而赤色，其病挛痹……中央者，其地平以湿，天地所以生万物也众，其民杂食而不劳，故其病多痿厥寒热。"可见地域不同、饮食不同，所患疾病也不同。

四川、贵州、湖南等地处西南山区，气候潮湿阴冷，可吃一些辛辣之品，如辣椒、花椒等，以燥湿除湿。而北方气候干燥，则不宜食辛辣之物。有些四川人到北方工作后，还保留了原来的饮食习惯，喜欢吃辣椒，就出现了口唇生疮等上火症状。

（3）人与社会和谐统一

人不仅生活在自然环境中，也生活在社会环境中，因此，社会因素对人的健康和疾病的发生有极为重要的影响。人生活在社会中，社会地位及环境不同，人之身心状态也有所差异。如明代李中梓在《医宗必读》中指出："大抵富贵之人多劳心，贫贱之人多劳力；富贵者膏粱自奉；贫贱者黎藿苟充；富贵者曲房广厦，贫贱者陋巷茅茨；劳心则中虚而筋柔骨脆，劳力则中实而骨劲筋强；膏粱自奉者脏腑恒娇，黎藿苟充者脏腑恒固；曲房广厦者玄府疏而六淫易客，茅茨陋巷者腠理密而外邪难干。"

我国是一个多民族的国家，世界是一个多元化的社会，所到之处，饮食指导或饮食治疗时，均需尊重当地的宗教信仰、饮食风俗，与当地社会和谐统一。

2.阴阳平衡

（1）阴阳学说

阴阳学说认为阴阳代表着一切事物中的矛盾双方。比如就日光的向背而言，朝向阳光则为阳，背向阳光则为阴。因为向阳的地方光明、温暖，背阳的地方黑暗、寒冷。所以古人以光明、黑暗，温暖、寒冷分为阴阳。阴阳决定着一切事物的生长、发展、变化以及衰败和消亡。正如《素问·阴阳应象大论》所言："阴阳者，天地之道也，万物之纲纪。"

对人体而言，也存在着阴阳两个方面。人体的上部为阳，下部为阴；体表属阳，体内属阴；体表的背部属阳，腹部属阴；外侧为阳，内侧为阴。从五脏六腑来说，五脏属阴，六腑属阳。

人体的正常生命活动是阴阳两个方面保持相对平衡的结果。如果阴阳失去相对平衡，出现了偏盛或偏衰，就会发生疾病。如果阴阳不协调发展到分离，人的生命就停止了。正如《素问·生气通天论》说："阴阳离绝，精气乃绝。"

《素问·阴阳应象大论》曰："善诊者，察色按脉，先别阴阳。"阴阳是辨别证候的总纲。如八纲辨证中，表证、热证、实证属阳；里证、寒证、虚证属阴。在临床辨证中，只有分清阴阳，才能抓住疾病的本质，做到执简驭繁。凡见无热恶寒、四肢厥冷、息短气乏、精神不振、呕吐、下利清谷、小便色白、面白舌淡、脉沉微等证候的，属于阴证；凡见身热、恶热不恶寒、心烦口渴、气高而粗、目赤多眵、面唇色红、小便红赤、大便或秘或干、舌质红绛、脉滑数有力等证候的，属于阳证。又如在虚证分类中，心有气虚和血虚之分，前者属阳虚范畴，后者属阴虚范畴。

总之，阴阳偏盛、偏衰是疾病过程中病理变化的基本规律，尽管疾病的病理变化错综复杂、千变万化，但其基本性质可以概括为阴和阳两大类。辨别阴阳在临床上具有重要的意义。

（2）阴平阳秘

中医认为身体失健、罹患疾病，究其原因，皆为阴阳失衡所致，如阴阳之偏盛或阴阳之偏衰。《素问·生气通天论》云"阴平阳秘，精神乃治""因而和之，是谓圣度"，这是中医认识疾病、治疗疾病的基本原则。围绕调理阴阳进行食事活动，使机体保持"阴平阳秘"，乃是中医营养学理论的核心所在。正如《素问·至真要大论》所说："谨察阴阳之所在，以平为期。"

因此，饮食应以调整阴阳为基本指导思想。《素问·骨空论》说："调其阴阳，不足则补，有余则泻。"补即补虚，益气、养血、滋阴、助阳、填精、补髓、生津诸方面皆属于补虚；泻即泻实，解表、祛寒、清热、燥湿、利水、泻下、祛风、行气等方面则属于泻实。无论是补虚还是泻实，目的皆一，即调整机体内的阴阳使之平衡，以维持或达到"阴平阳秘"的正常生理状态，从而保证身体康健。如阴虚者可给予山药、百合、猪肉、甲鱼等滋阴补虚的食物，阳虚者可给予羊肉、狗肉、虾等甘温助阳的食物。

"热者寒之，寒者热之"也是平衡阴阳的手段。如热病发热、口渴，可以给予西瓜、黄瓜、荸荠等寒凉性食物；因寒月经期腹痛，可以给予生姜、红糖等温热性食物。此外，在食物搭配和膳食的制备上，中医也十分注重调和阴阳，使膳食无偏寒、偏热之弊病。例如烹制田螺、螃蟹等寒性食物时，总配以葱、姜、蒜、醋等温性调料，以佐制菜肴偏寒凉之性，以免食后损伤脾阳而引起脘腹不舒等症状。又如烹制苦瓜时，因其苦寒，常配以辛温的辣椒，以期寒热平衡。

3.食药同源

（1）药食同源

我国自古就有食药同源的说法。食药同源的原始含义是指食物和药物同出一源，均来自自然界的动植物。这在综合性本草及中药著作中体现得尤为突出。

自《神农本草经》之后才有代表性的本草著作，是梁代陶弘景所著的《本草经集注》，它是对魏唐以来的本草学发展的总结。全书7卷，载药730种，分玉石、草、木、虫兽、果菜、米食、有名未用7类，首创按药物自然属性分类的方法，其中食物为46种。

唐代首次由政府主持编写的《新修本草》由长孙无忌、李勣领衔编修，由苏敬实际安排23人参加撰写。全书卷帙浩繁，共54卷，内容丰富，图文并茂，载药844种，包括食物69种。该书反映了唐代本草学的辉煌成就。

宋代唐慎微编撰的《经史证类备急本草》（简称《证类本草》）是在北宋官修本草书籍的基础上兼收经史百家药学资料编修而成的。它囊括了北宋及其以前本草学的精华，是我国以完整的原书形式流传至今的最早的一部本草著作。全书共33卷，载药1558种，其中食物110种。

明代医家李时珍勤求古训，博采诸家之长，共收集本草1892种，著成了《本草纲目》一书，不仅是明代以前本草书籍的集大成者，也是对食物本草的总结，分布在草部、果部等十余类中。1953年人民卫生出版社出版了《本草纲目》，上册多为药物，下册多为食物，共计529种，并对食物进行了全面评述，此外还记载了大槭食疗方。

《本草品汇精要》是明代官修本草著作，由明孝宗下令编纂，于1605年完成。博采众家之长，共收集药物1815种，分为玉石、草、木、人、兽、禽、虫鱼、果、米谷和菜，共10部，记载食物263种。本书绘制了大小彩图，精美且便于识别。

《本草纲目拾遗》为清代赵学敏所著，在《本草纲目》的基础上发展了本草学。全书共10卷，载药921种，其中食物为212种。

中华人民共和国成立以后，1977年原江苏新医学院编写了《中药大辞典》，全书分上、下册及附编三部分，共收载中药5767种，包括植物药4773种、动物药740种、矿物药82种。全书内容丰富，资料齐全、系统，有重要的文献价值，是中华人民共和国第一部大型中药工具书。2002年对该书进行修订，出版第2版，共收载中药6008种，其中食物为661种，约占全书的10%。

《中华本草》（1999年）由国家中医药管理局主持编纂，该书全面总结了我国两千多年来中药学成就，集中反映了20世纪中药学的发展水平，是一部综合本草著作。全书共34卷，收载药物8980种，其中食物620种。

食物与药物同为一物的也比比皆是。如冬瓜，冬瓜皮、冬瓜子列为中药学的利水药，而冬瓜则为寻常蔬菜；荔枝，荔枝核列为中药学的理气药，而荔枝肉是美味水果；同为小麦，浮小麦（未成熟的小麦）在中药中为收涩药，成熟的小麦为日常面食的主要原料；又如鲍鱼，鲍鱼壳称为石决明（煅制），为平肝息风药，而鲍鱼肉味道鲜美，为海鲜中的佳品。

（2）良药有别

食药同源，皆由同一理论指导，因而二者在性能上有相通之处。食物也具有类似药物的四气五味、升降浮沉、归经、功效等属性。如宋代《养老奉亲书》所说："水陆之物为饮食者，不管千百品，其四气五味，冷热补泻之性，亦皆禀于阴阳五行，与药无殊。"食药相通是食物能够养生保健、防病治病的理论基础。

尽管食药同源，食药相通，但食物与药物还是有区别的：

其一，对常人来说，药物只是日常生活的备用品，而食物却是必需品。食物含有营养精微，是维持人体健康的物质基础，需天天补充。有水谷则生，无水谷则死。

其二，药物作用比较峻烈，有一定的毒副作用，容易伤人。正如孙思邈所言"药性刚烈，犹若御兵"。食物比较平和，作用和缓，无毒副作用，故孙思邈在《千金要方·食治》中说"食能排邪而安脏腑，悦神爽志，以资气血"。

其三，药物作用强，起效快；食物作用弱，起效慢，需要经常食用。

因此，古代医家提出"人若能知其食性，调而用之，则倍胜千药也……善治药者，不如善治食"（《养老奉亲书》）。

所以，中医营养学一贯倡导以食养生，以食疗病，"若能用食平疴释情遣疾者，可谓良工"（孙思邈语）。

4.脾胃为本

《素问·灵兰秘典论》说："脾胃者，仓廪之官，五味出焉。"《素问·六节藏象论》也说："脾、胃、大肠、小肠、三焦、膀胱者，仓廪之本，营之居也，名曰器，能化糟粕，转味而入出者也。"可见脾胃是人体营养过程中的重要器官。

（1）脾胃功能

①脾的主要功能是"主运化"和"主升"。

"主运化"包括运化水谷和运化水湿两个方面。通过脾的运化功能，将食物中的水谷精微物质传输和布散到全身，实际上是对营养物质的消化、吸收与运输。这一功能在营养学中是非常重要的。它与西医学所讲的脾脏，是两个不同的概念。如果脾虚不能健运，则出现腹胀、腹泻、食欲不振、肌肉消瘦、四肢倦怠、倦怠无力等症状。

运化水湿是指脾有调节水液的代谢、防止水液在体内滞留的作用。如果脾气虚，运化失常，水湿停留，可以生湿、生痰，引起腹胀、水肿，所以《素问·至真要大论》说："诸湿肿满，皆属于脾。"

"主升"是指升清，即脾气将水谷精微物质上输于肺，再由肺宣发布散至全身。如果脾的升清作用失常，则会导致清窍失养而出现头晕目眩等症。"主升"还包括升举脏器，防止下垂。脾虚则脾气的升托作用减弱。

②胃的主要功能是受纳和腐熟水谷，中医学认为，"胃为水谷之海""脾为气血生化之源"。胃主受纳，脾主运化；脾主升，胃主降。二者互为表里，共同完成食物的受纳、腐熟和对精微物质的吸收与输布，进而滋养五脏六腑、四肢百骸、肌肉筋骨、皮肤毛发。所以，"脾熟水谷"和"主降"。

饮食入口，容纳于胃，胃中的水谷经过胃气腐熟消磨，使水谷精微物质逸出，并由脾运化至全身。如果胃功能失常，就会出现厌食、食欲不振、胃脘满闷等症。

胃还主降，以降为顺。胃气只有下行，才能把腐熟的饮食水谷下传入小肠，以便进一步消化、吸收和排泄。如果胃的通降功能失常，胃失和降，可见脘腹胀满疼痛、口臭泛酸、大便不通等症；或者出现胃气上逆，可见恶心呕吐、嗳气呃逆等症。

胃为人体的后天之本。

（2）培补后天

李东垣十分重视脾胃在人体中的作用，在其所著《脾胃论》一书中云"阴精所奉，谓脾胃既和，谷气上升，春夏令行，故其人寿，阴精所降，谓脾胃不和，谷气下流，收藏令行，故其人夭"，并指出"内伤脾胃，百病丛生"。这些都对后世产生了深远的影响。

脾胃为后天之本，脾胃功能的强弱对于身体康健，疾病的发生、传变、转归都起着重要的作用。在临床应用中，应注意培补后天以生气血，顾护脾胃而不伤中州。

长期以来，我国人民的膳食一直以谷物为主食，这是一个很好的饮食传统。谷物性味多为甘平，有健脾益胃、培补后天的作用，可以使气血生化源源不断。谷类食物中以粳米、釉米、粟米、糯米、小麦补脾胃的作用为优。

补脾胃的食物分布很广，除谷类外，还有薯类（甘薯、马铃薯、山药等）、豆类（黄豆、白扁豆、豌豆等）、蔬菜（胡萝卜、莲藕等）、菌类（香菇、蘑菇等）、水果（苹果、龙眼肉、桑葚等）、肉类（猪肉、牛肉、兔肉、鸡肉等）、奶蛋（牛乳、羊乳、鸡蛋、鸭蛋等）、鱼类（鲢鱼、鲤鱼、鲫鱼、鳜鱼等）及调味品（蜂蜜、饴糖、白糖、红糖等）。据古代本草著作记载，补脾胃的食物有近百种，自然界的食物为人类提供了培补后天的丰富资源。

脾胃发病大多由饮食所伤。李东垣云"若饮食失节，寒温不适，则脾胃乃伤"，需给予合理的饮食进行调养。他又引《难经·十四难》曰"损其脾者，调其饮食，适其寒温"，即损伤脾胃的人，应该注意饮食上的调节，所食之物要注意寒温适宜。饮食忌生冷、辛辣、黏腻之品，以免损伤脾胃之元气。

（三）食物性能、作用及应用

1.食物的性能

食物之所以能养生治病，是由它们自身具有一定的性能所决定的。这些性能是古代医家在长期实践中，对食物的认识积累加以概括和总结出来的，它与阴阳、脏腑、经络、治疗等中医基础理论紧密地结合在一起。

食物的性能主要有性、味、归经、升降浮沉等几方面的内容。

（1）性

性是指食物具有寒、凉、温、热四种性质，中医称为四性或四气。其中温热与寒凉属于两类不同的性质。温与热、寒与凉则分别具有共同性，温次于热，凉次于寒，即在共同性质中又有程度上的差异。

食物的四气属性是古人根据食物作用于人体所产生的反应归纳总结出来的。凡适用于热性体质或病证的食物就属于寒凉性食物。如西瓜可用于热病烦渴，鸭梨可用于咳嗽、咯黄痰，表明这两种食物具有寒凉之性。反之，凡适用于寒性体质或病证的食物，则属于温性或热性食物。如干姜可用于胃寒腹痛，生姜、葱白用于风寒感冒等，表明其具有温热之性。在实际应用时，应以"寒者热之，热者寒之"（《素问·至真要大论》）为原则。

食物四性举例如下。

寒性食物：苦瓜、苦菜、马齿苋、莲藕、食盐、海带、紫菜等。

凉性食物：绿豆、大麦、苋菜、芹菜、丝瓜、萝卜、茄子、茶叶等。

热性食物：芥末、辣椒、胡椒、干姜等。

温性食物：糯米、韭菜、茴香菜、葱白、芫荽、胡桃仁、羊乳等。

还有一类食物，寒热性质倾向都不太明显，作用比较和缓，则归于平性食物。如粳米、黄豆、白扁豆、山药、莲子、牛乳、猪肉等。

一般来讲，寒凉食物多有滋阴、清热、泻火、凉血、解毒的作用；温热食物有温经、散寒、助阳、活血、通络等作用；平性食物大都具有补益滋养的功效。

（2）味

中医在长期的实践中发现，滋味相同的食物常有相同的作用，而不同滋味的食物则作用各异。食物的味，既是指食物的具体味道，也是其作用于身体后的反应。

五味是指辛、甘、苦、酸、咸五种基本的滋味。此外，还有淡味和涩味等。但一般统称为五味。五味的确定一方面是由口尝而得，它是食物真实味道的反映。如糖甜，具有甘味；蒜辣，具有辛味；醋有酸味；盐有咸味；苦菜有苦味。另一方面是通过食物作用于人体的反应而总结出来的。一般来说，食物比中药更能反映真实的滋味。

味不仅局限于感官所能辨别的味道，也代表了食物的不同作用。相同的味表示有共同的作用。辛、甘、苦、酸、咸各有特点，正如《本草备要》所说："酸者能涩能收，苦者能泻能燥能坚，甘者能补能缓，辛者能散能润能横行，咸者能下能软坚，淡者能利窍能渗湿，此五味之用也。"概括而言，辛散、酸收、甘缓、苦坚、咸软。滋味相同者，作用相近；滋味不同，作用相异。

辛味：有发散、行气、行血的作用。如生姜、葱白，用于外感表证；韭菜、茼蒿、黄酒用于气滞血瘀证。

甘味：有补益、和中、缓急的作用。如粳米、糯米能补中益气；大枣健脾和中，饴糖缓急止痛，用于胃脘腹痛。

苦味：有清热、泻火、除湿、泻下的作用。如苦瓜清热解毒，用于火热实证；杏仁润肺降气、化痰止咳，用于外感咳嗽、气喘等证。

酸味：有收敛、固涩等作用。如石榴涩肠、止血、止咳，可用于泻痢、下血、脱肛等；乌梅安蛔止痛，用于蛔虫证。

咸味：有能软坚散结、泻下的作用。如海带、紫菜等，适用于瘿瘤（甲状腺肿大）；食盐用于习惯性便秘。

食物除五味外，还有淡味、涩味、芳香味。

淡味：有渗湿、利尿作用，多用于治疗水肿、小便不利等症，如玉米须、冬瓜、黄瓜等。

涩味：涩味与酸味作用相近，多用于虚汗、泄泻、痢疾、尿频、精滑等，如浮小麦、乌梅等。

食物还有一种特殊的芳香味，以水果、蔬菜居多，如香橘、苹果、芫荽、香椿、茴香等。芳香味有醒脾开胃、行气化湿、开窍爽神等作用。

每一种食物都有性和味。性与味各从一个侧面反映食物的性能，而每一种食物既有特定的性，也有一定的味，所以在应用食物时，要把性和味结合起来考虑。同样是寒性食物，如果味不同，作用也往往差异较大。例如，同为寒凉之性的白萝卜和苦瓜，前者味辛甘，可以健胃消食、下气宽中，而苦瓜味苦，清降火热的能力较强，可清暑、涤热、解毒。

（3）归经

归经就是指食物对于机体某部分的选择性作用，即主要对于某脏腑及其经络发生明显的作用，而对其他经则作用较小或没有作用。如同属寒性食物，虽然都是有清热作用，但其作用范围侧重不同。如鸭梨偏于清肺热，而西瓜偏于清胃热，各有所长。又如同为补益之品，莲子补心、土豆补脾、干贝补肾。归经是以脏腑、经络理论为基础，以所治之具体病证为依据的，是食物应用规律的总结。

食物归经举例：

①归心经的食物：小麦、浮小麦、莲子、百合、龙眼肉、酸枣等。

②归肺经的食物：梨、苹果、甘蔗、荸荠、枇杷、白果、牛奶等。

③归脾经的食物：粳米、粟米、黄豆、莲藕、大枣、猪肉、牛奶等。

④归肝经的食物：芹菜、油菜、胡萝卜、茼蒿、龙眼肉、黑芝麻等。

⑤归肾经的食物：山药、桑葚、黑芝麻、核桃仁、乌骨鸡、海参等。

⑥归胃经的食物：粳米、粟米、糯米、扁豆、土豆、牛肉、牛乳等。

⑦归膀胱经的食物：刀豆、玉米、玉米须、冬瓜、鲤鱼等。

⑧归小肠经的食物：赤小豆、冬瓜、苋菜、食盐等。

⑨归大肠经的食物：荞麦、马齿苋、茄子、苦瓜、木耳等。

（4）升降浮沉

由于各种疾病在病机和证候上常常表现出向上（如呕吐、咳喘）、向下（如泻痢、崩漏、脱肛），或者向外（如自汗、盗汗）、向内（如表证不解）等病势趋向，因此，能够针对病情改善或者消除这些病症的药物，相对来说也就分别具有升降浮沉的作用趋向。这些性能可以纠正机体功能失调，使其恢复正常，或者因势利导，助邪外出。

升和降、浮和沉都是相对的，升是上升，降是下降，浮表示发散，沉表示泻痢等作用。

升浮：一般来说，质地轻薄、气味芳香的食物，具有向上、向外的作用趋向，有升阳发表、祛风散寒、涌吐、开窍等功效。如芫荽、葱白气味芳香，可以辛温解表、发散风寒；茉莉花能舒肝解郁。

沉降：质地结实、气味浓厚的食物具有向下、向内的作用趋向，有泻下、清热、利尿渗湿、重镇安神、潜阳息风、消导积滞、降逆、收敛及止咳平喘等功效。如冬瓜、玉米须利尿而治水肿、小便不利；西瓜清热生津而治热病、烦渴。

总体而言，升浮的食物属阳，沉降的食物属阴。

在应用食物的时候，要将其多种性能结合起来，综合考虑，才能收到理想的效果。

2.食物的作用

食物的基本作用概括起来有三个方面，即补、泻、调。具体而言，即补虚扶正、泻实祛邪、调和脏腑，以维持脏腑功能的协调，维护机体阴阳平衡；或者纠正阴阳偏胜偏衰的病理现象，使之在最大限度上恢复到正常状态。

（1）补虚扶正

凡是能够补充人体物质、增强体质以提高抗病能力，或者改善虚弱证候的食物，都具有补虚扶弱、扶助正气的作用。

人体各种组织、器官和整体的机能低下是导致疾病的重要原因，中医学把这种状态称为"正气虚"，总体表现为精神萎靡、身倦乏力、心悸气短、食欲不振、腰疼腿软、脉象细弱或沉细。从气血阴阳看，有阴虚、阳虚、气虚、血虚之分，各具其证候特点。益气、养血、滋阴、壮阳都是补虚扶正的手段。

补益类食物举例如下。

① 补气类：粳米、糯米、粟米、黄豆、土豆、大枣、牛肉、鸡肉、鸡蛋等，用于气虚体质或气虚证。

② 补血类：胡萝卜、龙眼肉、桑葚、猪肉、羊肉、猪肝、羊肝、牛肝、甲鱼、海参等，用于血虚体质或血虚证。

③ 滋阴类：山药、银耳、鸭肉、鸡蛋黄、鸭蛋黄、甲鱼、乌贼鱼、猪皮等，用于阴虚体质或阴虚证。

④ 补阳类：韭菜、刀豆、核桃仁、羊肉、狗肉、鹿肉、兔肉、猪肾、鸽蛋、虾、淡菜等，用于阳虚证。

（2）泻实祛邪

外界致病因素侵袭人体，或内脏机能活动失调、亢进，均能使人发生疾病。如果病邪较盛，中医称为"邪气实"，其证候则称为实证。实证的范围很广，如气滞、血瘀，或者痰湿、积滞等。实证的临床表现多为呼吸气粗、精神烦躁、脘腹胀满、疼痛难忍、大便秘结、小便不通或者淋漓涩痛、舌苔黄腻、脉实有力等。

用于实证的食物具有祛除病邪的作用，邪去正复则脏安，身体康复。泻实祛邪类食物的种类较多，分述如下。

① 散风寒类：大豆黄卷、生姜、葱白、芫荽等，用于风寒感冒。

② 散风热类：淡豆豉等，用于风热感冒。

③ 化痰类：萝卜、杏仁、生姜、海带、紫菜等，用于痰证。

④ 止咳平喘类：杏仁、梨、白果、枇杷、百合等，用于咳喘证。

⑤ 清热泻火类：苦瓜、苦菜、蕨菜、西瓜等，用于实热证。

⑥ 清热化湿类：扁豆、茄子、薏苡仁、黄瓜等，可用于湿热证。

⑦ 清热解毒类：绿豆、赤小豆、马齿苋、苦瓜、蓟菜等，用于热毒证。

⑧ 清热解暑类：西瓜、绿豆、绿茶等，用于暑热证。

⑨ 清热利咽类：荸荠、青果、无花果等，用于咽喉肿痛。

⑩ 温里类：干姜、花椒、茴香、胡椒、辣椒、羊肉等，可用于里寒证。

⑪ 祛风湿类：薏苡仁、木瓜、樱桃、鳝鱼等，用于风湿证。

⑫ 芳香化湿类：草果、草豆蔻、白豆蔻等，用于暑湿、脾虚湿阻证。

⑬利水渗湿类：玉米须、赤小豆、冬瓜等，用于小便不利、水肿等症。

⑭理气类：刀豆、茉莉花、玫瑰花等，用于气滞证。

⑮活血类：山楂、酒、醋等，用于血瘀证。

⑯凉血类：茄子、藕、丝瓜、木耳等，用于血热证。

⑰止血类：藕、藕节、槐花等，用于出血证。

⑱消食类：麦芽、谷芽、山药等，用于饮食积滞证。

⑲通便类：香蕉、蜂蜜、菠菜、核桃仁、黑芝麻等，用于便秘。

⑳安神类：莲子、小麦、百合、龙眼肉、猪心等，用于失眠。

㉑收涩类：乌梅、石梅、芡实、莲子等，用于泄泻、尿频等滑脱不禁证。

㉒驱虫类：南瓜子、棕榈、榧子等，用于虫证。

（3）调和脏腑

中医认为脏和腑虽然各有不同的生理功能，但它们之间既分工又合作，互相帮助，相互依赖，构成了有机整体，从而保证机体正常的生命活动。如果脏腑之间或脏与腑、腑与腑之间失去协调、平衡的关系，也会导致疾病的发生。如脾胃都是饮食的主要脏腑，脾主运化，胃主受纳、腐熟，脾气以升为顺，胃气以降为和。倘若脾胃不和，脾气该升不升，出现食欲不振、食后腹胀、倦怠乏力等清阳不生、脾不健运的临床表现；胃气当降不降，则出现食停胃脘的胃脘胀满、胃痛、恶心欲呕的临床表现。治宜调和脾胃，予以扁豆、生姜、山药、猪肚、胡萝卜、麦芽、谷芽等食物。

3.食物的应用

（1）生命所需

食物是人类赖以生存的物质基础，是人类最基本的生命活动之一，没有食物的摄入，人体的生命活动就无法进行。《灵枢·五味》明确指出："谷不入半日则气衰，一日不入则气少矣。"孙思邈在《千金要方》中说："安身之本，必资于食。不知食宜者，不足以全生。"李时珍亦云："盖水为万物之源，土为万物之母，饮资于水，食资于土……故曰：水去则营竭，谷去则卫亡。"

饮食是生命所需，得之则生，绝之则亡，故"民以食为天"。

（2）养生保健

养生保健包括的内容很多，四时食养、不同人群养生、不同体质食养后面有专篇介绍，日常饮食措施散见于原则及应用，此处不再赘述。

历代本草文献在养生保健方面有不少记载，涉及种类很多，可归纳为9个方面。

①形体。轻身（肥人变瘦、轻盈）食物：燕麦、青粱米、大枣、榧子、龙眼等。肥健（瘦人变得健壮）食物：小麦、粳米、酸枣、葡萄、藕、山药、牛肉等。

②体力。益气力（增力、善走等）类食物：荞麦、大麦、桑葚、榛子等。强筋骨（筋骨强健、灵活）食物：栗子、酸枣、黄鳝、食盐等。

③头发。乌发（白发变黑）类食物：黑芝麻、核桃仁、大麦等。生发（头发生长）类食物：白芝麻、韭菜子、核桃仁等。润发（头发润泽）类食物：鲍鱼等。

④容颜。美容（好颜色、润肤、美白）食物：粳米、山药、白瓜子、樱桃、牛乳、

鸡子白、菠萝蜜等。

⑤五官。聪耳（改善听力）类食物：莲子、山药、荸荠、蒲菜、芥菜、蜂蜜等。明目（改善视力）类食物：黑芝麻、芡实、山药、马齿苋、苦瓜、枸杞子、动物肝脏、蚌、白鱼、桑葚等。健齿（坚固或洁白牙齿）类食物：花椒、蒲菜、莴笋等。润喉通鼻（润泽咽喉、通利鼻窍）类食物：橄榄、无花果、柿霜、杏、柿子、花椒等。

⑥智力。益智（增智、健脑）类食物：核桃、葡萄、菠萝、荔枝、龙眼、大枣、百合、山药、茶、黑芝麻等。

⑦神志。安神（使神志安静）类食物：莲子、酸枣、百合、荔枝、龙眼、山药、鹌鹑、牡蛎肉。醒神（使精神兴奋）类食物：橘、柑、橙等。

⑧生殖生育。壮阳（提高性机能）类食物：核桃仁、栗子、刀豆、菠萝、樱桃、韭菜、花椒、狗肉、狗鞭、羊肉、羊油脂、雀肉、鹿肉、鹿鞭、燕窝、海虾、海参、鳗鱼等。种子（提高男性生育能力，也称续嗣）类食物：柠檬、葡萄、黑雌鸡、雀肉、雀脑、鸡蛋、鹿骨、鲤鱼、鲈鱼、海参等。助孕（提高女性受孕能力）：羊肾、麻雀蛋、鹌鹑蛋等。安胎（有助胎儿健康）类食物：鲤鱼、柠檬、生姜等。

⑨延年益寿。延年永生（长寿、驻颜）类食物：山药、莲肉、芝麻、核桃仁、马齿苋等。

从上述食物可以看出，养生并非一味补益，而是补泻兼施。以护眼明目为例：猪肝味甘、性平，以补肝而明目，适用于中老年人、气血虚弱者保健；苦瓜味苦、性寒，以清热而明目，适用于盛夏季节或眼目上火者食用。

又如延年益寿，多采用补益之法，芝麻、核桃仁滋补先天，莲肉、山药补益后天。马齿苋以清热解毒著称，是民间著名的长寿菜，古本草著作中记载其有延年的功效。

（3）防治疾病

中医食治包含两层意思：一则"治未病"，预防在先；二则治疗疾病或辅助治疗疾病。

①预防疾病。《素问·四气调神大论》曰："不治已病治未病，不治已乱治未乱。""治未病"即预防疾病。中医认为身体虚弱、阴阳不平衡是引起疾病的重要原因，全面膳食可以使五脏功能旺盛、气血充实，正所谓"正气存内，邪不可干"。合理的饮食是预防疾病的基础。明代张介宾《类经》注曰："祸始于微，危因于易，能预此者，谓之治未病，不能预此者，谓之治已病，知命者其谨于微而已。""知命者其谨于微而已"即预识病理体质的渐成并及时纠正之，在其病前采取积极措施加以防范，从而预防疾病的发生。例如《本草纲目》中记载的"扁鹊三豆饮"用于天行疮疾："预服此饮，疏解热毒，纵出亦少。用绿豆、赤小豆、黑大豆各一升，甘草节二两，以水八升，煮极熟。任意食豆饮汁，七日乃止"。

一些食物也具有特异的预防作用。如葱姜汤可以预防感冒；鲜白萝卜、鲜橄榄煎汁可预防白喉；绿豆汤能预防夏季中暑等。民间也流传一些经验方，如熏醋能预防流行性感冒，大蒜能杀菌消炎、预防胃肠道炎症。"既病防变"是指考虑到疾病未来的发展趋势，治疗于未传变之时，防止疾病向坏的方面转化。如治疗肝病，《金匮要略·脏腑经络先后病脉证第一》曰："见肝之病，知肝传脾，当先实脾。"因肝旺克脾土，如果预先给予补脾胃的膳食以实脾，则脾旺而不受邪。

②治疗疾病。食物既能补益，又能泻实。"食能祛邪而安脏腑，悦神，爽志，以资气血。"饮食无药之苦，无药之弊，"病人服之，不但疗病，并可充饥，不但充饥，更可适口，用于对证，病自渐愈，即不对证，亦无他患"（张锡纯），是一种安全可靠的方法。古代用之甚多。东晋葛洪所著的《肘后备急方》首次记载了用海藻酒治瘿瘤（即单纯性甲状腺肿），用猪胰治消渴病（糖尿病）等。这些方法对后世有所启发。根据古代食物本草著作和其他医书的记载以及临床经验，食疗的应用范围极其广泛，涉及病种很多，内科、外科、妇产科、儿科病均有。内科病：有感冒、咳嗽、喘证、心悸、胸痹、血证、眩晕、呕吐、胃脘痛、食积、痢疾、泄泻、便秘、水肿、脚气病、淋证、消渴以及虚损诸证。外科病：有痈肿疮疡等证。妇产科病：有月经不调、赤白带下、胎动不安等证，以及产后诸证（如乳汁不通、产后腹痛、产后恶露等）。儿科病：有咳嗽、伤食、呕吐、腹泻、痘疹不出、遗尿等证。即使是一些急性病证，饮食疗法也有一定的应用价值。例如肺炎高烧不退、口干烦渴、咳嗽吐黄痰，此时除了用药物外，适当饮用西瓜汁、梨汁、枇杷汁可清热化痰止咳，有利于疾病的痊愈。

患病之后，机体康复不是一朝一夕的事情。一般慢性病病程较长，缠绵不愈，常年吃药打针，非常痛苦，经济上也承受不起。俗话说："三分吃药，七分调养。"饮食调理是重要一环。它融治疗于日常饮食或美味佳肴之中，补气血、安脏腑、清神志，平衡阴阳，慢慢调理，以促进机体康复。

（四）中医营养学的原则

1.全面膳食

早在两千多年以前，我国医学著作《黄帝内经》就提出了全面膳食的要求，如《素问·脏气法时论》所说的"五谷为养，五果为助，五畜为益，五菜为充，气味合而服之，以补精益气"，可能是世界上最早的膳食指南。

五谷原指粳米、麻、大豆、麦、黄黍，后泛指谷类食物，也包括豆类作物。"五谷为养"有给养、滋养之意。谷物来源广泛，性味比较平和，有补脾胃的作用，脾胃健旺才能运化水谷，气血生化有源，以供养五脏之气。谷物是我国膳食的主体，为日常生活中的主食。

五果原指枣、李、栗、杏、桃，后泛指水果食物。"五果为助"有辅助、帮助之意。水果有益肺、生津、开胃、消食等作用，辅助五谷滋养人体。

五畜原指牛、羊、犬、猪、鸡，谓牛羊犬豕鸡，后泛指家畜、家禽等。有的也包括其附属品奶、蛋在内。"五畜为益"有补益、滋补之意。精血不充，非草木之类所能益，是必血气之属以补之，故精不足者补之以味。动物肉类为血肉有情之品，滋补性强，多有健脾益气、补肾填精的作用。

五菜原指葵、韭、藿、薤、葱，后泛指蔬菜。"五菜为充"有补充、充实之意，蔬菜功多疏利，可以补充五谷之不足。

《黄帝内经》提示我们日常膳食应以谷物为主，肉类作为补益，以蔬菜水果作为辅助，这样配置的膳食，"谷肉果菜，食养尽之"（《素问·五常政大论》），有益于身体健康。

2.辨证施膳

辨证论治是中医学的基本原则，在中医营养学体现为辨证施膳。辨证施膳是由辨证与施膳相互联系的两个部分组成。辨证不是各种症状的简单罗列，而是通过对症状、舌苔、脉象等进行综合分析，从中找出内在的联系，得出证候的概念，并以此作为主治处方的重要依据。辨证是决定治疗的前提和依据，施膳是治疗的手段和方法。

中医辨证的方法很多，如八纲辨证、脏腑辨证、气血津液辨证等。八纲辨证是中医学辨证的基本方法，即把疾病状况分为表、里、虚、实、寒、热、阴、阳八个证，阴阳为八纲之总纲。表证、热证、实证属于阳证；里证、寒证、虚证属于阴证。

表证：病位在肌表，病势较浅，多为外感病初期；宜给予发散解表的膳食。如风寒感冒，可喝生姜红糖水，促使汗出邪去。

里证：病位在内，脏腑失调，病情较重，多由于内脏机能活动失调、代谢障碍，以致痰饮、水湿、瘀血等病理产物滞留体内；宜给予调理脏腑的膳食。如脾虚湿盛所致的水肿、小便不利，可予冬瓜、玉米须煮水喝，以利水消肿。

虚证：人体正气不足而引起的虚弱证候；宜配补益之品。阳虚者形寒肢冷、形不足者，温之以气，如羊肉粥、狗肉汤等甘温之品，使阳气旺盛；阴虚者身体消瘦、精不足者，补之以味，则要用厚味之物，如炖甲鱼、猪肉羹、鸡蛋羹等，补益精血，使阴精充足。

实证：邪气亢盛，正气未衰，正邪相争所表现的一类证候；配膳应以泻实祛邪为主。如风湿痹证，可予薏苡仁粥，以渗除水湿、舒筋除痹。

寒证：感受寒邪或阴盛、阳虚引起的寒冷证候；宜给予温中散寒的膳食。如胃寒疼痛，可用生姜粥、生姜羊肉汤等，以温暖胃脘。

热证：感受热邪，或阳盛、阴虚引起的温热证候；宜给予寒凉之品。如发热口渴，可予西瓜汁、凉拌番茄等，以清热生津。

脏腑辨证也是常用的辨证方法。根据脏腑的生理和病理特点辨明疾病所属脏腑，再配制相应的饮食疗法。例如胃痛的病人，疼痛隐隐，喜温喜按，食少乏力，属脾胃虚寒，可予以糯米粥、羊肉粥等温中暖胃之品；胃脘胀闷，脘痛连胁，每因情志因素而痛作，属肝胃气滞，可予茉莉花茶、金橘饼等疏肝理气之品。

食疗与药疗不同，如果脱离了日常膳食，一味地追求辨证施膳，日久就会造成营养失衡，导致营养不良。因此，在实际应用时，一定要注意辨证施膳与全面膳食相结合。

3.谨和五味

食物有酸、苦、甘、辛、咸五味，它们与人体的五脏有密切的对应关系。对此，《黄帝内经》中就有许多相关记载，如《素问·宣明五气》记载："五味所入，酸入肝、辛入肺、苦入心、咸入肾、甘入脾，是谓五入。"又如《素问·至真要大论》所云："夫五味入胃，各归所喜，故酸先入肝，苦先入心，甘先入脾，辛先入肺，咸先入肾，久而增气，物化之常也。气增而久，夭之由也。"说明酸、苦、甘、辛、咸五味对五脏产生特定的联系和亲和作用，久服可增补其五脏之气，太久则祸至。

五味既能养五脏，亦能伤五脏。如果长期偏嗜某味食物，就会导致相应脏腑的功能失调，阴阳失去平衡，从而引发疾病。早在《素问·五脏生成》就记载了"五味之所伤"，"是故多食咸，则脉凝泣而变色；多食苦，则皮槁而毛拔；多食辛，则筋急而爪枯；多食酸，则肉胝（胝）而唇揭；多食甘，则骨痛而发落，此五味之所伤也"。又如《素问·生气通天论》云："阴之所生，本在五味，阴之五宫，伤在五味。是故味过于酸，肝气以津，脾气乃绝。味过于咸，大骨气劳，短肌，心气抑。味过于甘，心气喘满，色黑，肾气不衡。味过于苦，脾气不濡，胃气乃厚。味过于辛，筋脉沮弛，精神乃央。"

常人不宜五味偏嗜，病人更需谨慎，否则病情加重，变证丛生。所以《素问·宣明五气》提出"五味所禁"，"五味所禁：辛走气，气病无多食辛；咸走血，血病无多食咸；苦走骨，骨病无多食苦；甘走肉，肉病无多食甘；酸走筋，筋病无多食酸。是谓五禁，无令多食"。身体超重和肥胖者不宜吃肥甘食物，胃病患者不宜吃辛辣食物，高血压和肾病患者应少吃食盐。

所以，无论是在日常生活中，还是患病期间，饮食都要注意五味的搭配和协调，勿令其偏，"是故谨和五味，骨正筋柔，气血以流，腠理以密，如是则骨气以精，谨道如法，长有天命"（《素问·生气通天论》）。

4. 饮食有节

《素问·上古天真论》曰："上古之人，其知道者，法于阴阳，和于术数，食饮有节，起居有常，不妄作劳，故能形与神俱，而尽终其天年，度百岁乃去。"食饮有节即饮食有节，它包含两层含义，一是饮食节制，二是饮食规律。

（1）饮食节制

饮食节制就是控制食量，饥饱适度。人体对饮食的消化、吸收、输布，主要靠脾胃来完成。进食定量，饥饱适中，恰到好处，则脾胃功能运转正常，人体就能及时得到营养精微物质的供给，从而保证各种生理功能活动。如果饮食不节，饥饱无度，则会损伤脾胃，进而引起诸多病症。

《素问·痹论》指出饮食过度的危害，"饮食自倍，肠胃乃伤"，出现胃肠道症状，如脘腹部胀满不舒、嗳腐吞酸、大便泄泻或秘结不通等。本病小儿多见，这是因为小儿脾胃功能较弱，又常不能自已控制进食量，因而容易发生食伤脾胃的病症。

另外，饮食过量，天长日久，形体日丰而成肥胖，肥胖也是心血管病、脑血管病、糖尿病、痛风、恶性肿瘤等病的危险因素。

如果长期饮食过饥，无法保证营养的供给，则机体气血生化乏源，出现身体消瘦、面色苍白、心慌失眠、月经稀少等症状，进而导致营养不良。

饮水和进食一样也要适量，应避免一次饮水过多，也不要渴了再喝。如《饮膳正要·养生避忌》所说："善养生者，先饥而食，食勿令饱，先渴而饮，饮勿令过，食欲数而少，不欲顿而多。"

（2）饮食规律

饮食规律是进食有相对固定的时间，有一定的规律。早在《尚书》中就有"食哉惟时"之论。有规律地定时进食，可以保证消化、吸收机能有节奏地进行活动，脾胃则可协调配合，有张有弛，饮食即可在机体内有条不紊地被消化、吸收，并输布全身。如果食无定时，扰乱了胃肠消化的正常规律，则会导致胃肠功能失调，食欲减退，消化能力减弱，损害健康。

我国传统的一日三餐是很有道理的，所以，要养成定时进食的良好习惯，以适应消化机能的生理节律。消化功能健旺则身体康健，所谓"食能以时，身必无灾"（《吕氏春秋》）。

除了安排好进食的时间，还要做到早上吃饱、中午吃好、晚餐吃少。

5.配伍得当

在生活和临床中单独应用一种食物食养或食疗的情况比较少，常常是几种食物混合在一起搭配使用。将两种以上的食物调配在一起称为配伍。《神农本草经·序例》将各种配伍关系归纳为"有单行者，有相须者，有相使者，有相畏者，有相恶者，有相反者，有相杀者，凡此七情，合和视之"。这"七情"之中除单行者（注：为单味使用）外，都要谈配伍关系。

食物的配伍，分述如下：

（1）相须

相须就是两种功效相似的食物配合应用，可以增强原有食物的功效。如大枣与粳米配合，能增强健脾益气的作用。龙眼肉配桑葚，可以增强补血养血的作用。

（2）相使

相使就是以一种食物为主，另一种食物为辅，二者合用，可以提高主料的功效。如姜糖饮中，以辛温发散的生姜为主料，以红糖为辅料，增强温中散寒的功效。一主一辅，相辅相成。辅料能提高主料的疗效，即是相使的配伍。

（3）相畏

相畏就是一种食物的不良作用，能被另一种食物减轻或消除。如螃蟹大寒，食后容易引起腹痛、腹泻，能够被生姜所减轻。

（4）相恶

相恶就是两种食物合用，一种食物能够减低另一种食物的功效。如萝卜能减低补气类食物（大枣等）的功效。

（5）相反

相反就是两种食物合用，可能产生不良反应。如柿子忌茶、葱忌蜂蜜等。对此古代记载颇多。如猪肉忌荞麦、鸽肉、鲫鱼、黄豆；羊肉忌醋；狗肉忌蒜；基于鲫鱼忌芥菜、猪肝；猪血忌黄豆；猪肝忌荞麦、豆酱、鲤鱼肠子、鱼肉；鲤鱼忌狗肉；龟肉忌苋菜、酒、果；鳝鱼忌狗肉、狗血；雀肉忌猪肝；鸭蛋忌桑葚子、李子；鸡肉忌芥末、糯米、李子；鳖肉忌猪肉、兔肉、鸭肉、苋菜、鸡蛋等。

（6）相杀

相杀就是一种食物能减轻或消除另一种食物的不良作用。如生姜能减轻或消除螃蟹的大寒之性。由此可知，相畏、相杀属于同一配伍关系，只是不同角度的两种说法。

古代这些相反的记载，目前尚缺乏科学实验的论证，有待于今后进一步研究和探讨。

6.饮食禁忌

所谓"饮食禁忌"是指食"非所宜"的诸般情况。中医学对此非常重视，元代《饮食须知》中说："饮食借以养生，而不知物性有相宜相忌，纵然杂进，轻则五内不知，重则立兴祸患。"

饮食禁忌对于身体的健康，疾病的预防、治疗和转归都有着十分重要的影响，应引起重视。正如汉代医家张仲景在《金匮要略·禽兽鱼虫禁忌并治第二十四》所说："所食之味，有与病相宜，有与身为害，若得宜则益体，害则成疾。"

中医营养学在饮食禁忌方面积累了大量的经验，可供实际应用时参考。饮食禁忌主要包括以下内容：

（1）生冷

生冷指冷饮、冷食或一次大量生食的蔬菜、水果等。素体阳虚者、脾胃虚寒者忌食。

（2）辛辣

辛辣为辣椒、花椒、韭菜、葱、姜、蒜等辛辣之物。素体偏热者、热性病症者忌食。

（3）黏滑

黏滑为糯米、小麦、大麦、肥猪肉、奶酪、油炸制品等。脾虚、痰湿者忌食，暑湿季节也不宜食用。

（4）油腻

油腻食物指油、肥肉、油炸食品、乳制品（奶、酥、酪）等。素体痰湿或湿热者、脾虚有湿或痰湿者忌食。炎热的夏季也不宜多食。

（5）腥膻

腥膻指水产类食物（如鱼、虾、蟹、贝类等），以及羊肉、狗肉等食物。风热、痰热、斑疹疮疡者忌食。

（6）发物

发物指能使疮疡、疔毒、风疹、咳嗽、哮喘等病加重，或引起其发作的某些食物。如黄鱼、带鱼、虾、羊肉、狗肉、酒、芫荽、竹笋、韭菜、芥菜、鸡头、鹅头等。这些食物性质多属温热、香燥，食后容易动风发气、助热生火，导致机体气血失常而引起疾病的变化。过敏体质者进食时尤要注意。

对于发物也要辩证看待。有时可以利用发物的特性，适量食用，以辅助特定疾病的治疗。如麻疹初起，也可以芫荽煮汤，促使疹毒外出。

临床上常采用八纲辨证，饮食禁忌也各有不同。

表证：忌补益、滋腻之品。

里证：忌发散解表的食物。

寒证：忌用生冷、寒凉之品。

热证：忌用辛辣、温热之品。

虚证：患者一般脾胃虚弱，消化力弱，补益应循序渐进，不要过于滋腻，以免碍胃，出现食欲不振、进食减少等现象。阳虚内寒者慎用生冷、寒凉之品，阴虚内热者慎用辛辣、温热之品。

实证：如瘀血证，慎食生冷之品。中医认为血遇寒则凝，生冷寒凉的食物会加重瘀血。如湿热证多吃黏滞、油腻的食物，不利于湿热的消除，故应慎食。水肿者慎食咸味食物。服药期间也要注意饮食禁忌。清代医学家章穆在《调疾饮食辩·发凡》中云："病人饮食，借以滋养胃气，宜行药力，故饮食得宜足为药饵之助，失宜则反与药饵为仇。"《伤寒论》《金匮要略》中也指出服药时忌生冷、黏腻、肉、面、五辛、酒、酪、臭物等。明代《本草纲目·服药食忌》列有31条服药的饮食禁忌，此后，医药书籍多以引述，或有增减。

另外，注意服药时不宜饮茶水，也不宜用绿豆汤送服。药中若有人参，要忌萝卜。

7. 饮食卫生

中医营养学十分注重饮食卫生。早在《周礼》中就专门载有四时的肉食品种、调味宜忌、饭食与菜肴的搭配、服食方法等许多饮食卫生的内容。《论语》曰"鱼馁而肉败不食，色恶不食，臭恶不食，失饪不食，不时不食"，强调食物贵在精细烹饪、适时和新鲜卫生，不能食用肉败、色恶、臭恶之变质食物。

饮食卫生需要注意以下几个方面：

（1）饮食洁净

"病从口入"是民间习用的谚语。饮食不洁会导致被细菌或毒素污染的食物进入机体而发病，所以不宜食用。古人对此均有论述，如汉代王充说"饮食不洁净，天之大恶也"；张仲景在《金匮要略》中告诫人们"秽饭、馁肉、臭鱼，食之皆伤人""六畜自死，皆疫死，则有毒，不可食之"；《诸病源候论》也指出，"凡所以得霍乱，多因饮食"。

凡腐烂变质、不洁的食物，食之有害，易患痢疾、泄泻、呕吐等病，均不宜食用。而新鲜洁净的食物才是人体所需要的。

（2）熟食为主

大部分食物需要经过烹调加热后变成熟食，方可食用。其目的有二：

其一，食物在制熟的过程中能够解毒杀虫，消除一些致病因素，从而预防胃肠道疾病和传染病的发生。

其二，使食物中的精微物质更容易被机体消化吸收。

所以，《备急千金要方·养性序》中说："勿食生肉，伤胃，一切肉惟须煮烂。"这一点对老年人来说尤为重要。

（3）饮酒适量

酒味甘、辛，性温，具有祛风散寒、行气活血、舒筋活络等功效，饮之得当对身体有益。

饮酒不当或饮之无节则伤神损寿。《饮膳正要》谓酒"少饮尤佳，多饮伤神损寿，易人本性，其毒甚也。醉饮过度，丧生之源"。因此，饮酒要适量。

酒虽清香甘醇，温通气血，但其味辛性温，有动火助湿之患，《本草纲目》云："痛饮则伤神耗血，损胃亡精，生痰动火。"现代研究酒精对大脑、肝、肾都有毒害作用。

凡热证、小儿、孕妇及患有肝肾病症者严禁饮酒。

二、西医营养学的理论

（一）能量

能量（Energy）是一切生物维持生命活动的基础，能量不能被创造和消灭，而是遵循能量守恒定律从一种形式转化为另一种形式，进行能量转换。同样，人体也需要能量来维持体温、心脏跳动、肌肉收缩、血液循环、肺部呼吸、腺体分泌及物质转运等生命活动。人体所需要的能量主要来源于食物中的碳水化合物、脂类和蛋白质，这三类产能营养素进入人体，经过消化吸收后，在生物氧化过程中释放能量，其中一部分转变成热能维持体温，另一部分满足其他生命活动的需要。机体内能量的释放、转移和利用的过程称为能量代谢。物质代谢和能量代谢共同构成生物的新陈代谢。

能量的国际单位为焦或焦耳（joule，J），1J是指用1牛的力使物体在力作用的方向上移动1m时所做的功。为了方便，日常以千焦（kilo joule，kJ）或兆焦（mega joule，MJ）作为单位进行计算。传统上习惯用卡（calorie，cal）或千卡（kilo calorie，kcal）作为单位。1kcal指1000g纯水由15℃上升到16℃时所需要的能量。两种能量单位的换算关系如下：

$1MJ=1000kJ=10^6J$

$1kcal=4.184kJ$

$1kJ=0.239kcal$

$1MJ=239kcal$

1.人体的能量消耗

健康成年人的能量消耗主要用于维持基础代谢、体力活动和满足食物特殊动力作用（食物生热效应）。健康成年人能量的摄入和消耗应在较长时间内保持动态平衡状态，如果能量摄入量长期大于能量消耗量，剩余的能量将以脂肪的形式储存在体内，导致肥胖，从而引起一系列生理功能的改变，甚至发生疾病；反之，如果能量的摄入量长期小于消耗量，则人体逐渐消瘦，活力丧失，儿童和婴幼儿则会出现生长发育迟缓，严重的可能导致生命活动停止而死亡。因此长期能量失衡将对机体健康产生不良影响。处于特殊生理状况下的个体能量需要量增加，如生长发育期的儿童和青少年、妊娠及哺乳期妇女、治疗或康复期的病人等。

（1）基础代谢

基础代谢（basal metabolism，BM）是指维持人体基本生命活动的能量消耗，即在无任何体力活动及紧张思维活动、全身肌肉松弛、消化系统处于静止状态情况下，用以维持体温、心跳、呼吸、细胞内外液中电解质浓度差及蛋白质等大分子物质合成的能量消耗。测定基础代谢要求在周围环境温度恒定（18~25℃）、禁食至少12小时后，人处于清醒、静卧的情况下进行，一般在清晨睡醒时测定。

单位时间内人体单位体表面积所消耗的基础代谢能量称为基础代谢率（basal metabolic rate，BMR）。基础能量消耗（basic energy expenditure，BEE）可以按照体表面积与该年龄的基础代谢率来计算，体表面积可以根据身高、体重计算。Harris 和 Benedict 提出了用来计算24小时基础能量消耗的公式：

男 BEE（kcal/24h）=66.5+13.8×体重（kg）+5.0×身高（cm）-6.8×年龄（岁）

女 BEE（kcal/24h）=655.1+9.5×体重（kg）+1.8×身高（cm）-4.7×年龄（岁）

影响基础代谢的因素有很多，包括体表面积、性别、年龄、环境温度、内分泌功能等。一般来说，基础代谢与体表面积呈正比例关系，体表面积大者基础代谢较强，瘦高的人较矮胖的人相对体表面积大，基础代谢较高；另外，基础代谢与体内瘦体组织（lean body mass）含量的多少也有密切关系，瘦体组织含量高，基础代谢率也高，因为瘦体组织在代谢中的相对耗热量大于脂肪组织。基础代谢率随着年龄的增加而降低，成人比儿童基础代谢率低，老年人比成年人低。在其他因素基本一致的情况下，女性比男性基础代谢率约低5%~10%，这是因为女性体内瘦体组织含量相对较少。环境温度在18~25℃时人体感觉最舒适，基础代谢率最低，温度升高或降低时基础代谢率都会有不同程度的升高，体内的一些激素对细胞代谢起调节作用，如甲状腺素、肾上腺素等，分泌异常时会使基础代谢率受到影响，如甲状腺功能亢进者基础代谢率升高，而甲状腺功能低下者基础代谢率可比正常平均值低40%~50%。

除了基础能量消耗外，临床上常用静息能量消耗（resting energy expenditure，REE），静息能量消耗是维持人体正常活动和稳态的能量消耗，与基础能量消耗测定比较接近，区别在于静息能量测定不是空腹，而是在进食3~4小时后测量，此时机体仍进行着正常的消化活动，这种状态比较接近于人们正常生活中处于休息的状态。REE 比 BEE 高10%左右。

（2）体力活动

除了基础代谢外，体力活动消耗的能量在人体能量消耗中占主要部分。不同体力活动所消耗的能量不同，活动量越大，消耗能量越多，以男性为例，卧床、静坐、步行消耗的能量分别是4.5kJ/min、5.8kJ/min、15.5kJ/min。因为运动或劳动等体力活动时肌肉活动需要消耗能量，肌肉活动的强度与机体耗氧量的增加成正比。另外，劳动熟练程度也影响能量消耗。

（3）食物特殊动力作用

食物特殊动力作用（specific dynamic action，SDA），也称食物热效应（thermic effect of food，TEF），是指由于摄食而引起能量消耗增加的现象。目前认为主要是由于食物的消化、吸收，营养素在体内的代谢、储存等需要能量。不同食物的SDA不同，摄入碳水化合物时的SDA相当于碳水化合物本身所产生能量的5%~6%，脂肪为

4%~5%，蛋白质最高，为30%。成人摄入一般混合膳食时，由SDA所引起的能量消耗为每日150kcal左右，相当于基础代谢的10%。

2.来源与参考摄入量

（1）来源

膳食能量主要来源于食物中的碳水化合物、脂类和蛋白质，这三大类营养素统称为产能营养素。碳水化合物和脂肪在体内可以完全氧化代谢成二氧化碳和水，1g碳水化合物在体内氧化可产生4kcal能量，1g脂肪产生能量9kcal；蛋白质在体内不能完全氧化，其氧化产物除了二氧化碳和水外，还有一些含氮物质，如尿素、尿酸等，通过尿液排出体外，1g蛋白质在体内氧化可产生能量4kcal。另外，酒类含有的乙醇也能产生能量，乙醇可产生能量7kcal。

膳食中三大类产能营养素各有其特殊功能，并相互影响，因此在膳食中供给能量的比例应适宜。碳水化合物是机体供能的最主要和最有效来源，并且是脑组织所需能量的唯一来源，因此碳水化合物在能量供给上具有特殊的重要性。脂肪也是体内的主要供能物质，脂肪在体内被水解成脂肪酸，进入三羧酸循环后被彻底氧化成二氧化碳和水并释放出能量。同时，脂肪也是机体储存能量的主要方式，在饥饿或者长时间劳动时，储存在脂肪细胞内的脂肪可被动员，水解成脂肪酸供给其他组织氧化利用，提供能量蛋白质在体内的主要功能是参与合成机体蛋白，供给能量并不是其主要功能。根据我国人民的饮食习惯，世界卫生组织（World Health Organization，WHO）推荐的适宜膳食能量构成为来自碳水化合物的能量应占总能量的55%~65%，来自脂肪的能量应占总能量的20%~30%，来自蛋白质的能量占总能量的10%~15%。

碳水化合物、脂类和蛋白质普遍存在于各种食物中。谷类和薯类食物含碳水化合物较多，是最经济的膳食能量来源；油脂类食物含有丰富的脂肪；动物性食物的脂肪和蛋白质含量一般高于植物性食物，但大豆和坚果类含有较丰富的油脂和蛋白质；蔬菜和水果中的营养素含量一般较少。

（2）参考摄入量

中国营养学会按照年龄、性别和体力活动强度分别制定了不同人群膳食能量的推荐营养素摄入量（RNI）。其中从事轻体力活动的健康成年人能量RNI：男性是2400kcal/d，女性是2100kcal/d。从事中等体力活动的健康成年人能量RNI：男性是2700kcal/d，女性是2300kcal/d。从事重体力活动的健康成年人能量RNI：男性是3200kcal/d，女性是2700kcal/d。儿童青少年的年龄段不同，RNI也不同；妊娠和哺乳时RNI增加。

（二）碳水化合物

碳水化合物（carbohydrates）是由碳、氢、氧三种元素组成的一大类化合物，因为低分子量的碳水化合物有甜味，因此也称为糖类，植物利用阳光进行光合作用，将自然界中的水、空气和二氧化碳合成碳水化合物，动物不能制造碳水化合物，必须从食物中获得并加以利用。

1.碳水化合物的分类

碳水化合物是一大类有机化合物，基于分子结构、理化性质或者生理功能的分类方法有很多，联合国粮食及农业组织/世界卫生组织（FAO/WHO）的专家组将碳水化合物按照聚合程度可以分为三类：糖（每分子可水解成1~2个单糖分子）、寡糖（每分子可水解成3~9个单糖分子）和多糖（每分子可水解成10个以上单糖分子）。每一类又分为不同的亚组，如表1-1所示。

表1-1　碳水化合物的分类

分类（含单糖分子数）	亚组	组成
糖（1~2个）	单糖	葡萄糖、半乳糖、果糖
	双糖	蔗糖、乳糖、麦芽糖、海藻糖
	糖醇	山梨醇、甘露醇、木糖醇
	麦芽低聚寡糖	麦芽糊精
寡糖（3~9个）	其他杂寡糖	棉籽糖、木苏糖、低聚果糖
多糖（10个以上）	淀粉	直链淀粉、支链淀粉、变性淀粉
	非淀粉多糖	纤维素、半纤维素、果胶、亲水胶质物

注：摘自FAO/WHO，1998。

单糖是不能水解成更简单糖的糖类，有三到七个碳原子，按照碳原子的数目多少依次称为丙、丁、戊、己、庚碳。双糖可以水解成2个单糖分子。糖醇是一类多羟基醇，热量比较低，可以作为糖尿病患者食品中的甜味剂。寡糖又称为低聚糖，某些寡糖如低聚果糖，可以刺激肠道中有益菌群的生长繁殖，抑制有害菌的生长，对人体有益，被称为益生元（prebiotics）。单糖、双糖都能溶于水，具有甜味。

多糖在性质上与单糖不同，一般不溶于水，无甜味，不形成结晶，按照功能不同可以分为储存多糖和结构多糖。植物细胞的储存多糖主要是淀粉，由葡萄糖单位链接而成，又可分为直链淀粉和支链淀粉等，淀粉可以在胰淀粉酶的作用下降解为单糖。糖原是动物体内多糖的储存形式，其结构与支链淀粉类似，也是葡萄糖的聚合物，在维持血糖的过程中发挥着重要作用。结构多糖是构成植物细胞壁的主要成分，包括纤维素、半纤维素、果胶和亲水胶质物等非淀粉多糖。

2.碳水化合物的消化、吸收和代谢

碳水化合物的消化吸收主要有两种形式：小肠消化和大肠发酵。消化吸收主要在小肠完成，人体只能吸收单糖，双糖和多糖必须在体内酶的作用下，水解成单糖才能被吸收。人体能消化的多糖只有淀粉，糖原易被破坏，在制成食物时已经不存在了。淀粉的消化程度受到多种因素的影响，例如淀粉类型、结构，食物中其他营养素的含量，食物的制作加工过程、物理状况等，按照其在小肠内的消化程度可以分为易消化的淀粉、缓慢但完全消化的淀粉和不能被完全消化的抗性淀粉。研究表明不同消化程

度的淀粉都对人体有着不同的健康意义。小肠不消化的碳水化合物到达结肠后，可以被结肠中的菌群分解，产生氢气、甲烷、二氧化碳、短链脂肪酸等物质，这个过程称为结肠发酵，是结肠的一种消化方式。

食物中碳水化合物消化后的最终产物是葡萄糖、果糖、半乳糖等单糖，主要在小肠被吸收，在肠壁和肝脏内几乎全部转变为葡萄糖。葡萄糖可以直接被机体组织利用，经分解代谢提供能量；一部分葡萄糖在肝脏和肌肉内合成糖原储存起来，对于维持血糖稳定、为肌肉活动提供能量等方面具有重要意义；过量的葡萄糖还可以转化成脂肪，这些代谢过程相互联系和制约，维持糖类代谢的稳定。

3.血糖的调节

血糖是指血液中的葡萄糖，主要来源于食物中消化吸收的葡萄糖，以及来自肝糖原酵解和糖异生作用。正常情况下血糖水平保持相对恒定，空腹时为3.9~6.1mmol/L，餐后血糖可轻度升高，饥饿初期略有下降。血糖保持恒定具有非常重要的生理意义，是维持细胞正常生理功能的重要条件之一。血糖水平受神经和激素的调节：胰岛素是调节血糖的主要激素，能够加快血糖进入肌肉细胞和肝脏细胞的速度，促使葡萄糖合成糖原，加速葡萄糖的氧化利用，抑制糖异生，从而降低血糖浓度。当体内胰岛素分泌不足时，会出现高血糖症，发生糖尿病。除胰岛素外，胰高血糖素、肾上腺激素、甲状腺激素、生长激素、糖皮质激素等在血糖调节过程中也发挥着重要作用。

4.营养学意义

碳水化合物是生命细胞结构的主要成分及主要供能物质，并且有调节细胞活动的重要功能。

（1）供给能量

膳食碳水化合物是人类获取能量的最主要、最经济的来源。碳水化合物在体内被消化后，能够迅速氧化给机体提供能量，每克葡萄糖在体内氧化可以产生4kcal的能量，氧化的最终产物是二氧化碳和水。碳水化合物消化吸收后转变成的葡萄糖除了被机体直接利用外，还以糖原的形式储存在肝脏和肌肉中，一旦机体需要，肝脏中的糖原即被分解成葡萄糖，以提供能量。

碳水化合物释放能量较快，是大脑神经系统和肌肉的主要能源，对维持其生理功能有着非常重要的作用。中枢神经系统只能利用葡萄糖提供能量，婴儿时期缺少碳水化合物会影响脑细胞的生长发育。

（2）构成机体重要生命物质

碳水化合物是构成机体组织细胞的重要物质，并参与多种生理活动。细胞中的碳水化合物含量约为2%~10%，主要以糖脂、糖和蛋白结合物的形式存在于细胞膜、细胞器、细胞质和细胞间质中：核糖和脱氧核酸参与构成生命遗传物质核糖核酸和脱氧核糖核酸。维持机体正常生理功能的一些重要物质，如抗体、酶和激素也需碳水化合物参与构成。

（3）节氮作用

当碳水化合物摄入不足，能量供给不能满足机体需要时，膳食蛋白中会有一部分通过糖原异生分解成葡萄糖，以满足机体对能量的需要，而不能参与构成机体需要的重要物质。摄入充足的碳水化合物则可以节约这一部分蛋白质的消耗，不需要动用蛋白质来供能，增加体内氮的潴留，这一作用被称为碳水化合物对蛋白质的节约作用或者节氮作用（sparing protein action）。

（4）抗生酮作用

脂肪在体内代谢也需要碳水化合物参与，因为脂肪代谢所产生的乙酰基需要与草酰乙酸结合进入三羧酸循环，才能最终被彻底氧化。草酰乙酸是葡萄糖在体内氧化的中间产物，如果膳食中碳水化合物供应不足，体内的草酰乙酸相应减少，脂肪酸不能被完全氧化而产生大量的酮体，酮体不能及时被氧化而在体内蓄积，会导致酮血症和酮尿症。膳食中充足的碳水化合物可避免脂肪不完全氧化而产生过量的酮体，这一作用称为碳水化合物的抗生酮作用（antiketogenesis）。

人体每天至少摄入50g的碳水化合物，可以防止这些由于低碳水化合物饮食所导致的代谢反应的发生。碳水化合物的调节血糖、氮和抗生酮作用，对于维持机体的正常代谢、酸碱平衡、组织蛋白的合成与更新有非常重要的意义

（5）解毒作用

肝脏中的葡萄糖醛酸是一种非常重要的解毒剂，它能与许多有害物质如细菌毒素、酒精、砷等结合并排出体外。不能消化的碳水化合物在肠道细菌作用下发酵产生的短链脂肪酸也有一定的解毒作用。

（6）增强肠道功能

非淀粉多糖如纤维素、果胶、抗性淀粉、功能性低聚糖等不易消化的碳水化合物，能刺激肠道蠕动，增加粪便容积，选择性地刺激肠道中有益菌群的生长，对于维持正常肠道功能、减少毒物与肠道细胞间的接触时间、保护人体免受有害菌的侵袭有重要作用。

（7）与癌症的关系

淀粉的摄入量与结肠癌的发病呈显著负相关，这得益于不消化的碳水化合物对肠道的保护作用。另外，部分含碳水化合物高的食物也含有植物雌激素，对乳腺癌、子宫癌等有一定保护作用，不过高淀粉饮食可能增加胃癌的发生风险。

5.来源与参考摄入量

（1）来源

碳水化合物主要来源于植物性食物，如谷类中碳水化合物含量约为60%~80%，薯类中含量约为20%~30%，豆类中含量约为40%~60%，根茎类蔬菜、含淀粉的坚果类和其他水果蔬菜类也含有一定量的碳水化合物。乳制品中含有的乳糖也是一种特殊的碳水化合物，其他来源主要是糖果、甜食、糕点、含糖饮料、蜂蜜和酒类等。

（2）参考摄入量

人体对碳水化合物的需要量常以可提供能量的百分比来表示已证明碳水化合物占总能量的比例大于80%或小于40%都对健康不利。根据目前我国膳食碳水化合物的实际摄入量和FAO/WHO的建议，中国营养学会2000年制定的中国居民膳食营养素参考摄入量中，碳水化合物的适宜摄入量（AI）占总能量的55%~65%。这些碳水化合物

应有不同的来源，包括复合碳水化合物淀粉、不消化的抗性淀粉、非淀粉多糖和低聚糖等。因为蔗糖等精制糖吸收迅速，机体难以尽快将其完全氧化分解加以利用，易于转换成脂肪储存下来，所以一般认为纯能量食物如精制糖的摄入量不宜过多。充足的不同来源的碳水化合物的摄入可以保障人体能量和营养素的需要，改善胃肠道环境和预防龋齿发生。

（三）蛋白质

蛋白质（protein）是由氨基酸组成的化学结构复杂的一大类有机化合物。蛋白质一词来源于希腊语"proteios"，是"头等重要"的意思。蛋白质是生命的物质基础，没有蛋白质就没有生命。蛋白质由碳、氢、氧、氮、硫等元素组成，由于碳水化合物和脂肪中不含氮，所以蛋白质是人体氮的唯一来源。

氨基酸（amino acid）是组成蛋白质的基本单位，以肽键相连接并形成一定的空间结构。组成人体蛋白质的氨基酸有20种，其中有9种体内不能合成，必须从食物中获取，称为必需氨基酸（essential amino acid，EAA）。对成人来说有8种必需的氨基酸，它们是异亮氨酸（isoleucine）、亮氨酸（leucine）、赖氨酸（lysine）、甲硫氨酸（methionine）、苯丙氨酸（phenylalanine）、苏氨酸（threonine）、色氨酸（tryptophan）和缬氨酸（valine）；对婴儿来说，组氨酸（histidine）也是必需氨基酸。其余的氨基酸称为非必需氨基酸（non-essential amino acid，NEAA）。非必需氨基酸并非指体内不需要，而是机体可以利用一些前体物质来合成。

食物中的蛋白质在胃内开始消化，小肠是蛋白质消化的主要部位，蛋白质最终被水解成氨基酸，通过小肠主动转运过程和γ-谷氨酰循环过程吸收进入体内，与机体组织蛋白质降解产生的氨基酸一起组成体内氨基酸代谢池，用于合成机体所需的新的蛋白质和含氮的生命活性物质。

1.营养学意义

（1）构成和修复机体组织

蛋白质是构成生命的重要物质基础，人体的一切细胞组织和具有重要生理作用的物质都由蛋白质参与构成。

正常成年人体内蛋白质含量相对稳定，约占体重的16%~19%，一个体重60kg的成人，体内约有10~11kg蛋白质，这些蛋白质处在不断分解和合成的动态变化中，体内蛋白质分解释放的氨基酸大部分可以被机体再利用，但也有一部分会丢失，因此机体需要摄入一定量的蛋白质用于组织蛋白质的更新。婴幼儿、儿童、青少年、孕妇和乳母还需要合成额外的蛋白质以合成新组织、维持生长发育和乳汁分泌的需要。长期蛋白质缺乏将导致机体严重营养不良，健康状况受损。儿童长期蛋白质缺乏会造成生长发育迟缓、淡漠、贫血等情况。蛋白质缺乏可以是致命的，如果体内蛋白质丢失超过20%，生命活动就会停止，这种情况可见于严重恶病质的病人。

（2）调节生理功能，参与生命活动

体内蛋白质的种类数以千计，有多种多样的形式，其中包括所有的酶类；多种具有重要调节作用的激素类，运输氧气的血红蛋白，调节酸碱平衡、维持体液平衡及运送营养物质的各种血浆蛋白，具有免疫功能的抗体，各种重要的神经递质，具有连接、支持、防御、负重等重要功能的胶原蛋白，以及参与遗传信息传递的核蛋白等。这些生命活性物质是维持生命活动正常运行的基础。

（3）供给能量

通常情况下供能不是蛋白质的主要功能，但也有一小部分氨基酸不被利用合成新的蛋白质而分解产热。人体每天所需能量的10%~15%来自食物中的蛋白质。在特殊情况下，当糖和脂类摄入不足时，蛋白质的分解代谢增强，供给机体所需的能量利用蛋白质作为能量来源是不经济的。

（4）提供机体氮源

机体摄入氮量和通过粪便、尿液和皮肤等途径排出的氮量在一定时间内基本相等，形成氮平衡状态。如果摄入氮量高于排出氮量则称为正氮平衡，如婴幼儿、青少年、孕妇和乳母除需要维持组织蛋白质的更新之外，还需要维持自身或胎儿的生长发育、乳汁分泌等，摄入氮量高于排出氮量，机体处于正氮平衡状态；如果摄入氮量少于排出氮量，如蛋白质摄入不足、创伤、慢性消耗性疾病等情况，则机体处于负氮平衡状态，机体如果长期处于负氮平衡状态，则会造成营养不良及免疫功能、代谢功能等受损。

2.食物蛋白质的营养价值评价

食物蛋白质由于氨基酸组成的差别，营养价值不完全相同。评价食物蛋白质营养价值的方法有很多，主要从"量"和"质"两个方面考虑。各种方法都以一种现象作为评价指标，具有一定的局限性。因此在具体评价某种食物蛋白质的营养价值时，应根据不同的方法综合考虑。下面介绍常用的几种评价方法。

（1）蛋白质含量

食物中蛋白质的含量是评价食物蛋白质营养价值的基础指标，一般动物性食物蛋白质含量较高，可达到20%左右，而植物性食物蛋白质含量较低，但大豆类食物蛋白质含量较高。一般根据食物的含氮量来计算蛋白质的含量，动、植物来源的食物蛋白质的含氮量为16%左右，根据测定的含氮量乘以6.25即为蛋白质的含量，凯氏（Kjeldahl）定氮法是测定食物中氮含量的经典方法。

需要注意的是，根据食物含氮量计算蛋白质含量是假定食物中的氮均以蛋白质的形式存在，实际上，很多食物中含有一定的非蛋白氮，例如鱼肉、某些根茎类植物等，不同食物的含氮量也有所不同。因此，如果需要比较准确地估计蛋白质含量，则需要考虑含氮量的差异所造成的影响。

（2）必需氨基酸含量和比值

构成人体各种组织和细胞内蛋白质的氨基酸比例是一定的，食物中蛋白质氨基酸的比例与人体一致时，才能被充分利用。蛋白质中各种必需氨基酸的构成比值称为氨基酸模式。一般根据蛋白质中必需氨基酸的含量，将含量最少的色氨酸定为1，计算出其他必需氨基酸与色氨酸的相应比值。几种食物蛋白质和人体蛋白质的氨基酸模式见表1-2。

表 1-2　几种食物蛋白质和人体蛋白质的氨基酸模式

必需氨基酸	人体	全鸡蛋	牛奶	牛肉	大豆	面粉	大米
异亮氨酸	4.0	3.2	3.4	4.4	4.3	3.8	4.0
亮氨酸	7.0	5.1	6.8	6.8	5.7	6.4	6.3
赖氨酸	5.5	4.1	5.6	7.2	4.9	1.8	2.3
甲硫氨酸＋半胱氨酸	3.5	3.4	2.4	3.2	1.2	2.8	2.8
苯丙氨酸＋酪氨酸	6.0	5.5	7.3	6.2	3.2	7.2	7.2
苏氨酸	4.5	2.8	3.1	3.6	2.8	2.5	2.5
缬氨酸	5.0	3.9	4.6	4.6	3.2	3.8	3.8
色氨酸	1.0	1.0	1.0	1.0	1.0	1.0	1.0

食物蛋白质的氨基酸模式越接近人体蛋白质氨基酸模式，则这种蛋白质越容易被人体吸收利用，称为优质蛋白质，例如动物蛋白质中的蛋、奶、肉、鱼等以及大豆蛋白质。如果食物中蛋白质氨基酸模式与人体不符，例如某一种必需氨基酸数量不足，则其他氨基酸也不能被充分利用，而使蛋白质营养价值降低，这些含量相对较低的氨基酸称为限制性氨基酸（limiting amino acid），即由于这些氨基酸的不足，限制了其他氨基酸的利用。其中含量最低的称为第一限制性氨基酸，依此类推，有第二限制性氨基酸、第三限制性氨基酸等。

将两种或两种以上食物混合食用，使其中所含的必需氨基酸相互补充，达到较好的比例，从而提高营养价值，提高蛋白质的利用率，这种作用称为蛋白质的互补作用（complementary action）。在某种食物中直接添加其限制氨基酸，则能提高该食物中蛋白质的生物价值，这种方法称为氨基酸强化（amino acid fortification）。

（3）蛋白质消化率

蛋白质消化率（protein digestibility）是食物蛋白质在体内消化酶的作用下被分解和吸收的程度，是评价食物蛋白质营养价值的方法之一。蛋白质消化率越高，被机体吸收利用的可能性越大，其营养价值越高。蛋白质消化率一般采用动物或人体实验测定，根据以下公式进行计算：

蛋白质消化率（%）＝氮吸收量/氮摄入量＝[摄入量－（粪氮－粪代谢氮）]/摄入氮×100（%）

摄入氮是指从食物中摄入的氮，粪氮是指从粪便中排出的氮。从粪中排出的氮实际上有两个来源。一部分是来自未被消化吸收的食物蛋白质；另一部分是来自脱落的肠黏膜细胞、死亡的肠道微生物以及由肠黏膜分泌的消化液氮，这部分称为粪代谢氮。在进行人体测定时，如果受试人完全不吃含氮食物，在无氮膳食期间测得的粪氮即为粪代谢氮。在计算蛋白质消化率时，如果不考虑内源性粪代谢氮，所得的结果称为表观消化率，从粪氮中减去无氮膳食期的粪代谢氮，才是摄入食物中真正未被消化吸收的部分，此时所得的结果称为蛋白质的真消化率。因表观消化率不需要测定粪代谢氮，比较简便，故在实际工作中一般采用表观消化率，食物蛋白质消化率受到食物所含蛋白质性质、膳食纤维、多酚类物质和酶反应等因素影响。一般来说，植物性食物因含有膳食纤维，比动物性食物蛋白质消化率要低，但经过加工破坏或去除纤维素后，即可以提高植物蛋白质的消化率。例如大豆蛋白质的消化率为60%，加工成豆腐后，可提高到90%以上。用一般烹调方法加工的食物蛋白质消化率：鸡蛋98%，牛奶97%~98%，肉类92%~94%，大米82%，马铃薯74%。

（4）蛋白质生物价

蛋白质生物价（biological value，BV）是指食物蛋白质消化吸收后被机体潴留的程度，也就是被机体利用的程度。生物价越高，说明蛋白质的利用率越高，即蛋白质的营养价值越高，通常采用动物或人体实验进行测定，按照下式计算：

蛋白质生物价（%）＝（氮储留量/氮吸收量）×100（%）

尿内源氮是指实验期内机体不摄入氮时尿中所含有的氮，主要来自组织蛋白的分解。生物价是评价食物蛋白质营养价值较常用的方法。因蛋白质生物价受到很多因素的影响，在对不同食物蛋白质生物价进行比较时，实验条件应一致，否则同一种食物也会出现不同的结果，鸡蛋、鱼、大米的蛋白质生物价依次为94%、83%和77%。

（5）蛋白质净利用率

蛋白质净利用率（net protein utilization）是指蛋白质在体内被利用的程度，是将蛋白质生物价和消化率结合起来评定蛋白质的营养价值：

蛋白质净利用率（%）=生物价×消化率=氮储留量/氮摄入量（%）

（6）蛋白质功效比值

蛋白质功效比值（protein efficiency ratio，PER）是一种比较简单的测定膳食蛋白质营养价值的方法，是指摄入单位重量的蛋白质所增加的体重。即在实验期内，被测动物平均每摄入1g蛋白质所增加的体重克数。常用的实验动物：初断乳的21日龄雄性大白鼠，用含10%被测蛋白质的饲料喂养28天，逐日记录进食量，每周称量体重。计算实验期内动物体重增加量和实验期内蛋白质摄入量的比值。

实测的蛋白质功效比值：因为同一种食物蛋白质在不同实验条件下所测得的PER有所不同，所以通常用酪蛋白作为参考蛋白质进行对照实验，并将酪蛋白对照组PER换算为2.5。然后对被测蛋白质PER进行校正实验被测蛋白质校正功效比值=对照组酪蛋白功效比值乘以2.5。

（7）氨基酸分

氨基酸分（amino acid score，AAS）也称为蛋白质化学分（chemical score，CS），是目前应用较为广泛的一种食物蛋白质营养价值评价方法，不仅适用于单一种食物蛋白质的营养价值评价，还可用于混合食物蛋白质的营养价值评价。这种测量方法的基础是限制氨基酸含量决定了蛋白质的营养价值。氨基酸分是被测食物蛋白质的第一限制性氨基酸与推荐的等量理想蛋白质或参考蛋白质同种氨基酸含量的比值，参考蛋白质可以使用FAO/WHO于2002年提出的新氨基酸评分模式：

AAS=[被测食物蛋白质每克氮或蛋白质氨基酸含量（mg）/参考蛋白质每克氮或

蛋白质氨基酸含量（mg）] × 100

例如，小麦粉蛋白质第一限制性氨基酸是赖氨酸，每克蛋白质中含量为25.7mg，FAO/WHO于2002年提出的新的氨基酸评分模式中赖氨酸为55mg/g，按上述公式可以计算出小麦蛋白质的氨基酸分为46.70，用氨基酸分来评价蛋白质营养价值比较简单、经济，可以明确各种限制氨基酸的顺序和缺乏程度，有助于确定蛋白质互补或氨基酸强化方案。

3. 来源与参考摄入量

（1）来源

膳食蛋白质可来源于植物性食物和动物性食物。一般来讲，动物性蛋白质的营养价值优于植物性蛋白质。在动物性食物中，蛋类蛋白质含量约为12%~14%，氨基酸模式比较适合，是优质蛋白质的重要来源。奶类蛋白质含量约为1.5%~4%，是婴幼儿蛋白质的最佳来源。畜、禽肉类和鱼虾类的蛋白质含量约为10%~20%.在植物性食物中，谷类含蛋白质6%~10%，蛋白质含量不算高，但作为人们的主食，仍然是膳食蛋白质的主要来源。豆类及豆制品含有丰富的蛋白质，其中大豆含量最高，氨基酸组成也比较合理，在体内利用率较高，是植物性食物中非常好的蛋白质来源，大豆蛋白质可以降低心血管疾病的发生风险。在膳食中应保证一定数量的优质蛋白质，一般要求动物性蛋白质和大豆蛋白质应占膳食蛋白质总量的1/3~2/3。

（2）推荐摄入量

蛋白质的推荐摄入量各国标准不一。根据中国营养学会新修订的蛋白质RNIs，成年男、女轻体力活动分别为75g/d和60g/d，中体力活动分别为80g/d和70g/d，重体力活动分别为90g/d和80g/d，不同人群蛋白质推荐摄入量有所不同，一般占总能量的10%~15%，儿童、孕妇、乳母适当增加。

（四）脂类

1. 分类

脂类（lipids）是脂肪（fat，oil）和类脂（lipoids）的总称。它们的共同特点是难溶于水，能溶于有机溶剂。

脂肪由一分子甘油和三分子脂肪酸结合而成，又称甘油三酯（triglyceride，TG）。大部分构成植物脂肪和动物体脂的脂肪都以甘油三酯的形式存在。类脂包括磷脂（phospholipid）、固醇（sterol）以及它们的衍生物糖脂（glycolipid）和脂蛋白（lipoprotein）等。磷脂按结构可分为磷酸甘油酯和神经鞘磷脂。

正常人脂肪占体重的14%~19%，主要以甘油三酯形式储存于脂肪组织内，主要存在于皮下、腹腔等处，称为储存脂肪（storedyfat）。这部分脂肪可随营养状况和机体活动而增减，称为动脂（variableyfat），或可变脂。磷脂和固醇等类脂约占体内总脂肪的5%，比较稳定，不易受营养和机体活动状况的影响，称为定脂（fixedyfat）。

2. 脂肪酸

脂肪酸（fattyacids）是构成脂类的基本物质，化学分子式是C（n）H（2n+1）COOH，已知天然的脂肪酸有50多种。

脂肪酸有多种分类方法。其一是按碳链的长短分类，含2~5个碳原子的为短链脂肪酸，含6~12个碳原子的为中链脂肪酸，14个以上碳原子的为长链脂肪酸，自然界中的脂肪酸几乎都是含双数碳原子的脂肪酸，人体含有的各种脂肪酸大多数是长链脂肪酸。其二是按照碳链上相邻两个碳原子之间含有不饱和双键的数量分类，可分为饱和脂肪酸（saturated fatty acid，SFA）和不饱和脂肪酸（unsaturated fatty acid，USFA），饱和脂肪酸不含双键，不饱和脂肪酸含有一个或多个双键，含一个不饱和双键的称为单不饱和脂肪酸，含有两个或两个以上不饱和双键的称为多不饱和脂肪酸。不饱和脂肪酸含量高的脂肪多呈液态，如大部分植物油；饱和脂肪酸含量高的脂肪多呈固态，如大部分动物脂肪。单不饱和脂肪酸能降低血总胆固醇和低密度脂蛋白（LDL），而不降低高密度脂蛋白（HDL）水平。

通常用ω或n来表示不饱和脂肪酸中不饱和键的位置，从脂肪酸甲基端的碳原子算起，如亚油酸的n系为6，9，说明亚油酸第6位和第9位碳原子为不饱和键。所有第一个不饱和键位于第3、第6、第9位的脂肪酸，均归类为ω-3、ω-6、ω-9系脂肪酸近年来人们普遍关注ω-3脂肪酸的研究。co-3脂肪酸能降低血液中胆固醇含量，同时降低血甘油三酯含量并升高HDL，对心脑血管疾病具有较好的防治效果。二十碳五烯酸（eicosapentaenoicacid，EPA）和二十二碳六烯酸（docosahexaenoic acid，DHA）都属于ω-3脂肪酸，对于脑和视网膜的正常生长和发育有重要作用OEPA和DHA可能具有一定的抗癌作用，对风湿、哮喘、高血压等病也有一定的效果。尽管多不饱和脂肪酸对身体健康有益，但是容易产生脂质过氧化作用，对组织细胞会造成一定的损伤，同时ω-3脂肪酸对免疫功能有一定的抑制作用。

另外，根据脂肪酸不饱和双键的空间构型，可以将脂肪酸分为顺式脂肪酸和反式脂肪酸。自然界中天然存在的脂肪酸大部分是顺式结构。大部分反式脂肪酸是在对植物油进行氢化处理时产生的。氢化植物油易于保存，口感好，而且价格便宜，在食品加工行业应用非常广泛。当膳食中反式脂肪酸占总能量供给的5%以上时，会对身体健康产生不利影响，可使血液中低密度脂蛋白胆固醇（LDL-C）含量增加，同时引起高密度脂蛋白胆固醇（HDL-C）的降低，能明显增加心血管疾病的危险性。反式脂肪酸还可能诱发肿瘤、哮喘、2型糖尿病、过敏等疾病，对胎儿、青少年发育也有不利影响。一些国家和地区对加工食品中的反式脂肪酸含量做了规定。

3.脂肪的消化吸收

膳食中的脂类主要是甘油三酯，少量磷脂和固醇。脂肪的消化主要在小肠上段进行，在胆汁和各种脂肪酶的作用下形成脂肪微团。脂类消化产物主要在十二指肠下段和空肠上段吸收，中短链脂肪酸可直接被吸收入肠黏膜，在肠黏膜细胞内酶的作用下水解成甘油和脂肪酸，经门静脉进入血液循环。长链脂肪酸在胰脂肪酶的作用下水解成脂酸和2-单酰甘油，吸收入肠黏膜后，重新合成甘油三酯，以乳糜微粒的形式经淋巴进入血液循环。

4.营养学意义

（1）供给能量

脂类与蛋白质、碳水化合物是三大产能营养素，在供给人体能量方面起着重要作用。1g脂肪在体内氧化可产生9kcal能量，是三大营养素中产能最高的。脂肪的分解与合成保持一种动态的平衡。一般合理膳食总能量的20%~30%由脂肪提供。哺乳类动物一般含有两种脂肪组织，一种是含储存脂肪较多的白色脂肪组织，另一种是含线粒体、细胞色素较多的褐色脂肪组织，褐色脂肪组织比白色脂肪组织更容易分解释放能量。

（2）构成机体组织和重要物质

脂肪广泛存在于人体内，主要分布在皮下、腹腔大网膜及肠系膜处。脂类也是构成人体细胞的重要成分，在维持细胞结构和功能中起着重要作用。磷脂是所有生物膜，即细胞膜、内质网膜、线粒体膜、核膜、神经髓鞘膜以及红细胞膜等的重要组成成分，生物膜的结构和功能与所含脂类成分关系密切，膜上许多酶蛋白均与脂类结合而存在并发挥作用。磷脂还是神经组织的重要组成部分。胆固醇也是细胞膜和细胞器膜的重要组成部分，是机体合成胆酸、维生素和类固醇类的必需物质。

（3）提供必需脂肪酸

必需脂肪酸（essential fatty acids）是指人体不能合成，必须从食物中摄取的脂肪酸，如亚油酸（linoleic acid, C18:2, ω-6）和α-亚麻酸（linolenicacid, C18:3, ω-3）。亚油酸是维持人体健康所必需的脂肪酸，可以衍生出多种α-6系列的多不饱和脂肪酸，如花生四烯酸，花生四烯酸是合成前列腺素的重要物质，与体内许多重要的生理功能有关。亚麻酸可以衍生出一系列ω-3多不饱和脂肪酸，包括EPA和DHA。必需脂肪酸及其衍生物具有非常重要的生理功能，可以参与磷脂合成，维持细胞膜和细胞器膜的结构，参与胆固醇的正常代谢，预防动脉粥样硬化斑块的形成。EPA和DHA对维持视觉功能、促进大脑发育、提高儿童的学习功能有很好的效果。如果必需脂肪酸缺乏，可引起生长迟缓、生殖障碍、皮肤受损等症状，还可引起肝脏、肾脏、神经和视觉功能障碍。

（4）促进脂溶性维生素的吸收

食用油脂是脂溶性维生素的重要来源之一，如鱼肝油中富含维生素A和维生素D，植物油中含有丰富的维生素E和维生素K，脂肪还可协助脂溶性维生素和胡萝卜素等的吸收，长期脂肪摄入不足或消化吸收障碍可造成脂溶性维生素缺乏。

（5）促进食欲，增加饱腹感

用油脂烹调食物可以改变食物的感观性状和口感，促进食欲；脂肪进入十二指肠后，刺激产生肠抑胃素，使胃的排空延迟，增加饱腹感。

（6）其他生理功能

脂肪除具有上述功能外，还有保护体内脏器，维持体温的作用，还具有内分泌作用，参与构成某些内分泌激素卵磷脂，能预防脂肪肝的形成，参与胆固醇的溶解和排泄。

5.来源与参考摄入量

（1）来源

各种食用油脂几乎100%都是脂肪，其他脂肪含量丰富的食物为动物性食物和坚果类。各种植物油类含有比较丰富的必需氨基酸，植物种类不同，脂肪酸的含量也不一样。橄榄油中含有非常丰富的单不饱和脂肪酸；玉米油、米糠油中亚油酸的含量占脂肪总含量的50%以上；花生油中亚油酸含量约占脂肪总含量的38%。我国常用食用油中亚麻酸的含量均较少，含量较高的豆油中亚麻酸也仅占到7%左右。坚果类也是必需氨基酸的重要来源，如核桃仁、花生仁中亚油酸含量均达到38%，核桃仁的亚麻酸含量达到12%。动物性食物如畜肉类、禽肉类、鱼类、动物内脏类、奶类和蛋类及其制品中均含有脂肪。其中脂肪含量最高的是肥肉和骨髓，多为饱和脂肪酸。瘦猪肉的脂肪含量远高于牛羊肉，禽肉类和鱼类的脂肪含量一般低于10%，而且鱼类脂肪中含有比较丰富的不饱和脂肪酸，具有降血脂、降血压等作用，所以多吃鱼对于预防心脑血管疾病具有一定的作用。蛋类的脂肪大部分存在于蛋黄中，以单不饱和脂肪酸为多，ω-3脂肪酸多由寒冷地区的水生植物合成，以这些植物为食的海洋鱼类中含有丰富的ω-3脂肪酸，如鲑鱼、鳕鱼等。磷脂主要来源于蛋黄、瘦肉和动物的脑、肝和肾脏，机体自身也能合成所需要磷脂，食物中含有的磷脂主要是卵磷脂和脑磷脂，胆固醇主要来源于动物性食物，动物内脏尤其是脑组织中含量丰富，蛋类、鱼子中含量也较高，鱼类和奶类中含量较低。

（2）参考摄入量

膳食脂肪的摄入量受到生产情况、气候条件、饮食习惯等影响，不同国家、不同民族摄入量有较大差异。摄入脂肪过高与肥胖、高血压、冠心病、乳腺癌等有一定的关系，故脂肪的摄入量不宜过高，脂肪的参考摄入量一般按照脂肪供能占总能量的百分比来制定。同时需要考虑不同脂肪酸的供能比例，主要是饱和脂肪酸、单不饱和脂肪酸和多不饱和脂肪酸之间的比例以及ω-6与ω-3脂肪酸的比例。中国营养学会推荐的脂肪供能占全日摄入总能量的适宜摄入量（AI）：成人为20%~30%，儿童青少年为25%~30%，幼儿为30%~35%，7~12个月婴儿为35%~40%，初生至6个月婴儿为45%~50%。重体力劳动者为了保证能量的供给，可适当调高脂肪的摄入量。

（五）维生素

维生素（Vitamin，Vit）是维持机体正常生理功能及细胞内特异代谢反应所必需的一类低分子有机化合物。其在体内含量极微，但在机体的生长、发育、代谢等过程中起重要作用。

维生素的种类很多，化学结构和功能各异，有着不同的作用机制，但有着共同的特点：一般是以其本体形式或前体形式存在于天然食物中，体内不能合成或合成很少，必须由食物供给；在生理上既不是机体组织的结构成分，也不是能量来源；许多维生素常以辅酶或辅基的形式参与酶的构成，维持酶的活性；生理需要量少，但绝对不能缺少，否则会引起相应的维生素缺乏症；有些维生素具有几种生物活性相近、结构类似的化合物，如维生素A_1和维生素A_2、维生素D_1与维生素D_2。

根据溶解性，维生素分为脂溶性和水溶性两大类。脂溶性维生素不溶于水，可溶于脂肪及有机溶剂，包括维生素A、维生素D、维生素E、维生素K。水溶性维生素可溶于水，包括B族维生素，如维生素B_1、维生素B_2、维生素B_3、维生素B_6、叶酸、维生素B_{12}，也包括维生素C。

1.脂溶性维生素

脂溶性维生素包括维生素 A、维生素 D、维生素 E、维生素 K，其共同特点：①溶于脂肪及有机溶剂，不溶于水；②在食物中与脂类共同存在，但在脂肪酸败时，脂溶性维生素易被破坏；③在肠道吸收时，随脂肪经淋巴系统吸收，从胆汁少量排出，当脂肪吸收不良时，其吸收明显减少；④摄入后大部分贮存于脂肪组织与肝脏；⑤缺乏时症状出现缓慢，大剂量摄入易引起中毒；⑥营养状况不能用尿评价。

（1）维生素A

维生素A的化学名为视黄醇（retinol），实际上维生素A类是指含有视黄醇结构并具有其生物活性的一大类物质。膳食中的视黄醇类包括两种形式：动物性食物来源的维生素A，即维生素A_1和维生素A_2；植物性食物来源的维生素A，即类胡萝卜素（carotenoids），可在体内转化为维生素A，其中最重要的为β-胡萝卜素（β-Carotene）。维生素A在体内有三种活性形式，即视黄醇、视黄醛、视黄酸。

维生素A为淡黄色结晶，溶液呈黄色或橘黄色。维生素A及其衍生物很容易发生氧化，有氧条件、紫外线和高温可促进氧化过程的发生；在无氧条件下，对碱比较稳定，但在酸中不稳定，可发生脱氢、异构化或者发生聚合。油脂在酸败过程中，其所含的维生素A和胡萝卜素会受到严重破坏，但食物中的磷脂、维生素E或其他抗氧化剂有提高维生素A和胡萝卜素稳定性的作用。密封、低温冷冻的组织标本中的维生素A稳定期长达几年。

①生理功能。

维生素A在体内的主要功能是参与膜结构并发挥生理功能，与正常生长发育、视觉、生殖功能、抗感染等有关。

a.视觉。眼的光感受器是视网膜上的视杆细胞和视锥细胞，其中视杆细胞对暗敏感，视锥细胞对强光敏感。维生素A参与视杆细胞内视紫红质的形成，以维持正常的暗视觉。视紫红质是11-顺式视黄醛与视蛋白相结合的复合物，其中顺式视黄醛由体内视黄醇异构、氧化生成。视紫红质经光照后，11-顺式视黄醛转变为全反式视黄醛，与视蛋白分离，视紫红质被分解，此时进入暗处，不能看清暗处物体。但当体内维生素A含量丰富时，视黄醇将被异构、氧化为11-顺式视黄醛，与视蛋白结合再生视紫红质，在暗处迅速恢复对暗光的敏感性，在一定照度下的暗处能够看见物体，称为暗适应。当维生素A缺乏时，视杆细胞内视紫红质形成减少，暗适应时间将延长，维生素A严重缺乏会引起夜盲症。

b.上皮细胞生长和分化。维生素A对上皮细胞的细胞膜起稳定性作用，维持上皮细胞的形态和功能。糖蛋白是细胞膜表面蛋白的主要蛋白，其合成需要脂类、糖作为中间体，其中脂类含有视黄醇。当维生素A不足时，上皮黏膜细胞中糖蛋白合成受阻，继而使黏膜上皮的正常结构改变，导致上皮组织发生鳞状角化。全反式视黄酸和9-顺式视黄酸在细胞分化中起重要作用。

c.促进生长和骨骼发育。维生素A参与细胞的DNA、RNA合成，有助于细胞的增殖和生长，维持机体的生长发育。维生素A对生长发育的作用体现在两个方面：一是促进上皮组织形态完整和功能健全；二是促进骨骼生长发育。视黄酸对骨骼正常生长发育起关键性作用。当维生素A缺乏时，儿童会出现生长停滞、发育迟缓、骨骼发育不良的现象。

d.生殖功能。维生素A与生殖功能的关系与它对生殖器官上皮的影响有关。当维生素A缺乏时，影响雄性动物精子的形成和雌性动物雌激素分泌的周期性变化，阴道、输卵管及子宫上皮角化，导致不孕、胚胎畸形或死亡。

e.免疫功能。维生素A缺乏可使机体细胞免疫功能降低，并且呼吸道或者消化道感染能加重维生素A缺乏。维生素A缺乏能使上皮屏障受损，如肠黏膜细菌移位增多，引发炎症。生理浓度的维生素A对淋巴细胞抗体的生成具有一定促进作用。

f.抗氧化作用。类胡萝卜素在人体抗氧化系统中起着重要作用，能捕捉自由基，淬灭单线态氧，阻断自由基的链式反应，从而防止自由基对蛋白质、DNA及脂类物质的氧化损伤。

g.抗癌作用。维生素A及其衍生物能促进上皮细胞的正常分化，预防和抑制癌症发生，反之，维生素A缺乏可使上皮细胞的正常分化受阻，并使机体对致癌物质的敏感性增加。类胡萝卜素的抗癌作用与其抗氧化作用有关。

②缺乏与过量。

a.维生素A缺乏。维生素A缺乏是发展中国家的一个主要公共卫生问题，高危人群是婴幼儿和儿童。维生素A缺乏的典型表现如下：

（a）暗适应能力下降与夜盲症：维生素A缺乏的最早表现是暗适应能力下降，表现为暗光下或黑夜看不清物体，暗适应时间延长及暗光下视力减退，严重者可致夜盲症。

（b）眼干燥症。当维生素A缺乏时，会出现结膜干燥症，表现为结膜角化，分泌黏液的细胞活动发生障碍，脱落的上皮细胞阻塞泪管，泪液分泌减少，结膜中的杯状细胞消失，出现泡状银灰色斑点，即毕脱斑，继而角膜发生病变，此时角膜干燥，一旦角膜深层受损，则出现角膜软化、穿孔，严重者可致失明。

（c）黏膜与皮肤上皮细胞损害。上皮组织分化不良，正常上皮细胞过度角化导致毛囊角化症，表现为皮肤粗糙、干燥、鳞状角化。消化道、呼吸道及泌尿道的黏膜角化使细菌容易侵入，引起感染，尤其是婴幼儿与儿童。

（d）生长发育受阻。尤见于儿童，主要影响骨组织和牙齿的正常发育。影响骨骼的发育，齿龈增生和角化，影响牙釉质细胞的发育，导致牙齿停止生长。

b.维生素A过量。过量摄入维生素A可引起急性、慢性中毒及致畸性，主要见于服用纯维生素A制剂者。

（a）急性中毒。产生于一次或多次连续摄入大量的维生素A（成人大于可耐受最高摄入量的100倍，儿童大于可耐受最高摄入量的20倍）。主要症状为恶心、呕吐、眩晕、头痛、肌肉失调、视觉模糊、婴儿囟门突起等。当剂量过大时，可出现厌食、嗜睡、少动、反复呕吐等情况。

（b）慢性中毒。较急性中毒常见。当使用剂量为可耐受最高摄入量的10倍，连续3~6个月以上，可引起慢性中毒。常见症状为脱发、头痛、肝大、皮肤瘙痒、长骨末端外周局部疼痛、肌肉僵硬等。

（c）致畸性。孕妇过多补充维生素A可引起胎儿畸形。主要症状为小头畸形、颅盖骨外形不正常、兔唇、肾病、先天性心脏病、甲状腺不正常以及中枢神经系统疾病。

c.营养状况评价。

维生素A营养状况应根据临床表现、生化指标，结合生理情况及膳食摄入情况综合予以评定。

（a）临床检查。可出现夜盲或眼干燥症等眼部特异性表现。世界卫生组织（WHO）将角膜干燥、溃疡、角化定为诊断维生素A缺乏的体征，毕脱斑用于诊断儿童维生素A缺乏。

（b）实验室检测。血清维生素A含量测定：成人正常血清维生素A含量为$1.5\sim3\mu mol/l$，但当体内维生素A储存减少时，血清水平可能正常，此时不能认为其维生素A营养充足。血浆视黄醇结合蛋白测定：可采用酶联免疫双抗体法（EL1SA法）及放射免疫法测定。暗适应能力测定：采用视觉暗适应计测定。眼结膜印迹细胞学法：采用醋酸纤维薄膜贴于受检者的球结膜上取样，染色后观察结膜细胞变化。

d.来源与参考摄入量。

（a）来源。维生素A的最好来源是各种动物肝脏、鱼肝油、鱼卵、奶油、全奶、奶酪及蛋黄等；维生素A的良好来源是深色蔬菜和水果，如菠菜、芹菜叶、空心菜、莴笋叶、胡萝卜、红心红薯、南瓜、辣椒、胡萝卜和杏、杞果、西红柿等。

（b）参考摄入量。维生素A的需要量常用国际单位（IU）来表示，食物中具有视黄醇活性物质常用视黄醇当量（retinol equivalent，RE）来表示。常用换算关系如下：

1IU维生素A=0.3μg

视黄醇1μg视黄醇=1.0μg视黄醇当量（RE）

1μgβ-胡萝卜素=0.167μg视黄醇当量（RE）

1μg其他维生素A原=0.084μg视黄醇当量（RE）

膳食中总视黄醇当量（μgRE）=视黄醇（μg）+0.167×β胡萝卜素（μg）+0.084×其他维生素A原（μg）

中国营养学会推荐我国居民维生素A的RNI：婴儿、儿童、青少年按年龄不同分别为400~800μg/d，成年男性800±μgRE/d，成年女性700μgRE/d，孕早期800μgRE/d，孕中晚期900μgRE/d，乳母可增加至1200μgRE/d。维生素A的UL成人3000μgRE/d，孕妇2400μgRE/d，儿童、青少年2000μgRE/＜l。

（2）维生素D

维生素D类是指含环戊氢烯菲环结构并具有钙化醇生物活性的一类物质，主要形式有两种即维生素D_2（麦角钙化醇）和维生素D_3（胆钙化醇）。人体能从两条途径获得维生素D，一是经食物摄入，二是经阳光照射由皮肤内的维生素D原转化而来。维生素D原有两种，即酵母菌或麦角中的麦角固醇和人与动物皮肤中的7-脱氢胆固醇，两者在紫外线照射下分别转化为维生素D_2和维生素D_3。1，25-（OH）$_2$，-D_3

是体内维生素D的活性形式，人体内维生素D的生理功能都是通过1，25-（OH）$_2$-D$_3$发挥作用。

维生素D是白色晶体，溶于有机溶剂和脂肪；一般在烹调加工中不会引起维生素D的损失，但脂肪酸败可引起维生素D破坏。其在中性和碱性溶液中耐热，不易被氧化，但在酸性溶液中易分解。辐射线过量照射可形成毒性化合物。

①生理功能。

维生素D与甲状旁腺激素共同作用，维持血钙水平，调节体内钙磷代谢。维生素D的主要功能：促进小肠钙吸收及肾小管对钙、磷的重吸收，1，25-（OH）$_2$-D$_3$在小肠能诱发钙结合蛋白的合成，从而提高钙的吸收，并对肾脏有直接作用，能促进肾小管对钙、磷的重吸收，从而减少丢失；维持血钙的正常水平，当血钙降低时，甲状旁腺激素升高，1，25-（OH）$_2$-D$_3$增多，通过对小肠、肾、骨等器官的作用以升高血钙水平，当血钙过高时，甲状旁腺激素降低，降钙素分泌增加，尿中钙和磷排出增加，使血钙降低；维生素D能促进骨、软骨以及牙齿的钙化。维生素D具有免疫功能，可改变机体对感染的反应。

②缺乏与过量。

a.维生素D缺乏。维生素D缺乏的主要原因是膳食中缺乏维生素D和日光照射不足，后者尤为重要。婴儿缺乏易引起佝偻病（维生素D缺乏症）；成人尤其是孕妇、乳母和老年人缺乏，易引起骨质软化症和骨质疏松症。

（a）佝偻病。佝偻病发病与婴幼儿日照不足有关。我国北方较南方发病率高，佝偻病典型表现为低钙血症、骨骼病变和牙齿萌出延迟。维生素D缺乏时骨骼无法正常钙化，易导致骨骼变软和弯曲变形，常见的骨骼病变包括幼儿下肢骨骼弯曲形成"X"或"O"形腿，胸骨外凸如"鸡胸"，肋骨与肋软骨连接处形成"肋骨串珠"，婴儿出牙推迟，恒牙稀疏凹陷等。

（b）骨质软化症。孕妇、乳母和老年人容易发生，主要表现为脊柱、胸廓、肢骨及骨盆骨质软化，容易变形。

（c）骨质疏松症。多见于老年人，主要表现为骨矿物质减少，骨质变薄变松，能导致脊椎骨压缩变形，髋部和前臂骨折。

（d）手足痉挛症：表现为肌肉痉挛、抽搐及惊厥等，在维生素D缺乏、钙吸收不良、甲状旁腺功能失调或其他原因造成血钙水平降低时可引起。

b.维生素D过量：维生素D服用过多会引起维生素D过多症。虽然维生素D的中毒剂量尚未确定，但摄入过多的维生素D可能产生副作用，中毒症状包括食欲减退、体重减轻、恶心、呕吐、腹泻、头痛、多尿、烦躁、口渴、发热。

③营养状况评价。

近年来推荐测定血浆25-（OH）-D$_3$或1，25-（OH）$_2$-D$_3$水平。测定血浆25-（OH）-D$_3$是评价个体维生素D营养状况最有价值的指标。25-（OH）-D$_3$是维生素D在血液中主要存在形式，正常值为25~150nmol/L（10~60ng/ml），如低于25nmol/L则为维生素D缺乏。

④ 来源与参考摄入量。

a.来源。维生素D的来源包括日光照射和食物来源两方面，经常晒太阳是人体获得充足有效的维生素D的最好方式。维生素D的食物来源主要是海水鱼（如沙丁鱼）、蛋黄、肝等动物性食品及鱼肝油制剂。

b.参考摄入量。维生素D不仅来源于膳食，也可由皮肤合成，因而膳食：维生素D的摄入量较难估计。维生素D的需要量与钙磷摄入量有关，在钙磷摄入量充足的条件下，婴幼儿、儿童、少年、孕中晚期孕妇、乳母、老人维生素D的RNI均为10μg/d，11~50岁成人及孕早期孕妇为5μg/d；维生素D的耐受最高摄入量（UL）为20μg/d。

（3）维生素E

维生素E是生育酚类物质的总称，是一种金黄色或者淡黄色的油状物，带有温和的特殊气味。通常维生素E在光照下遇空气易被氧化而呈现暗红色。它可与丙酮、氯仿、乙醚或者植物油混溶，几乎不溶于水。维生素E是最早发现的维生素之一，由加州大学Evans和Bishop首次发现。随后在1924年，阿肯色大学Sure将该物质命名为维生素E。它是一种人体必需的脂溶性维生素，作为一种优良的抗氧化剂和营养剂，被广泛应用于临床、医药、食品、饲料、保健品和化妆品等行业。

天然存在的维生素E有四种生育酚（tocopherol）和四种生育三烯酚（tocotrienol），共八种类似物，其中α-生育酚含量最高，生理活性也最高。

①生理功能。

维生素E又叫作生育酚，它对生殖能力的促进作用很明显，能够促进性激素分泌，使男性的精子活力升高，女性雌激素浓度升高，提高生育能力，预防流产，还能够保护血液健康和心血管系统，抗氧化，清除自由基，具有抗衰老，增强免疫的作用。

②缺乏与过量。

a.维生素E缺乏。维生素E广泛存在于食物中，因而维生素E缺乏比较少见，主要见于疾病或某些特殊原因，如脂肪吸收不良等。长期缺乏维生素E者血浆中维生素E浓度降低，红细胞膜受损，红细胞寿命缩短，可出现溶血性贫血。流行病学研究发现，低维生素E营养状况可能增加动脉粥样硬化、癌症、白内障及其他老年退行性疾病的危险性。

b.维生素E过量。在脂溶性维生素中，维生素E的毒性较小。长期每日摄入量超过600mg的人有可能出现中毒症状，如视物模糊、头痛和疲乏无力等。

③营养状况评价。

评价维生素E营养状况的方法如下。

a.血清维生素E水平。血清α-生育酚浓度能直接反映人体维生素E的储存情况。如果健康成人血脂值正常，那么血浆α-生育酚的范围为11.6~46.4μmol/L。由于血浆生育酚浓度与血浆总脂浓度密切相关，故有人建议使用每克总血脂中的α-生育酚水平评价维生素E的营养状况。

b.红细胞溶血试验。用过氧化氢与红细胞作用，观察其溶血程度，正常情况下红细胞溶血率小于10%。

④来源与参考摄入量。

a.来源。维生素E在自然界中广泛存在，主要来源于各种油料种籽及植物油，谷类、坚果、肉、奶、蛋及鱼肝油。

b.参考摄入量。维生素E的活性可用α-生育酚当量来表示:1mgα-TE相当于1mg RRR-α-生育酚（d-α-生育酚）的活性。中国营养学会建议我国维生素E的AI：0岁3mgα-TE/d，1岁4mgα-TE/d，4岁5mgα-TE/d，7岁7mgα-TE/d，11岁10mgα-TE/d，14岁以上包括成年人、老年人、孕妇及乳母均为14mgα-TE/d。维生素E的摄入量应考虑多不饱和脂肪酸摄入量，一般每摄入1g多不饱和脂肪酸，应摄入0.4mg维生素E。

（4）维生素K

植物来源的维生素K是凝血维生素，又称叶绿醌。维生素K_2可在肠道内由细菌合成，又称甲萘醌。天然存在的维生素K是黄色油状物，人工合成的是黄色结晶粉末。维生素K类均对热稳定，但易遭酸、碱、氧化剂和光的破坏。

①生理功能。

维生素K参与谷氨酸γ位置的域化作用，γ羧化谷氨酸（Gla）参与钙离子结合，具有Gla残基并且对活性是必需的蛋白质统称Gla-蛋白质。在人体内，维生素K为谷氨γ-羧基化酶系统中的必需因素而能调节以下Gla-蛋白质的合成和功能。维生素K的主要功能：调节凝血蛋白质合成，维生素K是肝脏中四种凝血因子（2、7、9、10）以及蛋白质C、S、Z合成必不可少的物质，参与凝血过程；调节骨组织钙化和形成，骨钙素是成骨细胞合成的一种蛋白质，其为依赖维生素K的Gla-蛋白，可以调节骨骼的钙化过程；钙化的动脉粥样硬化的组织中发现一种Gla-蛋白质，称为动脉粥样硬化钙蛋白，与动脉粥样硬化有关。

②缺乏与过量。

a.维生素K缺乏。维生素K广泛存在于各种食物中，并且也可以在肠道内合成，故成人缺乏仅见于慢性胃肠疾病、控制饮食和长期服用抗生素的一些人群。但新生儿是维生素K缺乏的敏感人群，主要原因是维生素K不能通过胎盘转运、新生儿肠道未能建立正常菌群导致不能合成、母乳含量低等。由于维生素K缺乏影响凝血酶原合成，可导致凝血缺陷和出血。如果新生儿凝血酶原值低于10%，可出现新生儿出血病。临床上可见到的维生素K缺乏导致的表现是继发性出血，如伤口出血、大片皮下出血和中枢神经系统出血。

b.维生素K过量。天然形式的维生素K通常不会引起中毒。但维生素K前体2-甲基萘醌能引起高胆红素血症、婴儿溶血性贫血，成人则可诱发心脏疾病和肺部疾病等。

③营养状况评价。

除了病史和膳食史以及出血倾向的体格检查外，一般是测定机体的凝血功能来评价人体维生素K的营养状况。可测定血浆叶绿醌的水平，正常值为0.3~2.6nmol/L。另外，血浆和尿液未羧化凝血酶原和未羧化骨钙素测定也是评价维生素K营养状况的灵敏指标。

④来源与参考摄入量。

a.来源。维生素K广泛分布在各种食物中，含量丰富者有奶酪、鱼肝油、动物肝脏、蛋黄、菠菜、海藻、甘蓝、豌豆、花椰菜、香菜、豆油。维生素K也可在肠道由细菌合成。

b.参考摄入量。中国营养学会提出维生素K的AI为$120\mu g/d$，青少年可按每日$2\mu g/kg$计算。

2.水溶性维生素

水溶性维生素包括B族维生素和维生素C，共同特点是溶于水，不溶于脂肪及有机溶剂在满足人体内需要后，多余的可由尿液排出。在体内仅有少量储存，缺乏时症状出现较快。绝大多数以辅酶或辅基的形式参加各种酶系统，在营养物质的中间代谢中发挥重要作用。营养状况可以通过血和（或）尿进行评价，毒性很小。

（1）维生素B_1

维生素B_1也称硫胺素，又称抗神经炎因子或抗脚气病因子。在人体细胞内维生素B_1主要以硫胺素单磷酸酯（TMP）及硫胺素三磷酸酯（TTP）的形式存在，发挥生理活性的主要是硫胺素焦磷酸酯（TPP）。维生素B_1在小肠中被吸收，并在小肠黏膜和肝组织中进行磷酸化，形成硫胺素磷酸盐。

维生素B_1为白色晶体，易溶于水，微溶于乙醇，略带酵母气味。在酸性环境中稳定，在中性、碱性环境中容易被氧化而失去活性。亚硫酸盐可使维生素B_1迅速分解成嘧啶和噻唑两部分。

①生理功能。

维生素B_1的主要功能：参与体内物质和能量代谢，维生素B_1是机体物质能量代谢的关键物质，TPP是α-酮化脱羧酶及转酮醇酶的辅酶，在体内参与两个重要的反应，即α-酮酸的氧化脱羧反应和磷酸戊糖途径的转酮醇酶反应；调节神经生理活动，维生素有调节神经生理活动的作用，与心脏活动、胃肠蠕动及消化液分泌有关，有促进食欲的作用。

②缺乏与过量。

a.维生素B_1缺乏。维生素B_1为水溶性维生素，人体内储存含量少，若长期食用碾磨过分的精白米面，又缺乏必要补充，易造成维生素B_1的缺乏。另外，肝损害、酗酒、长期透析、完全肠外营养、长期慢性发热也可引起维生素B_1的缺乏。

维生素B_1缺乏症又称脚气病。成人脚气病根据临床症状分为三型：干性脚气病以多发性神经炎为主，表现为肢端麻痹或功能障碍；湿性脚气病：以下肢水肿和心脏症状为主，处理不当，易发生心力衰竭；混合性脚气病是上述两类症状共同出现。婴儿脚气病多发生于2~5月龄婴儿，多用为维生素B_1缺乏的母乳喂养的婴儿，发病突然，早期表现为食欲减退、气促、心跳快、水肿、烦躁不安，晚期出现发绀、水肿、心力衰竭、强直性痉挛，常在症状出现1~2天内突然死亡。

b.维生素B_1过量：多余的维生素B_1可以完全排出体外，因此维生素B_1过量中毒少见。但摄入超过RNI的100倍可能出现头痛、惊厥和心律失常等。

③营养状况评价。

评价维生素B_1营养状况的方法如下：

a.尿负荷试验。方法是成年人一次性口服维生素$B_1$5mg后，收集4小时尿，测定其中维生素B_1含量，数值<100μg为缺乏，100~200μg为不足，大于200μg为正常。

b.任意一次尿维生素B_1与肌酐排出量比值：相当于用含1g肌酐的尿中维生素B_1，排出量的多少来反映机体内维生素的营养状况。成人判断标准数值<27为缺乏，27~65为不足，>65为正常，应注意儿童及青少年的判断标准不同。

c.红细胞转酮醇酶活力系数或TPP效应。通过体外试验，测定加TPP和不加TPP时红细胞转酮醇酶活力，两者之差占基础活性的百分率称TPP效应，可反映体内维生素B_1的营养状况，数值小于15%为正常，>15%为不足，>25%为缺乏。

④来源与参考摄入量。

a.来源。维生素B_1广泛存在于天然食物中，动物内脏、肉类、豆类、花生及未加工的粮谷类含量丰富，水果、蔬菜、蛋、奶也含有维生素B_1，但含量较营养学基础低。谷物过度加工，食物过度水洗、烹饪时弃汤、加碱、高温等均可使维生素B_1产生不同程度的损失。

b.参考摄入量。维生素B_1与能量代谢密切相关，因此维生素B_1的参考摄入量应与机体能量总摄入量成正比。一般定为1.26~1.47mg/10MJ（0.5~0.6mg/1000kcal）。中国营养学会建议我国居民膳食中维生素B_1的RNI，成年男子为1.4mg/d，成年女子为1.3mg/d，孕妇及乳母可适当增加，维生素的耐受摄入量（UL）为50mg/d。

（2）维生素B_2

维生素B_2又称核黄素，是由异咯嗪加核糖醇侧链组成。维生素B_2在食物中多和蛋白质结合形成黄素蛋白，在消化道内经蛋白酶水解，其在小肠上部被吸收。

维生素B_2是橙黄色针状结晶，味微苦，微溶于水，在干燥和酸性环境中稳定，在碱性环境中，尤其在紫外线照射下，易被分解破坏。结合形式的维生素B_2比游离形式的更加稳定。

①生理功能。

维生素B_2的主要功能为：

a.参与体内生物氧化与能量代谢：维生素B_2在体内主要以黄素腺嘌呤二核苷酸（FAD）和黄素单核苷酸（FMN）形式构成黄素酶的辅酶，催化多种氧化还原反应和呼吸链中的电子传递参与生物氧化过程，并参与碳水化合物、氨基酸和脂肪酸代谢，在嘌呤碱转化成尿酸、蛋白质以及某些激素的合成中也发挥重要的作用。

b.参与维生素B_2和维生素B_6（烟酸）的代谢。FAD和FMN分别作为辅酶，参与色氨酸转变为维生素B_2、维生素B_6转变为磷酸吡哆醛的过程。

c.维生素B_2与体内铁的吸收、储存及动员有关，在防治缺铁性贫血中具有重要作用，FAD可参与体内的抗氧化防御系统和药物代谢等。

②缺乏与过量。

a.维生素B_2缺乏：维生素岛缺乏在我国十分普遍，主要原因是膳食摄入不足。维生素B_2缺乏的主要表现为眼、口腔、皮肤及会阴处的炎症反应，故又称口腔-生殖综合征，如睑缘炎、口角炎、唇炎、舌炎、脂溢性皮炎。男性阴囊发痒、红肿、脱屑、渗出结痂并伴有疼痛，女性阴部瘙痒、发炎、白带增多。另外，维生素B_2缺乏易发生继发性缺铁性贫血，并影响生长发育，妊娠期缺乏可导致胎儿畸形等。

b.维生素B_2过量。一般不会引起过量中毒，大量服用可使尿液呈黄色。

③营养状况评价。

评价维生素B_2营养状况的方法如下：

a.尿负荷试验。口服维生素$B_2$5mg，测定服后4h尿中维生素B_2排出量，数值<400μg为缺乏，400~799μg为不足，800~1300μg为正常。

b.任意一次尿核黄素与肌酐的比值判断，数值<27为缺乏，27~79为不足，80~269为正常。

c.全血谷胱甘肽还原酶活力系数（GR-AC）。在CoA饱和的溶血试样中，加入一定量的谷胱甘肽，测定加入和不加入FAD时还原型谷胱甘肽的生成量，用两者的比值（GR-AC）来评价维生素B营养状况。数量<1.2为充裕，1.2~1.5为正常，1.51~1.80为不足，>1.80为缺乏。

④来源与参考摄入量。

a.来源。维生素的良好来源是动物性食物，以肝、肾、乳汁及蛋类中的含量尤为丰富。植物性食物中绿叶蔬菜及豆类含量较多，粮谷类含量少。另外，加工及贮存方式也会影响食物中维生素B_2的含量。

b.参考摄入量。维生素B_2需要量与蛋白质和能量摄入量有密切相关性。中国营养学会建议的我国居民膳食中维生素B_2的BNI，成年男子为1.4mg/d，成年女子为1.2mg/d，孕妇及乳母为1.7mg/d。

（3）叶酸

叶酸（folic acid）最初是从菠菜中分离出来的，被命名为叶酸。叶酸是含有蝶酰谷氨酸结构的一类化合物的总称，其生物活性形式为四氢叶酸（THFA）。食物中的叶酸要被还原为四氢叶酸才可以被小肠吸收，叶酸为淡黄色结晶性粉末，无臭、无味，微溶于水，不溶于乙醇及其他有机溶剂叶酸的钠盐易溶于水，但在水溶液中容易被光解破坏，分解产生蝶啶和氨基苯甲酸谷氨酸盐。在酸性环境中对热不稳定，而在中性和碱性环境中却很稳定。食物中的叶酸经烹饪加工后损失率可高达50%~90%。

①生理功能。

在体内生化反应中，叶酸作为一碳单位转移酶系的辅酶，起着一碳单位传递体的作用。叶酸进入人体后，形成具有活性形式的四氢叶酸，四氢叶酸作为一碳单位的载体，主要携带"一碳基团"，如甲酰基、亚甲基及甲基等，在体内参与嘌呤核苷酸和嘧啶核苷酸的合成和转化。参与氨基酸代谢，叶酸为氨基酸及其他重要物质转化、合成所必需，如甘氨酸和丝氨酸、组氨酸和谷氨酸、苯丙氨酸与酪氨酸之间的相互转化，叶酸必须参与。参与血红蛋白的合成，叶酸参与蛋白质的代谢，并与维生素B_{12}共同促进红细胞的生成和成熟。当叶酸缺乏时，血红蛋白减少，影响红细胞成熟，导致巨幼红细胞贫血。叶酸参与其他生物活性物质合成。

②缺乏与过量。

a.叶酸缺乏。叶酸缺乏的高危人群有孕妇、老年人、酗酒者，以及服用某些药物如避孕药、抗惊厥药、抗肿瘤药的患者。叶酸缺乏影响核酸和血红蛋白代谢，以致红细胞成熟受阻，造成巨幼红细胞贫血。叶酸缺乏还导致蛋氨酸合成受阻，血中同型半胱氨酸含量升高，激活血小板黏附与聚集，对血管内皮产生损害，使心血管疾病危害性增加。妊娠早期的孕妇缺乏叶酸可引起胎儿发生神经管发育畸形，出现脊柱裂和无脑畸形。

b.叶酸过量。叶酸虽为水溶性维生素，但是大剂量服用也可产生毒副作用，主要表现：干扰抗惊厥药物的作用，诱发病人惊厥发作；影响锌的吸收，引起锌缺乏，使胎儿发育迟缓，低出生体重儿增加，神经系统损害等。

③营养状况评价。

评价叶酸的营养状况主要是测定血清叶酸及红细胞叶酸含量。血清叶酸含量能反映近期膳食叶酸摄入情况，而红细胞叶酸含量能反映肝脏叶酸的储存情况。血清叶酸含量<6.8nmol/L（3ng/mL）、红细胞叶酸含量<318nmol/L（140ng/mL）为叶酸缺乏。维生素B对这两个指标都有一定影响，所以最好同时测定血清叶酸、红细胞叶酸含量及反映维生素B的营养状况指标，进行综合分析。另外，评价叶酸的营养状况还可测定血浆同型半胱氨酸含量，进行组氨酸负荷试验。

④来源与参考摄入量。

a.来源。叶酸广泛存在于动、植物食物中，如动物肝、肾、蛋、大豆、甜菜、菠菜、芥菜等。另外，牛肉、马铃薯以及水果中的梨、香蕉和其他坚果类也含有较丰富的叶酸。

b.参考摄入量。叶酸的摄入量通常以膳食叶酸当量（dietary folate equivalence，DFE）来表示。由于食物中叶酸的生物利用率为50%，但是叶酸补充剂和膳食混合时的生物利用率为85%，其比单纯来源于食物的叶酸利用度提高1.7倍。DFE的计算公式为DFE（μg）=膳食叶酸（μg）+叶酸补充剂（μg）1.7。中国营养学会建议的叶酸RNI，成人为400μg/d，孕妇为600/μg/d，乳母为50μg/d，成人叶酸的UL（平均每日可以摄入某种营养素的最高量）为1000μg/d。

（4）维生素B_3

维生素B_3又称尼克酸（nicotinic acid）、烟酸和维生素PP、抗癞皮病因子，是吡啶-3-磷酸及其衍生物的总称，在体内主要以具有生物活性的烟酰胺形式存在。维生素B_3在小肠内吸收，经门静脉入肝脏，再转化为辅酶NAD^+与辅酶$NADP^+$。维生素B_3为白色针状结晶，溶于水和乙醇，酸、碱、光、氧、加热都不易将其破坏，是维生素中性质最稳定的一种，并且烹饪加工对其损失极小。

①生理功能。

a.参与细胞内生物氧化过程。维生素B_3以烟酰胺形式构成NAD和NADP，在呼吸链中起着传递氢和电子的作用，参与细胞内生物氧化过程。因此，其在碳水化合物、氨基酸、脂类、类固醇及核酸等物质的合成和分解代谢过程中起重要作用。

b.构成葡萄糖耐量因子。维生素B_3是葡萄糖耐量因子的组成成分之一，维持胰岛素的正常功能。

c.保护心血管。大剂量的维生素更能降低血甘油三酯、总胆固醇、LDL和升高HDL，有利于改善心血管功能。

②缺乏与过量。

a.维生素B_3缺乏。引起维生素B_3缺乏的原因主要有摄入不足、酗酒及其他营养素如维生素B_3等缺乏。维生素B_3缺乏时所患疾病称为癞皮病，初期可出现疲劳、乏力、工作效率减低、记忆力下降及失眠等表现，典型患者可出现皮炎（dermatitis）、腹泻（diarrhea）和痴呆（dementia），即所谓的3D症状。

b.维生素B_3过量。尚未见从食物中摄入维生素B_3过量引起中毒的报道。维生素B_3的毒性报道见于临床采用大剂量的维生素B_3制剂治疗其他疾病时出现的副作用，其表现为皮肤发红、眼部感觉异常和高尿酸血症等。

③营养状况评价。

评价维生素B_3营养状况的方法如下：

a.尿负荷试验。口服维生素$B_3$50mg后，收集4h尿，N-甲基烟酰胺的排出量<2.5mg为维生素B_3不足。

b.尿中2-吡噬酮/N-甲基烟酰胺比值。比值1.3~4.0为维生素B_3正常，<1.3显示潜在性缺乏。由于该指标受蛋白质摄入水平的影响较大，测定结果需谨慎对待。

c.NAD/NADP比值。当红细胞NAD/NADP比例<1.0时，显示有维生素B_3缺乏的危险。

④来源与参考摄入量。

a.来源。维生素B_3广泛存在于动植物食物中，植物性食物以维生素B_3为主，动物性食物以烟酰胺为主。动物内脏如肝、肾含量丰富，蔬菜中含有较多的维生素原。牛奶和蛋类含量较低，但含有丰富的色氨酸，可在人体内转化为维生素B_3。

b.参考摄入量。维生素B_3的参考摄入量应考虑能量的消耗和蛋白质的摄入情况。除了直接从食物中摄取外，还可由体内色氨酸转化而来，平均色氨酸60mg转化为维生素$B_3$1mg。因此，膳食中维生素B_3的参考摄入量以烟当量（NE）来表示。烟当量（NE）=维生素B_3（mg）+1/60色氨酸（mg）。中国营养学会建议的维生素B_3的RNI，成人男性为14mg/d，女性为13mg/d，成人维生素B_3平均每天可以摄入该营养素的最高量为35mg/d。

（5）维生素B_6

维生素B_6有三种天然存在的形式，即吡哆醇（PN）、吡哆醛（PL）和吡哆胺（PM），这三种形式性质相似且均有维生素成分的活性。维生素B_6在小肠上部被吸收，主要储存在肌肉组织和肝脏中。

维生素B_6易溶于水和乙醇，在酸性环境中对光、热比较稳定，在碱性环境中易受光、热破坏。

①生理功能。

维生素B_6主要以磷酸吡哆醛（PLP）的形式参与许多酶系的代谢反应。维生素B_6的主要功能为参与氨基酸代谢，维生素B_6作为一百多种酶的辅酶参与多种氨基酸的脱氨基、转氨基、侧链裂解及脱水等过程。参与糖原与脂肪酸代谢，维生素B_6参与的酶可以催化肝和肌肉中糖原转化为1-磷酸葡萄糖，亚油酸转化为花生四烯酸，以及胆固醇的合成和转运。参与一碳代谢，维生素B_6是参与一碳代谢的丝氨酸转羟甲基酶的辅酶，在核酸合成中发挥重要作用。维生素B_6可以促进免疫功能，给老年人补充足够的维生素B_6，有利于淋巴细胞的增殖，可以维持神经系统功能，许多需要PLP参与的酶促反应均使神经递质水平升高，还可降低血浆同型半胱氨酸水平。

②缺乏与过量。

a.维生素B_6缺乏。单纯的维生素B_6缺乏并不常见，通常与其他B族维生素缺乏同时存在。维生素B_6缺乏可引起眼、鼻、口腔周围脂溢性皮炎，甚至扩张至面部、前额、耳后、阴囊及会阴等处，也引起唇裂、舌炎及口腔炎症。维生素B_6缺乏还可出现高半胱氨酸血症和黄尿酸尿症，偶见低色素小细胞性贫血。儿童维生素B_6缺乏可出现烦躁、肌肉抽搐、癫痫样惊厥以及脑电图异常等临床症状。

b.维生素B_6过量。经食物来源摄入大量维生素B_6通常没有毒副作用。但长期大剂量维生素成分补充剂会引起严重毒副作用，表现为神经毒性与光敏感性反应。

③营养状况评价。

评价维生素B_6营养状况的方法如下：

a.血浆PLP含量。血浆PLP的正常范围为14.6~72.9nmol/L（3.6~18ng/mL），若低于下限，可考虑维生素B_6不足的可能，但吸烟、蛋白质摄入增加、碱性磷酸酶升高及年龄增长等情况均可影响该指标，使检测结果降低。

b.尿中4-吡哆酸含量。4-吡哆酸可反映近期膳食维生素B_6摄入量的变化情况，正常情况下，尿4-吡哆酸含量＞$3.0\mu mol/d$。

c.色氨酸负荷试验。口服色氨酸0.1g/kg，测定24h尿中黄尿酸的排出量，计算黄尿酸指数（XI）。判断标准：0~1.5为正常，＞12为不足。

d.红细胞转氨酶活力测定。维生素B_6缺乏时，红细胞中谷丙转氨酶（ECPT）和谷草转氨酶（EGOT）的活力通常降低，但由于影响因素较多，测定结果需谨慎对待。

④来源与参考摄入量。

a.来源。维生素B_6的食物来源很广泛，动植物性食物中均含有，肉类、动物肝脏、鱼类、豆类及坚果类等含量丰富，含量较少的是柠檬类水果和奶类等。

b.参考摄入量。维生素B_6的需要量受到膳食中蛋白质水平、肠道细菌合成情况、人体利用程度、生理状况及服药等因素的影响。中国营养学会建议的维生素B_6，成人为1.2mg/d，孕妇及乳母为1.9mg/d。

（6）维生素B_{12}

维生素B_{12}含有元素钴，故又称为钴胺素，是唯一含有金属的维生素。维生素B_{12}活性形式有甲基钴胺素和5-脱氧腺苷钴胺素。维生素B_{12}必须与胃的内因子相结合，并且在碱性肠液与胰蛋白酶的作用下才能被吸收，有的人由于胃肠异常，缺乏内因子，即使膳食中来源充足，也会因维生素B_{12}缺乏而引起恶性贫血。正常体内维生素B_{12}的储存量为1~10mg，其中50%以上于肝组织中储存。

维生素 B_{12} 为粉红色结晶，溶于水，其水溶液在弱酸条件下稳定，在强酸或碱性环境中易分解，易被重金属、日光及氧化还原剂破坏。遇热会有一定程度损失，但短时高温消毒的损失不大。

①生理功能。

维生素 B_{12} 在体内以两种辅酶形式，即甲基钴胺素（甲基12）和脱氧腺苷钴胺素（辅酶12）发挥生理作用，参与体内生化反应。维生素 B_{12} 的主要功能如下：

a.参与同型半胱氨酸甲基化，转变为甲硫氨酸，甲基 B_{12} 作为甲硫氨酸合成酶的辅酶，从5–甲基四氢叶酸获得甲基后转而供给同型半胱氨酸，并在甲硫氨酸合成酶的作用下合成甲硫氨酸。维生素 B_{12} 的缺乏可致同型半胱氨酸增加，而同型半胱氨酸过高是心血管病的危险因素。

b.参与甲基丙二酸–琥珀酸的异构化反应。维生素 B_{12} 作为甲基丙二酰辅酶A异构酶的辅酶参与甲基丙二酸–琥珀酸的异构化反应。

c.参与胆碱的合成过程，间接参与脂蛋白形成，有利于肝脏转运脂肪，防治脂肪肝。肝脏疾病患者常给予维生素 B_{12} 用以辅助治疗。

②缺乏与过量。

膳食维生素 B_{12} 缺乏较少见，多数缺乏症是由于吸收不良引起的老年人和胃切除患者胃酸过少可引起维生素 B_{12} 的吸收不良。膳食缺乏可见于素食者。维生素 B_{12} 缺乏的表现常有巨幼细胞贫血、神经系统损害和高同型半胱氨酸血症。

③营养状况评价。

维生素 B_{12} 营养状况评价可根据血清维生素 B_{12} 浓度测定，当血清维生素 B_{12} 浓度 <1.1pmol/L为维生素 B_{12} 缺乏，测定血清同型半胱氨酸及甲基丙二酸含量，当维生素 B_{12} 缺乏时两者含量均增高，还可测定血清全转钴胺素 II，当血清全转钴胺素 II 为29.6pmoI/L时，认为维生素 B_{12} 负平衡。

④来源与参考摄入量。

a.来源。膳食中的维生素 B_{12} 主要来源于动物性食物，即肉类及肉制品、动物内脏、贝类、鱼、蛋类，乳及乳制品中也含有少量植物性食品基本不含维生素 B_{12}。

b.参考摄入量。中国营养学会建议的维生素 B_{12} 的AI：0~6个月为0.4 μ g/d，7~12个月为0.5 μ g/d，1~3岁为0.9 μ g/d，4~8岁为1.2 μ g/d，9~13岁为1.8 μ g/d，14岁以上及成人为2.4 μ g/d。

（7）维生素C

维生素C又称抗坏血酸，自然界存在L型和D型两种，后者无生物活性。L型抗坏血酸存在两种异构体，即还原型和脱氢型，前者易被氧化为后者，两者均具有生物活性。维生素C在小肠吸收，当摄入量在100mg以内时，其吸收率为100%，但增加摄入量时，吸收率反而降低。

维生素C为白色晶体，易溶于水，微溶于乙醇，不溶于有机溶剂。在酸性环境中较为稳定，在中性及碱性环境中易被破坏，有微量金属离子如 Cu^{2+}，Fe^{3+} 等存在时，更容易被氧化分解。

①生理功能。

维生素C的主要功能为还原作用，维生素C的还原型和氧化型两种异构体通过氧化还原反应进行异构，既可作为供氢体，又可作为受氢体，在体内氧化还原反应过程中，可以促进铁的吸收、四氢叶酸形成、抗体形成及维巯基酶的活性等。参与羟化反应，维生素C参与体内重要的羟化反应，可以参与胶原蛋白合成，促使胆固醇转化为胆汁酸，促进神经递质合成等。维生素C还有解毒、预防癌症、清除自由基等作用。

②缺乏与过量。

a.维生素C缺乏。人体本身不能合成维生素C，必须依赖食物获得。维生素C长期摄入不足可引起维生素C缺乏，而导致坏血病。其主要表现为牙龈肿胀、出血、萎缩，毛细血管脆性增加及伤口愈合缓慢等。严重者可出现贫血、心脏衰竭，甚至内出血导致突然死亡。

b.维生素C过量。维生素C属水溶性维生素，其积蓄中毒可能性很小，但长期大剂量摄入也不利于健康，可引起胃肠反应、铁吸收过量、肾和膀胱结石等，并可造成对大剂量维生素C的依赖性。

③营养状况评价。

评价维生素C营养状况的方法如下：

a.血浆维生素C含量。该指标可显示维生素C的近期摄入情况，但不能显示机体的储备水平。若每日摄入维生素C90~150mg，血浆维生素C浓度可达56.8~79.5jimol/L（12~15mg/L）。血浆维生素C的浓度低于4mg/L为缺乏，低于2mg/L时可出现坏血病的症状。

b.白细胞维生素C含量。该指标可反映机体维生素C的储存水平，血浆维生素C含量≤11.4μmol/L（≤2.0mg/L）为缺乏，白细胞中维生素C<2μg/L为缺乏。

c.负荷试验。口服维生素C 500mg后，收集4h尿，测定维生素C的排出量，判断标准为>10mg正常，<3mg为缺乏。

④来源与参考摄入量。

a.来源。维生素C广泛存在于新鲜的蔬菜和水果中，番茄、柿子椒、菜花及各种深色叶菜，以及水果中山楂、猕猴桃等均含有丰富的维生素C，动物性食物中一般维生素C含量较少，粮食和豆类不含维生素C。

b.参考摄入量。中国营养学会建议的维生素C的RNI：0~6个月为40mg/d，6~12个月为50mg/d，1~3岁为60mg/d，4~6岁为70mg/d，7~10岁为80mg/d，11~13岁为90mg/d，14岁以上及成人为100mg/d。孕早期为100mg/d，孕中晚期及乳母为130mg/d。成人维生素C的UL（可耐受最高摄入量）为1000mg/d。

（六）矿物质

人体中含有自然界存在的各种元素，其元素的种类和含量都与地球表面元素的种类和数量密切相关。已发现人体内的约二十余种元素是构成人体组织、机体生化代谢、维持生理功能所必需的。在这些元素中，除碳（C）、氢（H）、氧（O）、氮（N）

构成有机化合物，如碳水化合物、蛋白质和脂肪等，其余的元素都以无机物的形式存在，称为矿物质（mineral），亦称为无机盐。

矿物质在体内有以下特点：在人体内不能合成，必须从食物和饮水中摄取；在体内分布极不均匀，如铁主要存在于红细胞中，钙、磷集中在骨骼和牙齿内，锌主要分布在肌肉组织中，碘集中在甲状腺内等；相互之间存在协同或拮抗作用，如过量的锌影响铜的代谢，过量的铜抑制铁的吸收等；随年龄增长体内元素间比例变动不大；某些微量元素生理剂量与中毒剂量范围较窄，摄入过多易产生毒性作用。

矿物质在体内的生理功能主要有构成组织和细胞的成分；调节细胞膜的通透性，维持正常渗透压及酸碱平衡；参与神经活动和肌肉收缩；构成酶的辅基、蛋白质、维生素、激素和核酸等的成分，或参与酶系的激活。

矿物质在食物中广泛存在，注意膳食平衡，一般能满足需要。根据我国人民的饮食结构，容易缺乏的元素是钙、铁和锌，在某些地区还容易缺乏碘或硒等。

（1）钙

钙（calcium）是人体含量最多的一种无机元素，约占体重1.5%~2.0%，成人体内钙含量1200~1400g。约99%的钙分布在骨骼和牙齿中，其余1%的钙以游离或结合形式存在于软组织、血液、细胞外液中，称为混溶钙池。骨骼钙与混溶钙池之间维持着动态平衡，为维持体内细胞正常生理状态所必需。

①生理功能。

钙的主要功能如下。

a.构成骨骼和牙齿，起支持和保护作用。骨骼和牙齿是人体含钙最多的组织。在正常情况下，骨骼中的钙在破骨细胞的作用下不断释放，进入混溶钙池；同时混溶钙池中的钙又不断沉积于成骨细胞中形成新骨，从而使骨骼不断更新，保持机体钙的动态平衡。

b.维持神经和肌肉的活动。神经递质的释放、神经冲动的传导、肌肉的收缩以及心脏的正常搏动等生理活动都需要钙的参与。

c.调节体内某些酶的活性。钙离子是多种酶的激活剂，许多参与细胞代谢与大分子合成和转变的酶（如腺苷酸环化酶、鸟苷酸环化酶、酪氨酸液化酶和色氨酸羟化酶等）都受钙离子的调节。

d.钙还参与血液凝固、激素分泌、维持体液酸碱平衡等。

②缺乏与过量。

a.钙缺乏。主要影响骨骼与牙齿的发育，可导致婴幼儿维生素D缺乏症、成人骨软化症与骨质疏松症的发生。血清钙含量不足可使神经肌肉的兴奋性提高，引起抽搐。

b.钙过量。可增加肾结石的危险；影响矿物质的吸收和利用（如高钙膳食抑制铁的吸收、降低锌的生物利用）；引起奶碱综合征（包括高血钙症、碱中毒和肾功能障碍）。

③食物来源与参考摄入量。

a.食物来源。奶和奶制品是食物中钙的最好来源，不但含量丰富，而且吸收率高，是婴幼儿的最佳钙源。蔬菜、豆类、油料种子、小虾米皮、海带等含钙也特别丰富。在儿童与青少年膳食中加入骨粉、蛋壳粉也是补充膳食钙的有效措施。钙的食物来源除考虑钙含量外，还应考虑吸收利用率，维生素D的营养不足、脂肪消化不良、过多的膳食纤维、服用制酸剂等均可影响钙的吸收。

b.参考摄入量。中国营养学会推荐的成人钙的AI为800mg/d，钙的UL（平均每天可以摄入该营养素的最高量）为2000mg/d。钙的摄入量要考虑到不同的生理条件，如婴幼儿、儿童、青春期、孕妇及乳母对钙的需要量增加。

（2）磷

磷（phosphorus）是人体含量较多的元素之一，成人体内含量约650g，约占体重的1%。体内磷有85%~90%存在于骨骼和牙齿中，10%~15%与糖、蛋白质、脂肪及其他化合物结合分布于软组织和体液中，其中一半存在于肌肉组织中。

①生理功能。

磷的主要功能为如下：

a.构成骨骼和牙齿的重要成分。磷为骨骼和牙齿的形成及维持所必需的矿物质，起着支撑和保护人体的作用。

b.参与能量代谢。磷酸化合物如三磷酸腺苷（ATP）等是在代谢过程中储存、转移、释放能量的物质。碳水化合物如葡萄糖以磷酰化化合物的形式在小肠黏膜被吸收。

c.构成生命物质成分。磷是脱氧核糖核酸（DNA）和核糖核酸（RNA）的组成成分；磷脂是构成所有细胞膜的必需成分，并参与脂肪和脂肪酸的分解代谢。

d.参与构成多种重要的酶。磷是体内很多酶的辅酶或辅基的组成成分，如磷酸吡哆醛、焦磷酸硫胺素、辅酶Ⅰ（NAD）和辅酶Ⅱ（NADP）等。

e.调节酸碱平衡：磷酸盐可与氢离子结合，并从尿中以不同形式、不同数量的磷酸盐排出，从而调节体液的酸碱度。

②缺乏与过量。

a.磷缺乏。几乎所有的食物均含有磷，所以食源性磷缺乏少见。临床所见磷缺乏的病人多为禁食者或长期使用大量抗酸药。严重磷缺乏者可发生低磷血症，表现为厌食、肌无力、感觉异常、骨痛、骨软化与维生素D缺乏症。

b.磷过量。当磷摄入过多时，细胞外液磷浓度过高，会出现高磷血症，对人体产生伤害。当钙摄入量偏低而磷摄入量远高于钙时，会干扰钙的吸收。过量的磷酸盐能引起低钙血症，增强神经兴奋性，导致手足抽搐和惊厥。

③食物来源与参考摄入量。

a.食物来源。磷在植物性食物和动物性食物中分布均广泛，瘦肉、禽、鱼、蛋、坚果、紫菜、海带、豆类等均是磷的良好来源，谷类中的磷大部分以植物酸磷形式存在，与钙结合不易吸收。

b.参考摄入量。中国营养学会建议成年人膳食磷的AI为700mg/d；成人磷的UL（平均每天可以摄入该营养素的最高量）为3500mg/d。膳食中钙磷比例应维持在1：1~1：1.5之间较好，不宜低于0.5。牛奶的钙磷比例为1：1，成熟母乳为1：1.5，母乳更优于牛奶。

（3）镁

镁（magnesium）是维持人体生存不可缺少的常量元素之一，也是人体常量元素中含量最少的元素，正常成人体内镁含量为20~30g，其中55%~65%存在于骨骼和牙齿中，其余大部分存在于细胞内液和软组织中，细胞外液中含量不超过1%。镁在红细胞和血浆中主要以蛋白结合镁（32%）、游离镁（55%）和复合镁（13%）三种形式存在。

①生理功能。

镁的主要功能如下。

a.多种酶的激活剂。镁作为酶的激活剂，参与三百余种酶促反应，如糖酵解、脂肪酸氧化、蛋白质合成及核酸代谢中都需要镁离子的参与。

b.维持骨骼、神经肌肉的正常结构和功能。镁与钙、磷构成骨盐，是维持骨细胞结构和功能所必需的元素。镁对神经肌肉的兴奋和抑制作用与钙相同，血中镁或钙过低，均可引起神经肌肉兴奋性增高，反之，则有镇静作用。

c.维持心血管功能。镁是维持心肌正常功能和心脏正常节律所必需的矿物质，作为心肌细胞膜上钠－钾－ATP酶所必需的辅助因子，能影响心肌的收缩过程。镁耗竭可使血管紧张肽和血管收缩因子增加，引起动脉骤然收缩，导致肌肉痉挛、血压升高、冠状血管与脑血管痉挛。

d.维持胃肠道的正常功能。低浓度硫酸镁溶液可松弛奥迪括约肌，促使胆囊排空，具有利胆作用；镁离子在肠道中吸收慢，促使水分滞留，具有导泻作用；低浓度镁能减少肠壁张力及蠕动，有解痉作用。

②缺乏与过量。

a.镁缺乏。由于镁广泛存在于各种食物中，加上肾对镁排泄的调节作用，一般不会发生镁缺乏。慢性腹泻、蛋白质能量营养不良、乙醇中毒及大量应用利尿剂等可导致镁缺乏。镁缺乏可致神经、肌肉兴奋性亢进，表现为肌肉震颤、手足抽搐、反射亢进、共济失调以及肌麻痹等。低镁血症患者可有心律失常，心电图呈现心动过速及室性早搏较为多见。

b.镁过量。在肾功能正常情况下，镁中毒现象是极少见的。严重肾功能不全的病人使用含镁的药物如泻药和抗酸药，可使血清镁增高，血镁浓度达到1.5~4.5mmol/L时，可发生镁中毒，表现为低血压、恶心、呕吐、心动过缓和尿潴留等。

③食物来源与参考摄入量。

a.食物来源。镁广泛存在于各种食物中，绿色蔬菜、粗粮、坚果等是镁的丰富来源，肉类、淀粉类食物及牛奶也含有镁，精制食品中镁的含量一般很低。除了食物外，饮水中也可以获得少量镁，但硬水中含镁盐较高，软水相对较低。

b.参考摄入量。中国营养学会建议成年人镁的AI为350mg/d;成人镁的UL（平均每天可以摄入该营养素的最高量）为700mg/d。

（4）铁

铁（iron）是人体内含量最多，也是最容易缺乏的微量元素，与其他微量元素相比较，其对健康和生命具有更直接的影响。成人体内铁的总量为4~5g。人体含铁化合物分为两类：一类为功能铁，以铁与蛋白质结合形式存在，约占体内总铁量的

75%，其中60%~75%存在于血红蛋白，3%存在于肌红蛋白，1%存在于各种含铁酶类；另一类为储备铁，以铁蛋白和含铁血红素的形式存在于肝、脾和骨髓中，约占体内总铁量的25%存在于人体器官中，铁的含量以肝、脾为高，其次为肾、心、骨骼肌和脑。

①生理功能。

铁的主要功能如下：

a.参与氧的转运与组织呼吸。铁在体内的主要生理功能是作为血红蛋白、肌红蛋白、细胞色素等的组成部分而参与体内氧与二氧化碳的转运、交换和细胞呼吸过程。

b.维持正常造血功能。体内总铁量的2/3存在于红细胞中。铁在骨髓造血组织中与卟啉结合成高铁血红素，再与珠蛋白合成血红蛋白，因此缺铁可影响血红蛋白的合成。

c.铁还参与许多重要的生理功能，如催化胡萝卜素转化成维生素A、抗体产生、参与嘌呤与胶原合成、肝脏的解毒功能及脂类的转运功能等。

②缺乏与过量。

a.铁缺乏。铁缺乏可导致缺铁性贫血，是常见的营养缺乏病之一，尤其容易发生在婴幼儿、孕妇、乳母及育龄女性中。铁缺乏一般分为三个阶段：第一阶段为铁减少期，此期体内储存铁减少，血清铁蛋白含量下降，一般无临床症状；第二阶段为红细胞生成缺铁期，此期除血清铁蛋白含量下降外，血清铁下降，同时总铁结合力上升，运铁蛋白饱和度下降，游离原卟啉浓度上升，处于亚临床症状阶段；第三阶段为缺铁性贫血期，此期血红蛋白和红细胞比积下降，有缺铁性贫血的临床症状，如头晕、心悸、气短、乏力、脸色苍白、注意力不集中等。

b.铁过量。正常情况经膳食不会引起铁中毒。人体铁过量和中毒常见于非膳食原因，如过量误服铁剂（多见于儿童），慢性酒精中毒、门脉性高压肝硬化导致消化道吸收铁过量等。铁过量损伤的主要器官是肝脏，可致肝纤维化、肝硬化等。另外，铁过量与动脉粥样硬化、肿瘤的发生也有关。

③食物来源与参考摄入量。

a.食物来源。铁存在于各类食物中，一般动物性食物中铁的含量及吸收率均较高，是铁的良好来源，主要有动物全血、动物肝脏及畜、禽肉类。而植物性食物如谷粮类、水果及蔬菜中铁含量不高，利用率较动物性食物低。应注意的是，食物中很多因素会影响铁的吸收，如食物中的维生素A、维生素C、枸橼酸、动物蛋白质、果糖等能促进铁的吸收，而食物中的草酸、鞣酸、植酸等则抑制铁的吸收。另外，大量服用抗酸药物及胃酸缺乏者，铁的吸收也降低。

b.参考摄入量。铁的需要量应考虑日常的丢失、生长发育所需以及各种生理条件下的额外所需。中国营养学会建议铁的摄入量：0~6个月为0.3mg/d，6个月~1岁为10mg/d，1~11岁为12mg/d，13~18岁男为15mg/d，女为20mg/d，18岁以上及成人男为12mg/d，18岁以上及成人女为18mg/d，50岁以上男、女均为15mg/d;孕早期为15mg/d，孕中期为25mg/d，孕晚期为35mg/d，乳母为25mg/d;成人铁的UL（平均每天可以摄入该营养素的最高量）为50mg/d。

（5）碘

碘（iodine）是人体的必需微量元素之一。正常成人体内含碘总量为20~50mg，其中70%~80%分布在甲状腺，其余分布在骨骼肌、卵巢、肾、肺、淋巴结、肝和脑等组织中。

①生理功能。

碘在人体内主要参与甲状腺素的合成，其生理功能主要通过甲状腺素的作用表现。碘的主要功能如下。

a.参与碳水化合物、蛋白质、脂肪与能量转化。甲状腺素参与碳水化合物、蛋白质与脂类的代谢，促进氧化磷酸化过程，从而调节能量的转化。

b.促进生长发育。碘可促进神经系统的发育，对胚胎发育期和出生后早期生长发育，特别是智力发育非常重要；发育期儿童身高、体重、骨骼、肌肉的增长和性发育均需要甲状腺素的参与，碘缺乏可导致儿童生长发育障碍。

c.调节组织中的水盐代谢。甲状腺素有促进组织中水盐进入血液，并从肾脏排出的作用，缺乏时引起组织内水盐潴留，在组织间隙出现含有大量黏蛋白的组织液，而并发黏液性水肿。

d.促进维生素的吸收和利用。甲状腺素可促进维生素B的吸收利用及β-胡萝卜素向维生素A的转化。

e.活化许多重要酶，促进物质代谢包括细胞色素酶、琥珀酸氧化酶和碱性磷酸酶等，这些酶对促进生物氧化和物质代谢都有重要作用。

②缺乏与过量。

a.碘缺乏。环境和食物中缺碘是人体碘缺乏的主要原因。碘缺乏造成甲状腺激素合成不足，引起促甲状腺激素分泌增加，导致甲状腺代偿性增生、肥大。因为环境和食物造成的缺碘常呈地区性，通常称为地方性甲状腺肿。碘缺乏发生在胎儿、初生儿和婴幼儿时期，会影响神经、肌肉发育，导致智力低下、生长发育迟缓，严重者可发生呆小病（克汀病）。

b.碘过量。常发生于长期摄入含碘高的食物或治疗甲状腺肿时使用过量的碘剂，摄入过多的碘可引起碘性甲状腺功能亢进、高碘性甲状腺肿等。

③食物来源与参考摄入量。

a.食物来源。人体需要的碘大部分来自食物，占每日摄入量的80%~90%，还可以从饮水和含碘食盐中获得碘。海产品含碘量丰富，如海带、紫菜、干贝、海参、海蜇等。植物性食物中含碘较低。预防碘缺乏的最好办法就是采用强化碘的食盐。

b.参考摄入量。中国营养学会建议碘的RNI0月–1岁50μg/d，4岁–10岁90μg/d，11岁–13岁120μg/d，成人（>14岁）为150μg/d，孕妇、哺乳妇女为200μg/d。

（6）锌

锌（zinc）是人体内重要的必需微量元素之一。正常人体内锌含量约为2.0~3.0g，锌在人体所有器官均有分布，以肝、肾、肌肉、视网膜及前列腺的含量较高。

①生理功能。

锌的主要功能如下：

a.构成酶的成分或酶的激活剂。锌是人体多种重要酶的组成成分或激活剂,目前已发现含锌酶多达百余种以上,如DNA聚合酶、醛脱氢酶、碳酸酐酶等。

b.促进机体的生长发育和组织再生。锌是调节DNA复制、翻译和转录的DNA聚合酶的必需组成成分,对于蛋白质和核酸的合成、细胞的生长、分裂和分化均起着重要作用。锌还有利于伤口愈合。

c.促进食欲。锌在维持正常食欲中起着重要作用。动物和人缺锌时可出现食欲缺乏。锌缺乏对味觉系统有不良的影响,导致味觉迟钝。

d.促进性器官和性功能的正常发育。缺锌使性成熟推迟,性器官发育不全,性功能降低,精子减少,第二性征发育不全,月经不正常或停止。如及时给予锌治疗,这些症状会好转或消失。

e.促进免疫功能。锌参与包括免疫反应细胞在内的细胞增殖,并维持胸腺和脾脏细胞的增殖。

②缺乏与过量。

a.锌缺乏。锌缺乏的主要原因包括膳食不平衡和动物性食物摄入偏少,特殊生理需要量增加如孕妇、乳母对锌的需要量增加,还有疾病如急性感染、腹泻、糖尿病、创伤等增加锌的分解和排出。锌缺乏可引起味觉减退及食欲减退,严重者出现异食癖,生长发育停滞。儿童长期锌缺乏可导致侏儒症;成人长期锌缺乏可引起皮肤干燥、性功能减退、精子数减少、胎儿畸形、免疫功能降低等。

b.锌过量。过量补锌或使用镀锌罐头污染的饮料和食物等有可能导致锌过量或锌中毒。成人一次摄入2g以上的锌会发生锌中毒,引起恶心、呕吐、腹痛、腹泻等症状。锌过量可干扰铁、铜等微量元素的吸收和利用,影响巨噬细胞和中性粒细胞活力,可损害免疫功能。

③食物来源与参考摄入量。

a.食物来源。锌的食物来源广泛,普遍存在于各种食物中,动、植物性食物锌的含量和吸收利用率有很大差别。贝壳类海产品、红色肉类、动物内脏均为锌的良好来源,植物性食物谷类、豆类、蔬菜和水果含锌量较低。食物加工可导致锌的损失,如小麦加工成精面粉约能损失80%的锌。

b.参考摄入量。中国营养学会推荐的锌摄入量,成年男性为15.0mg/d,女性为11.5mg/d;成年人锌的UL(平均每天可以摄入该营养素的最高量),男性为45mg/d,女性为37mg/d。

(7)铜

铜(copper)是人体必需微量元素之一,正常成人体内铜总量为100~150mg,其中50%~70%集中在肌肉和骨骼内,20%存在于肝脏内,5%~10%在血液中。人体器官铜含量以肝、肾、心、脑和头发最高,肺、脾、肌肉和骨次之,腺体含量最低。在正常情况下,血清铜浓度为10~24μmol/L。

①生理功能。

铜的主要功能如下:

a.维持正常的造血功能。铜蓝蛋白可催化二价铁离子氧化成三价铁离子,对生成运铁蛋白、铁的吸收和转运有重要作用;铜蓝蛋白能促进血红素和血红蛋白合成。

b.维持中枢神经系统的完整性。含铜的酪氨酸酶、细胞色素氧化酶及多巴胺。羟化酶对神经髓鞘的形成及神经递质儿茶酚胺的生物合成有重要作用。

c.促进骨骼、血管和皮肤健康。含铜的赖氨酰氧化酶对骨骼、皮肤和血管中弹力蛋白和胶原蛋白的交联有促进作用。

d.抗氧化作用。铜是超氧化物歧化酶的活性中心结构,超氧化物歧化酶可保护细胞免受超氧离子导致的损伤。

e.铜与心脏功能、胆固醇代谢、激素分泌及免疫功能等有关。

②缺乏与过量。

a.铜缺乏。铜广泛存在各种天然食物中,一般不易缺乏。铜缺乏主要见于早产儿(特别是人工喂养儿)、消化系统功能失调(腹泻、小肠吸收不良等)者、长期完全肠外营养者。铜缺乏者表现为不同程度贫血,生长发育停滞,皮肤、毛发脱色和神经、骨骼改变等。

b.铜过量。见于误服大量铜盐或食用与镀铜容器长时间接触的食物和饮料,可产生急性铜中毒,主要表现为恶心、呕吐、腹泻、头痛等,严重者可致昏迷。

③食物来源与参考摄入量。

a.食物来源。铜广泛存在于各种天然食物中,牡蛎含量高,贝类、动物肝肾、谷类胚芽、豆类及坚果类等含量也较丰富,是铜的良好来源。一般奶和蔬菜中的含铜量较低。

b.参考摄入量。中国营养学会建议成人铜的摄入量为2.0mg/d;成人铜的UL(平均每天可以摄入该营养素的最高量)为8.0mg/d。

(七)水

水是维持生命活动最基本的物质,是人体含量最多,也是最重要的营养素之一。当没有食物摄入时,机体可消耗自身组织维持生命一周甚至更长时间,但是,没有水任何生物都不能生存。

1.生理功能

(1)构成细胞和体液的重要成分

成人体内水分含量约占体重的50%~60%,男性约占体重的60%,女性约占体重的50%。水广泛分布在组织细胞内外,构成人体的内环境。

(2)调节体温

水的比热值大,能吸收较多的能量。水的蒸发量大,蒸发少量的汗就能散发大量的热量。水的流动性大,能随血液循环迅速分布全身,而且体液中水的交换非常快,因此物质代谢释放的能量能在体内迅速均匀分布。所以说水是良好的体温调节剂,可维持人体体温的恒定。

(3)润滑作用

关节腔的滑液有利于关节的活动;唾液有利于吞咽及咽部湿润;泪液可防止眼球

干燥，有利于眼球的转动；胸腔和腹腔液以及呼吸道和胃肠道黏液有利于呼吸道和消化道的运转功能，减少摩擦，起到良好的润滑作用。

（4）促进物质代谢

水是良好的溶剂，能使物质溶解，加速体内一系列生化反应的进行，有利于营养物质的消化、吸收、运输和代谢产物的排泄。水还可直接参加许多化学反应，如水解、水化、脱水和氧化等，促进物质代谢。

（5）维持组织的形态和功能

体内的水除了以自由水的形式分布在体液中，还有相当大一部分水是以结合水的形式存在，如与蛋白质、多糖、磷脂等结合。结合水与具有流动性的水的性质完全不同，它参与构成细胞原生质的特殊成分，以保证一些组织具有独特的生理功能。如心肌含有79%的水，主要是结合水，可使心脏具有一定坚实的形态，保证心脏能有力地搏动。

2.种类

常见的水有以下几种。

（1）普通饮用水

普通饮用水是指可以饮用的淡水，包括河流、湖泊、泉水和地下水。人们现在所用的自来水均来自这些水源，经过过滤、消毒后输送到各家各户。

（2）蒸馏水

蒸馏水由普通饮用水转变成蒸汽后冷却获得，比普通饮用水的细菌及矿物质含量少，饮用更安全，但长期饮用时，从饮水中获得某些矿物质的机会会减少。

（3）矿泉水

矿泉水是经地层过滤的地下水，溶有较多种类的矿物质，可提供人体需要的一些常量元素和微量元素，应注意的是矿泉水必须达到国家标准才能饮用。

（4）纯净水

在普通饮用水基础上，经过多层反复过滤，进一步去掉细菌或一些大分子物质，使饮用更为安全。

（5）软、硬水

水的软、硬度与水中钙盐和镁盐的含量密切相关，硬水的钙镁含量高，软水的钙镁含量低而钠含量相对高。有研究认为饮水硬度与心血管疾病呈负相关。

（6）去离子水

水通过阳离子交换树脂及阴离子交换树脂，去掉所有的矿物质后形成去离子水。去离子水通常用于科学研究，防止矿物质对精密分析的干扰。

（7）活性水

活性水又称负离子水，通过科学手段重新排列水的氢氧分子，水的活性提高，含氧量提高，易于被人体利用，有利于人体健康。

（8）氟化水

当水含氟量较低时，在水中加入$0.5\sim1.0\times10^{-6}$的微量氟化物可预防龋齿。但如果水含氟量较高，长期饮用则可引起慢性氟中毒。

3.水的需要量

人体对水的需要量受个体的代谢情况、年龄、膳食、气候及劳动强度等多种因素影响。正常人水的需要量与排出量应保持动态平衡。机体水的来源有三个方面：食物中的水；饮用水和其他饮料；蛋白质、脂肪、碳水化合物产生的代谢水。水的排出途径主要包括呼吸、皮肤、蒸发粪便和尿液。成人每日水的摄入量和排出量见表1-3。

对水分的需要及代谢，人体有一整套复杂而完善的调节系统。增加或减少水分摄入量，人体可自动通过调节系统维持水的平衡，但在某些病理状态下，水的摄入和排出超过了人体的调节能力，就会出现脱水或水肿。

表1-3　成人每日水的摄入量和排出量

来源	摄入量 /mL	排出途径	排出量 /mL
食物	1000	呼吸	350
饮用水或饮料	1200	皮肤蒸发	500
代谢水	300	粪便	150
	—	尿液	1500
总量	2500	—	2500

（八）膳食纤维

膳食纤维（dietary fiber）的定义至今尚无定论。从生理学角度，膳食纤维定义为植物性食物中不能被人体消化吸收的成分，包括纤维素、半纤维素、树胶、果胶、抗性淀粉和木质素等；从化学角度，其定义为植物的非淀粉多糖与木质素。

1.分类

膳食纤维可分为可溶性膳食纤维和非可溶性膳食纤维，前者包括半纤维素、树胶、果胶、藻胶和豆胶等，后者包括纤维素和木质素等。在食物中含量较多的有以下几种。

（1）纤维素

纤维素（cellulose）是植物细胞壁的主要成分，其化学结构和直链淀粉相似，但不能被淀粉酶水解，是由于人体内淀粉酶只能水解以 α1-4糖苷键为链接结构的淀粉，而不能水解以 β1-4糖苷键为链接结构的纤维素。纤维素具有吸水且不溶于水的特性，能增加食物的体积。

（2）半纤维素

半纤维素（hemicellulose）也是植物细胞壁的成分，是由五碳糖和六碳糖连接起来的支链淀粉，即由多种糖基组成的多糖，含有木聚糖、戊聚糖、半乳聚糖、阿拉伯木糖、葡萄糖醛酸、半乳糖等。因其可溶性的物理特性对人体健康有益，近年来，对半纤维素的研究较多。

（3）树胶

树胶（gum）存在于海藻、植物渗出液和种子中，是植物中含有L-阿拉伯糖、L-鼠李糖、D-半乳糖和葡萄糖醛酸的聚合物，为一类可溶于水、具有凝胶性质的多糖。常被用于食品，以增加食品黏性。

（4）果胶

果胶（pectin）是存在于水果和蔬菜中的一种多糖，含有许多甲基化的果胶酸。果胶酸是未经甲酯化的半乳糖醛酸，被酯化后就形成胶。果胶是膳食纤维的重要成分，因含有半乳糖醛酸而具有离子交换特性，并可增加胶质的黏稠性。

（5）木质素

木质素（lignin）不是多糖物质，而是苯基类丙烷的聚合物。由于木质素存在于细胞壁中，与纤维素难以分离，故在膳食纤维中也包括木质素。人和动物都不能消化木质素。

2.营养学意义

（1）维持正常肠道功能

膳食纤维不能被人体消化和吸收，在通过消化道过程中吸水膨胀、刺激和促进肠蠕动，使粪便易于排出，可有效地预防便秘、痔、肛裂等直肠肛管疾病。

（2）预防癌症

许多国家的流行病学研究表明，高膳食纤维能降低大肠癌、乳腺癌、胰腺癌发病的危险性。其机制为膳食纤维具有吸水性，增加粪便体积，可稀释致癌物质；可促进排便，缩短致癌物质与肠壁接触的时间；可与胆酸结合，减少致癌物质的形成。

（3）降低血胆固醇，预防冠心病和胆石症

膳食纤维可部分阻断胆固醇和胆酸的肝肠循环，促进肠道中胆固醇和胆酸的排出，降低血胆固醇和胆汁中胆酸的饱和度，预防动脉粥样硬化和胆石症的发生。

（4）预防肥胖

膳食纤维在胃内吸水膨胀，增加胃内容物的容积，易产生饱腹感，从而减少摄入的食物量，有利于控制体重，预防肥胖。

3.来源与参考摄入量

（1）来源

食物中膳食纤维来源于谷、薯、豆类及蔬菜、水果等植物性食品。膳食纤维的主要来源是谷物，如全谷粒和麦麸等，谷类加工越精细，所含膳食纤维就越少。除了天然食物含有自然状态的膳食纤维外，近年有多种从天然食物中提取的单晶体、粉末状等形式的膳食纤维产品。

（2）参考摄入量

中国营养学会建议成人以每日摄入24g膳食纤维为宜。值得注意的是，膳食纤维也并非摄入越多越好。长期摄入高膳食纤维膳食会影响矿物质和维生素的吸收引起缺铁、缺钙等营养问题。

三、中西医临床营养其他方面的比较

中医学、西医学是两种不同的医学体系，同属于医学门类，由于文化、社会、民族背景等不同，两种体系存在一定的差异。了解其间的差异有助于更好地掌握中西医结合医学。

（一）自然观的差异

哲学是各类科学的指导，医学的发展也离不开哲学的指导。中医学吸取了周易、道家、儒家等哲学思想，以元气论、阴阳学说、五行学说阐述人的生理、病理现象和规律，具有朴素唯物论和原始辩证法思想。西医学以还原论为指导思想，把人理解为组合体，用"组合—分解"原理对人体进行研究，对问题做还原性解释，是机械唯物论，由于中西医思维方式的差异才导致了两者学术上的差异。

（二）方法论的差异

中医学以推理演绎和取类比象为主，靠宏观辩证、归纳分析、推理得出结论，它促进了中医学整体观的发展，但过于抽象化、概念化，影响了更深层揭示生命现象和疾病的本质。西医学以现代科学的分析实验方法探索人体生命和疾病现象，对人体的认识从系统、器官、组织达到细胞、分子水平，常将复杂的生物现象分解为单纯的物理、化学过程，割裂了其间的联系。

（三）医学模式的差异

整体观是中医学最基本的特点，它认为人体是一个有机的整体，构成机体的各组成部分之间在结构上不可分割，功能上相互协调，病理上相互影响；强调天人相应，认为人是自然界的产物，与环境协调统一；强调心神合一。生物医学模式在西医学中占重要地位，它集中注重于躯体和疾病，而忽视社会因素和心理因素。随着认识的加深，医学模式正由单纯"生物模式"向"生物—心理—社会"模式转变，在把人当作生物学个体看待时，还考虑心理、社会因素在疾病发生、发展与防治中的作用，有了很大进步，但仍受生物医学模式的束缚，忽视自然环境、患者意识等因素。

（四）诊疗方法的差异

辨证论治是中医学的特点和精华，通过对四诊获得的资料进行综合分析，去伪存真，从整体高度上把握疾病的本质，把疾病看作是多因素共同作用的结果，采用不同治则治法调动机体的调节功能，促使机体趋向于有序的平衡，从而达到治病的目的，具有较大的灵活性与不确定性。西医强调辨病施治，它不仅寻求疾病的实质性病因，而且深入机体不同层次中找出病因所致机体实质性改变，治疗针对性强，通过去除病因或阻断疾病发生发展的某些环节治疗疾病，也有一定的局限性。

第三节　中西医结合营养学的前景

　　六十多年的实践证明了中西医结合的有效性和合理性，显示了中西医结合在继承和发扬中医药学方面的重要作用。中国中医科学院成立60周年之际，习近平总书记在贺信中指出"以屠呦呦研究员为代表的一代中医人才，辛勤耕耘，屡建功勋，为发展中医药事业、造福人类健康做出了重要贡献"。"当前，中医药振兴发展迎来了天时、地利、人和的大好时机，希望广大中医药工作者增强民族自信，勇攀医学高峰，深入发掘中医药宝库中的精华，充分发挥中医药的优势，推进中医药现代化，推动中医药走向世界"。国家的重视和中医药人获得诺贝尔奖，必将对中医、中西医结合事业产生极大地促进作用。中西医结合医学必将遵循着科学发展的客观规律，适应着维护患者利益的社会需求，朝着创立具有中国特点的新医药学的目标不断迈进。

　　（一）中西医结合的**必然性**

　　无论是中医学还是西医学，其研究对象是人体及人的疾病现象与规律，具有统一性。同时真理具有一元性，即对客观规律的真理性认识只有一个，人类的生命现象和疾病过程作为自然界中的一种客观事实和现象，根据辩证唯物主义的观点，它们的发生和发展必然有着特定的物质基础和其本身的基本变化规律，目前中医学和西医学的差异是由于两者对同一规律从不同方面进行认识，且都不全面。随着科学技术的进步，人类对自身认识的加深，中医学和西医学必将融为一体，中西医结合将进入其更高形式——中西医统一。

　　（二）中西医结合的**现实需要性**

　　随着人们的生活水平普遍提高，老龄化社会的到来，人类对于生活质量和健康水平的需求日趋提高；随着社会的进步，人类生活节奏的加快，心理与环境因素致病与日俱增，疾病谱发生了根本性的改变；随着抗生素的滥用，耐药菌株的增加，药源性疾病不断增多等。如此种种因素，单一的治疗方式显得势单力薄，中西医结合取长补短、优势互补，具有广阔前景。六十多年的临床实践充分证明中西医结合有确切疗效和优势，显示了强大的生命力。

　　随着科学的发展和中西医结合研究的不断深入，在党和政府的大力支持及广大医学工作者的努力下，我们有理由相信中西医结合事业前途无比光明，中西医结合医学的明天会更加美好。

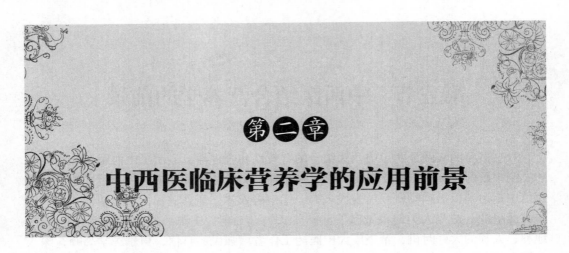

第二章
中西医临床营养学的应用前景

第一节 搭建中西医临床营养学科的意义与展望

随着人们生活条件的不断完善，人们对自身健康状况以及身体的亚健康程度都有了更高的关注，并且人们也逐渐开始了对于药食同源相关食疗的投资。现代营养学主要是通过试验研究人体营养素含量的特定生理状态或特定症状，补充人体所缺失的营养素。随着时代发展，我们已经进入到"交叉学科，融合学科"的黄金时期。中西医临床营养学是以中医药理论为指导，将中医药膳和营养学相结合，以期得到适应中国人体质的既预防疾病又辅助治疗疾病，同时能有助于愈后治疗的饮食指导原则。当前我国已经初步搭建了国民膳食平衡宝塔模型，通过相关模型分析，结合临床医学的诊疗手段，从而将食疗方案投入相关疾病的营养治疗当中。搭建中西医临床营养学科是更好地将营养学作为"枪"，以药膳理疗为"弹"，辅以临床医学的搭配方案的规划。将中西医临床营养学投入人民大众的相关疾病诊疗或日常人体亚健康的调理当中，为进一步完善人们对自身营养健康的需求，为大众提供适宜其自身体质的中西医药膳指导以及中西医临床的进步具有积极意义。

一、中西医临床营养学的现状

（一）中医药膳应用在预防、辅助治疗疾病和愈后治疗方面的现状

药膳在预防方面秉承中医药理念：未病先防，防病传变。全球新冠病毒流行，这种病毒传染力强，导致全世界大部分国家深陷其中。在2020年初武汉市暴发新冠时北京的中医专家发布了预防新冠药膳方1（麦冬3g，太子参6g，菊花3g，藿香6g，紫苏叶6g），其中5味代茶饮，适用于成人普通人群的预防。预防新冠药膳方2（金银花

3g，芦根6g，紫苏叶3g）的3味代茶饮适用于5~10岁儿童的预防。《黄帝内经》中记载兰草汤可以预防消渴病的发生。这些都是中药药膳在未病先防方面的例证。据《神农本草经》记载，藻类植物具有清热、软坚、散结功效，用于瘿瘤、痰核，如肝脾肿大、甲状腺肿等疾病，具有改善微循环和调节免疫功能的作用。药王孙思邈有"食能排邪而安脏腑，悦神爽志，以资血气。若能用食平疴、释情、遣疾者，可谓良工，长年饵老之奇法，极养生之术也。夫为医者，当须先洞悉病源，知其所犯，以食治之。食疗不愈，然后命药"之说。《肘后备急方》中也记载了猪肾干姜治疗卒得咳嗽方。再有古时就在入秋之前吃一些滋阴润燥的药膳，如桂圆银耳红枣羹，或用冰糖燕窝润肺燥、滋肾阴、补虚损。这是防治秋燥引起肺阴虚，甚至传病至肝肾阴虚的食疗方法，正应叶天士所说"务在先安未受邪之地"的防病传变思想。药膳在辅助治疗疾病和愈后治疗方面也有自己的独到之处。主要利用食物和中药的四气五味特性来纠正人体阴阳失衡以及五脏出现的偏性，改善人体机能，提高患者免疫力从而达到辅助治疗和愈后治疗的目的。例如用当归鸡辅助治疗由气血虚引起的月经不调，用芹菜煎辅助治疗高血压。在愈后治疗方面，产后恶露不尽患者如见恶露色淡量多，用当归生姜羊肉汤，如见恶露色红黏稠有臭味且口燥咽干，用银耳桂圆洋参羹，如见恶露多夹血块，涩滞不爽且小腹疼痛，用桃仁红糖粥。

（二）营养学应用在健身及临床膳食方面的现状

营养学在大众中的应用主要以营养餐的形式出现，主要应用在健身方面。尤其是在年轻人中比较受欢迎的减脂餐、增肌餐，现在无论平时是否健身，大家都在吃。这种营养餐的特点是以食物中所含的营养元素为基准，根据个人需要按一定的比例进行食材的搭配而制作出来的。比如体形瘦弱的人，三餐食谱以增肌、加强营养为主，上下午各加餐一次，一般碳水化合物：蛋白质：脂肪的比例为5：3：2。而体形肥胖的人，三餐食谱以减脂、减体质量为主，晚餐以未经烹饪过的蔬菜为主。现在的大型综合性医疗机构一般都设有营养科，在临床中配合治疗各种疾病形成了各种食谱。如给糖尿病患者配糖尿病餐；给乳糖吸收代谢有问题的患者配免乳糖餐；给对蛋白质吸收代谢有问题的患者配低蛋白餐。主要思路:患者对哪种营养元素吸收代谢有问题，食谱中就去掉或减少含有这种元素的食材；患者缺失或缺少哪种营养元素，就在食谱中增加含有这种元素的食材。

二、中西医临床营养学目前的问题

（一）中医药膳应用中出现的问题

药膳受众大多是中老年人，而且人们缺乏对药膳的常识，目前大多仅处于品尝阶段。或者对其认识有所偏颇，乱用一通。男士一味地吃壮阳补肾药膳；女士一味地吃补血养颜药膳；老年人一味地吃易消化吸收的粥汤。这样吃药膳不但不能改善体质、辅助治疗，反而有时加重病情，甚至增添了其他疾病。反过来人们便对中医药膳产生怀疑。同时不良商家盗用中医药膳概念宣传餐饮或保健品，将治疗某疾病的概念引入，夸大其词。即便是正规餐饮企业也无法做到遵照中医药理论因人施膳、因时施膳、因地施膳，因此往往达不到改善体质、辅助治疗的效果。年轻人对中医药膳的观感大多是没有兴趣，认为是养生用的，自己还年轻用不到。主要是因为药膳无法量化，年轻人想要知道的是每天摄入的各营养成分是多少，是否需要补充，以此判断自己的身体情况，因此年轻人更关注营养餐。这些问题对药膳的推广不利。

（二）营养学在应用中出现的问题

营养学是以营养餐为主要途径，解决大众的相关营养问题，而营养餐是以营养元素为配餐准则，因此可以量化。人们可以计算出自己一天的能量摄入总量，也可以计算自己一天摄入的各营养成分的摄入量，深受年轻人追捧。但营养餐做不到辨证施膳。有些年轻人身体瘦弱，就一味地吃增肌餐，增加蛋白质摄入量，但是由于本身脾胃消化吸收能力差，吃营养餐后造成腹泻，反而使脾胃负担加重，身体更加虚弱。有些年轻人身体肥胖，就一味地吃减脂餐，减少脂肪摄入，以未经烹饪过的蔬菜为主，但是本身肥胖是由体内的痰湿造成的，这样长期吃只会增加痰湿，不但肥胖得不到控制，反而体质更差。营养餐在临床中的应用也存在类似的问题。如低蛋白餐是针对急性肾炎、尿毒症、肝昏迷患者，饮食原则是限制蛋白质摄入，成人每天蛋白质总量不超过40g，多补充蔬菜和含糖量较高的食物，往往吃了一段时间之后出现糖尿病的症状。还有营养餐的搭配一般并不考虑饮食禁忌，性味相冲。这样的饮食搭配原则是对人体产生不良作用呢吗？

三、分析与讨论

结合中医药膳与营养学营养餐的特点，发现两者的受众、应用情况正好可以互补，取长补短。药膳结合营养学之后可以做到量化食材，使人们清楚明白，防止出现混乱，无所适从；营养餐结合中医药理论之后也可以做到辨证施膳，整体考虑，防止出现偏颇。中医药理论是将人—自然—社会看作是一个有机整体，既强调人体内部的统一性，又重视机体与外界环境的统一性。同时辨证观贯穿始终，因人制宜、因时制宜、因地制宜，以求达到人体内部平衡、人与自然平衡、人与社会平衡。在治病养生的过程中更多地考虑整体观和体质差异，以阴平阳秘、五脏调和为目标，达到"正气存内，邪不可干"，使人整体减少疾病，增进健康，延年益寿。药膳正是中医药理论在饮食方面的体现，在我国有上千年的历史。《黄帝内经》中记载了13首方剂，其中8首属于药食并用的方剂，千年来为我国人民的生命健康做出了重要贡献，更加适宜国人体质，也更加顺应自然环境。而营养学是一种基于西方医学理念的应用于饮食方面的技术手段。就像西医药针对头痛就医头，脚痛就医脚，体内长出人体组织之外的东西就切除，体内缺少人体需要的东西就补充。因此营养餐是人体缺少某种营养成分就补充，人体某种营养成分过剩就排出。这样的配膳原则能够将每一种营养成分精准到克，但是不考虑人是整体以及个体化差异，不分季节、性别、年龄，也不考虑是否有其他基础疾病。所以作者认为应该以中医药理论作为指导国人饮食养生、防病健身的原则，将药膳与营养学相结合，得到最终适合每个个体的饮食搭配方案。例如骨质疏松症患者，女性，68岁，同时患有慢性浅表性糜烂性胃炎。血气胸术后，血压低，舒张压为73mmHg，收缩压为119mmHg。面色白，脉细沉弱。经诊断为气血两虚，脾肾不足。应补气养血，健脾益肾。建议药膳宜清淡平和，忌食辛辣生冷，过咸过甜。食材可选择核桃仁、芝麻、黑木耳、海虾、淡菜、鱼、鸽肉、牛奶、酸奶、绿叶蔬菜、扁豆、菜花等。中药材可选择当归、黄芪、阿胶、山药、大枣、熟地黄、制何首乌、龙眼肉、枸杞子、桑葚、西洋参等。用这些食物及药物搭配药膳食谱，将这些药膳食谱中的食物及药物在营养数据库中查询所含营养成分，计算每日总能量是否超标，以及每种营养成分的日摄入量是否超标，进行合理地搭配组合后根据中医药理论排除饮食禁忌，得到最终的膳食搭配方案。

四、展望

人民大众的营养健康状况影响到了民族以及国家的整体健康素质和国家综合竞争力，相信随着相关的学科政策的不断出台，中国人民的自身健康意识逐渐提高，以及一大批中西医技术手段的完善和新方法新诊疗方案的广泛传播，我国中医食疗与西医营养的融合将成为大趋势，逐渐走出一条符合我国国情、适合中国人体特质的中西医临床食疗道路和实际临床营养学需求的前进之路。随着如今学科交叉融合的不断深入，希望吸纳各种西方先进技术手段向传统中医追求的"上工不治已病治未病"的方向不断探索，走向成功。

第二节　中西医临床营养学的发展趋势

发展趋势（Development trend）即发展的方向，可以考虑下述几个方面。

一、整体化

随着现代医学整体化趋势日益明显和突出，中西医临床营养学发展的整体化趋势日趋明显。或者说是社会科学与自然科学各有关学科交叉、渗透、结合的现象将随着中西医结合临床营养学的发展日益加强。

二、精确化

根据每个个体特征"量身定制"营养干预方案。在"精准医学"的大背景下,中西医临床营养学要更加重视研究对象的实际问题及传统营养观点的验证。

三、预防优先化

预防优先是中医文化的核心价值体系。这包括以"防患于未然"为医学目的,以心灵和谐为主导的医师医德,以生命自主调节能力为首要的养生理念,以顺应生命代谢规律的人生观念。随着人群健康需求日益增加,营养干预在"治欲病"和"治未病"的有效性与经济性上日渐明显。

四、社会化

随着现代医学的发展,"生态—心理—社会"模式(eco-psycho-social model)的提出,人们对疾病和健康总体的认识不断进步,必须从广阔的生态—心理—社会背景来认识中西医临床营养学的社会化趋势。

五、国际化

人类想要向更高的阶段发展,必须将几千年来所创造的东西方文化融为一体,再加以创新,成就更高阶段的文化体系。医学国际化趋势是现代医学发展规律的具体体现。中西医临床营养学应该强化国际交流,相互学习、相互协作、共同攻关,使人类科技财富得以共享,促进人类的文明、健康和生存质量的提高。

六、社会效益和经济效益的优化

社会效益和经济效益是医学效应的两个方面,二者既相互依赖、互相促进、互相转化,同时又也会互相制约、互相影响。社会效益是经济效益的目的,经济效益是社会效益的基础。中西医临床营养学社会效益与经济效益的优化即在一定范围内充分发挥这两者的效益,使这两者能达到和谐统一,更好地推动中西医临床营养学事业的发展,更好地造福人类。中西医临床营养学的产生与发展是社会需求和历史发展的必然,它不但为我国医学的发展开创了一条新的重要途径,而且越来越引起了医学界的普遍重视。因此,中西医临床营养学具有广阔的发展前景。

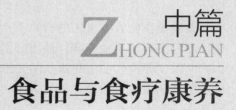

中篇
ZHONG PIAN

食品与食疗康养

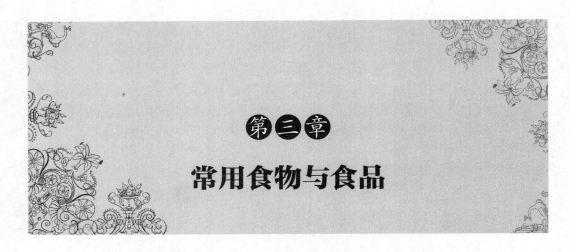

第三章

常用食物与食品

食物是供给人类食用的物质，其来源主要包括植物性和动物性物质。食物种类繁杂，品种多样，质地特殊，性质有别，味道迥异，均含有人类所需的营养物质。古代医药学家十分推崇食物的营养保健作用。我国现存最早的医学著作《黄帝内经》中《素问·脏气法时论》所载"五谷为养，五果为助，五畜为益，五菜为充"论述，对食物的作用做出了诠释。

现代研究认为食物中含有蛋白质、脂肪、碳水化合物、维生素、矿物质、膳食纤维及水等，是人类赖以发育、生长、繁衍后代和保持健康长寿的必需营养物质。食物的合理搭配、膳食平衡是预防保健、治疗疾病不可或缺的关键因素。

第一节　谷薯类

谷薯类是指谷类和薯类食物。谷薯类食物性味多甘平，大多具有健脾益气、和胃等作用，常作为人们的主食，也可预防或治疗脾胃虚弱所致的食少纳呆、神疲乏力、恶心、呕吐及大便稀溏等病症。

谷薯类食物主要含碳水化合物、维生素、矿物质、膳食纤维，以及少量蛋白质、脂肪等，它们是维持人体健康的必需营养物质。谷薯类食物在我国传统膳食中占据重要地位。

粳米（《名医别录》）

【基原】为禾本科植物稻（粳稻）Oryza\sativa\L.去壳的成熟种仁。

【别名】大米、粳米、白米。

【性味】味甘，性平。

【归经】脾、胃、肺经。

【功效】补气健脾，除烦渴，止泻痢。

【应用】

①用于脾虚诸证。粳米益气健脾，如《寿世青编》的茯苓粥，用粳米100g、茯苓末10g，（粳米）煮好，临熟时加入茯苓末，再煮米烂后食用。治疗不思饮食、神疲乏力、身体瘦弱或大便溏泄等症。

②用于热病烦渴。本品具有除烦止渴之功。单用可煮汤、粥。

【用法】宜制为粥、米饭、米糕等。

【研究】粳米营养成分以碳水化合物为主，也含有一定量的蛋白质、B族维生素、核黄素、烟酸以及钙、磷等矿物质。

【参考文献】

[1]《名医别录》："主益气，止烦，止泄。"

[2]《备急千金要方》："平胃气，长肌肉。"

[3]《食物本草会纂》："止泻痢，壮筋骨，通血脉，和五脏，补脾气，止烦闷，小儿煮粥如乳，开胃助神，合芡实煮粥，食之益精强志。"

籼米（《本草蒙筌》）

【基原】为禾本科植物稻（籼稻）Oryza\sativa\L.去壳的成熟种仁。

【别名】仙米、长米。

【性味】味甘，性温。

【归经】心、脾、肺经。

【功效】调中和胃，渗湿止泻，除烦。

【应用】

①用于脾胃失和引起的食少、呃逆、呕吐。籼米味甘，调中和胃，可与生姜配伍，煮粥服食。

②用于脾胃虚寒所致的大便稀溏。本品性温以散中焦寒邪，味甘益脾和胃以助运化，温中散寒而止泻。可用籼米炒黄煮粥。

【用法】宜制为粥、米饭等。

【研究】籼米含有碳水化合物、脂肪、B族维生素、矿物质等营养成分。

【参考文献】

[1]《本草蒙筌》："温中健脾，益卫养荣，仍长肌肤，尤调脏腑。"

[2]《本草纲目》："温中益气，养胃和脾，除湿止泻。"

[3]《随息居饮食谱》："补中，养气，益血，生津，填髓，充饥。"

糯米（《备急千金要方·食治》）

【基原】为禾本科植物稻（糯稻）Oryza\sativa\L.var.Glutinosa\Matsum的去壳成熟种仁。

【别名】元米、江米。

【性味】味甘，性温。

【归经】脾、胃、肺经。

【功效】补中益气，健脾止泻，利尿敛汗。

【应用】用于脾胃虚寒证。糯米味甘性温，健脾益气而散寒，质地黏滞而止泻，可与山药同用。如《婴童类萃》载"治小儿泄泻，男女脾泄"，以糯米250g，用姜汁浸一宿炒熟，山药250g，炒黄为末，加大椒末3g，和匀，瓷罐收贮，每服10g，赤砂糖汤冲服。

【用法】宜制为粥、粽、米糕等。

【注意】本品甘温，湿热者慎食。

【研究】糯米主要含支链淀粉、蛋白质、B族维生素及微量元素等营养成分。

【参考文献】

[1]孙思邈："脾病宜食，益气止泻。"

[2]《本草拾遗》："主消渴。"

[3]《本草纲目》："暖胃脾，止虚寒泻痢，缩小便，收自汗。"

粟米（《名医别录》）

【基原】为禾本科 Setaria\italica（L.）Beauv.var.germanica（Mill.）Schred 的成熟种仁。

【别名】小米、粟谷、谷子、黄粟。

【性味】味甘、咸，性凉。

【归经】脾、胃、肾经。

【功效】益气和中，益肾，除热，解毒。

【应用】

①用于脾胃虚弱证。粟米味甘补脾，以助水谷运化。如《食医心鉴》的粟米丸，用粟米120g，研粉，水和为丸，如梧桐子大，温水吞服。治疗脾胃气弱，消化不良，呕吐，饮食不下。

②用于产后调养。粟米益气，为产后常用食物之一。如《太平圣惠方》的粟米粥，用粟米150g，羊肉250g，加水同煮熟，入盐、醋、椒、葱，再煮令熟，空心食之。可治产后血气虚弱，不能下食。

③本品性凉，经常服用可以解热毒。

【用法】宜制为粥、米饭等。

【注意】不宜去净糠皮。

【研究】粟米的碳水化合物和蛋白质含量与大米相近，而脂肪含量略高于大米，其他矿物质及维生素的含量也较大米丰富。

【参考文献】

[1]《名医别录》："主养肾气……久服益气。"

[2]《日用本草》："和中益气，止痢，治消渴，利小便。"

[3]《食物本草会纂》："和中益气，养肾……止痢消渴，利大便。小儿研细煮粥如乳，甚佳。"

[4]《食鉴本草》："粟米粥，治脾胃虚弱，呕吐不能食，渐加羸瘦，用粟、白米、面等分煮粥空心食之。极和养胃气。"

小麦（《名医别录》）

【基原】为禾本科植物小麦 Triticum\aestivum\L. 的成熟种子。

【别名】淮小麦。

【性味】味甘，性平。

【归经】心、脾、肾经。

【功效】养心，健脾，益肾，除热，止渴。

【应用】

①用于脾虚胃弱，食少纳呆，倦怠乏力，大便溏泻。小麦味甘，功能健脾益气，多做面食。

②用于心脾两虚引起的心烦不眠、怔忡躁动以及出汗等。本品味甘，入心、脾经，养心安神。如《金匮要略》的甘麦大枣汤，取小麦 15g、甘草 9g、大枣 6 枚，水煎服之，治疗"妇人脏躁，喜悲伤欲哭，像如神灵所作，数欠伸"。

③用于消渴症。小麦味甘益气，气旺生津而止渴。如《食医心鉴》所载，取小麦用于做饭及煮粥食之，治消渴口干。

【用法】多以面粉制成各种食品，如饼、馒头、饺子等。

【研究】小麦中碳水化合物和脂肪含量与大米相近，蛋白质含量高于大米，尤其是钙的含量尤为突出。其麦麸中所含丰富的维生素 B_1 对于防治脚气病具有重要意义。

【参考文献】

[1]《名医别录》："主除热，止燥渴咽干，利小便，养肝气，止漏血、唾血……消谷止痢。"

[2]《本草拾遗》："小麦面，补虚，实人肤体，厚肠胃，强气力。"

[3]《本草再新》："养心，益肾，和血，健脾。"

大麦（《名医别录》）

【基原】为禾本科植物大麦 Hordeum\vulgare\L. 的成熟颖果。

【别名】饭麦、稞麦。

【性味】味甘，性凉。

【归经】脾、肾经。

【功效】健脾和胃，宽肠，利水。

【应用】

①用于脾胃虚弱或脾胃不和证。大麦味甘，健脾和胃。如《肘后备急方》中将大麦面炒至微黄，每服一勺，开水冲服，治食饱烦胀、但欲卧者。

②用于小便淋漓涩痛或水肿。本品性凉，味甘咸，利水通淋作用较强。如《太平圣惠方》中所载，用大麦90g，煎汤，入生姜汁、蜂蜜各适量，饮服，"治卒小便淋涩不通"。

【用法】宜煮粥，或磨成面粉制成各种食品。

【注意】本品性凉，阳气不足或脾胃虚寒者慎食。

【研究】大麦主要含碳水化合物，其次含蛋白质以及B族维生素与微量元素等营养成分。因大麦中尚含有尿囊素，药理实验研究表明，尿囊素对胃、十二指肠溃疡具有保护性作用，临床可防治胃溃疡或皮肤溃疡。

【参考文献】

[1]《名医别录》："主消渴，除热，益气，调中。"

[2]《新修本草》："大麦面平胃，止渴，消食，疗胀。"

[3]《本草纲目》："宽胸下气，凉血，消积进食。"

燕麦（《本草纲目》）

【基原】为禾本科植物燕麦 Bromus\japonicus\Thunb. 的成熟种子。

【别名】雀麦米、野麦。

【性味】味甘，性平。

【归经】脾、肝、大肠经。

【功效】和脾益肝，滑肠，止汗，催产。

【应用】

①用于脾胃不足导致的食欲不振、倦怠乏力。燕麦味甘，和脾胃，增气力。燕麦片可与牛奶相配，煮粥食用。

②用于大便不畅。燕麦性平，无伤津之弊。宜连皮食用。

③用于孕妇催产。古代用燕麦促进孕妇生产。

【用法】制成燕麦片，或研粉制成各种食物。

【研究】燕麦中碳水化合物含量与粳米相近；而蛋白质高于小麦，但质量较差。现代研究发现燕麦具有降血脂作用，可作为高血压、冠状动脉硬化、脑血管疾病患者的辅助食物。

【参考文献】

[1]《本草纲目》："甘平，无毒，滑肠。"

[2]《本经逢原》："益肝和脾。"

荞麦（《备急千金要方·食治》）

【基原】为萝科植物荞麦 Fagopyrum\esculentum\Moench.[F. sagittatum Gilib; Polygonum fagopyrum L.] 的成熟种子。

【别名】乌麦、荞子、三角麦。

【性味】味甘、微酸，性寒。

【归经】脾、胃、大肠经。

【功效】健脾消积，下气宽肠，解毒敛疮。

【应用】

①用于胃肠积滞。荞麦味甘，健脾以助运化，下气宽肠以消积滞。如《简便方》中用荞麦面做饭食之，治胃肠积滞、慢性泄泻。

②用于白浊带下。本品味甘，益气固摄以止带。可配伍鸡子白做丸服。

③用于痈肿疮疡、疮痂以及烫、火伤等。本品性寒，清热毒以消痈肿。如《日用本草》引《兵部手集方》用荞麦面醋调敷之，治小儿火丹赤肿。

【用法】多用面粉制成各种食品。

【注意】本品性寒，脾胃虚寒者慎食。

【研究】荞麦主要含有碳水化合物，以及一定量的蛋白质、脂肪、B族维生素、微量元素等营养成分，脂肪和碳水化合物含量均略高于大麦。荞麦含有黄酮类等化合物，具有降低毛细血管通透性、降血糖、降血压等作用。

【参考文献】

[1]《本草求真》："荞麦，味甘性凉寒，能降气宽肠，消积去秽，凡白带、白浊、泄痢、痘疮溃烂、烫火灼伤、气盛湿热等症，是其所宜。"

[2]《食物本草会纂》："实肠胃，益气力，续精神。"

[3]《中国药用植物图鉴》："可收敛冷汗。"

玉米（《本草纲目》）

【基原】为禾本科植物玉蜀黍Zea\mays\L.的成熟种仁。

【别名】玉蜀黍、苞米、苞谷。

【性味】味甘，性平。

【归经】胃、大肠经。

【功效】调中开胃，利尿消肿。

【应用】

①用于脾胃虚弱证。玉米味甘，调中焦、和胃气；性平和缓，凡脾虚胃弱者宜食之。若与粳米配伍，营养互补，其效更佳。

②用于水肿、小便不利或沙石淋。本品具有渗湿利尿排石之功。宜与玉米须同用。

③用于消渴症。如江西《锦方实验录》中用玉米水煎服，治糖尿病。

【用法】宜制成食品或提取油。

【研究】玉米主要含碳水化合物，含量略低于稻米；其次含蛋白质，质量比稻米差；还含有B族维生素及微量元素等营养成分。

【参考文献】

[1]《本草纲目》："调中开胃。"

[2]《医林纂要》："益肺宁心。"

[3]《本草推陈》："为健胃剂。煎服亦有利尿之功。"

高粱（《本草纲目》）

【基原】为禾本科植物高粱Sorghum\vulgare\Pers.的成熟种仁。

【别名】蜀秫、荻粱、蜀黍。

【性味】味甘、涩，性温。

【归经】脾、胃、肺经。

【功效】温脾止泻，化痰安神。

【应用】

①用于脾胃虚寒证。高粱味甘，补益脾胃，性温散中焦寒邪，味涩则止泻。如《内蒙古中草药新医疗法资料选编》中用高粱60g，炒香，大枣10枚，去核，炒焦存性，共研细末，加白糖混匀。每次取6g，开水送服，每日2次。治脾胃虚弱，小儿消化不良。

②用于痰湿咳嗽或湿痰阻于清窍而引发的失眠多梦。高粱味甘，益脾助运以化湿，湿化则痰消，咳嗽失眠可愈。煮粥食用。

【用法】宜煮粥或煮饭。

【研究】高粱主要含有碳水化合物，以及一定量的蛋白质、脂肪、B族维生素、矿物质和膳食纤维。高粱米及其糠皮中含有一定的鞣酸，具有收敛涩肠止泻的作用。

【参考文献】

[1]《本草纲目》："温中，涩肠胃，止霍乱。"

[2]《四川中药志》1960年版："益中利气，止泻，去客风顽痹；治霍乱下痢及湿热小便不利。"

[3]《全国中草药汇编》："燥湿祛痰，宁心安神。治湿痰咳嗽，胃痞不舒，失眠多梦，食积。"

青稞（《本草纲目拾遗》）

【基原】为禾本科植物青稞Avena\chinensis(Fisch.ex\Roem.et Schult.)Metzg.[A.nuda\L.var.chinensis\Fisch.ex\Roem.et\Schult. ；A.nuda auct.non\L.]的成熟种仁。

【别名】莜麦、荻麦、青稞麦。

【性味】味咸，性平。

【归经】脾、肾经。

【功效】补中益气。

【应用】用于脾胃虚弱引起的食少、体倦乏力、脘腹胀满、大便溏泄。青稞味甘性平，补中益气健脾。例如《本草纲目》引魏元君之济生丹，用莜麦炒焦为末，鸡子白和，丸如梧子大；每服50丸，盐汤下，每日3服；治男子白浊、女子赤白带下。

【用法】宜制成食品或酿酒。

【注意】便秘及脱发者慎食。

【研究】青稞是麦类作物中含13–葡聚糖较高的作物，具有防治结肠癌、心血管疾病和糖尿病等作用。青稞还含有丰富的膳食纤维、支链淀粉和多种维生素及微量元素等物质。

【参考文献】

[1]《本草纲目拾遗》:"下气宽中,壮筋益力,除湿发汗,止泻。多食脱发,损颜色。"

[2]《药性考》:"味咸,可酿糟吊酒,形同大麦,皮薄面脆,西南人倚为正食。"

[3]《西藏记》:"拉撒(萨)谷属产青稞,亦酿酒,淡而微酸,名曰呛其。"

薏苡仁(《神农本草经》)

【基原】为禾本科植物薏苡 Coix\lacryma-jobi\var.ma-yuen\(Romanet\du Caillaud)\Stapf的成熟种仁。

【别名】薏米、苡米。

【性味】味甘、淡,性微寒。

【归经】脾、胃、肺经。

【功效】利湿健脾,舒筋除痹,清热排脓。

【应用】

①用于脾胃虚弱证。薏苡仁味甘,健脾益气,宜炒用。可与大枣配伍,以增强健脾益气之功。

②用于水肿,小便不利。本品味甘能健脾助运,输布水液;其淡味能渗湿利水。可与赤小豆配伍。

③用于风湿痹痛。本品味甘淡,甘则缓急止痛,淡则渗除水湿,舒筋除痹。如《食医心鉴》所载,薏苡仁捣为末,与粳米煮粥,空腹食用,治筋脉拘挛、风湿痹证。

④用于肺痈或肠痈。本品性凉,生用清热排脓效佳。

【用法】可以制成粥或饭。

【注意】脾胃虚寒者慎食;健脾益气宜炒用,渗湿利水、祛风湿及排脓消痈宜生用。

【研究】薏苡仁含脂肪油、薏苡仁酯、薏苡仁内酯、薏苡仁多糖A、薏苡仁多糖B、薏苡仁多糖C和氨基酸,以及维生素B_1等物质,具有解热、镇痛、降低血糖和明显抗癌作用。

【参考文献】

[1]《神农本草经》:"主筋急拘挛,不可屈伸,风湿痹痛,下气。久服轻身益气。"

[2]《本草纲目》:"健脾益胃,补肺清热,祛风胜湿。炊饭食,治冷气。煎饮,利小便热淋。"

[3]南京药学院编《中草药学》:"主治皮肤疣及湿疹。民间治疗癌症。"

甘薯(《本草纲目》)

【基原】为薯蓣科植物甘薯 Dioscorea\esculenta(Lour.)Burkill[Oncus\esculentus\Lour.]的块茎。

【别名】甜薯、番薯、地瓜、山薯。

【性味】味甘，性平。

【归经】脾、肾经。

【功效】益气健脾，养阴补肾。

【应用】

①用于脾胃虚弱证。甘薯性味甘平，健脾益气，气血生化充足，四肢肌肉得以濡养。多蒸煮食用。

②用于便秘。本品味甘，健脾以助运化，养阴润燥以通便。可煮食或煮粥。

③用于疔疮痈疡，红肿疼痛。本品味甘，可缓急止痛，生用性凉能清热、含维生素C多的鲜品捣烂外涂，干则更换。

【用法】宜烤、蒸或煮食。

【注意】生芽禁食；消化不良、胃酸过多者慎食。

【研究】甘薯主要含有碳水化合物，含有丰富的胡萝卜素、维生素C、蛋白质、脂肪及多种微量元素。甘薯含有丰富的膳食纤维，具有降低胆固醇、通便等作用。

【参考文献】

[1]《本草纲目》："补虚乏，益气力，健脾胃，强肾阴，功同薯蓣。"

[2]《本草纲目拾遗》："补中和血暖胃，肥五脏。白皮白肉者，益肺气，生津。中满者，不宜多食。"

[3]《随息居饮食谱》："煮食补脾胃，益气力，御风寒，益颜色。"

山药（《药谱》）

【基原】为薯蓣科植物山药 Dioscorea\opposita\Thunb.[D.batatasDecne.] 的块茎。

【别名】薯蓣、薯药、山芋、怀山药。

【性味】味甘，性平。

【归经】脾、肺、肾经。

【功效】补脾，养肺，固肾，益精。

【应用】

①用于脾虚食少，大便溏泻。山药味甘，善于健脾益气，增强脾胃运化功能。多煮汤、粥或蒸食。

②用于肺虚咳喘，少气懒言，语声低微。本品入肺，有养肺之功。如《简便单方》中用山药100g，捣烂，加甘蔗汁100mL，和匀，温热饮之，可用于虚劳咳嗽。

③用于肾虚尿频遗尿、滑精遗精以及带下。本品入肾，味涩，故能益肾固精止遗。例如《儒门事亲》中用干山药（焙黄）、茯苓各等分，研细末，米汁调服，用治小便多、滑精不止。

【用法】宜煮食或炖汤。

【注意】湿盛腹满者慎食。

【研究】山药主含薯蓣皂苷元、黏液质、碳水化合物、氨基酸、维生素C及胆碱等，具有降血糖、抗氧化和增强免疫等作用。

【参考文献】

[1]《神农本草经》："主伤中，补虚羸，除寒热邪气，补中益气力，长肌肉。久服耳目聪明，轻身不饥延年。"

[2]《本草纲目》："益肾气，健脾胃，止泻痢，化痰涎，润皮毛。"

[3]《本草正》："健脾补虚，滋精固肾，治诸虚百损，疗五劳七伤，及其气轻性缓。"

马铃薯（《广西药用植物名录》）

【基原】为茄科植物马铃薯Solanum\tuberosum\L.的块茎。

【别名】土豆、洋山芋、薯仔。

【性味】味甘，性平。

【归经】脾、胃、大肠经。

【功效】和胃健中，解毒消肿。

【应用】

①用于胃脘隐痛，体倦乏力。马铃薯味甘，补脾缓急止痛，兼益气和中。如《食物中药与便方》中取鲜马铃薯捣烂绞汁，调入蜂蜜，空腹饮服，治胃、十二指肠溃疡疼痛。

②用于疖腮、痈肿、湿疹及烫、火伤。本品富含液汁，鲜者捣涂具有一定的解毒消散痈肿之效。如《湖南药物志》中用马铃薯捣汁，以醋调涂患处，治腮腺炎。

【用法】宜煮、炖或炒食。

【注意】生芽马铃薯禁食。

【研究】马铃薯主要含碳水化合物、多种维生素及矿物质，蛋白质含量少。马铃薯中含有丰富的钾，对高血压和脑血管疾病患者有益。

【参考文献】

[1]《湖南药物志》："补气，健脾，消炎。"

[2]《食物中药与便方》："和胃，调中，健脾，益气。"

第二节　豆类

豆类是豆科植物中供人们食用的食物。古代统称之谓"菽"。《辞海》释曰："菽，本谓大豆，引申为豆类的总称。"《诗经·小雅·小宛》载云："中原有菽。"陈奂传疏言："菽，豆之大名。"

豆类食物性味多甘平，多具有健脾益气、利水消肿或清热的功效，可用于气血亏虚、脾虚水肿、小便不利、疮疡肿毒等症。

豆类食物主要含有蛋白质、维生素、微量元素等营养物质。大豆还富含不饱和脂肪酸；其他杂豆类富含碳水化合物。豆类食物尤其适合高血脂症、动脉硬化、脑血管疾病患者食用。

黄豆（《日用本草》）

【基原】为豆科植物大豆 Glycine\max（L.）Merr. 的黄色种皮种子。

【别名】大豆。

【性味】味甘，性平。

【归经】脾、胃、肾、大肠经。

【功效】宽中导滞，健脾利水，解毒消肿。

【应用】

①用于单纯性消化不良。可用黄豆磨成豆浆，与粳米煮粥，适量食用。

②用于脾虚诸证。如《食疗粥谱》中用黄大豆30g、籼米60g，加水煮粥，治脾虚气弱、体瘦乏力。近代多用治营养不良性水肿。

③用于疮疡肿毒。如《随息居饮食谱》中将黄豆浸泡，捣烂涂抹患处，治痈疮。

【用法】宜煮、炖，或制成豆制品。

【注意】炒食不易消化，易引起腹胀，胃病患者慎食。

【研究】黄豆含有丰富蛋白质，其中赖氨酸含量较高。黄豆也含有丰富的脂肪，以不饱和脂肪酸居多；碳水化合物较少；还含有多种维生素和矿物质等营养成分。黄豆还含有异黄酮等物质，有降低血胆固醇的作用，对动脉硬化、高血压、心脑血管疾病具有防治作用。

【参考文献】

[1]《名医别录》："逐水胀，除胃中热痹，伤中淋露，下瘀血，散五脏结积内寒。"

[2]《本草纲目》："治肾病，利水下气，制诸风热，活血，解诸毒。"

[3]《食物本草会纂》："宽中下气，利大肠，消水肿毒。"

【附品】

①豆腐：为黄豆的加工品。性凉，味甘。入脾、胃、大肠经。具有清热消肿、解毒止痢、益气下乳的功效。常用于治疗目赤肿痛、肺热咳嗽、消渴、休息痢疾、脾虚腹胀。

②豆浆：为黄豆的加工品。性平，味甘、微咸。入肺、胃、大肠经。具有补益正气、止血、化痰平喘的功效。常用于虚劳咳嗽、痰火哮喘、肺痈、湿热黄疸、便秘、淋浊的治疗。

③豆腐皮：为黄豆的加工品。性平，味甘、淡。入肺、脾、胃经。具有降逆止咳、解毒止痒的功效。常用于胃热嘈杂、虚劳自汗、冷嗽、脓疱疮的治疗。

④豆腐乳：为豆腐的加工品。性平，味咸、酸、甘。入胃、肾经。具有调中开胃的功效。常用于治疗脾胃虚弱导致的食欲不振、纳食无味或腹胀不适等。

⑤黄豆芽：为黄豆水浸泡后所发的嫩芽。性凉，味甘。入脾、胃、膀胱经。具有清热利湿、去疣的功效。常用于胃有积热、寻常疣的治疗。

⑥豆油：为大豆的种子所榨取之脂肪油。性温，味辛、甘。入大肠经。具有润肠通便、驱虫解毒的功效。用于治疗虫证、便秘，现多烹调用。

黑豆（《本草图经》）

【基原】为豆科植物大豆Glycine\max（L.）Merr.[PhaseolusmaxL.]的黑色种子。

【别名】乌豆、黑大豆。

【性味】味甘，性平。

【归经】肾、脾经。

【功效】活血利水，祛风解毒，健脾益肾。

【应用】

①用于面部及全身浮肿。黑豆味甘性平，健脾益气，利水化湿，消肿。如《肘后备急方》中用黑大豆100g，加水煎煮，去渣取汁，兑入酒适量，再次煮沸，饮服。

②用于肾虚腰痛、足膝软弱等。本品色黑入肾，其形如肾；具有补肾之功。如《四川中药志》中用黑大豆适量，置猪小肚内炖服。治肾虚腰痛、夜尿频数。

③用于精血不足所致的须发早白。本品味甘，能补肾气、益精血，精血足则须发得以濡养。可配伍黑芝麻、核桃仁等食之，效佳。

④用于疮疽肿毒或食物、药物中毒。如《千金要方》中用黑豆煮浓汁，取汁涂抹患处，治小儿丹毒。

【用法】宜煮、炖，或制成豆制品。

【注意】不宜炒食，慎与鱼共食。

【食物鉴别】黄豆与黑豆皆性平，味甘；均有补益、利水的功效。黄豆以健脾为主，黑豆以补肾为要。

【研究】黑豆含蛋白质、脂肪、碳水化合物、胡萝卜素、维生素B_1、维生素B_2、维生素B_{12}、烟酸、异黄酮等。具有降血脂、抗动脉硬化、减肥、保肝、抗肿瘤、抗氧化及延缓衰老等作用。

【参考文献】

[1]《神农本草经》："涂痈肿，煮汁饮……止痛。"

[2]《名医别录》："逐水胀，除胃中热痹，伤中淋露，下瘀血，散五脏结积内寒，杀乌头毒。"

[3]《本草纲目》："治肾病，利水下气，制诸风热，活血……煮汁，解礜石、砒石、甘遂、天雄、附子、射罔、巴豆、芫青、斑蝥百药之毒及蛊毒。"

绿豆（《开宝本草》）

【基原】为豆科植物大豆Vigna\radiata（L.）R.Wilczak[PhaseolusradiatusL.;P.mungoauct. nonL.]的种子。

【别名】青小豆。

【性味】味甘，性凉。

【归经】心、肝、胃经。

【功效】清热，消暑，利水，解毒。

【应用】

①用于暑热证。绿豆性凉，善解暑热。如《遵生八笺》之绿豆汤，煮食之。解暑热烦渴。

②用于水肿、小便不利。本品淡渗利水，用治水肿及小便不利，单用煮汤或与粳米煮粥食用。

③用于药物中毒。绿豆味甘，善于和解药性，具有一定解毒作用。单用绿豆或与生甘草熬汤，饮服。

【用法】宜煮粥或制成各种食品。

【注意】服药期间不宜食绿豆制品。

【研究】绿豆成分以碳水化合物为主，还含有一定量的蛋白质、脂肪、胡萝卜素、烟酸，以及钙、磷、铁等营养成分。

【参考文献】

[1]《本草纲目》："治痘毒，利肿胀。"

[2]《本草汇言》："清暑热，静烦热，润燥热，解毒热。"

[3]《食鉴本草》："清热解毒，不可去皮，去皮壅气，作枕明目。服药人不可食，令药无力。"

【附品】绿豆芽：为绿豆种子浸水后所发的嫩芽。性凉，味甘。入心、胃经。具有清热、解毒的功效。用于热毒或酒毒所致的心烦口渴及口舌生疮等。

赤小豆（《日华子诸家本草》）

【基原】为豆科植物赤小豆 Vigna\umbellata（Thunb.）OhwitetOhashi[Dolichosumhellatus Thunb.;Phaseoluscalcaratus Roxb.]的种子。

【别名】赤豆、红豆、红小豆。

【性味】味甘，性平。

【归经】脾、胃、肺经。

【功效】利水消肿退黄，清热解毒消痈。

【应用】

①用于水肿或黄疸。赤小豆性寒清热，利水消肿，退黄疸。如《本草纲目》中黄鸡赤豆汤以黄雌鸡一只，去除鸡杂，与赤小豆200g同煮，饮汤食肉，分次食用，可治脾虚水肿。

②用于湿疮痒疹、痈疽肿毒。本品内服外用均可。如《本草纲目》中用赤小豆、荆芥穗各等量，研末，鸡蛋清调服，用治皮肤湿疹作痒。

【用法】宜熬汤、煮粥，或制成各种食品。

【注意】脾胃虚寒者慎用。

【研究】赤小豆以碳水化合物为主，含有一定量的蛋白质、脂肪、萜类、维生素

B_1、维生素 B_2、烟酸及钙、磷、铁等。

【参考文献】

[1]《神农本草经》："主下水，排痈肿脓血。"

[2]《名医别录》："主治寒热，热中，消渴，止泻，利小便，吐逆。"

[3]《食鉴本草》："解毒，利小便，能逐津液，久食虚人，和鲤鱼煮食，能治肺气水肿。"

白扁豆（《本草纲目》）

【基原】为豆科植物扁豆Dolichos\lablabL.的白色成熟种子。

【别名】蛾眉豆、小刀豆、茶豆、南扁豆、羊眼豆、树豆、藤豆、火镰扁豆。

【性味】味甘、淡，性平。

【归经】脾、胃经。

【功效】健脾，化湿，消暑。

【应用】

①用于脾虚夹湿证。扁豆味甘，功能健脾止泻。如《备急千金要方》中单用白扁豆水煎服，用于暑湿泄泻，也可用于脾虚湿滞引起的泄泻。

②用于带下证。扁豆味甘健脾助运，水湿得以运行，湿邪去，带下止。如《妇人大全良方》中将白扁豆炒黄为末，米饮送服，治妇人赤白带下。

【用法】宜煮、炒至熟食用。

【注意】扁豆中含有血细胞凝集素，若生食或者虽经过烹调而未熟的扁豆（包括芸豆、豇豆、荷兰豆等），容易引起中毒，严重者可致死亡。扁豆制熟后才能食用。

【研究】扁豆含有较多碳水化合物和蛋白质，以及一定量的维生素和微量元素等营养成分。

【参考文献】

[1]《名医别录》："主和中，下气。"

[2]《本草纲目》："止泄泻，消暑，暖脾胃，除湿热，止消渴。"

[3]《药品化义》："扁豆，味甘平而不甜，气清香而不窜；性温和而色微黄，与脾性最合。"

蚕豆（《救荒本草》）

【基原】为豆科植物蚕豆Vicia\faba\L.的种子。

【别名】胡豆、南豆、坚豆、佛豆。

【性味】味甘、微辛，性平。

【归经】脾、胃经。

【功效】健脾利水，解毒消肿。

【应用】

①用于脾虚所致的食少、脘腹胀满。蚕豆味甘，入脾益气而助运化，开胃气而消

食。如《指南方》中用蚕豆研粉，红糖调味，治膈食不化。

②用于水肿、小便不利。本品味甘，健脾利水消肿。可配伍冬瓜皮，以增强利水作用。、

【用法】宜炒熟食用。

【研究】蚕豆主要含有碳水化合物以及一定量的蛋白质、脂肪、维生素和微量元素。蚕豆病是一种因6-磷酸葡萄糖脱氢酶缺乏所导致的疾病，食用新鲜蚕豆后会突然发生急性血管内溶血。有此病者忌服蚕豆。

【参考文献】

[1]《本草从新》："补中益气，涩精，实肠。"

[2]《医林纂要·药性》："滑肠，利水。"

[3]《随息居饮食谱》："健脾开胃，浸以发芽，更不滞气。"

豌豆（《绍兴本草》）

【基原】为豆科植物豌豆Pisum\sativum\L.的种子。

【别名】菲豆、寒豆、青豆、雪豆。

【性味】味甘，性平。

【归经】脾、胃经。

【功效】和中下气，通乳利水，解毒。

【应用】

①用于中焦不足所致的纳呆食少、体倦乏力或吐泻。豌豆味甘，可益脾胃、调理中焦。如《饮膳正要》中取豌豆50g，捣去皮，与羊肉煮熟食，治中气不足诸证。

②用于消渴。本品味甘，功能益脾和胃。脾胃调和，水谷得以化生精微，津液充足，消渴可解。如《食物中药与便方》中用青豌豆煮食，治消渴。

③用于产后乳汁缺少。可用豌豆煮汤或煮粥食用。

【用法】宜炒菜或制成饭。

【研究】豌豆含有较多的碳水化合物和蛋白质，以及多种维生素和微量元素等营养物质。

【参考文献】

[1]《绍兴本草》："调顺营卫，益中平气。"

[2]《随息居饮食谱》："煮食，和中生津，止渴下气，通乳消胀。"

[3]《福建药物志》："利水，止痒，益脾，治呕逆。"

豇豆（《救荒本草》）

【基原】为豆科植物豇豆Vigna\unguiculata（L.）Walp.[Dolichos unguiculata L.;Vigna sinensis（L.）Savi]的种子。

【别名】羊豆、长豆、豆角、饭豆。

【性味】味甘、咸，性平。

【归经】脾、肾经。

【功效】健脾利湿，补肾涩精。

【应用】

①用于脾虚食积、脘腹胀满。豇豆味甘，健脾益胃以助运化。如《常用草药治疗手册》中用豇豆适量，捣烂，温水冲服，治食积腹胀。

②用于肾虚带下、遗精白浊。本品入肾，味甘则补益肾气而固精止带。如《四川中药志》1960年版载，用豇豆、藤藤菜（空心菜），与鸡肉炖食，治白带、白浊。

【用法】宜煮烂食用。

【注意】气滞便结者禁食。

【研究】豇豆含有较多的碳水化合物和蛋白质，以及一定量的维生素和微量元素等营养成分。

【参考文献】

[1]《滇南本草》："治脾土虚弱，开胃健脾。"

[2]《本草纲目》："理中益气，补肾健胃，和五脏，调营卫，生精髓，止消渴、吐逆、泄痢、小便数，解鼠莽（断肠草）毒。"

[3]《四川中药志》1960年版："滋阴补肾，健脾胃，消食。治食积腹胀，白带，白浊及肾虚遗精。"

刀豆（《滇南本草》）

【基原】为豆科植物刀豆Canavalia\gladiata（Jacq.）DC.[Dolichosgladiatus Jacq.]和洋刀豆Canavalia\ensiformis（L.）DC.[Dolichosensiformis L.]的种子。

【别名】刀豆子、马刀豆、大刀豆。

【性味】味甘，性温。

【归经】脾、胃、肾经。

【功效】温中下气，益肾补元。

【应用】

①用于虚寒呃逆。刀豆性温能散中焦之寒，味甘可缓急止痛。如《兰台轨范》中用刀豆子，炙存性，酒送服，治冷呃。

②用于气血不和之腰痛。刀豆性温可补益肾元，甘缓而能止痛。如《重庆草药》中取刀豆子2粒煨酒服，可止腰痛。

【用法】宜煎汤或烧存性研末服。

【注意】胃热者禁服。

【研究】刀豆主要含蛋白质、淀粉、脂类、膳食纤维等营养成分。

【参考文献】

[1]《本草纲目》："温中下气，利肠胃，止呃逆，益肾补元。"

[2]《食物考》："烧灰，利肠，止虚呃逆。"

[3]《中药材手册》："补肾，散寒，下气。利肠胃，止呕吐。治肾气虚损，肠胃

不和，呕逆，腹痛吐泻。"

第三节　蔬菜类

蔬菜是供人们佐餐食用的植物类食物的总称。汉代许慎所撰《说文解字》云："蔬，菜也。"《尔雅·释天》载郭璞注曰："凡草菜可食者通名为蔬。"《辞海》将菜释为"蔬类植物的总称"。

蔬菜食物种类繁多，其性味各有不同，功效不同，应用各异，生活中常作为主食的补充品。正如《素问·脏气法时论》所指："五菜为充。"

蔬菜类食物主要含水溶性维生素，还含有矿物质、膳食纤维及少量的碳水化合物、蛋白质、脂肪等营养物质。蔬菜是人们日常生活中必备的食物，肥胖、高血压、高血脂、动脉硬化引起的心脑血管疾病、糖尿病等代谢性疾病者，可以经常食用。

一、叶茎

白菜（《滇南本草》）

【基原】为十字花科植物白菜Brassica\pekinensis(Lour.)Rupr.[SinapispekinensisLour.]的鲜叶和根。

【别名】菘、黄芽白菜、黄芽菜、黄芽白、大白菜。

【性味】味甘，性凉。

【归经】胃、大肠、膀胱经。

【功效】解热除烦，生津止渴，通利肠胃。

【应用】

①用于热毒内蕴所致的痈肿发背、红肿热痛等。白菜性凉，解热毒。可单用绞汁服，如《伤寒类要》中用菘菜榨汁，每日饮服一升，治发背。

②用于口渴心烦、小便短赤。本品质地柔润，富含液汁，性味甘凉，生津止渴。如《食物与治病》中用白菜适量，煮食喝汤，用治发热口渴、大小便不利。

③用于便秘。经常食用，有利于通利肠胃。

【用法】宜鲜用凉拌、炒或炖食。

【注意】本品性凉，脾胃虚寒者慎生食。

【研究】白菜含有多种维生素、微量元素、水分及膳食纤维等成分，是我国北方人民喜食的蔬菜之一，特别是冬季常食。

【参考文献】

[1]《名医别录》："主通利肠胃，除胸中烦，解酒渴。"

[2]《食物宜忌》："滑，利窍。"

[3]《本草省常》："利肠胃，安五脏，除烦热，解酒毒，消食下气，止嗽和中，久食令人肥健。"

甘蓝（《名医别录》）

【基原】为十字花科植物甘蓝 Brassica\oleraceaL.var.capitataL. 的叶。

【别名】包心菜、洋白菜、卷心菜、包菜。

【性味】性平，味甘。

【归经】肝、肾经。

【功效】清利湿热，散结止痛，益肾补虚。

【应用】

①用于湿热黄疸。本品清热利湿，退黄疸。可用甘蓝煮水食用。

②用于呕吐泛酸、胃脘疼痛。甘蓝味甘和胃，制酸止痛。如《福建药物志》中用甘蓝鲜叶捣烂取汁200mL，连服10天，治胃及十二指肠溃疡。

③用于肾虚筋骨不利。本品味甘则补而益肾气，强筋骨。本品可炒食。

【用法】宜鲜品凉拌、炒或煮汤。

【研究】甘蓝主要含有多种维生素、微量元素以及一定量的膳食纤维等营养成分，其中含有维生素U样物质，维生素U具有对抗胃、十二指肠溃疡，制酸止痛的作用。

【参考文献】

[1]《备急千金要方·食治》："甘平，无毒，久食大益肾，填精髓，利五脏，调六腑。"

[2]《本草拾遗》："补骨髓，利五脏六腑，利关节。通经络中结气，明耳目，健人，少睡，益心力，壮筋骨。"

[3]《中国药用植物志》："有益肾、利五脏、止痛及促进伤口愈合的功能。主治消化道溃疡及疼痛。"

水芹（《本草经集注》）

【基原】为伞形科植物水芹Oenanthe\javanica（Bl.）DC.[Sium ja-uanicum Bl.; Oenanthe decumbens K.-Pol.; O.stolnifera（Roxb.）Wall.ex DC.]的全草。

【别名】水英、水芹菜、河芹、小叶芹。

【性味】味辛、甘，性凉。

【归经】肺、肝、膀胱经。

【功效】清热解毒，利尿，止血。

【应用】

①用于淋证、小便不利。本品味甘，渗湿利水，性凉清热，入膀胱而利尿通淋。《太平圣惠方》中取水芹菜白根者，去叶捣汁，井水和服，治小便淋痛。

②用于肝阳上亢、头晕胀痛。水芹性凉入肝，平抑肝阳。《庐山中草药》中用水芹煎汤服用，治高血压。

③用于咽喉肿痛、痈肿疮疡等。水芹性凉，可清热解毒。内服外用皆可。

【用法】宜凉拌或炒食。

【注意】脾胃虚寒、大便稀溏者慎捣汁服。

【研究】水芹主要含有多种维生素、水分、矿物质及膳食纤维等营养成分。

【参考文献】

[1]《备急千金要方·食治》："益筋力，去伏热。治五种黄病，生捣绞汁，冷服。"

[2]《随息居饮食谱》："清胃，祛风，利口齿、咽喉、头目。"

[3]《中国药用植物志》："嫩茎捣汁服，可治高血压。"

旱芹（《履逸岩本草》）

【基原】为伞形科植物旱芹 Apium\graveolens\L. 的全草。

【别名】水英、芹菜、香芹、药芹、蒲芹。

【性味】味甘、辛、微苦，性凉。

【归经】肝、胃、肺经。

【功效】平肝，清热，祛风，利水，止血，解毒。

【应用】

①用于肝阳上亢、头晕目眩、耳鸣等。旱芹性凉味甘苦，可清肝热。如《中药大辞典》中用生芹菜，捣烂绞汁，加入等量蜂蜜，混匀，饮服，治高血压。

②用于肺热咳喘或肺痈。本品性凉、味辛而苦，辛开苦降，清肺化痰，止咳平喘。如《西宁中草药》中用芹菜根30g，冰糖适量，水煎服，治肺热咳嗽、多痰。

③用于湿热带下、小便淋浊。旱芹功能清热利湿通淋。常以本品煮水食用。

④用于便秘。旱芹有软化大便的作用。

【用法】宜凉拌、炒食或煮汤。

【研究】旱芹主要含有多种维生素、矿物质以及膳食纤维、碳水化合物等营养成分。因旱芹含维生素C、胡萝卜素、膳食纤维及铁元素相对较多，对中老年慢性或习惯性便秘者选食大有裨益。

【参考文献】

[1]《本草推陈》："治肝阳头晕，面目红赤，头重脚轻，步行飘摇等症。"

[2]南京药学院编《中草药学》："主治高血压动脉硬化，乳糜尿，神经痛，关节痛。"

[3]《河北中草药》："止咳，清热。用于风热咳嗽，月经不调。"

芫荽（《食疗本草》）

【基原】为伞形科植物芫荽 Coriandrum\sativum\L. 的带根全草。

【别名】胡荽、香荽、香菜、莞荽。

【性味】味辛，性温。

【归经】肺、脾、肝经。

【功效】发表透疹，消食开胃，止痛解毒。

【应用】

①用于疹发不畅。芫荽味辛，发散表邪，透疹外出。如《太平圣惠方》中的胡荽酒，以胡荽制酒，待冷却后，外喷皮肤，从项至脚，勿喷于面。治小儿疹痘，欲令速出。

②用于食欲不振或饮食积滞等。本品性温味，辛而芳香，醒脾运，和胃气，助受纳，促食消。如《福建中草药》中载，用鲜芫荽全草30g水煎服，治消化不良、腹胀。

③用于丹毒、疮肿初起、蛇伤。可用芫荽捣烂外敷。

【用法】宜生拌、烹汤或炒食。

【研究】芫荽含一定量的挥发油、维生素C及微量元素等化合物质。现代研究表明芫荽具有抗菌、促进外周血液循环以及增强消化液和胆汁分泌的作用。

【参考文献】

[1]《食疗本草》："利五脏，补筋骨，主消谷能食。"

[2]《医林纂要·药性》："外散阴气，辟邪气，发汗，脱疹。"

[3]《四川中药志》1979年版："治胃寒胀痛，风寒感冒。"

菠菜（《履浅岩本草》）

【基原】为藜科植物菠菜Spinacia\oleracea\L.的全草。

【别名】红根菜、波期菜、敏菜、飞龙菜。

【性味】味甘，性平。

【归经】肝、大肠、胃、小肠经。

【功效】养血，止血，平肝，润燥。

【应用】

①用于高血压头痛目眩。本品可平抑肝阳。如《浙江药用植物志》中，用鲜菠菜适量，置沸水中烫约3分钟，以香油拌食，治高血压引起的头痛、头晕。

②用于热病烦渴。菠菜性凉味甘，既能清热，又能生津止渴。如《食物与治病》中取鲜菠菜水煮，喝汤食菜。用治小便不通，肠胃积热，胸腹满闷，便秘。

③用于血虚津亏便秘。菠菜性凉，养血润燥而通便。常炒食或煮汤食用。

【用法】宜凉拌、煮汤或炒食。

【研究】菠菜主要含有多种维生素、矿物质（其中钙、铁较多）、膳食纤维、碳水化合物等营养成分。

【参考文献】

[1]《食疗本草》："利五脏，通肠胃热，解酒毒。"

[2]《本草纲目》："甘冷、滑、无毒。通血脉，开胸腹，下气调中，止渴润燥，根尤良。"

[3]《全国中草药汇编》："滋阴平肝，止渴润肠，治高血压、头痛、目眩、风火赤眼、糖尿病、便秘。"

苋菜（李当之《药录》）

【基原】为苋科植物苋 Amaranthus\tricolor\L.[A.mangostanu.sL.;A.Gangeticu.sL.]的茎叶。

【别名】苋、三色菜、清香苋、秋红。

【性味】味甘，性凉。

【归经】大肠、小肠经。

【功效】清热解毒，通利二便。

【应用】

①用于热毒疮肿。苋菜性凉，清解热毒。常煎汤内服，或外用捣烂敷患处。

②用于赤白痢疾。苋菜味甘缓止泻，性凉清热利湿止痢。如《普济方》中的紫苋粥方，用紫苋叶与粳米煮粥，空腹服用，食之立瘥。治产前后赤白痢。

【用法】宜炒食或煮汤。

【注意】脾虚便溏者不宜多食。

【研究】苋菜主要含有多种维生素、微量元素以及膳食纤维、碳水化合物等营养成分。紫红色苋菜中含有较多的胡萝卜素。

【参考文献】.

[1]《新修本草》："赤苋：主赤痢，又主射工沙虱。"

[2]《滇南本草》："治大、小便不通，化虫，去寒热，能通血脉，逐瘀血。"

[3]《本草纲目》："（六苋）利大小肠，治初痢，滑胎。"

蕹菜（《本草拾遗》）

【基原】为旋花科植物蕹菜 Ipomoea\aqua\Forsk.[Convolvulrs reprns Vahl; I .reptans Poir.]的茎叶。

【别名】蓊菜、空心菜、空筒菜。

【性味】味甘，性寒。

【归经】肺、大肠经。

【功效】凉血清热，利湿解毒。

【应用】

①用于血热引起的出血证。蕹菜性寒，有清热凉血止血之功。如《岭南采药录》中用蕹菜数根，和糖捣烂，冲入沸水服，治鼻血不止。

②用于痈疮痒疹。本品性寒，清热利湿解毒，消肿止痒。如《贵州省中医验方秘方》中用蕹菜加水煎煮，去渣取汁，加白糖，煎如饴糖状，每日2次，治翻肛痔。

③用于虫蛇咬伤。常捣烂外敷。

【用法】宜炒食或煮汤食。

【注意】脾虚便溏者不宜多食。

【研究】蕹菜中主要含有多种维生素、微量元素以及一定量的蛋白质、膳食纤维和碳水化合物等。紫色蕹菜有降低血糖的作用。

【参考文献】

[1]《食物考》："宽肠利膈，杀莽草毒。"

[2]《饮食辨》："性滑利，能和中解热，大便不快及秘结者宜多食，叶妙于梗。"

[3]《福建药物志》："清热、凉血、解毒。主治毒菇、木薯、曼陀罗等中毒；肺结核咯血、尿血、鼻衄、便秘、鹅口疮、乳腺炎、疔疮疖肿、毒蛇及蜈蚣咬伤。"

茼蒿（《备急千金要方·食治》）

【基原】为菊科植物茼蒿子秆Chrysanthemumcarinatum Schousb.[C.coronaroium auct. non L.]和南茼蒿Chrysanthemum segetum L.[C.coronarium L.var. spatiosum Bailey]的茎叶。

【别名】蓬蒿菜、茼蒿菜、同蒿、蓬蒿。

【性味】味辛、甘，性凉。

【归经】心、脾、胃经。

【功效】和脾胃，消痰饮，安心神。

【应用】

①用于痰热咳嗽。茼蒿性凉清热，可化痰止咳。如《食物中药与便方》中用鲜茼蒿菜，水煎去渣，加冰糖调服，每日2次，治热咳痰浓。

②用于头晕目眩、耳鸣耳聋等肝阳上亢证。茼蒿甘凉，清肝热，抑肝阳。如《食物与治病》中取鲜茼蒿一把，切碎，捣烂取汁，每次一杯，温开水冲服，可治高血压、头昏脑涨。

③用于心烦失眠。本品甘凉，清心热，益心阴，养心安神。如《食物中药与便方》中用鲜茼蒿、菊花苗等分，煎汤，每日饮服，治烦热头昏、睡眠不安。

【用法】宜炒食或煮汤。

【注意】茼蒿有动风气、熏人心、令人气满之弊，不宜多食。

【研究】茼蒿主要含有多种维生素、微量元素以及少量蛋白质、脂肪和碳水化合物等。其中胡萝卜素含量较高，另外尚含有挥发油及胆碱类化合物，适量常食对提高记忆力、增加食欲等具有一定效果。

【参考文献】

[1]《备急千金要方·食治》："味辛平，无毒。安心气，养脾胃，消痰饮。"

[2]《滇南本草》："行肝气，止气疼，治偏坠气疼，利小便。"

[3]《食物中药与便方》："清血养心，润肺消痰。治高血压性头昏脑涨，睡眠不安，烦热，热咳痰浓。"

莴苣（《食疗本草》）

【基原】为菊科植物莴苣Lactuca\sativa\L.[L.scariolaL.var.satiua（L.）Hook.f.]的茎叶。

【别名】莴笋、生菜、莴苣菜、莴菜。

【性味】味苦、甘，性凉。

【归经】胃、小肠经。

【功效】利尿，通乳，清热解毒。

【应用】

①用于小便不利。莴苣性凉，清热利尿。如《海上方》中用莴苣捣泥，制饼食之，治小便不利。

②用于乳汁不足。莴苣疏利，有通乳之功。如《海上集验方》中用莴苣三枚，研作泥，好酒调开服，治产后无乳。

③用于虫蛇咬伤、肿毒，常捣烂外敷。

【用法】宜凉拌或炒食。

【注意】脾胃虚寒者不宜多食。

【研究】莴苣含有多种维生素、微量元素、膳食纤维和碳水化合物等营养成分。莴苣叶的营养素含量比茎高。

【参考文献】

[1]《日用本草》："味苦，寒平。利五脏，补筋骨，开湿热，通经脉，祛口气，白牙齿，明眼目。"

[2]《滇南本草》："治冷积虫积，痰火凝结，气滞不通。"

[3]《本草纲目》："通乳汁，利小便，杀虫蛇毒。"

韭菜（《滇南本草》）

【基原】为百合科植物韭 Allium\tuberosum\Rottler\ex\Sprengle 的叶。

【别名】起阳草、壮阳草、扁菜。

【性味】味辛，性温。

【归经】肾、胃、肝、肺经。

【功效】补肾，温中，行气，散瘀，解毒。

【应用】

①用于脾肾阳虚证。韭菜辛温散寒，温中益肾。如《本草纲目》中取韭菜与粳米煮粥，每日服食，主治脾肾阳虚所致的腹中冷痛、阳痿早泄、腰膝无力、小便频数、白带过多、经漏不止。

②用于胸痹疼痛。韭菜味辛窜，善行气散积。如《食疗本草》中记载用生韭菜捣汁内服，用治胸痹急痛。

③用于痈疮肿毒，跌打损伤，常捣烂外敷。

【用法】宜炒食或作馅食用。

【注意】凡胃、十二指肠溃疡、胃炎、发热及疮痈者慎食。民间多将韭菜列为"发物"。

【研究】韭菜中含有多种维生素、矿物质和膳食纤维等营养成分。其中胡萝卜素含量较高。另外韭菜中还含有糖类、挥发性物质和硫化物。韭菜具有一定的降低血脂的作用。

【参考文献】

[1]《本草拾遗》："温中，下气，补虚，调和五脏，令人能食，益阳，止泄白脓，腹冷痛，并煮食之。"

[2]《日华子本草》："止泄精、尿血，暖腰膝，除心腹痛冷，胸中痹冷，疾脾气及腹痛等，食之肥白人。中风失音研汁服；心脾胃痛甚，生研服；蛇、犬并恶疮，捣敷。"

[3]《药性切用》："活血助阳，散瘀止血。为血瘀噎嗝专药。捣汁用。"

荠菜（《备急千金要方·食治》）

【基原】为十字花科植物荠菜 Brassicajuncea（L.）Czern.etCoss.[Sinapisjuncea L.]和油荠菜 Brassiajuncea（L.）Czern.etCoss.var.GracilisTsenetLee.的嫩茎叶。

【别名】菱角菜、地米菜。

【性味】性温，味辛。

【归经】肺、胃、肾经。

【功效】利肺豁痰，消肿散结。

【应用】

①用于湿痰咳嗽。荠菜味辛开宣肺气，性温散肺寒，故能温肺化痰止咳。常用本品煮汤食用。

②用于痈疮肿痛。荠菜味辛则散结止痛。内服外用均可。如《圣济总录》中采用的是和泥荠菜半斤，锉碎，以水四升，煮取三升，倾于瓷瓶内，熏乳肿处，日三五度，治乳痈结硬疼痛。

【用法】宜炒食或腌制食用。

【注意】本品辛温，热证、过敏者慎食。

【研究】荠菜含有多种维生素和微量元素，以及少量的碳水化合物、膳食纤维等。药理研究已知荠菜提取物具有一定的抗肿瘤作用，经适量食用，可防止肿瘤的生成或生长。

【参考文献】

[1]《食疗本草》："主咳逆，下气，明目，去头面风。"

[2]《本草纲目》："通肺豁痰，利膈开胃。"

[3]《福建药物志》："鲜叶治膀胱结石，小便不通，烫伤，冻疮；老黄叶治白带。"

芸薹（《名医别录》）

【基原】为十字花科植物油菜 Brassica\campestris\L.的根、茎和叶。

【别名】油菜、红油菜、胡菜、青菜。

【性味】味辛、甘，性平。

【归经】肺、肝、脾。

【功效】凉血散血，解毒消肿。

【应用】

①用于血痢腹痛。芸薹凉血散血。如《太平圣惠方》中用芸薹捣汁，混匀蜂蜜温服，治疗血痢不止、腹中疼痛、心神烦闷。

②用于疮疡痈疽等。芸薹味辛，化瘀散结消肿。如《小儿卫生总微论方》中载以芸薹叶秆烂，敷于患处，治赤肿半身红，渐渐胀硬不止。

【用法】宜爆炒或馊汤食。

【研究】芸薹含有维生素、微量元素及蛋白质、脂肪和碳水化合物、膳食纤维等多种营养素。其中钙和胡萝卜素的含量较多。

【参考文献】

[1]《新修本草》："主风游丹肿，乳痈。"

[2]《日华子本草》："治产后血风及瘀血。"

[3]《开宝本草》："别本注云破症瘕结血，是宜血病也。"

莼菜（《名医别录》）

【基原】为睡莲科植物莼菜 Brasenia\schreberi\J.F.Gmel. 的茎叶。

【别名】水葵、马蹄草、露葵。

【性味】味甘，性寒。

【归经】肝、脾经。

【功效】利水消肿，清热解毒。

【应用】

①用于湿热黄疸、痢疾、水肿等。莼菜性寒，清热利湿退黄疸，可用本品捣汁或煎汤饮服。

②用于痈疽肿毒，红肿热痛。莼菜清热解毒。如《保生余录》中载春夏用莼菜茎，冬月用莼菜籽，捣烂敷之，治一切痈疽。

【用法】宜炒食或做羹食。

【注意】本品性寒，脾胃虚寒者慎食。

【研究】莼菜中含有多种维生素、微量元素及膳食纤维等营养成分。现代研究表明莼菜中所含的黏性化合物具有一定的抗癌作用。因此，对患有胃炎、胃溃疡、胃癌者适量选食之，可起到食助药效，有利于疾病的康复。

【参考文献】

[1]《医林纂要药性》："除烦，解毒，消痰。"

[2]《本草汇言》："凉胃疗疽，散热痹之药也。此草性冷而滑，和姜醋做羹食，大清胃火，消酒积，止暑热成痢。"

[3]《本草逢原》："莼性味滑，常食发气，令关节急，患痔漏、脚气、积聚，皆不可食，为其寒滑伤津也。"

竹笋（《本草纲目》）

【基原】为禾本科植物车筒竹 Bambusasinospinosa McClure 的嫩茎、芽。

【别名】刺竹笋。

【性味】味甘、苦，性凉。

【归经】胃、小肠经。

【功效】化痰，消胀，透疹。

【应用】

①用于饮食积滞，腹胀疼痛。常用本品炒食。

②用于疮疹不畅。本品为发物，可透疹外出。如《本草求原》中用笋尖煮汤，治痘疹血热毒盛、不起发者。

【用法】宜炒、炖或煨汤食用。

【注意】本品性凉，脾胃虚寒者慎食。

【研究】竹笋中含有维生素、微量元素和碳水化合物等，其中所含的膳食纤维较多。古人将竹笋称为"山珍"之一。

【参考文献】

[1]《本草纲目拾遗》："利九窍，通血脉，化痰涎，消食胀。"

[2]《本草求原》："甘而微寒，清热除痰，同肉多煮，益阴血。"

[3]《全国中草药汇编》："凉血止痢，清热生津。主治消化不良，痢疾。"

香椿（《本草纲目》）

【基原】为楝科植物香椿 Toona\sinensis（A.Juss.）Roem.[Cedrelasinensis A.Juss.]的嫩芽。

【别名】香椿头、香椿叶。

【性味】味微苦，性平。

【归经】胃、大肠经。

【功效】祛暑化湿，解毒，杀虫。

【应用】

①用于暑湿伤中，恶心呕吐，食欲不振，泄泻，痢疾。香椿微苦，祛暑化湿，常用本品炒食。

②用于疗疮肿毒。香椿气味芳香，具有解毒杀虫之效。如《岭南采药录》中用椿芽叶捣烂，和酒饮之，治唇上生疮。

【用法】宜炒食。

【研究】香椿含有多种维生素、微量元素及膳食纤维等营养成分，为我国古今食用时令菜之一，常作为佐餐菜肴而选食，凡食欲不振、不思饮食者可适量食之。

【参考文献】

[1]《新修本草》："主洗疮疥，风疽。"

[2]《食疗本草》："动风，多食令人神昏，血气微。"

[3]《陆川本草》："健胃，止血，消炎，杀虫。治子宫炎、肠炎、痢疾、尿道炎。"

茴香菜 (《备急千金要方·食治》)

【基原】为伞形科茴香属植物茴香 Foeniculum\vulgare\Mill. 的茎叶。

【别名】香丝芽。

【性味】味辛、甘，性温。

【归经】胃、肠、肾经。

【功效】理气和胃，散寒止痛。

【应用】用于温肾暖肝。茴香菜味辛性温，可行气散寒止痛。如《食疗本草》中载，取生茴香茎叶捣汁，加入热酒，饮用，用治卒肾气上冲胁，如刀刺痛，喘息不得卧。

【用法】宜做馅食用。

【研究】茴香菜中含有多种维生素、微量元素及少量蛋白质、脂肪和碳水化合物等营养成分。

【参考文献】

[1]《药性论》："卒恶心，腹中不安，食之即瘥。"

[2]《备急千金要方·食治》："主霍乱，辟热，除口气。"

[3]《食物考》："治呕恶呃，小肠气痛，骑马痈疖，和酒煮饮，渣敷效佳。"

金针菜 (《滇南本草》)

【基原】为百合科植物黄花菜 Hemerocallis\citrina\Baroni 的花蕾。

【别名】萱草花、黄花萱草、忘忧草花、黄花菜。

【性味】味甘，性凉。

【归经】肝、肾、大肠经。

【功效】清热利湿，宽胸解郁，凉血解毒。

【应用】

①用于小便短赤，黄疸。本品性凉，可清热利湿。可煎水食用。

②用于情志抑郁，心烦健忘等。金针菜味甘芳香，开郁醒神。可炒食或煮汤食用。

③用于痔疮便血，疮痈等。金针菜性凉清热凉血解毒。如《福建药物志》中用金针芽菜水煎服，调入红糖适量，连服3~4天，治痔疮出血。

【用法】宜水焯后凉拌，或炒食。

【注意】不宜直接食鲜金针菜，应沸水焯后食用。

【研究】黄花菜中含有多种维生素、微量元素及少量蛋白质、脂肪和碳水化合物等，其中胡萝卜素含量较多。

【参考文献】

[1]姚可成著《食物本草》："主利肠胃，通二便，去火除热。"

[2]《食鉴本草》："利心气，好欢乐，令人忘忧，轻身明目，利胸脱。"

[3]《食物考》："下气怡神，解热散郁，利便疸清。"

洋葱（《药材学》）

【基原】为百合科植物洋葱 Allium\cepa\L. 的鳞茎。

【别名】玉葱、洋葱头。

【性味】味辛、甘，性温。

【归经】肺、胃、肝经。

【功效】健胃理气，解毒杀虫，降血脂。

【应用】

①用于中焦虚寒引起的食少纳呆，脘腹胀满。洋葱性温散寒，味甘以健脾胃，辛则行气除胀。例如《实用中医营养学》中用洋葱适量，洗净切碎，炒食或者熟食，可用治胸闷恶疮，咳嗽痰多浓稠。

②用于疮疹作痒。本品辛温祛风杀虫，化湿止痒。如《福建药物志》中用鲜洋葱、鲜芹菜各等份，捣烂取汁，加醋适量，临睡前用带绒棉球蘸药汁塞入阴道，次日取出，连续用1周，治疗滴虫性阴道炎。

③洋葱具有降血脂的作用，可用治高脂血症。例如在《家庭食疗手册》中用洋葱炒食，可用治高脂血症。

【用法】宜炒食。

【注意】湿热者慎食。

【研究】洋葱含有挥发油、硫化物、多种维生素和矿物质。研究表明洋葱具有降低胆固醇、降低血脂、扩张血管、减少外周及冠状动脉血管的阻力等作用。凡有高脂血症、高血压、心血管疾病者可适量食用。

【参考文献】

[1]《药材学》："新鲜的洋葱捣成的泥剂，应用于治疗创伤、溃疡及妇女滴虫性阴道炎。"

[2]《全国中草药汇编》："主治便秘。"

[3]《福建药物志》："祛湿消肿。"

百合（《神农本草经》）

【基原】为百合科植物百合 Lilium\browii\F.E.BrownexMiellezvar.viridulumBaker[L.browniiF.E.BrownexexMiellezvar.colchesteri（VanHoutt.）Wils.exElwes]、卷丹 LiliumlancifoliumThunb.[L.tigrinumKer–Gawl.]、山丹 LiliumpumilumDC.[L.tenuifoliumFisch.]、川百合 LiliumdavidiiDuch. 等的鳞茎。

【别名】水百合、山南苹、菠萝头、百合蒜。

【性味】味甘、微苦，性微寒。

【归经】心、肺经。

【功效】养阴润肺，清心安神。

【应用】

①用于肺虚咳嗽、劳嗽咯血。百合甘而微寒，能清肺润肺而止咳嗽。可与银耳配伍，一同炖煮为羹，可治疗阴虚咳嗽。

②用于阴虚烦躁，失眠多梦。百合具有清心热、安心神的作用。如《金匮要略》中百合鸡子黄汤，用百合7枚、鸡子1枚，加白糖（冰糖）少许调饮，主治百合病吐后诸症。

【用法】水煎、炒菜、煮粥食；润肺蜜炙用，安神生用。

【注意】风寒咳嗽、中焦虚寒者慎食。

【研究】百合含有碳水化合物、矿物质和维生素等营养成分。研究显示百合具有祛痰、止咳、抗过敏、镇静及强壮等作用。

【参考文献】

[1]《神农本草经》："主邪气腹胀，心痛，利大小便，补中益气。"

[2]《日华子本草》："安心，定胆，益志，养五脏。"

[3]《本草纲目拾遗》："清痰火，补虚损。"

茭白（《本草图经》）

【基原】为禾本科植物菰 Zizania\caduciflora（Turcz.exTrin.）Hand. Mazz. 的嫩茎秆经菰黑粉 Yeniaesculenta（P.Henn.）Liou 刺激而形成的纺锤形肥大部分。

【别名】菰菜、茭儿菜、茭笋、高瓜。

【性味】味甘，性寒。

【归经】肝、脾、肺经。

【功效】解热毒，除烦渴，利二便。

【应用】

①用于热病烦渴引饮。茭白甘寒生津，除烦止渴。可以煮汤食。

②用于肠燥便秘。本品甘寒生津，润肠通便。如《食物与治病》中用鲜茭白60g、旱芹30g，水煎服，主治便秘、心胸烦热。

【用法】宜炒或煨汤食。

【注意】脾胃虚寒泄泻者慎食。茭白含草酸较多，食用时应予注意。

【研究】茭白含多种维生素、微量元素及碳水化合物、膳食纤维等营养成分。

【参考文献】

[1]《本草拾遗》："去烦热，止渴，除目黄，利大小便，止热痢，解酒毒。"

[2]《本草汇言》："润大肠，疏结热。"

[3]《河北中草药》："清热，解毒，除烦，止渴，并有调经、通乳的作用。"

二、根茎类

萝卜（《新修本草》）

【基原】为十字花科植物莱菔 *Raphanu ssativus* L. 的鲜根。

【别名】莱菔、白萝卜、菜头、芦菔。

【性味】味辛、甘，性凉。

【归经】脾、胃、肺、大肠经。

【功效】消食，下气，化痰，止血，解渴，利尿。

【应用】

①用于饮食积滞，呕吐吞酸，脘腹胀满。萝卜味辛，善行胃肠积滞，消胀除满，生食效佳。《濒湖集简方》中记载："治食物作酸：萝卜生嚼数片。"

②用于痰热咳喘。萝卜性凉味辛，化痰下气。如《医部全录》中，取开花萝卜，切片煮烂，频频饮汁，主治小儿咳嗽痰多喘促、腹胀、疮疹不出。

③用于血热引起的出血证。本品性凉，清血热而止血。如《仁斋直指方》中用生萝卜榨汁，加盐少许，调服，治诸热吐血、衄血。

④用于小便短赤涩痛等淋证。本品味甘，能渗利水湿，可以与蜂蜜煮汤食用。

【用法】宜生食、凉拌、炒食或煮汤等。

【注意】脾胃虚寒者不宜多食。

【研究】萝卜中含有一定量的维生素、微量元素及蛋白质、脂肪和碳水化合物、膳食纤维等。由于萝卜品种较多，可有青白相间、全白色、全红色及外白里红等。因为萝卜中含辛辣成分的分子素和淀粉分解酶，具有良好的消化作用。所谓"晚食萝卜早食姜，免得医生开处方"的谚语是对其保健价值的最好解释。

【参考文献】

[1]《名医别录》："主利五脏，轻身益气。"

[2]《四声本草》："消食……主肺嗽吐血。酥煎食，下气。"

[3]《日用本草》："捣汁服，治吐血，衄血。"

胡萝卜（《绍兴本草》）

【基原】为伞形科植物胡萝卜 *Daucus carota* L.var.sativa Hoffm. 的根。

【别名】黄萝卜、葫芦菔、红芦菔、红萝卜。

【性味】味甘、辛，性平。

【归经】脾、肝、肺经。

【功效】健脾和中，滋肝明目，化痰止咳，清热解毒。

【应用】

①用于脾虚食少，体倦乏力，腹痛便溏。胡萝卜味甘，健脾助运，益胃收纳水谷，且能缓急止痛，可以煮熟食用。

②用于肝血虚所致的两目昏花或雀盲。本品味甘，滋肝明目。如《青海常用中草药手册》中用羊肝500g，切片，入沸水煮，捞出；胡萝卜1~2个，捣汁拌羊肝片，加调味品，随意食用，治夜盲症。

③用于肺虚咳喘或百日咳等。本品味甘补脾，濡养于肺，意在"培土生金"。如《岭南采药录》中用胡萝卜125g、大枣12枚（连核），水煎服，治小儿百日咳。

④胡萝卜有解毒消肿之功效，用于疹痈疮毒等。捣烂外涂或内服均可。

【用法】宜生食或炒食、煮汤食用。

【研究】胡萝卜中含有丰富的胡萝卜素以及微量元素、碳水化合物等营养成分。胡萝卜具有增强免疫力、抗癌、降血压、降血糖、美容等作用。经常食用具有良好的强身保健功能，故有"小人参"的美称。

【参考文献】

[1]《绍兴本草》："下气，调利肠胃。"

[2]《本草省常》："黄者养气，红者养血，久食令人强健。"

[3]《福建药物志》："滋肝明目，凉血润肠，治高血压、痢疾、毛囊炎。"

莲藕（《本草经集注》）

【基原】为睡莲科植物莲 *Nelumbo nucifera* Gaertn 的肥大根茎。

【别名】藕。

【性味】味甘，性寒。

【归经】心、肝、脾、胃经。

【功效】生用：清热生津，凉血，散瘀，止血。熟用：健脾，开胃。

【应用】

①用于热病烦渴或消渴。藕之性味甘寒，清热生津止渴。例如《温病条辨》之五汁饮，用藕汁、梨汁、马蹄汁、鲜苇根汁、麦冬汁，和匀凉服，不甚喜凉者，重汤炖温服，治太阴温病口渴甚、吐白沫黏滞不快者。

②用于血热或血瘀引起的出血证。本品性寒，清热、凉血、止血、散寒。将藕节烧成炭，止血效果更佳。

③用于脾胃虚弱。一般炖煮，或与粳米煮粥。

【用法】宜生食或制熟食用。

【研究】藕中含有碳水化合物、维生素、蛋白质及膳食纤维等营养成分。藕粉碳水化合物含量达92%以上，热量较高，容易消化吸收，平时体质虚弱或大病及久病体弱者可适量食之以强身健体。

【参考文献】

[1]《名医别录》："主热渴，散血生肌，久服令人心欢。"

[2]《食经》："主烦热，鼻血不止。"

[3]《药性论》："藕汁，能消瘀血不散。"

【附品】莲子：藕的成熟种子。性平，味甘、涩，归脾、肾、心经，具有补脾止泻、益肾固精、清心安神的功效。常用于脾胃虚弱、肾虚下焦不固及心神不宁诸症。

芋头（《本草衍义》）

【基原】为天南星科植物芋 *Colocasiaesculenta*（L.）Schott [ArumEsculentumL.]的根茎。

【别名】芋头、毛芋、水芋、土芝。

【性味】味甘、辛，性平。

【归经】胃经。

【功效】健脾补虚，散结解毒。

【应用】

①用于脾胃失和所致的食欲不振、脘腹不适。芋头味甘益脾以助运化，可以本品蒸食。

②用于治疗瘰病、癖块等。本品味辛行气散结。如《中国医学大辞典》之芋头丸，用芋头方切片，晒干，研细末，用陈海蜇漂洗，大荸荠煎汤泛丸，如梧桐子大，每服9g，治瘰疬不论已溃未溃。

③用于赘疣、鸡眼、疥癣及烫火伤。如《湖南药物志》中用鲜芋头捣烂，敷患处。治烫火伤。

【用法】宜蒸食或炒食。

【注意】生品有毒应禁食，多外用；熟品不宜多食。

【研究】芋头含有碳水化合物、维生素和微量元素等营养物质。

【参考文献】

[1]《名医别录》："主宽肠胃，充肌肤，滑中。"

[2]《滇南本草》："治中气不足，久服补肝肾，填精益髓，又能益气。"

[3]《随息居饮食谱》："生嚼治绞肠癌，捣涂痈疮初期，丸服散痕症。"

慈姑（《本草纲目》）

【基原】为泽泻科植物慈姑 *Sagittaria trifolia* L. var. *sinensis*（Sims.）Makino [Sagittaria sagittifolia L. f. sinensis（sims）Makino; S. sinensis Sims; S. sagittifolia arct. Non L; S. trifolia L. var. edulis（Sieb. Ex miq.）Ohui]的球茎。

【别名】茨菰、华夏慈姑、白地栗。

【性味】味甘、微苦、微辛，性凉。

【归经】肝、肺、脾、膀胱经。

【功效】活血凉血，止咳通淋，散结解毒。

【应用】

①用于肺虚燥咳，痰中带血或吐血、衄血等。慈姑性凉清肺热，凉血止血，并润燥止咳。如《滇南本草》中取生慈姑捣烂，与适量蜂蜜拌匀，蒸熟热食，主治肺虚咯血。

②用于湿热引起的小便淋浊。本品性凉清热，味苦燥湿，甘则渗湿通淋。如安徽《单方草药选编》用鲜野慈姑球根30~90g，捣烂绞汁，开水冲服，每日2次，治石淋。

③用于目赤、肿毒及瘰疬痰核等。内服、外用均可。

【用法】内服煎汤，外用捣汁涂。

【注意】孕妇禁食。

【研究】慈姑含有一定量的维生素、微量元素、蛋白质、脂肪和碳水化合物、膳食纤维等。凡平素阳气偏盛，或伴有咯血、吐血等，可适量选食之。

【参考文献】

[1]《备急千金要方》："下石淋。"

[2]《滇南本草》："厚肠胃，止咳嗽，痰中带血，或咯血，呕血。"

[3]《全国中草药汇编》："消肿，散结，外用治毒蛇咬伤。"

荸荠（《日用本草》）

【基原】Eleocharis dul is（Burm. f.）Trin. ex Henschel [Andropogondulcis Burm.F. ; Scirpus plantaginea Retz. ; Heleochuris plantaginea R. Br. ; Eleocharis tuberosa Schult.]的球茎。

【别名】马蹄、红慈姑、马薯、乌芋。

【性味】味甘，性凉。

【归经】肺、胃经。

【功效】清热生津，化痰，消积。

【应用】

①用于热病烦渴或消渴。荸荠甘凉清胃热，生津益胃阴而止渴。如《温病条辨》之五汁饮。

②用于肺热咳嗽。本品味甘性凉，清热化痰止咳。如《古方选注》载用荸荠、海蜇头煮汤，治慢性咳嗽、吐浓痰。

③用于湿热黄疸或泻痢。如《泉州本草》载用荸荠打碎，煎汤代茶，治黄疸湿热、小便不利。

④本品经常嚼食，有消积的作用，用于食积证。

【用法】宜煮、蒸熟食或制成副食。

【注意】虚寒者慎多食。

【研究】荸荠中含有一定量的碳水化合物、维生素C、矿物质等营养成分，还含有抗菌成分荸荠英。

【参考文献】

[1]《名医别录》："主消渴，痹热，温中益气。"

[2]《本草再新》："治酒客肺胃湿热，声音不清。"

[3]《全国中草药汇编》："清热止渴，利湿化痰。主治热病伤津烦渴，咽喉肿痛，口腔炎，小便不利，麻疹，肺热咳嗽，硅肺，痔疮出血。"

三、瓜茄类

黄瓜（《本草拾遗》）

【基原】为葫芦科植物黄瓜 *Cucumis sativusL.* 的果实。

【别名】胡瓜、王瓜、刺瓜。

【性味】味甘，性凉。

【归经】肺、脾、胃经。

【功效】清热，利水，解毒。

【应用】

①用于热证口渴。黄瓜性凉清热，生津止渴，可单味生食或煮汤。

②用于水肿、黄疸、小便短赤。本品味甘性凉，能清热利湿。如《幼科证治大全》中用新鲜黄瓜，绞汁饮用，治小儿发黄。

③用于汗斑、痤疮、色素沉着及痱子痛痒等皮肤疾病。本品甘凉质润，生津以滋阴润肤美容，多外用。如《杨氏家藏方》中治痤痱方，用黄瓜一根，切片，擦痱子上。

【用法】生食，凉拌或炒食。

【注意】脾胃虚寒、病后体弱者慎食或禁食。

【研究】现代研究黄瓜中含有水分较多，碳水化合物相对量少，肥胖者、糖尿病患者可多食。

【参考文献】

[1]《日用本草》："除胸中热，解烦渴，利水道。"

[2]《滇南本草》："解疮瘤热毒，消烦渴。"

[3]《本经逢原》："清热利水，善解火毒。"

冬瓜（《本草经集注》）

【基原】为葫芦科植物冬瓜 *Brnincasa hispida*（Thunb.）Cogn.［B.ceriferaSavi］的果实。

【别名】白瓜、枕瓜、白冬瓜、蒲瓜。

【性味】味甘、淡，性微寒。

【归经】肺、大肠、小肠、膀胱经。

【功效】利尿，清热，化痰，生津，解毒。

【应用】

①用于水肿、淋证或脚气。冬瓜味甘淡，功能渗利水湿而消肿。如《圣济总录》所载冬瓜瓤汤，用冬瓜瓤250g，水煎服，可用治水肿烦渴、小便少者。

②用于热病烦躁或消渴。本品性凉清热，生津止渴。如在《食物与治病》中用冬瓜500g，煮汤600mL，每次服200mL，每日3次，用治暑热。

③用于疮疡疱肿及瘰疬等。本品性凉能清解热毒而消肿止痛。如《袖珍方》中用冬瓜煎汤洗之，治痔疮肿痛。

【用法】宜炒食或煮汤食用。

【注意】脾胃虚寒者不宜多服。

【研究】研究显示冬瓜水分多，不含脂肪，适合肥胖者、高脂血症患者、糖尿病患者食用。

【参考文献】

[1]《名医别录》："主治小腹水胀，利小便，止渴。"

[2]《本草图经》："主三消渴疾，解积热，利大、小肠，压丹石毒。"

[3]《本草衍义》："治发背及一切痈疽，削一大块置疮上，热则易之，分散热毒气。"

苦瓜（《滇南本草》）

【基原】为葫芦科植物苦瓜 *Mornordica charantia* L. 的果实。

【别名】锦荔枝、凉瓜、癞瓜、红羊。

【性味】味苦，性寒。

【归经】心、脾、肺经。

【功效】祛暑涤热，明目，解毒。

【应用】

①用于暑热引起的汗出烦渴。苦瓜苦寒，功能清热解暑。如《福建中草药》用鲜苦瓜切片泡开水代茶饮，治中暑暑热。

②用于热毒疮痈，红肿热痛。本品苦寒，清热解毒，消肿止痛。如《泉州本草》载用鲜苦瓜捣烂敷患处，治痈肿。

③用于目赤肿痛，内服与外用均可。

【用法】宜凉拌、炒食或煮汤。

【注意】阳气不足者禁食。

【研究】苦瓜中含有一定量的碳水化合物和维生素，其中含有较多的苦瓜苷及维生素C。研究表明苦瓜具有降低血糖、增强免疫力、抗菌、消炎等作用。

【参考文献】

[1]《滇南本草》："泻六经实火，清暑益气，止烦渴。"

[2]《全国中草药汇编》："主治肠炎，便血；外用治痱子。"

[3]《福建药物志》："清热利湿，主治咽喉炎、汗斑。"

丝瓜（《救荒本草》）

【基原】为葫芦科植物丝瓜 *Luffa cylindrica*（L.）Roem. 的鲜嫩果实。

【别名】菜瓜、絮瓜、泥瓜、天吊瓜。

【性味】味甘，性凉。

【归经】肺、胃、肝、大肠经。

【功效】清热化痰，凉血解毒。

【应用】

①用于肺热咳嗽，色黄痰稠。丝瓜性凉，清肺热化痰而止咳。如《摄生众妙方》之化痰丸，用丝瓜烧灰存性，为细末，枣肉为丸，每服一丸，酒送下，治咳嗽。

②用于肠风便血、痔疮出血以及崩漏等。本品性凉，清血热而止血。如《续本事方》中用丝瓜不拘多少，烧灰存性，酒调二钱，空心下，治肠风。

③用于热毒疹疮痈疽，赤肿疼痛。本品性凉，清热解毒，消肿止痛。例如《仁斋直指小儿方》中用丝瓜连皮烧炭存性，沸水调下，治发疮疹。

【用法】宜炒食或煮汤。

【研究】丝瓜中除含有多种维生素和微量元素之外，还含皂苷、丝瓜苦味质、多量黏液等成分，属低热量果蔬之一，凡肥胖、高血压、糖尿病等患者可适量食之。

【参考文献】

[1]《滇南本草图说》："解热，凉血，通经，下乳汁，利肠胃。"

[2]《医学入门·本草》："治男妇一切恶疮，小儿痘疹余毒，并乳痈，疔疮。"

[3]《萃金裘本草述录》："止吐血、衄血。"

南瓜（《滇南本草》）

【基原】为葫芦科植物南瓜*Cucurbita moschata*（Duch.ex Lam.）Duch.ex Poiret. [C.pepoLvar.moschataDuch.exLam.]的果实。

【别名】北瓜、饭瓜、番瓜、番南瓜。

【性味】味甘，性平。

【归经】脾、胃、肺经。

【功效】补益脾胃，解毒消肿。

【应用】

①用于脾虚食少。南瓜味甘益脾，使脾胃健、运化良，可以蒸食。

②用于肺痈，咳吐脓痰，胸痛及哮喘。本品味甘，既可"补土生金"以止咳定喘，又取味甘缓急止痛。如《岭南草药志》用南瓜500g、牛肉250g，煮熟，勿加盐，食之数次后，再服六味地黄汤5~6剂，可用治肺痈。

③用于疮疡及烫火伤等。如《湖南药物志》中用老南瓜晒干，研末，黄醋调敷患处，治肿疡。

【用法】宜蒸食，炒食，煮汤。

【研究】南瓜中含有碳水化合物、胡萝卜素及矿物质等营养成分。尤其是胡萝卜素含量较高。

【参考文献】

[1]《滇南本草图说》："补中气而宽利。"

[2]《医林纂要·药性》："益心（胃），敛肺。"

[3]《中国药用植物图鉴》："治干性肋膜炎、肋间神经痛，有消炎止痛作用。"

【附品】南瓜子：为南瓜的成熟种子，性平、味甘。入大肠、肝、肺经，具有杀虫、催乳、利水、止咳的作用。常用于绦虫、蛔虫、钩虫、蛲虫及血吸虫等虫证，产后气血不足引起的乳汁少或无，水肿或消渴。

葫芦（《日华子本草》）

【基原】为葫芦科植物葫芦 *Lagenaria siceraria*（Molina）Standl.[Cucurbitasiceraria Molina]和瓠瓜 *Lagenariasiceraria*（Molina）Standl.var.depressa（Ser.）Hara 的鲜嫩果实。

【别名】壶芦、葫芦瓜、甜瓠。

【性味】味甘、淡，性平。

【归经】肺、脾、肾经。

【功效】利水消肿，通淋，散结。

【应用】用于水肿、脚气浮肿、小便淋痛等。葫芦味甘淡，渗湿利水，消肿通淋，可以炒食、炖汤。

【用法】食用宜去皮炖、做羹，药用连皮水煎。

【注意】阳气不足者慎食。

【研究】葫芦中富含胡萝卜素、B族维生素、维生素C、葡萄糖、矿物质以及多种微量元素，也含有少量蛋白质、脂肪等营养成分。

【参考文献】

[1]《本草经集注》："利水道。"

[2]《饮膳正要》："主消水肿，益气。"

[3]《医林纂要·药性》："利二便。"

[4]《全国中草药汇编》："利水，消肿，散结。主治水肿，腹水，颈淋巴结结核。"

番茄（《植物名实图考》）

【基原】为茄科植物番茄 *Lycopersicon esculentum* Mill. [Solanumly copersicum L.]的成熟新鲜果实。

【别名】西红柿、洋柿子、番柿。

【性味】味甘、酸，性微寒。

【归经】脾、胃、肝经。

【功效】生津止渴，健胃消食。

【应用】

①用于热病烦渴。番茄甘酸化阴，性凉清胃热，可生津止渴。鲜食为佳。

②用于脾虚纳呆食少。番茄益脾胃，助水谷运化。炒食、煮汤、鲜食均可。

③用于高血压、眼底出血。鲜番茄每天空腹时生吃1~2个，15天为1疗程（《食物中药与便方》）。

【用法】宜生食、凉拌、煲汤、做酱食用。

【研究】番茄含有水分、多种矿物质和维生素（维生素A、维生素C、核黄素），其中胡萝卜素含量较多；还含有微量元素（铜、锰、硒）；含有的番茄红素有一定的抗肿瘤、保护心血管的作用。

【参考文献】

[1]《陆川本草》："生津止渴,健胃消食,治口渴、食欲不振。"

[2]《食物中药与便方》："清热解毒,凉血平肝。"

茄子 (《本草拾遗》)

【基原】为茄科植物茄 *Solanum melongena* L. [S.esculentum Dunal ; S. melongena L. uar. esculentum(Dunal)Nees] 的果实。

【别名】落苏、昆仑瓜、紫茄、白茄。

【性味】味甘,性凉。

【归经】脾、胃、大肠经。

【功效】清热解毒,消肿。

【应用】

①用于肠风下血或痔疮出血等。茄子性凉,清肠热凉血而止血。如《圣济总录》中的茄子酒,用经霜茄连蒂,烧灰存性,研末,每日空腹温酒送服,或茄子煨熟。酒渍,暖酒空心分服,主治肠风下血。

②用于疮痈肿痛或毒虫咬伤。本品性凉,清热解毒,凉血消肿,味甘缓急止痛。内服外用均可。

【用法】宜炒、烧、拌或煎汤。外用捣敷。

【注意】茄子性凉,不宜多食。

【研究】茄子中含有一定量的微量元素、维生素及碳水化合物等营养成分。此外,茄子皮具有抗癌作用。

【参考文献】

[1]《本草拾遗》："醋摩敷痈肿,亦主瘴。"

[2]《滇南本草》："散血,止乳痛,消肿宽肠。烧灰米汤饮,治肠风下血不止及痔疮。"

[3]《医林纂要·药性》："宽中,散血,止渴。"

辣椒 (《植物名实图考》)

【基原】为茄科植物辣椒 *Capsicum annuum* L.的果实。

【别名】番椒、辣茄、辣子、红酒椒。

【性味】味辛,性热。

【归经】脾、胃经。

【功效】温中散寒,下气消食。

【应用】

①用于寒凝呕吐,泻痢。辣椒性热,温胃散寒,味辛行胃气而消胀除满。佐餐食用即可。例如《医宗汇编》中取辣椒一个,为丸,热豆腐皮裹,清晨食之,主治痢疾

水泻。

②用于风寒湿痹痛或冻疮等。本品性热散寒，味辛行气而祛风除湿，可以与花椒配伍，煮水外洗或外敷。

【用法】鲜品多炒食。干品多做调料、制酱等。

【注意】本品性温，凡阳气盛、发热、出血及痔疮者应慎用或禁用。

【研究】辣椒中维生素C和胡萝卜素含量较多。研究已知辣椒素对口腔、食道及胃肠均有一定的刺激性，促进消化液的分泌，增强食欲，提高消化能力。

【参考文献】

[1]姚可成著《食物本草》："消宿食，解结气，开胃口，辟邪恶，杀腥气诸毒。"

[2]《食物考》："温中散寒，除风发汗，冷癖能蠲，行痰去湿。"

四、野菜类

荠菜（《千金要方》）

【基原】为十字花科植物荠菜Capsellabursa-pastoris（L.）Medic. [Thlaspibursa-pastorisL.]的全草。

【别名】荠、护生草、鸡心菜。

【性味】味甘、淡，性凉。

【归经】肝、脾、膀胱经。

【功效】凉肝止血，平肝明目，清热利湿。

【应用】

①用于肝火上炎，头晕目赤等。荠菜性凉清肝热。如《太平圣惠方》中用荠菜根，捣绞取汁，以点目中，治暴赤眼、疼痛碜涩。

②用于血热出血等。本品可凉血止血。如《湖南药物志》中用荠菜30g、蜜枣30g水煎服，治内伤吐血。

③用于水肿或膏淋。本品味甘淡，渗湿利水通淋。如《三因极一病证方论》用荠菜根、甜葶苈（隔纸炒）等份，为末，蜜丸如弹子大，每服一丸，陈皮汤嚼下，治肿满腹大、四肢枯瘦、小便涩浊。

【用法】宜炒食、煮汤、做馅等。

【注意】本品性凉，脾胃虚寒者慎多食。

【研究】荠菜含胆碱、乙酰胆碱、甘露醇、山梨醇及微量元素等，具有缩短出血时间、抗菌消炎和抗肿瘤的作用。

【参考文献】

[1]《日用本草》："凉肝明目。"

[2]《医林纂要·药性》："利水和脾，辟蚤虱，散郁热。"

[3]《福建药物志》："清热解毒，利水凉血。主治麻疹、水肿、乳糜尿、尿血、

痢疾、高血压、小儿疳热。"

苦菜（《神农本草经》）

【基原】为菊科植物苦苣菜 *Sonchus oleraceus* L. 的全草。

【别名】苦荬菜、滇苦菜、老鸦苦荬。

【性味】味苦，性寒。

【归经】心、脾、胃、大肠经。

【功效】清热解毒。

【应用】

①用于湿热黄疸。苦菜苦寒，清热燥湿而退黄疸。如《普济方》中用苦菜煮汁服之，治暴热身黄、大便秘塞。

②用于热毒所致的口疮、咽喉肿痛及痈肿。本品长于清解热毒而消肿止痛。如《本草纲目》引《唐瑶经验方》中用苦菜捣汁，兑少许姜汁，和酒服，以渣敷，治对口恶疮。

【用法】鲜品可生食、炖食；药用鲜、干品煎汤服。

【注意】脾胃虚寒者禁食。

【研究】苦菜含苦苣菜苷、槲皮素、多糖类、维生素 C 及微量元素等成分，具有抗肿瘤作用。

【参考文献】

[1]《名医别录》："疗肠澼，渴热、中疾，恶疮。久服耐饥寒，高气不老。"

[2]《本草拾遗》："去暴热目黄，秘塞。"

[3]《湖南药物志》："祛湿，清热解毒。主治痈疽脓肿，无名肿毒，乳痈。"

苜蓿（《名医别录》）

【基原】为豆科植物南苜蓿 *Medicago hispida* Gaertn.[M.denticulata Willd.nonL.] 和紫苜蓿 *Medicago saliva* L. 的全草。

【别名】光风草、苗齐头、木粟、连枝草。

【性味】味苦、微涩，性平。

【归经】肝、大肠、膀胱经。

【功效】清热凉血，利湿退黄，通淋排石。

【应用】

①用于湿热黄疸。苜蓿味苦燥湿泻下而退黄疸，可以单味煮水，饮服。

②用于沙石淋，小便涩痛。苜蓿味苦降泄，具有利水通淋排石之功。《中草药手册》用鲜苜蓿，捣汁饮服，主治膀胱结石。

【用法】宜做羹、炒食。

【研究】苜蓿中含有蛋白质、维生素、微量元素、黄酮类等，其中胡萝卜素含量较多。苜蓿中含有粗纤维，可促进大肠蠕动，有助于大便及毒素的排泄。

【参考文献】

[1]《日华子本草》："去腹藏邪气，脾胃间热气，通小肠。"

[2]《本草衍义》："利大小肠。"

[3]《现代实用中药》："治尿酸性膀胱结石。"

马齿苋（《本草经集注》）

【基原】为马齿苋科植物马齿苋 *Portula caoleracea* L. 的全草。

【别名】长命苋、马齿菜、蚂蚱菜、长寿菜。

【性味】味酸，性寒。

【归经】大肠、肝经。

【功效】清热解毒，凉血止痢，除湿通淋。

【应用】

①用于热毒泻痢。马齿苋性寒清肠热，凉血止痢。如《太平圣惠方》之马齿苋粥，用马齿苋与粳米煮粥，空腹服用，治血痢。

②用于热毒疮疡痈疽、红肿热痛及瘰疬痰核等。本品性寒清解热毒，凉血消肿而止痛，可用马齿苋捣烂外敷。

③用于血热出血。本品性寒凉血止血，味酸收敛止血。如《食物中药与便方》中用鲜马齿苋绞汁，加藕汁等量，每次半杯，以米汤和服，治小便尿血、便血。

【用法】鲜品宜做羹、煮粥、凉拌食；药用水煎服或捣敷。

【注意】脾虚便溏者及孕妇慎食。

【研究】马齿苋含三萜醇类、黄酮类、糖类、多种维生素以及钙、磷、铁、钾等微量元素。具有抗痢疾杆菌、大肠埃希菌、金黄色葡萄球菌及抗氧化、降低胆固醇、利尿、延缓衰老、润肤美容等作用。

【参考文献】

[1]《食疗本草》："治疳痢及一切风，敷杖疮。"

[2]《本草经疏》："凉血益血。"

马兰头（《本草拾遗》）

【基原】为菊科植物马兰 *Kalimeris indica*（L.）Sch.Bip. 的嫩芽。

【别名】毛蜞菜、马兰青、蓑头莲、田边菊。

【性味】性凉，味辛。

【归经】肺、胃、肝、大肠经。

【功效】凉血止血，清热利湿，解毒消肿。

【应用】

①用于热毒蕴结之目赤、口疮、咽痛及疗疮痈肿等。马兰性凉清热，味辛散结消肿止痛。如《常用中草药选编》中用马兰鲜嫩叶60g，捣烂，拌茶油少许同服，治急性结膜炎。

②用于血热出血。本品性凉，清血热而止血。如《福建民间草药》中将马兰头切碎，以盐、白糖及麻油拌食，可治鼻衄、齿衄、紫斑及咯血。

【用法】宜煎服、捣涂或熏洗。

【注意】本品性凉，有清热解毒、凉血止血之功，孕妇慎服。

【研究】马兰头中的胡萝卜素及钾含量较多。研究表明马兰头对毛细血管性出血具有良好的止血效应，因此，凡平素有紫斑、鼻出血者可适量选食之。

【参考文献】

[1]《品汇精要》："主调血，解毒。"

[2]《药性切用》："泻热解毒。"

[3]《萃金裘本草述录》："止血破瘀，消疽已痔，调营养血，破旧生新。治吐衄、疟痢、酒疸、水肿，疗金疮折损。"

枸杞菜（《生草药性备要》）

【基原】为茄科植物枸杞 *Lycium chinense* Mill. 及宁夏枸杞 *Lycium barbarum* L. 的嫩茎叶。

【别名】枸杞苗、枸杞头、枸杞叶、天精草。

【性味】味苦、甘，性凉。

【归经】肝、脾、肾经。

【功效】补虚益精，清热明目。

【应用】

①用于肾虚耳鸣，腰膝酸软。枸杞菜味甘益肾。如《太平圣惠方》之枸杞粥，用枸杞叶 50g、粳米 100g，以豉汁 500mL 相合，配以葱白少许，调和食之，治五劳七伤、暑湿衰弱。

②用于肝虚目涩，视物不清。牛甸杞菜益肝明目，常煎汤或炒食。

③用于湿热带下证。枸杞菜味甘，长于益肾，肾气得补，固摄有力而能止带。如《滇南本草》中用枸杞尖做菜，同鸡蛋炒食，治妇人白带。

【用法】宜煮汤或做羹食。

【研究】枸杞菜中含少量维生素、微量元素及蛋白质、脂肪和碳水化合物等，其中所含的膳食纤维较多，具有通便作用。

【参考文献】

[1]《药性论》："能补，益精，诸不足，易颜色，变白，明目，安神。和羊肉做羹，益人，甚除风，明目。若渴，可煮汁，代茶饮之；发热诸毒烦闷，可单煮汁解之，能消热解毒。主患眼风障，赤膜昏痛，取叶捣汁注眼中。"

[2]《食疗本草》："坚筋耐老，除风，补益筋骨，能益人，去虚劳。"

[3]姚可成著《食物本草》："枸杞头，生高丘，实为药饵出甘州；二载淮南谷不收，采春采夏还采秋，饥人饱食如珍羞。"

第四节 食用菌

食用菌是指真菌类中无毒副作用的新鲜或干燥真菌的子实体。一般可分为野生和人工种植两大类。菌类味道鲜美，深受人们的喜爱。常见的食用菌有黑木耳、银耳、蘑菇、香菇等。

现代研究表明，食用菌类食物大多含有蛋白质、碳水化合物、维生素、人体必需微量元素及膳食纤维等营养物质。其中所含的多糖类具有增强机体免疫力、抗癌、抗自由基、延缓衰老、降低血糖、降血脂等保健作用，是目前餐桌上的美味佳肴。

木耳（《太平圣惠方》）

【基原】为木耳科真菌木耳 Auricularia auricula（L. ex Hook.）Underwood. [Tremella auricula L. ex Hook.]、毛木耳 Auricularia polytricha（Mont.）Sacc. [Hirneola polytricha Mont.] 和皱木耳 Auricularia delicata（Fr.）P. Henn. 的子实体。

【别名】黑木耳、木菌、云耳。

【性味】味甘，性平。

【归经】肺、脾、大肠、肝经。

【功效】补气养血，润肺止咳，止血，降压，抗癌。

【应用】

①用于体倦乏力，面色萎黄或产后虚弱。木耳益气生血，宜煮汤、煮粥或炒食。

②用于衄血、便血、血痢及崩漏等。本品散瘀止血又能养血。如《太平圣惠方》中用木耳30g，泡发，加水煮熟，加盐与醋调味食用，用治血痢日夜不止、腹中疼痛、心神烦闷。

③用于高血压病人和癌症病人。据研究，木耳还有抗癌作用，也可以经常炒食。

【用法】宜凉拌或炒食，煮汤或做羹食。

【注意】非血瘀出血者慎用。

【研究】木耳含碳水化合物、钙以及膳食纤维等营养成分，研究表明木耳具有抗辐射、消除自由基、抗肿瘤、抗血栓形成等功能，并具有延缓衰老及防治动脉硬化等作用。

【参考文献】

[1]《神农本草经》："益气不饥，轻身强志。"

[2]《药性论》："治风，破血，益力。"

[3]《山西中草药》："益气强身，活血止血，外伤止痛。"

银耳（《中国药学大辞典》）

【基原】为银耳科真菌银耳 *Tremella fuciformis* Berk. 的子实体。

【别名】白木耳、白耳、白耳子。

【性味】味甘、淡，性平。

【归经】肺、胃、肾经。

【功效】滋补生津，润肺养胃。

【应用】

①用于燥咳无痰或痰中带血以及低热盗汗等。银耳滋阴润燥，可配伍冰糖煮羹食。

②用于大病或久病后期，口干舌燥、体倦乏力等。本品滋养胃气，生津止渴。银耳泡发后煮羹食用，可用治自汗、盗汗、遗精腰痛、妇女带下、乏力、腹痛、食欲不振。

【用法】宜凉拌、炒食、做羹、煮汤。

【研究】银耳含有一定量的蛋白质、碳水化合物和膳食纤维，特别是所含的多糖具有增强免疫力、抗辐射等作用，凡平素体质虚弱、抵抗力低下以及动脉硬化、高血压者可适量食之。

【参考文献】

[1]《本草再新》："润肺滋阴。"

[2]《饮片新参》："清补肺阴，滋液，治劳咳。"

[3]《福建药物志》："治肺炎，咯血，慢性肝炎。"

蘑菇（《医学入门·本草》）

【基原】为蘑菇科真菌双孢蘑菇 *Agaricus bisporus*（Lange）Sing. 及四孢蘑菇 *Agaricus campestris* L.ex Fr. 的子实体，尤以菌类为佳。

【别名】蘑菰、麻菰、鸡足蘑菇、肉蕈。

【性味】性平，味甘。

【归经】肠、胃、肺经。

【功效】健脾开胃，平肝透疹。

【应用】

①用于食欲不振，纳呆食少，脘腹不适。蘑菇健脾助其运化，和胃助其受纳熟腐。如《中国药用真菌》中用鲜蘑菇，炒食、煮食均可，治消化不良。

②用于头晕目眩或头痛。本品功能平抑肝阳，可炒食或煮汤食用之。

③用于小儿麻疹透发不畅以及发热、咳嗽等。蘑菇透发麻疹，如《食物中药与便方》中用鲜蘑菇 50g、鲜鲫鱼 1 条，清炖（少放盐）喝汤，治小儿麻疹透发不畅。

【用法】鲜品宜炒食、煮汤、炖食，干品水浸后烹制食用。

【注意】蘑菇属发物，多食发风、动气哮喘、皮肤病等患者应忌食。

【研究】干蘑菇中含有较多的蛋白质、碳水化合物和膳食纤维、钙等成分。蘑菇多糖具有增强免疫力、保肝、抗癌的作用。

【参考文献】

[1]《医学入门·本草》："悦神，开胃，止泻，止吐。"

[2]《全国中草药汇编》："消食，清神，平肝阳。主治消化不良，高血压，哺乳期乳汁分泌减少，毛细血管破裂，牙床出血，贫血等症。"

[3]《浙江药用植物志》："健脾。可治白细胞减少症等。"

香菇（《随息居饮食谱》）

【基原】为口蘑科真菌香菇Lentinus edodes（Berk.）Sing.的子实体。

【别名】香蕈、冬菇、菊花菇、香信。

【性味】味甘，性平。

【归经】肝、胃经。

【功效】扶正补虚，健脾开胃，祛风透疹，抗癌。

【应用】

①用于倦怠无力、食欲不振等。香菇健脾开胃，多炒食或炖汤食用。

②用于麻疹透发不畅及发热、咳嗽等。本品能透发麻疹，如《福建药物志》所载用香菇柄15g、桂圆肉12g，水煎服，治麻疹不透。

③香菇具有降血脂、抗癌等作用，高血脂和癌症病人可以适当食用。

【用法】鲜品宜炒食、煮汤、炖食，干品水浸后烹制食用。

【注意】气滞者慎食。

【研究】香菇中含有多种维生素及微量元素等成分。香菇具有降低血脂、软化血管和抗癌的作用。

【参考文献】

[1]《日用本草》："主益气，不饥，治风，破血。"

[2]《本草求真》："大能益胃助食及理小便不禁。"

[3]《中国药用孢子植物》："用于佝偻病、贫血、小便失禁、痘疮、麻疹不透、高血压、扁桃体炎等。"

第五节　果品类

果品一般分为鲜果、干果以及坚果三大类。鲜果类主要有苹果、梨、桃、橘、橙、柑、香蕉、荔枝、西瓜等；干果类主要有大枣、龙眼、葡萄干、杏仁等；坚果类有核桃仁、花生、南瓜子以及葵花子等。一般作为副食辅助，诚如《素问·脏气法时论》所言："五果为助。"

果品种类繁多，味道以酸甜为多，性质寒凉温热各异，多具补虚、生津除烦、止咳化痰、开胃消食、润肠通便等作用，适用于病后体虚、咳嗽、咯痰、津伤烦渴、食欲不振、肠燥便秘等症。

现代研究证明，果品类食物主要含碳水化合物、维生素、膳食纤维等营养物质，经常适量食用对肥胖症、高血脂、动脉硬化及其引发的高血压等心脑血管疾病均有一定的防治作用。此外，该类食物还有驻颜美容的作用。

一、鲜果

梨（《名医别录》）

【基原】为蔷薇科植物白梨 *Pyrus bretschneideri* Rehd. 沙梨 *Pyrus pyrifolia*（ Burm.f. ）Nakai [Ficus pyrifolia Burm.f.] 或秋子梨 *Pyrus ussuriensis* Maxim. 等的成熟果实。

【别名】快果、果宗、白挂梨、马安梨、野梨、山梨、沙果梨。

【性味】味甘、微酸，性凉。

【归经】肺、胃、心经。

【功效】清肺化痰，生津止渴。

【应用】

①用于肺热燥咳。梨性凉，善清肺热，味甘酸化阴润肺生津，化痰止咳。如《食疗本草》中以一颗（梨），刺作五十孔，每孔内以椒一粒，以面裹，于热灰中煨令熟，出，停冷，去椒食之，治卒咳嗽。

②用于热病口渴。本品性凉味甘，生津养阴而止渴。如《温病条辨》中的雪梨浆，用大甜水梨一个，切薄片，捣汁频饮，用治太阴温病口渴甚。

【用法】生食、榨汁或制成果脯。

【注意】脾胃虚寒者应慎食。

【研究】梨中含有较多的碳水化合物、水分、多种维生素和矿物质等营养成分。

【参考文献】

[1]《千金要方·食治》："除客热气，止心烦。"

[2]《日用本草》："解热止渴，利大小肠，治火嗽热喘。"

[3]《全国中草药汇编》："养阴清肺，除烦止渴。主治肺燥咳嗽，吐血，咯血，心火烦躁，口渴喉干，并除胸膜痰热。"

桃（《日用本草》）

【基原】为蔷薇科植物桃 *Amygdalus persica* 或山桃 *Amygdalusdavidiana*（Carriere）deVose xHenry 的果实。

【别名】桃子、桃实。

【性味】味甘、酸，性温。

【归经】肺、大肠经。

【功效】生津，润肠，活血，消积。

【应用】

①用于津少口渴。桃味甘酸化阴，生津止渴。鲜品适量食之即可。例如《药用果品》中，用鲜桃（去皮）3个、冰糖30g，隔水炖烂，去核食之，每日1次，用治劳嗽喘咳。

②用于肠燥便秘。本品甘酸，化阴生津以润肠通便。鲜品食之，或配伍蜂蜜以润滑肠道，效果更佳。

③用于小儿疮肿。如《普济方》中治小儿瘑疮方。用桃捣，以醋和涂之。

【用法】生食、做酱，或做桃脯。

【研究】桃中含碳水化合物、蛋白质、脂肪、维生素及微量元素等，其中钾含量较高。前人有"桃养人"之谚语，古代《本草》将桃列为"上品"。

【参考文献】

[1]《日华子本草》："益色。"

[2]《滇南本草》："大黄桃，食之神清气爽，延年乌须。"

[3]《随息居饮食谱》："补心，活血，解渴，充饥。水蜜桃生津涤热。"

杏（《本草图经》）

【基原】为蔷薇科植物杏 *Armeniaca vulgaris* Lam. 或山杏 *Armeniaca sibirica* Lam. 等的成熟果实。

【别名】杏子、杏实、山杏。

【性味】味酸、甘，性温。

【归经】心、肺经。

【功效】润肺定喘，生津止渴。

【应用】

①用于肺燥咳嗽。杏味酸甘，功能润肺燥而化痰止咳，生食或取干品煮水饮用。

②用于津伤口渴等。本品酸甘益阴，生津止口渴，宜生食为佳。

【用法】生食或做杏脯食用。

【注意】胃酸过多者慎食。

【研究】杏中含有一定量的碳水化合物、维生素以及矿物质等，其中维生素C和钾元素含量相对较高。胃酸分泌不足及消化不良者宜食之。但因杏的成熟季节性强，且不易储存，故多制成杏脯食用。苦杏仁经酶水解后产生氢氰酸，对呼吸中枢有镇静作用，可治咳喘。

【参考文献】

[1]《滇南本草》："治心（胃）中冷热，止渴定喘，解瘟疫。"

[2]《食物考》："曝脯去冷，止渴益心。"

[3]《随息居饮食谱》："润肺生津。"

【附品】甜杏仁：为杏的种子，性平、味甜，入肺、大肠经，具有润肺止咳、润肠通便的功效。常用于咳嗽气喘以及肠燥便秘等症。

橘（《神农本草经》）

【基原】为芸香科植物橘*Citrus reticulata* Blanco及其栽培变种福橘*C.tangerina* Hortex Tanaka、朱橘*C.erythrosa* Tanaka、茶枝柑*C.chachiensis* Hqrt和四会柑*C.suhoiensis* Tanak等的成熟果实。

【别名】黄橘、橘子。

【性味】味甘、酸，性平。

【归经】肺、胃经。

【功效】润肺生津，理气和胃。

【应用】

①用于肺燥咳嗽，咳痰不爽。鲜橘子汁多质润，甘酸化阴生津，润肺化痰而止咳嗽。宜鲜品连橘络食用。

②用于胃气失和引起的食欲不振、呕逆。本品味甘能和胃气，酸则开胃消食。宜鲜食，或连橘皮煎水食用。

【用法】鲜品宜生食或榨汁饮，亦可做橘饼食用。

【研究】橘中含有丰富的糖类和多种维生素、矿物质等营养物质。

【参考文献】

[1]《本草拾遗》："甜者润肺。"

[2]《日华子本草》："止消渴，开胃，除胸中隔气。"

[3]《日用本草》："止渴，润燥，生津。"

橙（《食性本草》）

【基原】为芸香科植物香橙*Citrus jurws* Tanaka的成熟果实。

【别名】橙、黄橙、金球、金橙。

【性味】味酸，性凉。

【归经】肺、肝、胃经。

【功效】和胃降逆，理气宽胸，消瘿，解鱼蟹毒。

【应用】

①用于恶心呕吐，脘腹胀闷。橙子性凉而清胃热降逆止呕，味甘和胃，酸则开胃以消谷。鲜品生食。

②用于气滞胸闷。本品性味芳香，可理气宽胸。宜连皮水煎服。

③用于瘿瘤、瘰病、痰核等。本品性凉，能清肺胃之热，阻遏痰之生成，经脉无痰停留，瘿瘤痰核自不生，此之谓治病必求于本也。

④用于鱼蟹中毒。本品味甘能和解鱼蟹之毒，与生姜配伍，效果更佳。

【用法】鲜品宜生食或榨汁饮。

【注意】脾胃虚寒者慎食。

【研究】鲜橙中含一定量的碳水化合物和多种维生素、微量元素等营养物质，其中维生素C、橙皮苷及多种有机酸含量较多，能降低毛细血管脆性，防止小血管出血，平时经常鼻衄牙龈出血者及心脑血管疾病患者均可适量选食之。

【参考文献】

[1]《开宝本草》："瓤，去恶心。"

[2]《玉楸药解》："宽胸利气，解酒消瘦……善降逆气，止恶心，消痹病瘿瘤。"

[3]《本草纲目拾遗》："和中，开胃。"

柚（《本草经集注》）

【基原】为芸香科植物柚 *Citrus grandis*（L.）Osbek [*Citrus maxima*（Burm.）Merr.] 的成熟果实。

【别名】柚子、香栾、沙田柚、香柚、文旦。

【性味】味甘、酸，性寒。

【归经】肝、脾、胃经。

【功效】消食，化痰，醒酒。

【应用】

①用于痰热咳嗽、痰稠色黄等。柚子性寒，清肺热，化痰。鲜食或榨汁饮服。

②用于食积胀满，饮食不振，恶心呕吐。本品味甘益胃，酸可开胃消食。宜连皮水煎服。

【用法】鲜品宜生食或榨汁饮。

【注意】脾胃虚寒者不宜多食。

【研究】柚中含有一定量的碳水化合物、维生素和微量元素等营养物质，其中维生素C、黄酮类含量较多。现代研究表明黄酮类化合物具有降低血小板的聚集、改变血液流变等作用，心脑血管疾病及糖尿病患者经常服食具有一定的防治作用。

【参考文献】

[1]《日华子本草》："治妊孕人吃食少并口淡，去胃中恶气，消食，去肠胃气，解酒毒，治饮酒人口气。"

[2]《随息居饮食谱》："辟臭，消食，解醒。"

[3]《福建药物志》："破积散气，止咳定喘。"

柑（《本草拾遗》）

【基原】为芸香科植物茶枝柑 *Citrus chachiensis* Hort. 的成熟果实。

【别名】柑子、桶柑、招柑、新会柑。

【性味】味苦、酸，性凉。

【归经】胃、大肠经。

【功效】清热生津，利尿，醒酒。

【应用】

①用于热郁胸膈引起的烦热口渴。柑子性凉除胸膈之热，味甘酸生津以止口渴。

宜鲜品食用。

②用于小便淋漓涩痛。本品性凉，清膀胱热，渗利小便。鲜品或水煎汤饮服。

【用法】鲜品宜生食或榨汁饮。

【研究】柑中含有碳水化合物、维生素、微量元素等，其中维生素C、橙皮柑含量较多。

【参考文献】

[1]《食经》："食之下气，主胸热烦满。"

[2]《开宝本草》："利肠胃中热毒，止暴渴，利小便。"

[3]《随息居饮食谱》："清热，止渴，析醒。"

柠檬（《岭南采药录》）

【基原】为芸香科植物黎檬 *Citrus limonia* Osbeck 或柠檬 *C.limon*（ L. ）Burm.f. 的成熟果实。

【别名】药果、柠果、洋柠檬、益母果。

【性味】味酸、甘，性凉。

【归经】肺、胃经。

【功效】生津解暑，和胃安胎。

【应用】

①用于胃热伤津，口干咽燥，口渴喜饮。柠檬性凉清胃热，甘凉生津而止渴。可用柠檬切片，泡水饮用。

②用于恶心呕吐、妊娠恶阻等。本品能调和脾胃，和胃降逆。如《本草纲目拾遗》中用鲜柠檬，加白糖渍1天，再放锅内用小火熬至汁快干时，拌少许白糖，随意食用，用于妊娠呕吐。

【用法】鲜品宜榨汁食用。

【注意】胃酸过多者宜少食。

【研究】柠檬中含有一定量的碳水化合物、维生素、微量元素等，其中维生素C、橙皮苷含量相对较高。现代研究表明柠檬具有降低胆固醇的作用。

【参考文献】

[1]《食物考》："浆饮渴廖，能辟暑。孕妇宜食，能安胎。"

[2]《岭南随笔》："治哕。"

[3]《本草纲目拾遗》："腌食，下气和胃。"

梅子（《本草经集注》）

【基原】为蔷薇科植物梅 *Armeniaca mume* Sied.[*Prunus mume* Sieb.et Zucc.]的成熟果实。

【别名】梅实、梅、青梅。

【性味】味酸、涩，性平。

【归经】肺、肝、大肠经。

【功效】生津止渴、止血止泻。

【应用】

①用于津伤口渴。鲜梅味酸，富有汁液，功能生津止渴。如《鲁府禁方》之梅苏丸，用乌梅肉、白砂糖、薄荷各等份，研末，捣膏为丸，每服一丸，口中噙化，行路备之，解渴极妙。

②用于各种出血症。鲜梅味酸，具有收敛止血的作用。如《朱氏集验方》中用乌梅不宜多少，煎汤，调百草霜，治咯血。

③用于久泻久痢。本品味酸可涩肠止泻。如《肘后备急方》所载乌梅肉二十个，水一盏煎六分，食前分二服，用治久痢不止。

【用法】鲜品多生食，可做梅干、梅脯食。

【注意】不宜多食及久食。

【研究】梅子中含有一定量的碳水化合物、维生素、微量元素等营养物质，其中维生素E和钾含量较高，中老年人适量食用对防治心血管疾病及延缓衰老具有一定的作用。

【参考文献】

[1]《名医别录》："止下痢，好唾，口干。"

[2]《本草纲目》："敛肺涩肠，止久嗽泻痢，反胃噎膈，蛔厥吐利，消肿，涌痰，杀虫，解鱼毒、马汗毒、硫黄毒。"

[3]《本草求原》："治搜血，下血，诸血证，自汗，口燥咽干。"

李子（《滇南本草》）

【基原】为蔷薇科植物李 *Prunus salicina* Lindl. 的成熟果实。

【别名】李实、玉皇李、山李子。

【性味】味甘、酸，性平。

【归经】肝、脾、胃经。

【功效】清热，生津，消积。

【应用】

①用于热病口渴。李子味甘酸，益胃阴而生津止渴，鲜食为宜。例如《泉州本草》用鲜李子100~200g，去核，捣烂取汁饮，可用治骨蒸劳热或消渴引饮。

②用于饮食积滞。本品味酸，开胃消食，宜生食。

【用法】鲜品生食，也可作李子果脯。

【注意】脾胃虚弱者慎食，不可多食。

【研究】李子中含有碳水化合物、维生素、微量元素等营养成分。

【参考文献】

[1]《随息居饮食谱》："清肝涤热，活血生津。"

[2]《天目山药用植物志》："治胃痛呕恶。"

[3]《福建药物志》："消食解渴。"

苹果（《滇南本草》）

【基原】为蔷薇科植物苹果 *Malus pumila* Mill. 的成熟果实。

【别名】平波、频果、奈、奈子。

【性味】味甘、酸，性凉。

【归经】脾、胃、大肠经。

【功效】益胃，生津，除烦，醒酒。

【应用】

①用于热病口渴、胃中灼热不适等。苹果性凉清胃热，味甘酸化阴，生胃津，止口渴。凡热病伤津口渴者宜鲜食之。

②用于脾虚脘腹闷胀，大便溏泄。本品味甘益脾气，助运化，酸则涩肠而止泻。例如《饮食治疗指南》中用苹果粉15g，每日2~3次，空腹冲服，可用治慢性腹泻、结肠炎。

③苹果尚有醒酒之效，故饮酒者可食之。

【用法】宜生食、做酱或制成苹果脯。

【注意】阳气不足者应少食或加温后食用。

【研究】苹果是世界各国人民喜食的水果之一，含有多种营养素及有机酸、果胶等成分。果糖含量较高，具有美容、降压、通便等作用。

【参考文献】

[1]《千金要方·食治》："益心气，耐饥。"

[2]《饮膳正要》："止渴生津。"

[3]《滇南本草图说》："主治脾虚火盛，补中益气。"

葡萄（《神农本草经》）

【基原】为葡萄科植物葡萄 *Vitis vinifera* L. 的成熟果实。

【别名】草龙珠、山葫芦、马乳葡萄、葡萄球。

【性味】味甘、酸，性平。

【归经】脾、肺、肾经。

【功效】补气血，强筋骨，利小便。

【应用】

①用于气血虚弱。葡萄味甘益气，气旺生血以濡养清窍及四肢肌肉。多用干品。

②用于口干舌燥。本品甘酸化阴生津而止口渴。如《居家必用事类全集》所载的除烦止渴方：用葡萄绞取汁液，文火熬稠，调入蜂蜜，以开水溶化温服，用治心烦口渴。

③用于淋证，小便涩痛。本品味甘能渗湿利水而通淋。如《太平圣惠方》中用葡萄汁、生藕汁、生地黄汁各等分，加入蜂蜜，和匀，煎为稀汤，每于饭前服60mL，可用治热淋、小便涩少、腹痛沥血。

【用法】宜鲜品生食，或晒为葡萄干食用，或制酒。

【研究】葡萄中含有丰富的葡萄糖、果糖及多种矿物质和维生素等营养成分。其中钾含量相对较高。研究表明葡萄皮中所含的多酚类化合物可预防和治疗动脉硬化及其引起的心脑血管疾病。

【参考文献】

[1]《神农本草经》："主筋骨湿痹，益气倍力，强志，令人肥健耐饥，忍风寒。久食轻身，不老延年。可作酒。"

[2]《名医别录》："逐水，利小便。"

[3]《随息居饮食谱》："补气，滋肾液，益肝阴，强筋骨，止渴，安胎。"

樱桃（《吴普本草》）

【基原】为蔷薇科植物樱桃 *Cerasus pseudocerasus*（Lindi.）G. Don [*Prunus pseudocerasus* Lindl.] 的成熟果实。

【别名】樱、紫樱、紫桃、莺桃。

【性味】味甘、酸，性温。

【归经】脾、肾经。

【功效】补脾益肾，润肤养颜。

【应用】

①用于脾虚泄泻或肾虚腰腿酸软等症。樱桃甘温补脾益肾气，濡养肌肉百骸。可鲜食。

②用于皮肤保养。本品汁多柔润，甘酸化阴生津而润泽肌肤。例如《饮膳正要》中取樱桃500g，捣碎，绞汁，入砂锅煎一沸，待温即饮，功能滋润皮肤、美人颜色。

【用法】多生食，或制酒。

【注意】本品性温，发热者慎食。

【研究】樱桃中含有一定量的碳水化合物、维生素和微量元素，包括铁、蛋白质、糖、钾、磷、胡萝卜素及维生素C等物质。其中铁在樱桃中含量较多，素体脾胃气虚、风湿疼痛以及气血不足、肌肤粗糙者均可选食之。

【参考文献】

[1]《吴普本草》："主调中，益脾气，令人好颜色。"

[2]《食疗本草》："补中益气，主水谷痢，止泻精。"

[3]《本草省常》："坚志固陷。"

草莓（《台湾药用植物志》）

【基原】为蔷薇科植物草莓 *Fragaria ananssa* Duch. [F.grandiflara Ehrh.] 的成熟果实。

【别名】荷兰草莓、凤梨草莓。

【性味】味甘、微酸，性凉。

【归经】脾、胃经。

【功效】清热止渴，健胃消食。

【应用】

①用于热病口渴。草莓性凉能清热，味甘酸可化阴生津以制止口渴。鲜品生食即可。

②用于食欲不振、脘腹闷胀等。本品味甘益胃气，酸则开胃以消谷。生食或干品泡水饮用。

【用法】宜鲜品生食，或制酱食用。

【研究】草莓含有没食子酸、烯类、醛类、维生素C及微量元素等。其中没食子酸能抑制多种化学物质的致癌作用。

【参考文献】

《台湾药用植物志》："清凉止渴，滋养。"

柿子（《滇南本草图说》）

【基原】为柿科植物柿 *Diospyros kaki* Thunb. 的成熟果实。

【性味】味甘、涩，性凉。

【归经】心、肺、大肠经。

【功效】清热生津，润肺止咳，解毒。

【应用】

①用于热病烦渴。柿子性凉清热，甘凉生津而止渴。宜鲜品食之。

②用于肺燥咳嗽。本品甘凉生津可润肺燥而止咳。若与梨配伍，可增强润燥化痰止咳作用。亦可用柿子与粳米煮粥食用。

【用法】宜生食或做柿饼食用。

【注意】鲜品宜温水浸泡至涩味消失后食用。

【研究】柿子中含少量的碳水化合物、维生素、微量元素等，其中碘元素、维生素C和胡萝卜素的含量相对丰富。

【参考文献】

[1]《食疗本草》："主补虚劳不足。"

[2]《日华子本草》："润心肺，止渴，涩肠，疗肺痿，心热，嗽，消痰，开胃。亦治吐血。"

[3]《湖南药物志》："解桐油毒。"

桑葚（《新修本草》）

【基原】为桑科植物桑 *Morus alba* L. 的成熟果实。

【别名】桑实、乌椹、桑枣、桑椹子。

【性味】味甘、酸，性寒。

【归经】肝、肾经。

【功效】滋阴养血、生津润肠。

【应用】

①用于肝肾不足或阴血亏虚引起的头晕目眩、耳鸣耳聋、须发早白及失眠多梦

等。桑葚汁多质润，味甘酸，滋肾阴，养肝血，濡养头目。干品煎煮饮服为宜。

②用于热伤津液导致的口渴或消渴。本品性寒清热，甘酸化阴以补津液而止渴。宜鲜食。

③用于肠燥便秘。本品甘寒生津养阴而润肠通便。

【用法】宜鲜食或榨汁饮服。

【注意】脾胃虚寒或便溏者慎食。

【研究】桑葚含糖类、苹果酸、多种维生素及微量元素等化合物质，具有促进淋巴细胞转化、T细胞成熟及增强免疫等作用。

【参考文献】

[1]《新修本草》："单食，主消渴。"

[2]《滇南本草》："益肾脏而固精，久服黑发明目。"

[3]《本草求真》："除热，养阴，止泻。"

石榴（《本草拾遗》）

【基原】为石榴科石榴属植物石榴 *Punica granatum* L. 的果实。

【别名】安石榴、番石榴、鸡矢果、金罂、番桃、金庞。

【性味】味甘、酸、涩，性温。

【归经】肺、脾、肾经。

【功效】生津止渴，涩肠，止血，杀虫。

【应用】

①用于咽喉炎、口干、喑哑。本品味甘性酸，可化生阴液，用于阴液亏虚之证，如《药用果品》中用未成熟鲜石榴1~3个，每晚取其籽慢慢嚼食服。另外本方亦可用于肺结核咳嗽、老年慢性支气管炎的治疗。

②用于脾肾不足之泄泻、便血、带下、崩漏等症。石榴味甘则补，酸则能敛，有补脾益肾之功，凡脾肾不足之滑脱诸证皆宜服食之。如《普济方》用陈石榴焙干，研为细末，每服10~12g，米汤调下，用治久痢久泻、大便出血。

【用法】宜生食、榨汁饮。

【注意】石榴酸甜，不可多食，"多食损齿令黑"，亦不宜常食久食；糖尿病者不宜多食甜石榴；胃酸过多及胃溃疡、十二指肠溃疡者不宜多食酸石榴；腐烂变质的石榴当禁食。

【研究】石榴中含少量的蛋白质、脂肪、维生素、微量元素等化合物质，其中甜石榴中含碳水化合物较高，酸石榴中含有机酸较多。

【参考文献】

[1]《名医别录》："主咽燥渴。"

[2]《滇南本草》："治筋骨疼痛，四肢无力，化虫，止痢，或咽喉疼痛肿胀，齿疮出血，退胆热，明目。"

[3]《本草纲目》："止泻痢，崩中，带下。"

[4]《广西本草选编》："主治扁桃体炎，咽炎，口腔炎。"

山楂（《本草衍义补遗》）

【基原】为蔷薇科植物山里红 *Crataegus pinnatifida* Bungevar.major N.E.Br. 或山楂 *Crataegus pinnatifida* Bunge 的成熟果实。

【别名】酸枣、红果、大山楂、山里红果。

【性味】味酸、甘，性微温。

【归经】脾、胃、肝经。

【功效】消食积，散瘀滞。

【应用】

①用于饮食积滞，脘腹胀满。山楂温胃气助其腐熟水谷，味甘益脾助其运化，长于消肉食、油腻食积。如《丹溪心法》中用山楂120g、白术120g、神曲60g，为末，蒸饼为丸，梧子大，服七十丸，白汤下，治一切食积。

②用于产后血瘀引起的恶露不尽、少腹疼痛等。本品温通血脉，味甘则缓急止痛。如《日用本草》引朱丹溪用山楂百十个，打碎煎汤，入砂糖少许，空腹温服，治产妇恶露不尽、腹中疼痛，或儿枕作痛。

③用于泄泻痢疾。本品味甘，入脾胃经，助运化以治其本，酸则涩肠止泻治其标。如《新中医》中用鲜山楂（去皮核）、山药各等份，加适量白糖，调匀后蒸熟，压制成山楂饼，用治小儿脾虚久泻。

④用于气症或睾丸肿痛。本品性温散寒，甘则缓急止小腹痛。常煎汤饮用。

【用法】生食、浸泡饮、制片、做膏、水煎皆可。

【注意】泛酸者慎食。

【研究】山楂主含山楂酸、黄酮类、鞣质、脂肪酸、维生素C及无机盐等。具有促进脂肪分解、消化液分泌，扩张冠状动脉，增加冠状动脉血流量，保护心肌缺血、缺氧，强心，抗心律失常，降血脂，抗动脉硬化，抗血小板聚集，抗氧化及增强免疫等作用。

【参考文献】

[1]《日用本草》："化食积，行结气，健胃宽膈，消血痞气块。"

[2]《滇南本草》："消肉积滞，下气。治吞酸，积块。"

[3]《本草纲目》："化饮食，消肉积，癥瘕，痰饮，痞满，吞酸，滞血痛胀。"

香蕉（《本草纲目拾遗》）

【基原】为芭蕉科植物大蕉 *Musa sapientum* L. [M.paradisiaca L. var.Sapientum（L.）O. Kuntze] 或香蕉 *M. nana* Lour. 的成熟果实。

【别名】蕉子、蕉果。

【性味】味甘，性寒。

【归经】肺、脾经。

【功效】清热，润肺，滑肠，解毒。

【应用】

①用于肺热燥咳。香蕉甘凉，清肺热而止咳。如《食物中药与便方》中取香蕉1~2根，冰糖炖服，连服数日，用于久咳不愈。

②用于习惯性便秘。本品质润滑肠，经常食用，有助于大便通畅。

【用法】鲜品宜生食或制成香蕉干食用。

【研究】香蕉中含有碳水化合物、维生素、矿物质以及5–羟色胺、黏液等成分。凡高血压、动脉硬化、冠心病、习惯性便秘及胃溃疡者均可常食之。香蕉含钾较多，又有通便之功，尤其适于高血压便秘者食用。

【参考文献】

[1]《日用本草》："生食破血，和金疮，解酒毒；干者解肌热烦渴。"

[2]《现代实用中药》："治便秘，高血压，血管硬化等。"

[3]《福建药物志》："治大便秘结，痢疾，扁桃体炎。"

荔枝（《食疗本草》）

【基原】为无患子科植物荔枝 *Litchi chinensis* Sonn. 的成熟假种皮或果实。

【别名】荔枝、勒荔、离枝、丽枝。

【性味】味甘，微酸，性温。

【归经】脾、肝经。

【功效】养血健脾，润肤养颜。

【应用】

①用于脾虚泄泻。本品可健脾止泻。如《全国中草药汇编》中用荔枝干果7枚、大枣5枚，水煎服，治脾虚久泻。

②用于面色少华、肌肤干燥或头晕目眩等症。本品甘温益气养血。干品宜煮水食用。

【用法】鲜品宜生食，干品可煎汤。

【注意】阳气盛者不宜多食。

【研究】荔枝中含有较多的葡萄糖、脂肪及维生素、柠檬酸、矿物质等营养成分。

【参考文献】

[1]《食疗本草》："益智，健气及颜色。"

[2]《玉楸药解》："暖脾补精，温滋肝血。"

[3]《全国中草药汇编》："益气补血，主治病后体弱，脾虚久泻。"

龙眼肉（《本草纲目拾遗》）

【基原】为无患子科植物龙眼 *Dimocarpus longan* Lour. [*Euphoria longan*（Lour.）Steud.]的成熟果实。

【别名】桂圆、益智。

【性味】味甘，性温。

【归经】心、肾、肝、脾经。

【功效】补心脾，益气血，安心神。

【应用】

①补脾助运以促气血化生。如《食疗粥谱》中用龙眼干15g、粳米60g、莲子10g、芡实15g，共煮粥，加白糖少许，适量服食，可治思虑过度、劳伤心脾、虚烦不眠。

②用于气血不足导致的面色萎黄少华、倦怠乏力或月经不调等。本品甘温益气而生血，单味常食即可有效。

【用法】鲜品宜生食，干品可煎汤。

【注意】痰火及湿滞者慎食。

【研究】龙眼肉含葡萄糖、蛋白质、脂肪、多种维生素以及多种微量元素等营养成分。

【参考文献】

[1]《开宝本草》："归脾而能益智。"

[2]《本草药性大全》："养肌肉，美颜色，除健忘，却怔忡。"

[3]《随息居饮食谱》："补心气，安志定神；益脾阴，滋营充液。"

枇杷（《名医别录》）

【基原】为蔷薇科植物枇杷 *Eriobotrya japonica*（Thunb.）Lindl. [*Mespilus japonica* Thunb.]的成熟果实。

【性味】味甘、酸，性凉。

【归经】脾、肺经。

【功效】润肺，下气，止渴。

【应用】

①用于肺热燥咳。枇杷性凉质润，清肺热，润肺燥，止咳嗽。如《福建药物志》中用鲜枇杷肉60g、冰糖30g，水煎服，治肺热咳嗽。

②用于胃热引起的恶心呕吐、口干烦渴。本品性凉，清泄胃热，生津止渴。宜鲜品食用。

【用法】鲜品生食，或制脯食用。

【注意】脾胃虚寒者不宜多食。

【研究】枇杷含隐黄素、有机酸、糖类、果胶及胡萝卜素等化合物。

【参考文献】

[1]《本草元命苞》："除肺热在上焦，止吐逆于胸膈。"

[2]《药性切用》："润肺定咳，止渴除烦。"

[3]《本草求原》："下痰气，止血。"

橄榄（《日华子本草》）

【基原】为橄榄科植物橄榄 *Canarium album*（Lour.）Raeusch. [*Pimela alba* Lour.]

的成熟果实。

【别名】青果、橄榄子、白榄、黄榄、甘榄、余甘子。

【性味】味甘、酸、涩，性凉。

【归经】肺、胃、脾、肝经。

【功效】清肺利咽，生津止渴，解毒。

【应用】

①用于肺热咳嗽，痰中带血。橄榄性凉，清肺热而止咳嗽，凉血止血。宜鲜品食用，与梨配伍清热止咳之效更佳。

②用于热邪伤津引起的口干舌燥、烦渴欲饮及咽喉肿痛。本品性凉清肺热而利咽喉，甘酸化阴生津止渴。如《王氏医案》之青龙白虎汤，用橄榄、萝卜，水煎服。治风火喉痛、喉间红肿。

③用于野蘑菇以及鱼蟹中毒或疮肿疼痛。本品清热解毒，味甘和，性凉。单用或配伍他药皆可。如《顾体医话》中将橄榄捣为泥，食之，治野蕈中毒。

④《随息居饮食谱》中用橄榄捣汁，或煎浓汤饮，治河豚、鱼、鳖诸毒，诸鱼骨硬。

【用法】腌制食用。

【注意】脾胃虚寒及便秘者慎用。

【研究】橄榄含一定量的碳水化合物、多种维生素以及钙、磷、铁等。

【参考文献】

[1]《食疗本草》："主河豚毒，煮汁服之。"

[2]《本草纲目》："生津液，止烦渴，治咽喉痛。咀嚼咽汁，能解一切鱼鳖毒。"

[3]《随息居饮食谱》："凉胆息惊，解野蕈毒。"

杨梅（《食疗本草》）

【基原】为杨梅科植物杨梅Myric arubra（Lour.）Sieb. et Zucc.[Mosella rubra Lour.]的成熟果实。

【别名】机子、圣生梅、白蒂梅、椴梅、山杨梅。

【性味】味甘、酸，性温。

【归经】脾、胃、肝经。

【功效】生津除烦，和中消食，解酒，涩肠。

【应用】

①用于口干或酒后口渴。本品酸甘生津。鲜品食用。

②用于饮食积滞引起的胃中嘈杂、恶心呕吐、脘腹胀满。杨梅和胃消食。取杨梅直接嚼食即可。

③用于痢疾腹泻。本品味甘缓急止痛，酸则涩肠而止泻。如江西《草药手册》中用杨梅15g，水煎服，治痢疾。

【用法】鲜品生食，或榨汁饮，或作辅食用。

【注意】不宜多食。

【研究】杨梅中含丰富的维生素C、葡萄糖、果糖和多种有机酸。食欲不振或胃酸过少、萎缩性胃炎者亦可适量食之。

【参考文献】

[1]《玉楸药解》："酸涩降敛，治心肺烦郁，疗痢疾损伤，止血衄。"

[2]《药性切用》："涩肠止泻。"

[3]《福建药物志》："和胃，解毒，治食积腹痛，砒中毒。"

沙棘（《内蒙古中草药》）

【基原】为胡颓子科植物中国沙棘 *Hippophae rhamnoides* L. subsp. *sinensis* Rousi [*H. rhamnoides* auct. non L. ; *H. rhamnoides* L. procera Rehd.] 或云南沙棘 *Hippophae rhamnoides* L. subsp. *yunnanensis* Rousi 的成熟果实。

【别名】沙枣、醋柳果、酸刺、黄酸刺。

【性味】味酸、涩，性温。

【归经】肺、肝、胃经。

【功效】止咳化痰，健胃消食，活血散瘀。

【应用】

①用于咳嗽痰多。沙棘温肺化痰而止咳嗽，可与葡萄干等配伍，煮水温服。

②用于食积、胃痛、腹痛。本品味酸涩而收敛定痛。如《沙漠地区药用植物》中用沙棘干品3~9g，水煎服，治胃痛、消化不良。

【用法】多以干品泡水喝。

【注意】素体阳气盛者慎食。

【研究】沙棘含有多种维生素和多种微量元素。其中维生素C较多，具有改善心肌微循环、降低心肌耗氧量、降血脂、抗血管硬化、抗炎、抗疲劳、抗辐射、抗溃疡、保肝及增强免疫等作用。

【参考文献】

[1]《内蒙古中草药》："止咳祛痰，通经。治肺脓肿，闭经。"

[2]《沙漠地区药用植物》："健胃，止血，消炎解毒。能防治铅、苯类职业性中毒；治胃痛，消化不良，胃溃疡，皮下出血，月经不调，咽喉疼痛。与油剂配用可治烧伤。"

[3]《新疆药用植物志》："滋补肝肾。用于身体虚弱及维生素缺乏症。外用治皮肤放射线损伤。"

刺梨（《本草纲目拾遗》）

【基原】为蔷薇科植物缫丝花 *Rosa roxburghii* Tratt 或瓣丝花 *Rosa roxburghii* Tratt. f. normalis Rehd. et Wils. 的成熟果实。

【别名】茨梨、文光果、油刺果、刺石榴。

【性味】味甘、酸、涩，性平。

【归经】脾、胃经。

【功效】健胃，消食，止泻。

【应用】

①用于脾胃不足引起的食积、脘腹胀满。刺梨味甘益脾以助运化，健胃气助其受纳腐熟水谷，故有停胃消食之功。

②用于肠炎泄泻。本品味甘益脾胃，酸涩固肠以止泻。如《中医杂志》中用鲜刺梨煮水浓缩熬膏，每次5~20mL，每日2次。治婴幼儿秋季腹泻。

③刺梨有预防癌症的作用。

【用法】生食或煎汤服。

【研究】刺梨中含有碳水化合物、维生素、微量元素等营养成分，其中维生素C含量相对较高。现代研究显示，刺梨对肿瘤的发生具有一定的预防作用。

【参考文献】

[1]《四川中药志》1960年版："解暑，消食。可治维生素C缺乏病。"

[2]《贵州民间方药集》："健胃，消食积饱胀，并滋补强壮。"

[3]《湖南药物志》："止泄。"

猕猴桃（《开宝本草》）

【基原】为猕猴桃科植物猕猴桃 *Actinidia chinensis* Planch. 的成熟果实。

【别名】大零核、山洋桃、洋桃果、猕猴梨。

【性味】味甘、酸，性凉。

【归经】胃、肝、肾经。

【功效】解热，止渴，健胃，通淋。

【应用】

①用于烦热口渴或消渴。猕猴桃性凉清热，味甘酸化阴，生津而止渴。宜生食。

②用于饮食无味，胃脘闷胀。本品味甘益胃气助其受纳水谷，酸则开胃助谷腐熟而消食。生食或干品水煎服。

③用于水肿或小便淋漓涩痛等。本品味甘能渗利水湿，兼通淋浊，甘则缓急止痛。如《广西本草选编》中用猕猴桃果实15g，水煎服，治尿路结石。

【用法】宜生食，榨汁或做酱食用。

【注意】脾胃虚寒者不宜多食。

【研究】猕猴桃中含有一定量的碳水化合物、维生素、微量元素等营养物质，其中维生素C含量较多。现代研究显示猕猴桃具有阻断致癌物亚硝胺在体内形成的作用。

【参考文献】

[1]《食经》："和中安肝。主黄疸，消渴。"

[2]《开宝本草》："止暴渴，解烦热……下石淋。"

[3]《全国中草药汇编》："调中理气，生津润燥，解热除烦。治消化不良、食欲

不振、呕吐、烧烫伤。"

椰子浆（《海药本草》）

【基原】为棕榈科植物椰子 *Cocos nucifera* L.的成熟果实的胚乳中的浆液。

【别名】椰酒。

【性味】味甘，性凉。

【归经】脾、胃、膀胱经。

【功效】生津，利尿，止血。

【应用】

①用于热伤津液所致的口干咽燥、烦渴欲饮及消渴。椰子浆性凉清热，生津止渴。宜直接饮用。

②用于热证小便短少色黄。本品性凉清热，利小便。鲜品饮服为佳。

③用于衄血、吐血等。本品性质寒凉，可凉血止血。

【用法】鲜椰子汁多宜饮服。

【注意】脾胃虚寒者勿多食。

【研究】椰子汁或椰子肉中含脂肪较多，还含有较多的蛋白质、碳水化合物、矿物质及B族维生素，其中钾和镁元素含量较高。平时多尿、低血钾者可适量选食之。

【参考文献】

[1]《海药本草》："主消渴，吐血，水肿，去风热。"

[2]《开宝本草》："涂头，益发令黑。"

[3]《全国中草药汇编》："补虚，生津，利尿，杀虫。主治心脏性水肿，口干烦渴，姜片虫。"

西瓜（《日用本草》）

【基原】为葫芦科植物西瓜 *Citrullus lanatus*（Thunb.）Matsum. et Nakai [C. vulgaris Schrad. ex Eckl. et Zeyh.] 的成熟果实。

【别名】寒瓜。

【性味】味甘，性寒。

【归经】心、胃、膀胱经。

【功效】清热除烦，解暑生津，利尿。

【应用】

①用于暑热引起的口渴烦热、小便短赤。西瓜性寒清暑热，质地多汁，生津止渴，被誉为"天然白虎汤"。如《本草汇言》用红瓤西瓜1个，取汁，徐徐饮之，不愈再服，用于治疗阳明热证。

②用于水肿、小便不利。本品味甘能渗湿利水。如《吉林中草药》用大西瓜1个，开一小孔，灌入捣烂的紫皮大蒜2头，蒸熟后，服汁，每次1碗，每日服2次，治炎性

水肿。

③用于心火上炎导致的口疮等。本品性寒，清心热。多制成西瓜霜。

【用法】宜生食，捣汁或制霜用。

【注意】脾胃虚寒者不宜多食。

【研究】西瓜中除含大量水分外，尚含有少量的碳水化合物、维生素、矿物质等。为夏季常食的清热解暑、利尿通淋的果蔬之一，素有"天然白虎汤"之称，受到人们的喜爱。

【参考文献】

[1]《饮膳正要》："主消渴，治心烦，解酒毒。"

[2]《日用本草》："消暑热，解烦渴，宽中下气，利水，治血痢。"

[3]《医学入门·本草》："病热口疮者食之立愈。"

甜瓜（《开宝本草》）

【基原】为葫芦科植物甜瓜 Cucumis melo L. 的成熟果实。

【别名】甘瓜、香瓜、果瓜。

【性味】味甘，性寒。

【归经】心、胃经。

【功效】清暑热，解烦渴，利小便。

【应用】用于暑热导致的烦渴、小便赤短。甜瓜性寒，清暑热，除烦热。多生食。

【用法】宜生食或制成干品食用。生津止渴，渗湿利尿。

【研究】甜瓜含有一定量的碳水化合物、维生素、膳食纤维及矿物质等。甜瓜食之凉爽可口，为夏季暑月常用果蔬之一。

【参考文献】

[1]《食疗本草》："止渴，益气，除烦热，利小便，通三焦壅塞气。"

[2]《本草衍义》："暑月服之，不中暑气。"

[3]《本草省常》："利大小肠。"

甘蔗（《名医别录》）

【基原】为禾本科植物甘蔗 Saccharum sinensis Roxb. 的新鲜茎秆。

【别名】薯蔗、干蔗、糖梗。

【性味】味甘，性寒。

【归经】肺、脾、胃经。

【功效】清热生津，润燥和中，解毒。

【应用】

①用于热病口渴，反胃呕吐。甘蔗性寒，清胃热，降胃气，止呕哕。鲜品咀嚼咽汁或捣汁饮，如《肘后备急方》中用甘蔗汁，温服，治卒干呕不息。

②用于阴虚肺燥，干咳痰少。本品甘寒润燥生津。如《外台秘要》取鲜甘蔗洗净，

去皮，捣烂绞汁，频频饮之，用治热病伤津、心烦口渴、口干、肺燥咳嗽。

【用法】鲜品宜生服或捣汁饮。

【注意】脾胃虚寒者慎用，发霉变质的甘蔗禁食。

【研究】甘蔗中蔗糖含量相对较多，是制造食糖的主要原料。还含有多种维生素、矿物质及延胡索酸等有机酸。

【参考文献】

[1]《千金要方·食治》："止渴去烦，解酒毒。"

[2]《日用本草》："止虚热烦渴，解酒毒。"

[3]《四川常用中草药》："治肺燥咳嗽。"

菱角（《名医别录》）

【基原】为菱科植物家种的菱 *Trapa bispinosa* Roxb. 或乌菱 *T. bicomis* Osbeck 或无冠菱 *T. korshinskyi* V. Vassil. [*T. japonica* fler.] 或格菱 *T. natans* L. var. komarovii V. Vassil. [*T. pseudoincisa* Nakai] 的成熟果肉。

【别名】水菱、菱实、沙角。

【性味】味甘，性凉。

【归经】脾、胃经。

【功效】健脾益胃，除烦止渴，解毒。

【应用】

①用于脾虚，食少，胃脘不舒，体倦乏力。菱角味甘健脾和中。如《常见抗癌中草药》所载，用菱角60g、薏苡仁30g，水煎当茶饮，治消化性溃疡、初期胃癌。

②用于暑热口渴。本品甘凉，生津止渴。宜生食或煮熟食用。

【用法】宜炒食。

【注意】脾胃虚寒及中焦气滞者慎食。

【研究】菱角中含有较多的碳水化合物以及少量的蛋白质、维生素、食物纤维及矿物质等营养成分。研究表明菱角对肝癌、胃癌及子宫癌具有一定的抑制作用。

【参考文献】

[1]《名医别录》："主安中补脏，不饥轻身。"

[2]《滇南本草图说》："醒脾，缓中。"

[3]《医林纂要·药性》："止渴，除烦，清暑。"

二、干果、坚果

大枣（《神农本草经》）

【基原】为鼠李科植物枣 *Ziziphus jujuba* Mill. 的成熟果实。

【别名】干枣、红枣、美枣、胶枣。

【性味】味甘，性温。

【归经】脾、胃经。

【功效】补脾胃，益气血，安心神，调营卫，和药性。

【应用】

①用于脾虚证。本品味甘，健脾益气。如《太平圣惠方》所载的大枣粥，用大枣14枚、茯神15g、粟米60g，将大枣、茯神（研末）与粟米如常法煮粥，可用治脾胃虚弱证。

②用于心慌心悸，失眠多梦。本品可益气血，安心神。如《备急千金要方》中用大枣20枚、葱白若干，水煎去渣顿服，治虚劳烦闷不得眠。

③本品常与生姜配伍，可调和营卫。本品味甘，与药物配伍，可用于缓和药性。

【用法】鲜品多生食，干品多煎汤、煮粥食用。

【注意】凡湿盛、痰凝、气滞者应慎用或禁用。

【研究】大枣含糖类、黄酮类、生物碱类、三萜类、有机酸、维生素类及微量元素等化合物质。具有促进消化液分泌、保肝护肠、抗变态反应、抗突变、抗癌等多种作用。

【参考文献】

[1]《吴普本草》："主调中益脾气，令人好颜色，美志气。"

[2]《食疗本草》："和百药毒，通九窍，补不足气。"

[3]《本草汇言》："补中益气，壮心神，助脾胃，养肝血，保肺气，调营卫，生津之药也。"

栗子（《千金要方·食治》）

【基原】为壳斗科植物板栗 *Castanea mollissirna* BL. 的成熟种仁。

【别名】板栗、栗果、风栗、栗实。

【性味】味甘、微咸，性平。

【归经】脾、肾经。

【功效】益气健脾，补肾强筋，活血消肿，止血。

【应用】

①用于脾肾阳虚泄泻。栗子温补脾肾，先后天同治，运化与固摄有力，泄泻可愈。如《本经逢原》中将栗子煨熟后食之，治脾肾虚寒之暴注。

②用于腰膝酸痛、下肢软弱、行走不便等。本品味甘咸，补肾强筋。如《经验方》中取栗子风干，每日空心食七枚，再食猪肾粥，可用治肾虚腰膝无力。

【用法】可炒熟食，或煮粥食用。

【注意】凡食积气滞者不宜多食。

【研究】栗子中含有较丰富的碳水化合物，还含有一定量的蛋白质、脂肪、钙、磷、铁、钾等矿物质及多种维生素等营养成分。

【参考文献】

[1]《名医别录》："主益气，厚肠胃，补肾气，令人耐饥。"

[2]《备急千金要方·食治》："生食之良，治腰脚不遂。"

[3]《滇南本草》："治山岚瘴气，疟疾，或水泻不止，或红白痢疾。用火煅为末。每服三钱姜汤下……生吃止吐血、衄血、便血，一切血症。"

芡实（《本草纲目》）

【基原】为睡莲科植物芡 *Euryale ferox* Salisb. 的成熟种仁。

【别名】鸡头实、鸡头苞、刺莲藕、鸡头米。

【性味】味甘、涩，性平。

【归经】脾、肾、心、胃、肝经。

【功效】固肾涩精，补脾止泻。

【应用】

①用于脾虚泄泻。芡实味甘健脾，味涩止泻。可与莲子、山药等配伍煮汤。

②用于肾虚滑精、遗尿、带下等。本品味甘涩，益肾气，强固摄，兼能涩精止遗。可与莲子配伍，煮粥食用。

【用法】宜煮粥或煎汤，或做丸服。

【注意】凡小便不利、食积者当慎用。

【研究】芡实含碳水化合物、蛋白质、脂肪、多种维生素以及钙、磷、铁等微量元素。

【参考文献】

[1]《食疗本草》："补中焦。"

[2]《滇南本草》："止渴益肾。治小便不尽、遗精、白浊、带下。"

[3]《本草从新》："补脾固肾，助气涩精。治梦遗滑精……疗带浊泄泻，小便不禁。"

白果（《日用本草》）

【基原】为银杏科植物银杏 *Ginkgo biloba* L. 的成熟种子。

【别名】银杏。

【性味】味甘、苦、涩，性平，有小毒。

【归经】肺、肾经。

【功效】敛肺定喘，止带缩尿。

【应用】

①用于肺虚咳喘。白果味甘涩，既能益肺气，又能敛肺、止咳平喘。如《食物中药与便方》用白果9~12g炒后去壳，加水煮熟，入砂糖或蜂蜜，连汤食之，用治支气管哮喘、肺结核咳嗽。

②用于遗精、带下等。本品能涩精止遗。如《湖南药物志》用白果3枚，酒煮食，连服4~5天，治梦遗。

【用法】宜制熟食用，或煎汤、炒食。

【注意】白果仁有毒，不宜多食。

【研究】白果仁含脂肪、蛋白质、碳水化合物、氰苷及维生素 B_2 等。

【参考文献】

[1]《本草品汇精要》："煨熟食之，止小便频数。"

[2]《本草纲目》："熟食温肺益气，定喘嗽，缩小便，止白浊。"

[3]《医林纂要·药性》："炒食补肺，泄逆气，固肾，除邪湿。"

花生（《滇南本草图说》）

【基原】为豆科植物落花生 *Arachis hypogaea* L. 成熟的种子。

【别名】落花生、番豆、土露子、长生果、落地松、地果。

【性味】味甘，性平。

【归经】脾、肺经。

【功效】健脾养胃，润肺化痰。

【应用】

①用于脾虚食少，反胃不舒。花生味甘健脾以助运化，养胃以助受纳腐熟水谷。可水煮食用。

②用于肺燥咳嗽。本品味甘，功能润肺化痰止咳。如《杏林医学》所载用花生文火煎汤调服，治久咳、秋燥、小儿百日咳。

③用于产后乳汁量少。本品可补后天之本，脾胃健，气血生化有源。如《陆川本草》中用花生炖猪蹄，适量食之，可用治乳汁少。

【用法】可生食、煮炖、炒食，或制酱等食用。

【研究】花生中含有较多的脂肪、蛋白质、微量元素及少量的碳水化合物、维生素等营养成分。花生中所含的多为不饱和脂肪酸，具有降低胆固醇和甘油三酯、软化血管、抗癌、抗辐射、促进记忆等作用。此外，花生衣具有止血的作用，可用于治疗紫斑等症。

【参考文献】

[1]《滇南本草图说》："补中益气，盐水煮食养肺"。

[2]《本草备要》："补脾润肺。"

[3]《本草纲目拾遗》："多食治反胃。"

胡桃仁（《本草纲目》）

【基原】为胡桃科植物胡桃 *Juglans regia* L. [J.orientis Dode; J.sinensis（C.DC.）Dode] 的成熟种仁。

【别名】核桃仁、胡桃、核桃。

【性味】味甘、涩，性温。

【归经】肾、肝、肺经。

【功效】补肾益精，温肺定喘，润肠通便。

【应用】

①用于肺肾亏虚，咳嗽喘息。胡桃仁益肺气，补肾气。单用生、熟食之数粒，日

久效显。

②用于肾虚尿频遗尿、滑精带下等。本品甘温，善补肾气而增强固摄，涩精止遗。如《本草纲目》中将胡桃煨熟，卧时嚼之，温酒送下，可治小便频数。

③用于肠燥便秘。本品富含油脂，能润肠通便。若配伍蜂蜜，效果更佳。

④经常食用本品，可有润肤、乌发、益智之效。

【用法】宜生食，或炒食、煎汤。

【注意】素有火热或便溏者禁食。

【研究】胡桃仁含不饱和脂肪酸、蛋白质、碳水化合物及多种微量元素。

【参考文献】

[1]《食疗本草》："除风，令人能食……通经脉，黑鬓发……常服，骨肉细腻光润，能养一切老痔疮。"

[2]《玉楸药解》："止嗽定喘，利水下食。"

[3]《医林纂要·药性》："补肾，润命门，固精，润大肠，通热秘，止寒泻虚泻。"

黑芝麻（《本草纲目》）

【基原】为胡麻科植物芝麻 *Sesamum indicum* L. [*S.orientale* L.] 的成熟黑色种子。

【别名】巨胜子、黑油麻、芝麻。

【性味】味甘，性平。

【归经】肝、脾、肾经。

【功效】补益肝肾，养血益精，润肠通便。

【应用】

①用于肝肾不足引起的头晕耳鸣、腰膝酸软等。黑芝麻补肝养血，滋肾益精。如《医级》之桑麻丸，用炒黑芝麻、霜桑叶各等份，为末，以糯米饮捣丸（或炼蜜为丸），每日服2丸，治肝肾不足、时发目疾、皮肤燥涩、大便闭坚。

②用于产妇乳汁不足。本品味甘益精血以资乳汁化生。如《本草纲目》引唐氏用芝麻炒研，入盐少许食之，治妇人乳少。

③用于肠燥便秘。本品油多质润，滑利肠道而通行大便。可与粳米煮粥食用。

④经常食用本品，还有润肤、乌发之效。

【用法】多炒熟研粉、做糊、制酱等食用。

【注意】大便稀溏者慎用。

【研究】黑芝麻主要含不饱和脂肪酸、蛋白质、碳水化合物、多种维生素及微量元素，具有延缓衰老的作用。

【参考文献】

[1]《神农本草经》："主伤中，虚羸，补五内，益气力，长肌肉，填脑髓。久服轻身不老。"

[2]《日华子本草》："补中益气，养五脏，治劳气，产后羸困……细研涂发令长。"

[3]《玉楸药解》："补益精液，润肝脏，养血舒筋、疗语謇、步迟、皮燥发枯、

髓涸肉减、乳少、经阻诸证。"

海松子（《开宝本草》）

【基原】为松科植物红松 Pinus koraiensis Sieb. et Zucc. [P. mandschurica Rupr. ;Apinus koraiensis（Sieb. et Zucc.）Moldenke]的成熟种子。

【别名】松子、松子仁、新罗松子、红果松。

【性味】味甘，性微温。

【归经】肝、肺、大肠经。

【功效】润燥，养血，祛风。

【应用】

①用于肺燥干咳。海松子味甘质润，可润肺燥。如《外台秘要》之风髓汤，用松子仁和胡桃仁，研膏，加蜜熬煮，每服6g，食后沸汤点服，治肺燥咳嗽。

②用于体虚大便秘结。本品味甘益气养血，润肠通便。生食或炒食。

【用法】多炒食或煎汤。

【注意】便溏、滑精及痰饮者慎用。·

【研究】松子仁中的不饱和脂肪酸含量相对较多，此外，尚含有少量的蛋白质、碳水化合物、维生素及矿物质等营养成分。

【参考文献】

[1]《日华子本草》："逐风痹寒气，虚羸少气，补不足，润皮肤，肥五脏。"

[2]《本草纲目》："润肺。治燥结咳嗽。"

[3]《本草通玄》："益肺止咳，补气养血，润肠止渴，温中搜风，润皮肤，肥五脏。"

向日葵子（《采药书》）

【基原】为菊科植物向日葵 Helianthus annuus L.的成熟种子。

【别名】葵花子、天葵子、葵子。

【性味】味甘，性平。

【归经】肺、大肠经。

【功效】透疹，止痢，透痈脓。

【应用】

①用于麻疹透发不畅。向日葵子入肺，味甘益肺，可行于肌肤而助麻疹透发。如《浙江药用植物志》中用向日葵子50g，捣碎，开水冲服，治小儿麻疹不透。

②用于血痢腹痛。本品味甘，缓急止痢定痛。如在《福建民间中草药》中用向日葵子30g，开水煮30分钟，加冰糖3g服食，主治血痢。

③用于疮疡出血不止，日久不愈。如《浙江药用植物志》所载，用向日葵子生熟各半，研粉调蜂蜜外敷，治疗慢性骨髓炎。

【用法】炒熟食用。

【研究】向日葵子中含有丰富的不饱和脂肪酸、蛋白质，此外含少量碳水化合物、维生素、膳食纤维及矿物质等。现代研究表明向日葵子油有抑制血栓形成的作用。

【参考文献】

[1]《采药书》："通气透脓。"

[2]《浙江药用植物志》："祛风，透疹。治小儿麻疹不透。"

第六节　畜肉类

畜肉类食物是指畜类的肌肉。《黄帝内经》言"五畜为益"，是对畜肉在日常膳食中的营养地位的概括描述。

畜肉一般味甘，性质各异，猪肉性平，羊肉、狗肉偏于温热，大都能补益气血、滋补脾肾，多用于虚损劳倦、气血亏虚所致的羸瘦困弱、体倦乏力、纳差泄泻等症。

研究证明畜肉主要含有蛋白质、脂肪、维生素、矿物质等营养物质。该类食物饱腹作用强，营养价值高，但因其所含的饱和脂肪酸较多，长期大量食用易引起肥胖症、高血脂、高血压及心脑血管疾病等，故应与蔬菜、谷类搭配成均匀膳食为宜。

猪肉（《本草经集注》）

【基原】为猪科猪属动物猪 Sus scrofa domestica Brisson 的肉。

【别名】猪、豕、豨、豚、彘。

【性味】味甘、咸，性平。

【归经】脾、胃、肾经。

【功效】补肾滋阴，养血润燥，益气消肿。

【应用】

①用于阴虚肺燥所致的干咳少痰、口燥咽干等症。本品肥厚滋润，可滋阴润燥，如《食医心鉴》猪肉猪脂煎，将本品切块，用猪脂煎熟食用，治上气咳嗽烦满。

②用于温病津伤。本品补肾液，充胃汁，为"急救津液之无上妙品"。如《温热经纬》中猪肉汤主治疫证邪火已衰、津不能回者，用时选取鲜猪肉数斤，切成大块，用急火煮为清汤，吹净浮油后放凉，大口饮汤。

③用于血少津枯之便秘。本品补肾养血，用时选用半肥瘦猪肉煮汤，频频饮用。

④用于气血不足之羸瘦乏力、头晕目眩等症。本品有益气养血之功，素体瘦弱之人，可配姜、枣烹调后，食肉饮汤。

⑤用于浮肿。本品可益气血，润肠胃，补肌固表而消肿，如《食医心鉴》中的猪脊肉方，选用猪里脊肉，用大蒜、薤白生拌服食，主治浮肿胀满、不思饮食。

【用法】宜炒、炖、煮或烧制食用。

【注意】本品滋腻，外感疾病、湿热内蕴或身体肥胖者慎食。

【研究】猪肉中主要含有蛋白质、脂肪、维生素以及多种矿物质等营养物质。其中瘦猪肉中优质蛋白质含量较高，肥猪肉中饱和脂肪酸含量最多。凡有肥胖、动脉硬化、高血压、糖尿病等遗传易发病及心脑血管疾病患者均应少食肥猪肉。

【参考文献】

[1]《千金要方·食治》："宜肾，补肾气虚竭。头肉，补虚乏气力，去惊痫，寒热，五癃。"

[2]《本经逢原》："精者补肝益血。"

[3]《随息居饮食谱》："猪肉，补肾液，充胃汁，滋肝阴，润肌肤，利二便，止消渴，起尪羸。"

【附品】

①猪心：为猪的心脏。味甘、咸，性平；入心经。具有补心安神的功效。常用于心气不足之惊悸、怔忡、自汗、不眠等症。

②猪肝：为猪的肝脏。味甘、苦，性温；入肝、脾、胃经。具有养肝明目、补气健脾的功效。常用于肝虚目昏、夜盲等症。

③猪蹄：为猪的前后蹄。味甘咸，性平；入胃经。具有补气血、润肌肤、通乳汁、托疮毒等功效。常用于气血不足、乳脉不通等症。

④猪肾：为猪的肾脏，又名猪腰子。味咸，性平；入肾经。有补肾益阳的功效。常用于肾虚腰痛、肾虚久泻等病症。

⑤猪肚：即猪胃。味甘，性温；入脾、胃经。具有补益脾胃的功效。常用于脾胃虚弱、食少便溏、疲乏无力或小儿疳积。

⑥猪血：为猪的血液。味咸，性平；入心、肝经。具有补血养心、息风镇惊、下气、止血的功效。常用于头风眩晕、癫痫惊风、中满腹胀等病症。

⑦猪肺：为猪的肺脏。味甘，性平；入肺经。具有补肺止咳的功效：久咳、痰少、短气或咯血等。

⑧猪肤：又名猪皮。味甘，性凉；入肺、肾经。具有清热利咽的功效。常用于肺燥阴伤或阴虚火炎之心烦、咽痛等。

牛肉（《名医别录》）

【基原】为牛科野牛属动物黄牛 Bos taurus domesticus Gmelin 或水牛属动物水牛 Bubnlu. bubalis Linnaeus 的肉。

【别名】牛、水牛。

【性味】味甘，水牛肉性凉，黄牛肉性温。

【归经】脾、胃经。

【功效】补脾胃，益气血，强筋骨。

【应用】

①用于少食、泄泻、浮肿等属脾胃气虚者。本品味甘，专补脾土。可单用本品煮汤饮，亦可与赤小豆等健脾利水之品相配食用。

②用于脾胃虚寒，食欲缺乏。黄牛肉可温脾胃，补气血，《饮膳正要》之牛肉脯即用本品去除脂膜，切成大片，用胡椒、陈皮、高良姜、砂仁等辛香料研成的细末，与姜、葱汁一起拌匀，盐腌焙干后，做脯食用，用于治疗中焦虚寒、脾胃久冷、不思饮食。

③用于虚损劳倦，症见虚羸少气、自汗乏力等。如《乾坤生意》中本丸用黄牛肉焙干为末，与山药、莲肉等益气健脾之品相配，以大枣泥和丸后服食。

【用法】宜炒、炖、煮或烧制食用。

【研究】牛肉中含有多种营养物质，营养价值较高，相比猪肉，牛肉的蛋白质含量更高而脂肪较少。其饱和脂肪酸含量较高，心脑血管疾病、糖尿病、肥胖等患者均应少食为宜。

【参考文献】

[1]《本草拾遗》："消水肿，除湿气，补虚，令人强筋骨、壮健。"

[2]《滇南本草》："水牛肉，能安胎补血。"

[3]《韩氏医通》："黄牛肉，补气，与绵黄芪同功。"

[4]《医林纂要》："牛肉味甘，专补脾土，脾胃者，后天气血之本，补此则无不补矣。"

羊肉（《本草经集注》）

【基原】为牛科山羊属动物山羊 Capra hircus Linnaeus 或绵羊属动物绵羊 Ovisaries Linnaeus 的肉。

【别名】羖。

【性味】味甘，性温。

【归经】脾、胃、肾经。

【功效】温中健脾，补肾壮阳，益气养血。

【应用】

①用于肾阳虚所致的阳痿、腰膝酸软、夜尿多、小便清长等。本品可益肾气，强阳道。如《食医心鉴》用白羊肉半斤与大蒜、薤白拌食，三日一次，取壮阳益肾之功。

②用于产后腹痛及腹中寒证、虚劳不足或血虚经寒腹痛。本品暖中止痛，利产妇，又能益气养血。如《金匮要略》中的当归生姜羊肉汤，用时可取羊肉500g，剔去筋膜后，水焯去血沫，再斩成小块，与当归15g、生姜25g同煮服食。

③用于产后中风。《千金要方》中的羊肉汤：取本品温养之功，以羊肉2斤（1000g），加大蒜、香豉各3两（150g）煮汤，过滤取汤汁，加奶酥1升再煮，汤成后温服，治妇人产后中风。

④用于脾胃虚寒，食少或腹泻，肢冷不温。本品温中气，健脾胃。可以用羊肉煮粥食用。

【用法】宜炒、炖、煮或烧制食用。

【研究】羊肉中主要含有蛋白质，脂肪含量低于猪肉，并含有维生素B_1、维生素

B_2等。

【参考文献】

[1]《日华子本草》："开胃肥健。头肉：治骨蒸，脑热，头眩，明目。"

[2]《日用本草》："治腰膝羸弱，壮筋骨，厚肠胃。"

狗肉（《名医别录》）

【基原】为犬科犬属动物狗 *Canis familiaris* Linnaeus 的肉。

【别名】犬、黄耳、地羊。

【性味】味咸、酸，性温。

【归经】脾、胃、肾经。

【功效】补脾暖胃，温肾壮阳，填精。

【应用】

①用于肾阳不足所致的腰膝酸软、小便频数。本品温肾助阳、益精血，可单用炖食，或与黑豆、韭菜等补肾食物配伍煮食。如《本草纲目》中的戊戌酒，将黄狗肉煮熟后，捣烂如泥，与糯米拌匀，加入酒曲发酵酿酒，经常饮服，可大补元气。

②用于脾胃虚寒，脘腹冷痛胀满、食欲缺乏。脾胃属土，喜暖恶寒，犬性温暖，故能治脾胃虚寒，可用肥狗肉，以米、盐、豆豉等煮粥，频食，即《食医心鉴》狗肉粥；也可与小茴香、桂皮等温中调味之品配伍，煮熟食用。

【用法】宜炒、炖、煮或烧制食用。

【注意】本品性温，阴虚火旺者忌服。

【研究】狗肉中主要含有蛋白质、脂肪、维生素以及多种矿物质等。

【参考文献】

[1]《名医别录》："主安五脏，补绝伤。"

[2]《日华子本草》："补胃气，壮阳，暖腰膝，补虚劳，益气力。"

驴肉（《千金要方·食治》）

【基原】为马科驴属动物驴 *Equus asinus* Linnaeus 的肉。

【别名】驴、漠骊、毛驴。

【性味】味甘、酸，性平。

【归经】心、肝经。

【功效】补血益气。

【应用】用于心气不安，忧愁不乐。气血不足者，不能养心安神，本品可补心血、益心气、安心神。如《饮膳正要》之驴肉汤，将乌驴肉切碎，加豆豉，煮至烂熟，空腹调味连汤服用。

【用法】宜炒、炖、煮或烧制食用。

【研究】驴肉含有一定量的蛋白质、脂肪、维生素，但因含有饱和脂肪酸，故高血脂、高血压、动脉硬化、糖尿病患者均应少食为宜。

【参考文献】

[1]《本草衍义》："驴肉食之动风，脂肥尤甚，屡试屡验，《日华子》以为止风狂，治一切风，未可凭也。"

[2]《千金要方·食治》："主风狂，愁忧不乐，能安心气。"

[3]《本草纲目》："补血益气，治远年劳损；煮汁空心饮，疗痔引虫。"

鹿肉（《名医别录》）

【基原】为鹿科鹿属动物梅花鹿 *Cervus nippon* Temminck 或马鹿 *C.elaphus* Linnaeus 的肉。

【别名】花鹿、赤鹿、白臀鹿。

【性味】味甘，性温。

【归经】脾、肾经。

【功效】益气助阳，养血祛风。

【应用】

①用于气血两亏之虚劳羸瘦、产后无乳。乳汁为气血所化，本品益气养血，故可用于产后无乳，如《寿亲养老新书》之鹿肉羹，将鹿肉4两洗净、切细，与姜、葱等香料水煮入味，做成肉羹服食。

②用于中风口鼻不正。"治风先治血，血行风自灭"，中风口眼㖞斜者多为经络不通、气血不行，鹿肉可养血祛风，治疗中风口噤，常用生肉割薄片贴患处。如《本草纲目》鹿椒贴，用生鹿肉与生花椒共捣，薄敷患处，治中风口偏。

【用法】宜炒、炖、煮或烧制食用。

【注意】本品性温热，上焦有痰热、胃中有火、阴虚火旺者慎服。

【研究】鹿肉含有较丰富的蛋白质、碳水化合物、维生素、矿物质等。鹿肉具有高蛋白、低脂肪、低胆固醇的特点，含有多种活性物质，对人体有良好的调节作用。

【参考文献】

[1]《名医别录》："补中，强五脏，益气力。"

[2]《食疗本草》："补虚羸瘦弱，利五脏，调血脉。"

[3]《本草纲目》："养血，治产后风虚邪僻。"

兔肉（《名医别录》）

【基原】为兔科兔属动物东北兔 *Lepus mandschurius* Radde 或华南兔 *L. sinensis* Gray 或蒙古兔 *L. tolai* Pallas 或高原兔 *L. oiostolus* Hodgson，穴兔属动物家兔 *Oryctolagus cuniculus domesticus*（Gmelin）等的肉。

【别名】草兔、山兔、野兔。

【性味】味甘，性凉。

【归经】肝、大肠经。

【功效】健脾补中，凉血解毒。

【应用】

①用于脾胃虚弱，体倦乏力。本品补中益气，可单品煮食或与粳米煮粥食用。

②用于老人烦渴；饮水不足，日渐羸瘦困弱。兔肉性寒利，可解热以治消渴。如《海上集验方》中将兔去皮、爪、内脏后，水炖煮煎稠，滤取清汁，澄冷后即饮用，治消渴羸瘦。

【用法】宜炒、炖、煮或烧制食用。

【研究】兔肉中主要含有优质蛋白质。与其他畜肉相比，兔肉所含的脂肪和胆固醇较低。心脑血管疾病、糖尿病患者可经常适量食之。

【参考文献】

[1]《名医别录》："主补中益气。"

[2]《千金要方·食治》："止渴。"

[3]《本草纲目》："凉血，解热毒，利大肠。"

第七节　禽肉类

禽肉是禽类的肌肉。常见的有鸡、鸭、鹅、鹌鹑、鸽子等，是膳食中的重要组成部分。

禽肉一般味甘咸，性平，或温或凉，功效以补益居多。可用于气血不足、肝肾亏虚所致的虚损羸瘦、阴虚消渴等症。

禽肉含丰富优质蛋白质，营养价值较高；脂肪中的脂肪酸主要由软脂酸、油酸、亚油酸组成，易于人体吸收；禽肉及内脏中都含有较为丰富的维生素，特别是肝脏中维生素A的含量十分丰富；禽肉中还含有多种矿物质，其中磷和铁的含量较高。

鸡肉（《神农本草经》）

【基原】为雉科雉属动物家鸡 *Gallus gallus domesticus* Brisson 的肉。

【别名】家鸡、烛夜。

【性味】味甘，性温。

【归经】脾、胃经。

【功效】温中，益气，补精，填髓。

【应用】

①用于脾虚水肿。本品味甘归脾，温气益胃，长于治脾胃之病。如《本草纲目》黄鸡赤豆汤，以黄雌鸡一只，去毛、爪、内脏后，与赤小豆200g同煮，熟后取汤汁饮用，可益脾消肿，治脾虚水湿不运之水癖水肿。

②用于气血不足之虚损羸瘦，久病不复。本品补精髓、益气血，擅于治产后虚羸。

如《太平圣惠方》之百合粳米鸡，取黄雌鸡一只，去毛后，从背上开破，纳入生百合20g、粳米100g，缝合后酌配调料加水煮熟，开腹取出百合及米饭，和鸡汤、鸡肉做羹食用。

③用于产后乳汁不足。产后气血大伤，若素体脾胃不健、气血不足之人，常有泌乳不足，可用本品与大枣、黄豆、花生等共煮食。

④用于肾虚所致的耳聋、小便频数、遗精。本品生精填髓以补肾虚，肾中精气充沛，自然髓海充实，津、精固秘。如《本草纲目》之黄酒鸡，以乌雄鸡一只，去毛、爪、内脏，以黄酒煮熟食。

【用法】宜炖汤或烧制、炒食。

【研究】鸡肉含丰富蛋白质及一定量的脂肪，还含烟酸等维生素以及钙、磷、铁等矿物质，是良好的滋补品。

【参考文献】

[1]《神农本草经》："丹雄鸡：主女人崩中漏下，赤白沃，补虚温中，止血……黑雌鸡：主风寒湿痹，安胎。"

[2]《名医别录》："丹雄鸡：主久伤乏疮。白雄鸡：主下气，疗狂邪，安五脏，伤中，消渴。黄雌鸡：主伤中，消渴，小便数不禁，肠澼泄利，补益五脏，续绝伤，疗劳，益气力。乌雄鸡：主补中止痛。"

乌骨鸡肉（《本草纲目》）

【基原】为雉科雉属动物乌骨鸡 *Gallus gallus domesticus* Brisson 的去羽毛及内脏的肉。

【别名】乌鸡、药鸡、黑脚鸡。

【性味】味甘，性平。

【归经】肝、肾、肺经。

【功效】补肝肾，益气血，退虚热。

【应用】

①用于阴虚证。本品能补肝肾、退虚热，肝肾血分之病宜之，肌肉消瘦、四肢倦怠、五心烦热、咽干颊赤、潮热盗汗等阴虚发热证皆可用之。

②用于肝肾不足。本品能补肝肾而益气血，常用于下元虚惫之赤白带下、遗精白浊等症，如《本草纲目》所载的白果炖乌鸡，即将乌骨鸡一只洗净后，取白果、莲子肉、糯米各15g，胡椒3g，装入鸡腹中煮熟，空腹食用。

③用于脾虚滑泄，症见大便稀溏、气短乏力，甚或脱肛失禁者。常与有温中行气、涩肠止泄之功的调味品相配。如《本草纲目》之豆蔻草果鸡，将豆蔻30g、草果10g炒黄研末后掺入鸡腹内，扎定煮熟，空腹食用。

④用于气血不足之痛经。本品补肝肾、益气血，可用于气血双亏、不荣而痛的经行腹痛。如《饮膳正要》之乌鸡汤，以乌雄鸡一只去毛洗净切块后，加陈皮3g、高良姜3g、胡椒6g、草果2枚、葱醋适量，以文火炖至烂熟，食肉饮汤。

【用法】宜炖汤或烧制。

【研究】乌骨鸡肉含有较多的蛋白质以及一定量的脂肪、维生素以及钙、磷、铁等矿物质。

【参考文献】

[1]《滇南本草》："补中止渴。"

[2]《本草经疏》："乌骨鸡补血益阴，则虚劳羸弱可除，阴回热去，则津液自生，渴自止矣。阴平阳秘，表里固密，邪恶之气不得入。心腹和而痛自止。益阴，则冲、任、带三脉俱旺，故能除崩中带下一切虚损诸疾也。"

鸭肉（《滇南本草》）

【基原】为鸭科鸭属动物家鸭 *Anas domestica* Linnaeus 的肉。

【别名】鹜、舒凫、水鸭。

【性味】味甘、微咸，性平。

【归经】肺、脾、肾经。

【功效】补益气阴，利水消肿。

【应用】

①用于阴虚劳热，咳嗽咯血。本品可滋阴血，退虚热。

②用于脾胃虚弱、水肿兼小便不利。本品益气安中，脾虚水湿不运者，可与冬瓜、薏仁配伍，煮熟食。如《饮膳正要》之青鸭羹，取青头雄鸭1只，与赤小豆200g、草果5枚，煮羹食。

【用法】宜炖汤或烧制、炒食。

【注意】本品冷利，外感初起或便溏、腹泻者不宜。

【研究】鸭肉中蛋白质含量略低于鸡肉，而脂肪高于鸡肉，还含有钙、磷、铁等矿物质和维生素 B_1、维生素 B_2 等营养成分。

【参考文献】

[1]《本草备要》："入肺、肾血分，滋阴补虚，除蒸止嗽，利水道，治热痢。白毛乌骨者，为虚劳圣药。"

[2]《冯氏锦囊秘录》："鸭肉补虚，治劳怯，止嗽化虚痰，利小便，消水肿胀满，和脏腑，退卒热惊病。"

鹅肉（《名医别录》）

【基原】为鸭科雁属动物家鹅 *Anser cygnoides domestica* Brisson. 的肉。

【别名】鵝、舒雁、家雁。

【性味】味甘，性平。

【归经】脾、肺、肝经。

【功效】益气补虚，和胃止渴。

【应用】

①用于脾胃虚弱，消瘦乏力，饮食减少。本品味鲜美，能补虚益气，其性味平

和，宜于病后康复食用。可与大枣、山药配伍，煮熟食用。

②用于气阴不足，乏力短气或消渴。本品益气和胃，胃气和顺，则津自生、渴自止。多煮汤食用。

【用法】多炖汤或做烧鹅。

【注意】补益及治消渴以白鹅为佳；湿热内蕴者禁食。

【研究】鹅肉含有较多的蛋白质和脂肪，还含有一定量的维生素和矿物质。

【参考文献】

[1]《名医别录》："利五脏。"

[2]《随息居饮食谱》："补虚益气，暖胃生津。性与葛根相似，能解铅毒。"

[3]《日华子本草》："白鹅：解五脏热，止渴。苍鹅：发疮脓。"

鸽肉（《嘉祐本草》）

【基原】为鸠鸽科鸽属动物原鸽 *Columba livia* Gmelin 或家鸽 *C. livia domestica* Linnaeus 或岩鸽 *C. rupestris* Pallas 的肉。

【别名】鹁鸽、飞奴。

【性味】味咸，性平。

【归经】肺、肝、肾经。

【功效】滋肾益气，祛风解毒，调经止痛。

【应用】

①用于阴虚所致的消渴多饮，气短乏力。本品入肾入肺，补精益气，为久患虚羸之要品，可与山药配伍，炖熟食。如《食医心鉴》中取白花鸽一只，切成小片，用酥油煎煮，取汁含咽，治消渴饮水不知足。

②用于肝肾阴虚，妇女月经量少、闭经。本品滋肾调经，可以单品蒸食或炖煮食用。

【用法】宜炖汤或做烧鸽。

【研究】鸽肉中含丰富的蛋白质，还含有多种维生素和矿物质以及脂肪、卵磷脂。鸽肉比鸡肉更容易消化吸收。

【参考文献】

[1]《本经逢原》："久患虚羸者，食之有益。"

[2]《本草再新》："治肝风肝火，滋肾益阴。"

鹌鹑肉（崔禹锡《食经》）

【基原】为雉科鹑属动物鹌鹑 *Coturnix coturnix*（Linnaeus）的肉或去羽毛及内脏的肉。

【别名】鹑鸟、罗鹑、赤喉鹑、红面鹌鹑。

【性味】味甘，性平。

【归经】大肠、心、肝、脾、肺、肾经。

【功效】益中气，止泻痢，壮筋骨。

【应用】

①用于脾胃虚弱、少食体倦、泻痢等。本品益中气、助脾胃，可与扁豆、山药等益气健脾之品配伍，煮熟食用。

②用于肝肾不足，腰膝酸软。本品能壮腰膝、强筋骨，煮熟后，食肉喝汤。

【用法】多炖汤或烧制。

【研究】鹌鹑肉含有丰富的蛋白质，脂肪含量较低，特别适合中老年人以及肥胖症患者食用。

【参考文献】

[1]《食经》："主赤白下痢，漏下血，暴风湿痹，养肝肺气，利九窍。"

[2]《医学入门》："补五脏，益中续气，实筋骨，耐寒暑，消结热。"

第八节　奶蛋类

奶蛋类食物是指畜类分泌的乳汁和禽类的蛋白的总称。它们是平衡膳食的重要组成部分，是谷薯类食物的重要补充。

奶蛋类食物一般味甘性平，作用和缓，多具有补益作用，适合长期调补之用。该类食物大都可滋阴益气、养血润燥，多用于阴血亏虚、脾肾不足所致的消渴、燥咳、呃逆等症。

奶类所含的蛋白质主要包括酪蛋白和乳清蛋白，以酪蛋白为主，属于完全蛋白质，含有人体所需的全部必需氨基酸，还含有乳糖、脂肪等。蛋类除蛋白质、脂肪、碳水化合物外，还含有脂溶性维生素、矿物质等营养成分。奶蛋白都包含了形成生命所需要的所有营养物质，且易被人体消化吸收，对人体的生长发育具有重要作用。

牛乳（《本草经集注》）

【基原】为母牛乳腺中分泌的乳汁。现食用的牛乳系普通牛种经高度选育而成的专门化乳用品种，如黑白花牛等产的乳汁。

【别名】牛奶。

【性味】味甘，性平。

【归经】心、肺、胃经。

【功效】补虚损，益肺胃，养血，生津润燥。

【应用】

①用于气血不足之头晕眼花、神疲乏力。牛乳化生于气血，能养血脉、滋五脏、补虚羸，可单用常服，如《备急千金要方》中以黄牛乳煮沸饮用，用于病后羸弱、百病虚劳；亦常配伍粳米、燕麦、大枣等补脾益胃之品煮粥食。

②用于脾胃虚弱，气虚上逆，症见翻胃、呕吐、脱水等。本品益胃补虚，可与姜葱同用，治小儿吐奶。

【用法】宜温热饮用或煮粥。

【注意】生饮微寒，熟食偏温。脾胃虚寒泄泻、中有痰湿积饮者慎服。

【研究】牛乳营养丰富，容易消化吸收。其中含有优质蛋白质，消化率高达98%；含有的乳糖是半乳糖和乳糖，是最容易消化吸收的糖类；含钙丰富，且钙、磷比例比较合适；含有一定量的脂溶性维生素。

【参考文献】

[1]《本草经疏》："牛乳乃牛之血液所化，其味甘，其气微寒无毒。甘寒能养血脉，滋润五脏，故主补虚赢，止渴。"

[2]《重庆堂随笔》："牛乳滋润补液，宜于血少无痰之证，惟性温而腻，若有痰火者，反能助痰滞膈而增病也。"

羊乳（《本草经集注》）

【基原】为牛科山羊属动物山羊 *Capra hircus* Linnaeus 或绵羊属动物绵羊 *Ovis aries* Linnaeus 的乳汁。

【别名】羊奶。

【性味】味甘，性微温。

【归经】肝、胃、心、肾经。

【功效】补虚，润燥，和胃，解毒。

【应用】

①用于肾虚、消渴等。本品温润，可补肺肾气，治虚劳，益精气，如《广利方》中将本品生用，口渴即饮。

②用于胃气上逆之呕吐。本品补虚和胃，单独饮用可治胃虚气逆之呕吐。如《食物疗法》之羊乳饮，以羊乳250g煮熟后，纳入竹沥水20g、蜂蜜20g、韭菜汁10g，调匀温饮，用于老年阳气不充、痰血凝结而引起的虚脱反胃等症。

【用法】宜温热饮用或煮粥。

【研究】含有韦富的蛋白质，但乳蛋白比酪蛋白多，比牛乳更容易消化。其脂肪结构中碳链短，不饱和脂肪酸高，具有良好乳化状态。维生素C和胡萝卜素含量较牛乳高。绵羊乳中脂肪与蛋白质比山羊乳更为丰富。

【参考文献】

[1]《本草纲目》："治大人干呕及反胃，小儿哕呒及舌肿，并时时温饮之。"

[2]《药性论》："润心肺，治消渴。"

[3]《食疗本草》："补肺、肾气，和小肠，亦主消渴，治虚劳，益精气。"

鸡蛋（《神农本草经》

【基原】为雉科雉属动物家鸡 *Gallus gall us domesticus* Brisson 的卵。

【别名】鸡卵、鸡子。

【性味】味甘，性平。

【归经】肺、脾、胃经。

【功效】滋阴润燥，养血安胎。

【应用】

①治产后血晕，身痉直，戴眼，口角与目外眦向上牵急，不知人。如《本草衍义》中用鸡蛋1枚，去壳分清，以荆芥末6g调服。

②用于妊娠胎动不安。本品有养血安胎之功，可以与清酒合服，治妊娠胎动不安。

③用于阴虚燥咳或干咳，可取鸡子黄，以沸水冲化，送服。

④用于赤白久痢，产后虚痢。久痢、虚痢之人，常伴气血不足、阴液亏耗，本品可滋阴养血，如《圣济总录》之鸡子饼，用鸡蛋3枚打去壳，与醋搅匀，和少许面做饼子，烤熟，治水痢及腹疼痛。

【用法】宜煮食、炒食或蒸食。

【研究】鸡蛋几乎含有人体所需要的全部营养物质，如优质蛋白、磷脂、脂溶性维生素、铁、锌等。近年国内外对鸡蛋的营养价值和保健功能有了新的建议，认为它能健脑益智、保护肝脏、预防癌症、延缓衰老。

鸭蛋（《本草经集注》）

【基原】为鸭科鸭属动物家鸭 *Anas domestica* Linnaeus 的卵。

【别名】鸭卵、鸭子、鹜实、鹜元。

【性味】味甘，性凉。

【归经】肺、大肠经。

【功效】滋阴，清肺，平肝，止泻。

【应用】

①用于阴虚肺燥，咳嗽痰少，咽干口渴。本品能滋阴清肺，可与银耳、冰糖煮食。

②用于鼻衄，头涨头痛。以青壳鸭蛋与马兰头同煮，蛋熟后，将壳敲碎，再煮蛋至乌青色，吃蛋喝汤，取鸭蛋清肺平肝之功。

③用于妇人胎前产后赤白痢。如《济阴纲目》之鸭蛋汤，鸭蛋1枚打破，入姜汁内搅匀，再加蒲黄少许，煎至微沸，空腹时温服。

【用法】宜煮食、炒食、蒸食或制成松花蛋。

【研究】鸭蛋内含丰富的蛋白质、脂肪、卵磷脂及多种脂溶性维生素、矿物质等营养成分。鸭蛋脂肪含量比鸡蛋多，咸鸭蛋含有较多的钠盐。松花蛋氨基酸总量较高，易于消化吸收。

【参考文献】

[1]《日华子本草》："治心腹胸膈热。"

[2]《本草备要》："能滋阴。"

鸽蛋（《本草纲目》）

【基原】为鸠鸽科鸽属动物原鸽Columba livia Gmelinhe或家鸽C. livia domestica Linnaeus产的卵。

【别名】鸽卵。

【性味】味甘、咸，性平。

【归经】肺、脾、胃、肾经。

【功效】补肾益气，解疮毒。

【应用】

①用于肾虚，症见腰膝酸软、遗精滑泄等。本品补肾益气，可配龙眼肉，加冰糖蒸熟后食用。

②用于预防麻疹。据《吉林中草药》介绍，在麻疹流行时期，可每日服2枚，连服3~5天。

【研究】鸽蛋富含优质蛋白质、磷脂、钙、铁等矿物质和多种维生素。

【参考文献】

[1]《医林纂要》："甘咸，平。"

[2]《本草纲目》："解疮毒、酒毒。"

雀蛋（《名医别录》）

【基原】为文鸟科麻雀属动物麻雀Passer montanus Linnaeus的卵。

【别名】雀卵。

【性味】味甘、酸，性温。

【归经】肾经。

【功效】补肾阳，益精血，调冲任。

【应用】

①用于男子阳痿。本品补肾助阳，温命门之火，如《本草述》之雀卵丸，以雀卵和菟丝子末制成丸，如梧桐子大小，空腹盐汤或酒送服。

②用于夜盲症。本品可益精血，充髓明目，单独服用即可取效。

【用法】宜煮食或入丸剂。

【注意】阴虚内热者不宜食用。

【研究】雀蛋含有丰富的优质蛋白质、卵磷脂、脑磷脂、多种维生素和铁、磷、钙等矿物质，具有健体、养颜、增强性功能等作用。

【参考文献】

[1]《医林纂要》："补心，明目，充髓。治鸡盲眼。"

[2]《会约医镜》："补阳滋阴。"

[3]《随息居饮食谱》："利经脉，调冲任。"

鹌鹑蛋（《山东药用动物》）

【基原】为雉科雉属动物鹌鹑 *Coturnix coturnix* Linnaeus 的卵。

【别名】鹌鹑卵。

【性味】甘、淡，平。

【归经】脾、肾经。

【功效】补虚、健胃、健脑。

【应用】

①用于体虚。鹌鹑蛋味甘，补中益气，适合老人、孕妇、体虚者食用。

②用于小儿。鹌鹑蛋健脑益智，小儿经常食用，可促进大脑发育。

【用法】多煮食。

【研究】鹌鹑蛋富含蛋白质、B族维生素、铁、卵磷脂等营养成分。

【参考文献】

[1]《常见动物药》："补虚健胃。"

[2]《中国动物药》："治失眠。"

第九节　水产类

　　水产类食物是指以鱼类、甲壳类、软体类动物为代表的各种水生食用动物的肉类及少量水生植物的茎叶类食物的总称。

　　水产类食物之味以甘咸居多，多具有滋气血、和脾胃、利水湿、软坚散结的功效，可用于气血不足、脾虚水湿、瘿瘤等症。

　　鱼类含蛋白质极其丰富，而且容易消化，是优质蛋白质的良好来源。水产品含有丰富的钙和磷，有助于人体骨骼和大脑的发育，对防治佝偻病、骨质疏松症有良好的效果。部分水产品中含铁量较高，是婴幼儿和贫血者的补血佳品。有些水产品还富含碘，对防治甲状腺肿大有好处。水产品中优质的脂肪通常呈液态，其中含有多种不饱和脂肪酸，具有降低胆固醇的作用，尤其是深海鱼中含有大量的二十二碳六烯酸（DHA），对人的大脑发育十分重要。

一、鱼类

鲩鱼（《本草纲目拾遗》）

【基原】为鲤科草鱼属动物草鱼 *Ctenopharyngodon idella*（ Cuvier et Valenciennes ）的肉。

【别名】草鱼、鳏鱼、混鱼、草鲩。

【性味】味甘，性温。

【归经】脾、胃经。

【功效】平肝祛风，温中和胃。

【应用】

①用于胃寒冷痛。本品味甘性温，能温中和胃，常与白豆蔻、砂仁等香料相配。如《金峨山房药录》之蔻砂鲩鱼汤，以鲩鱼1条，白豆蔻、砂仁各3g，同煮饮汤，用于胃寒冷痛、食欲不振等。

②用于头风头痛。本品能平肝祛风，治肝虚风扰之头风头痛，可直接加葱煮食，亦可与香菜等辛香祛风之品同煮。如《古鄞食谱》之鲩鱼汤，用鲩鱼煨汤，或以芫荽煮食，若以鲩鱼头蒸食更良，用于风虚头痛。

【用法】宜煮汤或烧制。

【研究】鲩鱼含蛋白质、脂肪、钙、磷、铁、维生素B_1、维生素B_2、烟酸等营养成分。

【参考文献】

[1]《本草纲目》："暖胃和中。"

[2]《医林纂要》："平肝，祛风，治痹，截疟。治虚劳及风虚头痛，截久疟，其头蒸食尤良。"

鲢鱼（《本草纲目》）

【基原】为鲤科鲢属动物鲢 *Hypophthalmichthys molitrix*（ Cuvier et Valenciennes ）的肉。

【别名】鲢子、白鲢。

【性味】味甘，性温。

【归经】脾、胃经。

【功效】温中理气，利水。

【应用】

①用于脾胃虚弱，食少乏力，寒冷虚泄。本品温中益气，最宜脾胃阳气不足者，可单用或酌加温中和胃之品煎汤服，或加生姜、胡椒等蒸食。

②用于咳嗽。本品暖脾胃、补中气，能培土以生金，如《食医心鉴》用鲢鱼1条、调以姜、醋煮食。

③用于脾虚水肿。本品既可补中，又能利水，如《外台秘要》之鲢鱼赤豆汤，取鲢鱼1条，赤小豆30g，共煮食。

【用法】宜煮汤或烧制。

【研究】鲢鱼含有多种氨基酸及维生素B_1、维生素B_2、烟酸等营养成分。现代研究鲢鱼有利尿作用。

【参考文献】

[1]《本草纲目》："温中益气。"

[2]《随息居饮食谱》："暖胃，补气，泽肤。"

鲤鱼（《神农本草经》）

【基原】为鲤科鲤属动物鲤 Cyprinus carpio Linnaeus 的肉或全体。

【别名】赤鲤鱼、鲤拐子、鲤子。

【性味】味甘，性平。

【归经】脾、肾、胃、胆经。

【功效】健脾和胃，利水下气，通乳，安胎。

【应用】

①用于脾虚水肿，小便不利。本品可健脾利水，如《外台秘要》之鲤鱼赤小豆汤，取鲤鱼1条，将鱼肉与赤小豆100g同煮，熟后去滓取汤汁，顿服，主治水病身肿。

②用于脚气。本品利水下气，如《养老奉亲书》鲤鱼臛，用鲤鱼500g取肉与莼菜120g、粳米100g、葱白少许，相合煮臛，再以椒、姜等调和，空腹食用，主治老人脚气上逆、胸闷烦躁。

③用于妊娠胎动不安。本品有安胎之功，如《食医心鉴》之鲤鱼汤，鱼去鳞鳃及内脏后，与葱白同煮食，治疗妊娠胎动、呕吐不食。

④用于产后乳汁不足。本品有通乳之功，可单用煮食，若与猪蹄同煮，煎汤服食，效果更佳。

【用法】宜煮熟、煎汤或煨热食。

【研究】鲤鱼肉含有丰富的蛋白质、多种矿物质、维生素及不饱和脂肪酸。

【参考文献】

[1]《名医别录》："主咳逆上气，黄疸，止渴；生者主水肿脚满，下气。"

[2]《药性论》："烧灰末，治咳嗽，糯米煮粥（调服）。"

[3]《本草拾遗》："主安胎。胎动、怀妊身肿，为汤食之。破冷气痃癖气块，横关伏梁，作鲙以浓蒜齑之。"

鲫鱼（《名医别录》）

【基原】为鲤科鲫鱼属动物鲫鱼 Carassius auratus（ Linnaeus ）的肉。

【别名】鲋、鲫瓜子。

【性味】味甘，性平。

【归经】脾、胃、大肠经。

【功效】健脾和胃，利水消肿，通血脉。

【应用】

①用于脾胃虚弱不欲食，食后不化。本品健脾和胃。如《新修本草》中以本品与药菜同做羹食，用于胃弱不下食。

②用于脾虚水肿。本品健脾利水，能行水而不燥，补脾而不濡，如《明州医话》中的鲫鱼砂葱汤，以鲫鱼1条、砂仁3g、葱10根，煮汤食。

③用于产后乳汁不足。鲫鱼有健脾胃、通血脉之功效，可与猪前蹄、黄豆、花生等品共用于下乳。

④用于热痰咳嗽。本品健脾利水，可与萝卜相配，同煮食用。

⑤用于脾虚泻痢。本品既可健脾利湿，又可通畅血脉，宜于久泻久痢。如《饮膳正要》之鲫鱼羹，用大鲫鱼1条洗净后，将大蒜、姜、盐等调味料纳入鱼腹，煎熟制羹，空腹服食，主治脾胃虚弱、泻痢久不止者。

【用法】宜煮汤食用。

【研究】鲫鱼含丰富的蛋白质、一定量的脂肪、少量碳水化合物、钙、磷、铁、维生素等营养成分。

【参考文献】

[1]《日华子本草》："温中下气，补不足；疗肠澼水谷不调；烧灰以敷恶疮；又酿白矾烧灰，治肠风血痢。"

[2]《滇南本草》："和五脏，通血脉，消积。"

青鱼（《本草经集注》）

【基原】为鲤科青鱼属动物青鱼 *Mylopharyngodon piceus*（Richardson）的肉。

【别名】鲭、乌青、乌鲻、螺蛳青、青鲩、乌鲩、青棒、铜青。

【性味】味甘，性平。

【归经】肝经。

【功效】化湿除痹，益气和中。

【应用】

①用于湿痹、脚气等症。本品益气化湿，脾胃健则湿自除，如《食疗本草》载，白煮青鱼食之，用治脚气无力。

②用于中气不足、头晕乏力等证。例如《杏林春满集》中用青鱼与鲜猪瘦肉同煮食，治疗头晕无力、未老先衰。

【用法】宜煮汤或烧制。

【研究】青鱼含有丰富的蛋白质以及矿物质（钙、磷、锌、硒）等营养成分，具有增强体质、延缓衰老、防癌等作用。

【参考文献】

[1]《食疗本草》："和韭白煮食之，治脚气脚弱，烦闷，益心力。"

[2]《日华子本草》："益气力。"

[3]《开宝本草》："主脚气湿痹。"

鳝鱼（《雷公炮炙论》）

【基原】为合鳃科鳝属动物黄鳝 *Monopterus albus*（Zuiew）的肉。

【别名】黄鳝。

【性味】味甘，性温。

【归经】肝、脾、肾经。

【功效】益气血，补肝肾，强筋骨，祛风湿。

【应用】

①用于气血不足，虚羸瘦弱，体倦乏力，产后恶露不尽及久痢、痔疮出血等症。本品温补力强，可补脾益肾、养肝血，常煮食。

②用于足痿无力。本品补肝肾、强筋骨，可以与金针菜、冬瓜、长葱合为羹，治疗足痿无力。

③用于久痢虚损。久泻久痢多致滑泄，又易伤阳气阴血，本品可益气养血。如《云南中医验方》之黄鳝红糖散，将鳝鱼1条去肚杂后焙枯，再加红糖15g，共研为末，拌匀吞服，亦可用于老人虚痢。

【用法】宜煮汤或烧制，或捣肉为丸。

【注意】本品发风动气，虚热及外感病患者慎服。

【研究】鳝鱼含蛋白质、脂肪、钙、磷、铁、维生素A、烟酸及B族维生素等营养成分。

【参考文献】

[1]《名医别录》："时行病起，食之多复。"

[2]《本草经疏》："凡病属虚热者不宜食。"

鳙鱼（《本草纲目拾遗》）

【基原】为鲤科鳙属动物鳙鱼 *Aristichthys nobilis*（Richardson）的全体。

【别名】鳙鱼、胖头鱼、黑鲢。

【性味】味甘，性温。

【归经】脾、胃经。

【功效】温中健脾，壮筋骨。

【应用】

①用于脾胃虚寒，腹痛喜温。本品暖胃健脾，可与生姜、葱白相配，煎汤服食。

②用于腰膝酸痛，步履无力。可取鳙鱼1条，洗净，煮汤，分次食用。

③用于老人多痰、眩晕。本品温健脾运，可用于体虚痰湿不运而见眩晕者，如《曲池妇科》即以本品配胡桃仁煮食。

【用法】宜煮汤食。

【研究】鳙鱼含蛋白质、脂肪、烟酸、维生素A、维生素B_1、维生素B_2等营养成分。鳙鱼尤以头部脂肪丰富而肥美，其鱼肉肥嫩。

【参考文献】

[1]《本草纲目》："甘，温，无毒。"

[2]《本草求原》："暖胃，去头眩，益脑髓，老人痰喘宜之。"

鲚鱼（《食疗本草》）

【基原】为鳀科鲚属动物刀鲚 *Coilia ectenes* Jordan et Seale 及其近缘种的全体。

【别名】刀鱼、凤尾鱼、毛花鱼。

【性味】味甘，性平。

【归经】脾经。

【功效】健脾补气，泻火解毒。

【应用】

①用于脾胃虚弱而见神疲乏力、食少纳差等症。本品有助脾胃运化之功，能益气扶正，多煎汤服食。

②用于疮疖痈疽，多外用。如《山东药用动物》载，用鲚鱼肉与冰片捣烂，外敷患处。

【用法】宜煮汤或腌制。

【研究】鲚鱼含蛋白质、脂肪及微量元素锌、硒等营养成分，有利于儿童大脑发育。临床观察证实，鲚鱼有益于提高人体对化疗的耐受性。

【参考文献】

[1]《本草求原》："贴败疽痔漏。"

[2]《随息居饮食谱》："补气。"

[3]姚可成著《食物本草》："发疥，不可多食。"

带鱼（《本草从新》）

【基原】为带鱼科带鱼属动物带鱼 *Trichiurus haumela*（Forskal）的肉、鳞、油。

【别名】带柳、裙带鱼、白带鱼。

【性味】味甘，性平。

【归经】胃经。

【功效】补虚，解毒，止血。

【应用】

①用于病后体虚，少食体倦。本品既补脾气，又养肝血，安心神。如《金峨山房药录》中用带鱼清蒸，取其上层油食之最佳，可用于治疗妇女绝经前后之食少便溏、体倦乏力、烦躁不安等症。

②用于乳汁不足。可将鲜带鱼洗净，切段，蒸熟食用。

【用法】宜煮汤、烧制或蒸食。

【注意】多食发物。

【研究】带鱼含有丰富的蛋白质和脂肪，且富含镁元素，对心血管系统有很好的保护作用。

【参考文献】

[1]《本草从新》："补五脏，去风杀虫。"

[2]《食物宜忌》：“和中开胃。”

[3]《随息居饮食谱》：“暖胃，补虚，泽肤。”

鳜鱼（《开宝本草》）

【基原】为鮨科鳜属动物鳜鱼 *Siniperca chuatsi*（ Basilewsky ）的肉。

【别名】桂鱼。

【性味】味甘，性平。

【归经】脾、胃经。

【功效】补气血，益脾胃。

【应用】

①用于气血不足、虚劳羸瘦、体弱乏力、食欲不振等证，本品有“鱼中上品”之称，可补气养血，益脾胃，例如《随息居饮食谱》中记载清蒸鱼，治疗气血虚弱、虚劳等症。亦可与山药、大枣等益气养血之品相配。

②消鱼鲠：治疗鱼刺鲠喉。本品可消鱼鲠。例如《千金要方》中取鳜鱼胆阴干，研细末，酒化温肾，消除喉间鱼刺。

【用法】宜做汤、羹，或蒸食。

【研究】鱼含有蛋白质、脂肪、少量维生素、钙、钾、镁、硒等矿物质，肉质细嫩，极易消化。吃鳜鱼有利于肺结核病人的康复。

【参考文献】

[1]《食疗本草》：“补劳，益脾胃。”

[2]《日华子本草》：“益气，治肠风泻血。”

[3]《开宝本草》：“主腹内恶血，益气力，令人肥健，去腹内小虫。”

鲈鱼（《食疗本草》）

【基原】为鮨科真鲈属动物鲈鱼 lateolabrax japonicus（ CuvieretValenciennes ）的肉。

【别名】花鲈、鲈板、花寨、鲈子鱼。

【性味】味甘，性平。

【归经】肝、脾、肾经。

【功效】益脾胃，补肝肾。

【应用】

①用于胎动不安。本品能补中气、强肝肾，可用于气血虚弱、肝肾不足所致的胎动不安，可将鲈鱼细切做汤食，或用鲈鱼肉加米酒炖服，用于安胎。

②用于水肿、小便不利。鲈鱼健运脾气，渗利水湿，可用鲈鱼与薏苡仁同煮食，治疗水肿。

【用法】宜煮食、烧制、清蒸，或细切制为羹、脍。

【研究】鲈鱼含蛋白质、脂肪、碳水化合物以及钙、磷、铁、维生素 B_1、维生素 B_2、烟酸等。

【参考文献】

[1]《食疗本草》："安胎，补中。作鲙尤佳。"

[2]《嘉祐本草》："补五脏，益筋骨，和肠胃，治水气。"

[3]《本草衍义》："益肝肾。"

鲥鱼（《食疗本草》）

【基原】为鲱科鲥属动物鲥鱼 *Macrura reevesii*（Richardson）的肉或全体。

【别名】箭鱼、时鱼、鲥刺。

【性味】味甘，性平。

【归经】脾、肺经。

【功效】健脾补肺，行水消肿。

【应用】

①用于水肿。脾肺不足，可致水气泛滥，本品可补脾肺、行水气，则水去肿消，多煮汤食用。

②用于虚证。本品甘平，平补肺胃。例如《古鄞食谱》中将鲥鱼洗净切片后，放上香菇、火腿、竹笋，再加葱、姜、酒、糖、盐，上笼蒸熟即可，其味鲜美，用于产后气血亏虚。

③用于疗疮火伤。本品外用可促进伤口愈合，如《食鉴本草》中用鲥鱼蒸煮时所得的浮油外敷，治疗疗疮。

【用法】宜煮汤、烧制或清蒸。

【研究】鲥鱼含蛋白质、脂肪、碳水化合物以及钙、磷、铁、维生素 B_1、烟酸等营养成分，其中脂肪含量高达17%。

【参考文献】

[1]《食疗本草》："补虚劳。"

[2]《日用本草》："快胃气。"

[3]《本经逢原》："性补，温中益虚。"

泥鳅（《滇南本草》）

【基原】为鳅科泥鳅属动物泥鳅 *Misgumus anguillicaudatus*（Cantor）、花鳅 *Cobitis taenis* Linnaeus 或大鳞泥鳅 *Misgurnus mizolepis*（Gunther）的全体。

【别名】蟮、鳅、鳛、泥鳅、尾蛇、鲸鱼、粉鳅、和鳅。

【性味】味甘，性平。

【归经】脾、肝、肾经。

【功效】补益脾肾，利水，解毒。

【应用】

①用于脾虚气弱，消瘦乏力。可用本品与山药、大枣等益气健脾之品煎汤服。

②用于湿热黄疸，小便不利。本品有利水解毒之功。如《泉州本草》中将泥鳅同

豆腐炖食，治黄疸效果颇佳。

③用于肾虚痰饮。《濒湖集简方》中用泥鳅直接煮食，治阳事不起；亦可用本品同胡椒、韭子煎汤服食。

④用于消渴，饮水无度。《圣济总录》之沃焦散以本品烧灰为末，与干荷叶（碾细为末）同用，以水调服，遇渴时服，候不思水即止。

【用法】宜煮汤、烧制；或烧存性，入丸、散。

【研究】泥鳅的蛋白质含量较高，维生素 B 的含量比鲫鱼、黄鱼高 3~4 倍。临床研究泥鳅可用于肝炎，能明显地促使黄疸消退及转氨酶下降，尤其对急性黄疸型肝炎的疗效更为显著。

【参考文献】

[1]《滇南本草》："煮食治疮癣，通血脉而大补阴分。"

[2]《医学入门》："补中，止泄。"

[3]《本草纲目》："暖中益气，醒酒，解消渴。"

鳢鱼（《神农本草经》）

【基原】为鳢科鳢属动物乌鳢 *Ophiocephalus argus* Cantor 的肉。

【别名】蠡鱼、黑鱼、乌鱼、乌鳢。

【性味】味甘，性凉。

【归经】脾、胃、肺、肾经。

【功效】补脾益胃，利水消肿。

【应用】用于脾虚水肿、脚气、小便不利。本品可补脾益气，利水消肿，补泻兼施，常煮熟取汁，和冬瓜、葱白做羹服食，即《食医心鉴》之鳢鱼冬瓜汤，用鳢鱼和冬瓜、葱白羹食之，治疗十种水气病。

【用法】宜煮食、烧制。

【研究】鳢鱼的蛋白质含量较高，还含有一定量的脂肪和钙、磷、铁、维生素 B_1 及烟酸等成分。

【参考文献】

[1]《神农本草经》："主湿痹，面目浮肿，下大水。"

[2]《本草图经》："主妊娠有水气。"

[3]《滇南本草》："大补血气，治妇人干血痨症，煅为末服之。又煮茴香食，治下元虚损。"

鲳鱼（《本草拾遗》）

【基原】为鲳科鲳属动物银鲳 *Pampus argenteus*（Euphrasen）[*Stromateoides argenteus*（Euphrasen）]及其近缘种的肉。

【别名】白昌、昌鱼、平鱼。

【性味】味甘，性平。

【归经】脾、胃经。

【功效】益气养血，舒筋利骨。

【应用】

①用于气血不足证。本品能补胃益血充精，常食可益气力，令人肥健。

②用于筋骨疼痛、足软无力等症。本品补气养血，强壮筋骨。例如《曲池妇科》中与栗子同煮，治疗气血虚弱、筋骨疼痛。

③用于阳虚早泄。本品味甘，补益脾胃，益气生精，适合脾胃虚弱、贫血、肾虚精少的人食用。例如《古黟食谱》中取鲳鱼1条、蚕茧10只共煮，用于治疗阳痿。

【用法】宜煮炖、烧制或蒸食。

【注意】鲳鱼子慎服。

【研究】鲳鱼含有优质蛋白，但含胆固醇较高，高脂血症及冠心病患者不宜过食。

【参考文献】

[1]《本草拾遗》："肥健，益气力。"

[2]《本经逢原》："益胃气。"

银鱼（《本草纲目》）

【基原】为银鱼科短吻银鱼属动物太湖新银鱼 *Neosalanx tankankeii taihuensis* Chen 的全体。

【别名】玉鱼、银条鱼。

【性味】味甘，性平。

【归经】脾、胃、肺经。

【功效】补虚，润肺，健胃。

【应用】

①用于肺阴不足证。本品能滋肺阴、补虚劳，可与百合、山药等煎汤、熬粥服食。

②用于胃虚气滞证。本品宽中健胃，可与生姜配合，做羹服食。

【用法】宜煎汤，或做羹粥。

【研究】银鱼为一种高蛋白低脂肪食品；富含钙、磷、铁，其中以钙含量最高，超过其他一般鱼类的含量，是上等滋养补品；几乎不含碳水化合物及维生素A。

【参考文献】

[1]《随息居饮食谱》："养胃阴，和经脉。"

[2]姚可成著《食物本草》："水晶鱼……不可多食，动湿生疮。"

白鱼（《开宝本草》或《本草纲目》）

【基原】为鲤科红鲌属动物翘嘴红鲌 Erythroculter ilishaeformis（Bleeker）或鲌属动物红鳍鲌 Culter erythropterus Basilewsky 的肉。

【别名】鲌鱼、鲚鱼、白鳊鱼。

【性味】味甘，性平。

【归经】胃经。

【功效】开胃消食，健脾行水。

【应用】

①用于血虚心悸、纳谷不香、脾虚泄泻等症。本品能够健脾开胃，腐熟水谷。例如《奉化方食》中取白鱼与葱、姜煮食，用于治疗食纳差。又如《古鄞鄮食谱》中用糟白佐白粥食用，用于治疗慢性腹泻。

②用于身体虚弱、肢体浮肿等症。本品健运脾胃，运化水湿。例如《曲池妇科》中取白鱼佐食，用于治疗脾虚水肿。

【用法】适量炖或煮食。

【注意】白鱼属发物，患疮疖者不宜食，可发疽。

【研究】白鱼中含蛋白质、脂肪、钙、磷、铁、维生素 B_2 和烟酸等。

【参考文献】

[1]《食疗本草》："助脾气，能消食，理十二经络，舒展不相及气。"

[2]《日华子本草》："助血脉，补肝明目，炎疮不发，作脍食之良。"

[3]《随息居饮食谱》："甘温，暖胃下气，行水助脾，发痘排脓。"

石首鱼（《食性本草》）

【基原】为石首鱼科黄鱼属动物大黄鱼 *Larimichthys crocea*（ Richardson ）或小黄鱼 *P.polyactis* Bleeker 的肉。

【别名】黄花鱼、黄鱼。

【性味】味甘，性平。

【归经】脾、胃、肝、肾经。

【功效】益气健脾，补肾，明目，止痢。

【应用】

①用于脾胃虚弱，食少腹泻，或脾虚水肿。可单用，或与粳米煮粥。

②用于肾虚滑精、腰膝酸软、头晕眼花、耳鸣等症。本品味咸，入肾经，可补肾纳气。例如《金峨山房药录》中将石首鱼与海参同煮，用于治疗肾虚头晕、耳鸣等症。

③用于胃脘疼痛、呕血等症。本品甘平，和胃止血，可用鱼腹中的白色鱼鳔制成鱼鳔胶珠内服，若呕血则用鱼鳔炙酥研末调服。

【用法】宜煎汤、烧制或腌制。

【注意】本品是发物，哮喘病人和过敏体质的人应慎食。

【研究】石首鱼富含蛋白质、硒等微量元素和多种维生素，对人体有很好的补益作用。

【参考文献】

[1]《食经》："主下利，明目，安心神。"

[2]《随息居饮食谱》："填精。"

[3]《本草汇言》："动风发气，起痰助毒。"

鳗鲡鱼（《名医别录》）

【基原】为鳗鲡科鳗属动物鳗鲡 *Anguilla japonica Temmincket Schlegel* 的全体。

【别名】白鳝、鳗鱼、白鳗、黑鳗鱼。

【性味】味甘，性平。

【归经】肺、脾、肾经。

【功效】健脾补肺，益肾固冲，祛风除湿，解毒杀虫。

【应用】

①用于虚劳体弱证。本品健脾胃，补肺肾，可单用蒸食。《经验广集》之鳗鲡鱼丸：将本品蒸熟，与炒熟山药同和为丸，用薄荷水或酒水空腹时送服，治一切虚劳弱证。

②用于骨蒸痨瘦及肠风下虫。本品解毒杀虫，《太平圣惠方》中单用本品切段，于酒中煮熟，蘸盐、醋服食。

③用于痔疾便血。《食医心鉴》取其杀虫之功，单用本品切片炒熟，着椒、盐等调味食用。《养老奉亲书》之鳗鲡鱼臛：取绥缅鱼肉1000g、葱白适量，切细后煮为臛，用时加椒、姜等调味，空腹食用，治老人痔病久不愈、肛门肿痛。

④用于风湿痹痛或脚气肿痛。本品祛风除湿，可用本品与粳米同煮粥食。

【用法】宜煎汤、烧制或蒸食。

【研究】鳗鲡鱼含蛋白质、脂肪、钙、磷、铁、维生素A、B族维生素。其中鳗鲡鱼的肝脏含维生素尤其丰富，并以维生素A含量较高，故夜盲症患者尤当食之。

【参考文献】

[1]《名医别录》："主五痔疮瘘，杀诸虫。"

[2]《食疗本草》："疗妇人带下百病，一切风痛如虫行。"

[3]《本草经疏》："鳗鲡鱼甘寒而善能杀虫，故骨蒸劳损，及五痔疮瘘人常食之，有大益也。"

二、虾蟹贝及其他

河虾（《名医别录》）

【基原】为长臂虾科沼虾属动物日本沼虾 *Macrobrachium nipponense*（de Haan）等的全体或肉。

【别名】青虾。

【性味】味甘，性温。

【归经】肝、肾经。

【功效】补肾壮阳，通乳，托毒。

【应用】

①用于肾阳不足证。可与韭菜同炒，加盐调味食用，补肾兴阳，治阳痿、腰脚痿弱无力。可将本品生用，与小茴香捣和为丸，黄酒送服。

②用于产后乳汁不足。如《本草纲目拾遗》之虾米酒，以鲜虾米500g，取净肉捣烂，用温热黄酒送服，乳至后，再饮用猪蹄汤增效。

【用法】宜炒食或蒸食。

【注意】本品性属发物，多食易发风动疾病，过敏体质者慎用。

【研究】河虾含蛋白质、钙较多，还含有脂肪、维生素A、维生素B_1、烟酸、维生素B_2和磷、铁等营养成分。

【参考文献】

[1]《本草纲目》："作羹，治鳖瘕，托痘疮，下乳汁，法制壮阳道，煮汁吐风痰，捣膏敷虫疽。"

[2]《食物宜忌》："治抚去瘤。"

对虾（《本草纲目》）

【基原】为对虾科动物 *Penaeus orientalis* Kishinouye 的全体或肉。

【别名】红虾、海虾。

【性味】味甘、咸，性温。

【归经】肾经。

【功效】补肾兴阳，滋阴息风。

【应用】

①用于肾虚阳痿等证。本品甘温，可补肾兴阳。例如《泉州本草》以对虾浸酒中，醉死后服食或取出略加食盐和油，炒熟食，治疗阳痿。

②用于治疗痰火后半身不遂、筋骨疼痛。本品温补肾阳，祛风通络，强壮筋骨。

【用法】宜炒食、蒸食、浸酒或做虾酱。

【注意】对虾过敏者，可用虾壳煮水口服和洗擦身体。

【研究】对虾含有较多的蛋白质以及一定量的脂肪、碳水、胆固醇等成分。虾皮中含钙丰富。

【参考文献】

[1]《本草纲目》："闽中有五色虾，亦长尺余，彼人两两干之，谓之对虾，以充上馔。"

[2]《本草拾遗》："对虾，补肾兴阳，治痰火后半身不遂，筋骨疼痛。"

[3]《随息居饮食谱》："开胃，化痰。"

蟹（《神农本草经》）

【基原】为方蟹科绒螯蟹属动物中华绒螯蟹 Eriocheir sinensis H.Milne Edwards 或日本绒螯蟹 E.japonicus（de Haan）的肉和内脏。

【别名】螃蟹、毛蟹、河蟹。

【性味】味咸，性寒。

【归经】肝、胃经。

【功效】清热，散瘀，消肿解毒。

【应用】

①用于跌打损伤、骨折筋断。本品性专破血，可散瘀消肿、接骨续筋，如《泉州本草》之合骨散即单用本品焙干研末，每次10g以黄酒送服，治骨伤筋断；《唐瑶经验方》之蟹酒则将生蟹捣烂，以黄酒温浸，取汁服用。

②用于湿热黄疸。本品清热解毒散寒，如《濒湖集简方》之蟹丸，将蟹烧灰存性研末，用酒、蜂蜜和丸，治黄疸。

③用于妇人产后儿枕疼。《滇南本草》中将本品用新瓦焙干，用热烧酒送服，治产后肚疼、瘀血不下者。

【用法】宜蒸食，或研末后以酒、醋等送服。

【注意】外邪未清、脾胃虚寒及宿患风疾者慎用。

【研究】蟹肉和内脏含蛋白质、脂肪、多种维生素及钙、磷、铁等多种矿物质，以及谷氨酸、甘氨酸、脯氨酸、组氨酸、精氨酸和微量的胆固醇，其含有的甲壳素能增强抗癌药物的药效。

【参考文献】

[1]《神农本草经》："主胸中邪气热结痛，㖞僻面肿。"

[2]《日用本草》："不可与红柿同食。偶中蟹毒，煎紫苏汁饮之，或捣冬瓜汁饮之，俱可解散。"

[3]《名医别录》："解结散血，愈漆疮，养筋益气。"

蚶（《本草拾遗》）

【基原】为蚶科魁蚶属动物魁蚶 *Scapharca inflata*（Reeve）或泥蚶属动物泥蚶 *Tegillarca granosa*（Linnaeus）或魁蚶属动物毛蚶 *S.subcrenata*（Lischke）等的肉。

【别名】瓦屋子、蚶子、伏老、血蚶、毛蛤。

【性味】味甘，性温。

【归经】脾、胃经。

【功效】补气养血，温中健胃。

【应用】

①用于气血不足、身体虚弱等症。本品甘温，可补气养血，经常食用可强健身体。如《本草经疏》中用蚶肉洗净煮食，治疗贫血无力。

②用于脾胃虚弱之脘腹冷痛、消化不良等症。本品甘温，暖胃益脾。单用炖食。

【用法】宜煮汤、烧制。

【注意】本品性温，热证慎食。

【研究】蚶子含有蛋白质、维生素、矿物质等营养成分。蚶肉能抑制葡萄球菌、大肠埃希菌的繁殖。蚶肉壳含碳酸钙及少量铁、镁、硅酸盐，能抑制胃液的分泌。

【参考文献】

[1]《名医别录》："主痰癖泻痢，便脓血。"

[2]《食疗本草》："润五脏，治消渴，开关节。"

[3]《医林纂要》："补心血，散瘀血，除烦醒酒，破结消痰。"

蚌（《食疗本草》）

【基原】为蚌科冠蚌属动物褶纹冠蚌 Cristaria plicata（Leach）或帆蚌属三角帆蚌 Hyriopsis cumingii（Lea）或无齿蚌属背角无齿蚌 Anodonta woodiana（Lea）等蚌类的肉。

【别名】含浆、河蛉蜖。

【性味】味甘、咸，性寒。

【归经】肝、肾经。

【功效】清热，滋阴，明目，解毒。

【应用】

①用于目赤火眼。本品清肝明目解毒，如《四明医徐录》之蚌肉金针菜汤，与金针菜同煮食。

②用于消渴烦热。本品滋阴清热，可单品煮食，或与鸡蛋蒸食。

③用于鼻疔。将冰片、硼砂研细，置活蚌壳内，待死后，用水溶液滴鼻。

【用法】宜煮食、煎汤或烧制。

【注意】脾胃虚寒者慎服。

【研究】蚌肉含丰富的钙、蛋白质、脂肪、糖类、维生素A、维生素B_1、维生素B_2等。研究显示蚌肉有利尿作用，蚌肉匀浆液对癌细胞有抑制作用。

【参考文献】

[1]《食疗本草》："主大热，解酒毒，止渴，去眼赤。"

[2]《本草拾遗》："主妇人劳损下血，明目，除湿，止消渴。"

[3]《随息居饮食谱》："清热滋阴，养肝凉血，熄风解酒，明目定狂。"

干贝（《本草从新》）

【基原】为扇贝科栉孔扇贝属动物栉孔扇贝 Chlamys farreri（Jones et Preston）或华贵栉孔扇贝 C. nobilis（Reeve）或花鹊栉孔扇贝 C. pica（Reeve）的闭壳肌。

【别名】江珧柱、扇贝柱。

【性味】味甘、咸，性微温。

【归经】膀胱、肝经。

【功效】清热，利尿，明目退翳。

【应用】

①用于热淋。本品有清热利水之功，水热结于膀胱而见小便引痛，或时溺血，或如小豆汁者，可用《太平圣惠方》之贝齿散，干贝与冬葵子等相配，捣细为散，用葱

白煎汤，空腹送服。

②用于鼻渊脓血。将本品煅烧后研末，以黄酒送服。

③用于风热生翳。本品可清热、明目、退翳，使用时可将其研为细粉，点于眼中翳膜之上。

【用法】煎汤，或入丸、散。外用：研末散。

【研究】干贝含有丰富的蛋白质、碳水化合物、维生素B_2、钙、磷、铁等多种营养成分，矿物质的含量在鱼翅和燕窝之上，具有滋阴功能，常食有助于降血压。

【参考文献】

[1]《神农本草经》："主目翳，腹痛下血，五癃，利水道。"

[2]《名医别录》："除寒热温疰，解肌，散结热。"

[3]《药性论》："能破五淋，利小便，治伤寒狂热。"

鲍鱼（《本草经集注》）

【基原】为鲍科鲍属动物杂色鲍Haliotis diversicolor Reeve或皱纹盘鲍H.discushan-nai Ino或耳鲍H.asinina Linnaeus或羊鲍H.ovina Gmelin的肉。

【别名】鳆鱼、石决明肉、镜面鱼、明目鱼。

【性味】味甘、咸，性平。

【归经】肾、脾、肝经。

【功效】滋阴清热，益精明目。

【应用】

①用于月经不调。本品滋阴养血，尚有清热之功，适于阴虚血热、崩中出血不止者，如《名医别录》中用鲍鱼数只煮汁，加醋调味，饮汁。

②用于产后乳汁不足。本品滋阴养营，适于女子阴血不足、乳汁不下者，如《杏林春满集》载取本品2只，加葱炖食。

③用于青盲内障。本品益精明目，可单用煮食。

【用法】宜煮汤或烧制。

【注意】体坚难化，脾弱者饮汁为宜。

【研究】鲍鱼的蛋白质含量较高，鲜品占24%，干品高达54%，甚至更高；还含有脂肪、碳水化合物，无机盐和多种维生素。鲍鱼肉中含有鲍灵素Ⅰ和鲍灵素Ⅱ，有较强抑制癌细胞生长的作用。

【参考文献】

[1]《医林纂要》："补心缓肝，滋阴明目。又可治骨蒸劳热，解妄热，疗痈疽，通五淋，治黄疸。"

[2]《随息居饮食谱》："补肝肾，益精明目，开胃养营，带浊崩淋，愈骨蒸劳极。"

蚬肉（《新修本草》）

【基原】为蚬科蚬属动物河蚬Corbicuiafruminea（Muller）或其近缘动物的肉。

【别名】扁螺、黄蚬、沙蜊、金蚶。

【性味】味甘、咸，性寒。

【归经】肝、脾经。

【功效】清热，利湿，解毒。

【应用】

①用于湿毒脚气、酒毒目黄。本品可清热解毒利湿，可用蚬肉煮食，或捣烂外敷。

②用于疔疮痈肿。本品可清热解毒，如《本草纲目》中用生蚬浸水，洗痘痈，可无瘢痕。

【用法】宜煮食、煎汤或烧制。

【研究】蚬肉含有丰富的蛋白质以及脂肪、维生素和矿物质等营养成分。

【参考文献】

[1]《本草纲目》；"生蚬浸水，洗痘痈无瘢痕。"

[2]《新修本草》；"治时气，开胃，压丹石药及疔疮，下湿气。下乳，糟煮服良。生浸取汁，洗疔疮。"

蛏肉（《食疗本草》）

【基原】为竹蛏科缢蛏属动物缢蛏 *Sinonovacula constricta*（Lamarck）的肉。

【别名】蛏肠。

【性味】味咸，性寒。

【归经】心、肝、肾经。

【功效】补阴，清热，除烦。

【应用】

①用于产后虚烦、少乳。本品甘寒，可滋阴养血、清热除烦。如《曲池妇科》中蛏肉汤，将蛏子30~60g洗净，调以黄酒煮汤食，用于治疗产后虚烦。

②用于湿热水肿。本品性寒清热，入肾经，主水利湿，还可利小便、消水肿，《泉州本草》中以本品炖蒜梗服食，用于湿热水肿、小便不利。

【用法】宜煮食、煎汤或烧制。

【注意】脾胃虚寒者不宜食用。

【研究】蛏肉含有丰富的蛋白质以及脂肪、维生素和矿物质等营养成分，其中含碘量较高。

【参考文献】

[1]《嘉祐本草》："补虚，主冷痢。煮食之，主妇人产后虚损，胸中邪热烦闷气。"

[2]《本草从新》："补阴，主热痢。"

[3]《医林纂要》："解渴醒酒，除烦去热。干食，补心滋阴。"

蛤蜊（《本草经集注》）

【基原】为蛤蜊科蛤蜊属动物四角蛤蜊 *Mactra veneriformis* Reeve [*Mactra quadrangu-laris* Deshayes] 等的肉。

【别名】蛤梨、蛤刺、沙蛤。

【性味】味咸，性寒。

【归经】胃、肝、膀胱经。

【功效】滋阴，利水，化痰，软坚。

【应用】

①用于水肿、黄疸等症。本品咸寒，滋阴清热，利水通淋。如《饮食治疗指南》中以蛤蜊肉煮食，治疗水肿。

②用于妇人血块。本品咸能入血软坚，如《嘉祐本草》中用蛤蜊煮食。

【用法】宜煮食、煎汤或烧制。

【注意】本品性寒，脾胃虚寒者少食。

【研究】蛤蜊含蛋白质和碘较多，因此青春期、妊娠期、强体力劳动者及乳母均宜食用。

【参考文献】

[1]《本草经集注》："煮之醒酒。"

[2]《嘉祐本草》："润五脏，止消渴，开胃，解酒毒，主老癖能为寒热者，及妇人血块，煮食之。"

[3]《医林纂要》："功同蚌蚬，滋阴明目。"

田螺（《药性论》）

【基原】为田螺科园田螺属动物中国园田螺 *Cipangopaludina chinensis*（Gray）或中华园田螺 *C.cathayensis*（Heude）的全体。

【别名】田中螺、黄螺。

【性味】味甘、咸，性寒。

【归经】肝、脾、膀胱经。

【功效】清热，利水，止渴，解毒。

【应用】

①用于水肿。内服时，以田螺煮汤喝，或取田螺肉晒干为末，以黄酒调服。

②用于内痔外痔肿痛。如《外科十法》之田螺水，将冰片放螺内，用流出的汁水，搽涂痔疮。

【用法】宜煎汤、炒食或烧制。

【研究】田螺含一定量蛋白质、脂肪及碳水化合物、多种维生素和钙、磷、铁等营养成分。

【参考文献】

[1]《本草纲目》："利湿热，治黄疸；捣烂贴敷，引热下行，止噤口痢，下水气淋闭；取水搽痔疮狐臭，烧研治瘰疬癣疮。"

[2]《本草拾遗》："煮食之，利大小便，去腹中结热，目下黄，脚气冲上，小腹结硬，小便赤涩，脚手浮肿；生浸取汁饮之，止消渴；碎其内敷热疮。"

螺蛳（《本草纲目》）

【基原】为田螺科环棱螺属动物方形环棱螺*Bellamya quadrata*（Benson）及其同属动物的全体。

【别名】蜗篱、师螺、蜗螺。

【性味】味甘，性寒。

【归经】膀胱经。

【功效】清热，利水，明目。

【应用】

①用于黄疸、酒疸。本品清热利水，亦可解酒毒，《永类钤方》之螺蛳汤是将小螺蛳洗净，用清水煮熟，食肉喝汤，治疗黄疸。

②用于热淋。本品清膀胱之热，且能利小便，《扶寿精方》之螺蛳酒即用螺蛳200g，放入锅中，炒热后加适量米酒，再煮至熟，食肉饮汤，主治五淋、白浊。

③用于痘疹目翳。本品能清火眼，退目翳，如《济急仙方》中单用本品煮汤食。

【用法】宜煎汤、炒食或烧制。

【研究】螺蛳有丰富的蛋白质及脂肪、钙等营养成分。

【参考文献】

[1]《名医别录》："主明目。"

[2]《日用本草》："解热毒，治酒瘟，利水，消疮肿。"

[3]《饮膳正要》："治肝气热，止渴。"

淡菜（《食疗本草》）

【基原】为贻贝科贻贝属动物厚壳贻贝*Mytilus coruscus* Gould [M. crassitesta Lischke]或贻贝 *M. edulis* Linnaeus 或翡翠贻贝 *M. viridis* Linnaeus[Perna viridis（Linnaeus）]及其他贻贝类的肉。

【别名】壳菜、珠菜、海虹。

【性味】味甘、咸，性温。

【归经】肝、肾经。

【功效】补肝肾，益精血，消瘿瘤。

【应用】

①用于肝肾两虚、眩晕头痛，或盗汗。多食本品可治劳热骨蒸，用时以本品佐荠菜或芹菜煎汤服。

②用于妇女月经量多。本品补肝肾、益精血，如《随息居饮食谱》中用淡菜加入适量猪肉同煮，月经前服用，可治功能失调性子宫出血。

③用于肾虚阳痿、腰膝酸软、下腹冷痛等。淡菜补肝益肾，可单品煮食。

④用于瘿瘤。本品咸能软坚，如《古鄞食谱》之淡菜紫菜汤，以本品和紫菜煮汤，用食盐调味，食之。

【用法】宜煎汤、炒食或烧制。

【研究】淡菜含有多种人体所必需的氨基酸，尤以甘氨酸、精氨酸和丙氨酸的含量最高，同时还含有较高的微量元素锰、钴、碘等。

【参考文献】

[1]《本草纲目》："消瘿气。"

[2]《日华子本草》："煮熟食之，能补五脏，益阳事，理腰脚气，消宿食，除腹中冷气，疾癖。"

[3]《嘉祐本草》："治虚劳伤惫，精血少者，及吐血，妇人带下、漏下，丈夫久痢，并煮食之。"

海参（《本草从新》）

【基原】为刺参科刺参属动物刺参 *Apostichopus japanicus*（Selenka）[Stichopusjaponicus Selenka]或绿刺参 *Stichopus chloronotus* Brandt 或花刺参 *S.variegatusSemper*（去内脏）的全体。

【别名】辽参、海南子。

【性味】味甘、咸，性平。

【归经】肾、肺经。

【功效】补肾益精，养血润燥，止血。

【应用】

①用于肾虚阳痿，小便频数。本品填肾精，温肾阳。本品可以同羊肉煮汤服食。

②用于精血虚亏，消瘦乏力，或经闭。本品益精养血，可同火腿或猪、羊瘦肉，调以佐料，煨汤服食。

③用于阴血虚亏，肠燥便结。本品养血润燥，可治虚火所致的大便燥结，如《调疾饮食辨》中用之与猪蹄同炖食，用于老人风秘及嬴瘦、筋骨无力。

④用于虚劳咳嗽、咯血。本品滋养肺肾，兼有止血之功。如《调疾饮食辨》之海参老鸭汤，即本品与老鸭同煮服食。

【用法】宜煎汤、炒食或烧制。

【研究】海参含有丰富的碳及软骨素硫酸、甾醇、三萜醇、黏蛋白等，而胆固醇含量较少。其中含有的海参素、海参霉素可抑制霉菌和肿瘤生长。

【参考文献】

[1]《本草从新》："补肾益精，壮阳疗痿。"

[2]《百草镜》；"入滋补阴分药，必须用辽东产者，亦可熬膏作胶用。"

[3]《五杂俎》："其性温补，足敌人参，故名海参。"

海蜇（《食物本草会纂》）

【基原】为根口水母科海蜇属动物海蜇 *Rhopilema esculenta* Kishinouye 或黄斑海蜇 *Rhopilema hispidum* Vanhoeffen 的口腕部。

【别名】石镜、水母、擂蒲鱼、水母鲜、鱼宅。

【性味】味咸，性平。

【归经】肝、肾、肺经。

【功效】清热平肝，化痰消积，润肠。

【应用】

①用于痰热咳嗽、哮喘、瘰病、痰核等症。本品味甘咸而体滑偏凉，消痰食，可配荸荠，煮汤服食。

②用于肠燥便结。本品能清热润肠，常与荸荠同煮煎汤，入盐少许服食，治疗胃肠燥热之便秘。本品作用平和，较适合老年人食用。

③用于小儿积滞。本品可清热消积，消痰行食而不伤正气。如《本草纲目拾遗》中用茅根与海蜇同煮，弃海蜇而食荸荠，治疗小儿疳积。

④本品对高血压有效。外用有解毒消肿之功效。

【用法】宜煎汤，或凉拌食之。

【研究】海蜇含有蛋白质、脂肪、碘、钙、磷、铁、维生素B_2、烟酸等成分。海蜇煎液有降压、扩血管及乙酰胆碱样作用。

【参考文献】

[1]《本草拾遗》："主生气及妇人劳损，积血，带下；小儿风疾，丹毒，汤火（伤）。"

[2]《医林纂要》："补心益肺，滋阴化痰，去结核，行邪湿，解渴醒酒，止嗽除烦。"

[3]《本草求原》："安胎。"

鳖肉（《名医别录》）

【基原】为鳖科鳖属动物中华鳖 *Trionyx sinensis*（Wiegmann）或山瑞鳖 *T. steindachneri* Siebenroch 的肉。

【别名】团鱼、甲鱼。

【性味】味甘，性平。

【归经】肝、肾经。

【功效】滋阴补肾，清退虚热。

【应用】

①用于肝肾阴虚之腰酸、梦遗、劳热等。本品为血肉有情之品，日常食用可大补阴血，可用本品酌配调料炖煮，食肉饮汤，亦可与山药、粳米等同用煮粥食。如《本草备要》中单用鳖肉加冰糖炖服，用于阴虚诸损。

②用于冲任虚损，崩漏失血。可用本品煎汤，烊服阿胶，既能滋真阴、凉血分，又有止血之效，共奏标本兼治之功。

【用法】宜炖、煮或烧制。

【研究】鳖肉含蛋白质、脂肪、钙、磷、铁、硫胺素、维生素B_2、烟酸等。鳖肉（鳖甲亦可）能抑制结缔组织的增生，故可消结块以治疗癥瘕，现常用于防治肿瘤。

【参考文献】

[1]《名医别录》："主伤中益气，补不足。"

[2]《本草纲目》："鳖性畏葱及桑灰，凡食鳖者，宜取沙河小鳖，斩头去血，以桑灰汤煮熟，去骨、甲，换水再煮，入葱、酱做羹食乃良。"

[3]《本草拾遗》："主热气湿痹，腹中激热。五味煮食之。当微泄。"

龟肉（《名医别录》）

【基原】为龟科乌龟属动物乌龟 Chinemys reevesii（Gray）的肉。

【别名】金龟、元龟、水龟、泥龟。

【性味】味甘、咸，性平。

【归经】肝、肾、大肠经。

【功效】滋阴补肾，润肺止咳。

【应用】

①用于虚劳咯血、衄血、血痢、肠风便血等出血症。本品有补阴降火、凉血止血之功，可加葱、椒、酱、油等调味品共煮食。如《便民食疗》中用本品二三只，煮取肉，加香葱、姜拌食，治年久痔漏。

②用于老年肾虚尿多。本品能滋阴补肾，与小公鸡肉、狗肉、芡实等同炖食，有补肾缩泉之效。

③用于肾虚腰痛，筋骨疼痛。本品补肾益阴，尚能强筋健骨，可与胡桃仁相配，清炖服食。

【用法】宜炖、煮或烧制。

【研究】龟肉含有蛋白质、脂肪、多种维生素以及矿物质等营养成分。

【参考文献】

[1]《日用本草》："大补阴虚，作羹臛，截久疟不愈。"

[2]《本草纲目》："治筋骨疼痛及一二十年寒嗽，止泻血、血痢。"

[3]《医林纂要》："治骨蒸劳热，吐血，衄血，肠风血痔，阴虚血热之症。"

牡蛎肉（《本草纲目拾遗》）

【基原】为牡蛎科牡蛎属动物近江牡蛎 Ostrea rivularis Gould 或长牡蛎 O.gigas Thunberg 或大连湾牡蛎 O.talienwhanensis Grosse 等的肉。

【别名】蛎黄、蛎蛤、牡蛤。

【性味】味甘、咸，性平。

【归经】心、肝经。

【功效】养血安神，软坚消肿。

【应用】

①用于虚弱劳损、烦热失眠、心神不定。本品养血宁心，例如《本草拾遗》中的氽蛎黄，用牡蛎肉250g，洗净，倒入烧沸的鸡清汤中，氽熟即成。

②用于丹毒，或酒后烦热、口渴。《本草拾遗》中取本品鲜者，与姜、醋拌食。

【用法】宜煎汤、炒食或烧制。

【研究】牡蛎含有糖原、牛磺酸、必需氨基酸、维生素及微量元素锌等矿物质。

【参考文献】

[1]《本草拾遗》："煮食，主虚损，妇人血气，调中，解丹毒。"

[2]《医林纂要》："清肺补心，滋阴养血。"

乌贼鱼肉（《名医别录》）

【基原】为乌贼科无针乌贼属动物无针乌贼 *Sepiella maindroni de* Rochebrune 或乌贼属动物金乌贼 *Sepia esculenta* Hoyle 等的肉。

【别名】无针乌贼、金乌贼、墨鱼。

【性味】味咸，性平。

【归经】肝、肾经。

【功效】养血滋阴。

【应用】

①用于肝肾不足或血虚所致的经闭。本品可入肝补血，入肾滋水，用时配伍养血通经的食物可以治疗妇人经闭。

②用于产后乳汁不足。可用本品同猪瘦肉一起煮炖食用。

【用法】宜煮熟、煎汤、炒食或做脍食用。

【研究】乌贼鱼肉不但味感鲜脆爽口，而且蛋白质含量较多，还含有一定量的脂肪，具有较高的营养价值。其所含的多酚类物质有抗病毒、抗放射线作用。墨鱼中的墨汁含有一种黏多糖，实验证实对小鼠有一定的抑癌作用。

【参考文献】

[1]《名医别录》："益气强志。"

[2]《日华子本草》："通月经。"

[3]《医林纂要》："补心通脉，和血清肾，去热保精。作脍食，大能养血滋阴，明目去热。"

海带（《吴普本草》）

【基原】为海带科（昆布科）海带属植物昆布 *Laminaria japonica* Aresch. [L. ochotensis Miyabe] 或翘藻科昆布属植物黑昆布 *Ecklonia kurome* Okam 的叶状体。

【别名】海马蔺、海草、海昆布。

【性味】味咸，性寒。

【归经】肾、脾经。

【功效】清热化痰，止咳，平肝。

【应用】

①用于瘿瘤、痹病等证。本品味咸，能软坚散结。例如《医学衷中参西录》中载海带煮汤食，用于治疗瘰疬。或以醋烹制海带，也有一定效果。

②用于水肿。本品性寒，能清热利水，可将海带煮汤食之。

【用法】宜煮汤、凉拌或炒食。

【研究】海带含有较多的粗纤维、糖类和碘。研究证明海带中的褐藻酸钠盐，有预防白血病和骨痛病的作用，对动脉出血有止血作用，还有降压作用。

【参考文献】

[1]《嘉祐本草》："催生，治妇人及疗风，亦可作下水药。"

[2]《本草图经》："下水速于海藻。"

[3]《本草纲目》："治水病，瘿瘤，功同海藻。"

石花菜（《日用本草》）

【基原】为石花菜科石花菜属植物石花菜 *Gelidium amansii* Lamouroux 或细毛石花菜 *G.crinale*（Tum.）Lamx 或大石花菜 *G.pacificum* Okam 等的藻体。

【别名】草珊瑚、海菜、琼枝、石花菜。

【性味】味甘、咸，性寒。

【归经】肝、肺经。

【功效】消痰软坚，利水退肿。

【应用】

①用于瘿瘤、瘰疬等症。本品有化痰软坚之功，可与海带、牡蛎等配伍，治疗瘿瘤、痹病。

②用于水肿、小便不利。可将石花菜煮汤喝，淡食为佳。

【用法】宜煮汤或凉拌。

【注意】脾胃虚寒者及孕妇慎服。

【研究】现代药理研究，本品具有降血脂及降胆固醇等作用。

【参考文献】

[1]《日用本草》："去上焦浮热，发下部虚寒。"

[2]《本草便读》："清肺部热痰，导肠中湿热。阴虚湿热、痔血等证，皆可用之。"

[3]《本经逢原》："脾气不充者勿食。"

龙须菜（《本草纲目》）

【基原】为江蓠科植物江蓠的藻体。

【别名】发菜、线菜。

【性味】味甘，性寒。

【归经】肺经。

【功效】软坚散结，清热利水。

【应用】

①用于瘿瘤、瘰症等证。本品功似紫菜，可散结消瘦，为治疗瘿瘤、瘰病的常用辅助品。

②用于水肿、小便不利以及湿热淋证等。本品性寒入肺经，既能通调水道以利水，还能清水中郁热。

【用法】宜煮汤或凉拌。

【注意】本品寒滑，多食易伤脾胃之阳，脾胃虚寒者及孕妇慎服。

【研究】本品含蛋白质、钙、铁及碳水化合物，不含脂肪。

【参考文献】

[1]《本草纲目》："生东南海边石上。治瘿结热气，利小便。"

[2]《本草求原》："去内热。"

第十节　调味品、饮水类

调调味品是在烹调过程中主要用于调和食物口味的一类原料的统称，一般用量不宜过多。调味品可以在烹调中调和五味，有增进食欲、促进消化之功，尚有其他性能功效，能用于不同病证的营养调理。

调味品有的含有氨基酸，有的含有糖类，有的含有维生素和矿物质等营养成分。水为万物之泉，没有水，人类就无法生存。古代饮水以井水和泉水为代表。

蜂蜜（《本草纲目》）

【基原】为蜜蜂科蜜蜂属动物中华蜜蜂 *Apiscerana* Fabr. 或意大利蜜蜂 *Arnellifera* L. 所酿的蜜糖。

【别名】石蜜、蜂蜜、蜂糖。

【性味】味甘，性平。

【归经】脾、胃、肺、大肠经。

【功效】调补脾胃，缓急止痛，润肺止咳，润肠通便，润肤生肌，解毒。

【应用】

①用于肺虚久咳、燥咳。本品可滋养五脏，润利三焦，尤擅润肺止咳，对于肺阴不足之久咳、燥咳，温水兑服，单用有效。如《药品化义》中单用老蜜，日服30g左右，治肺虚咳嗽不止。

②用于慢性便秘。蜂蜜生用，可通利大肠，肠道津枯之便秘、老年便结悉可用之。可单用，睡前冲服；亦可将芝麻蒸熟捣如泥，搅入蜂蜜，用时以热开水冲化服食。

③用于风疹、风瘤、疔疮肿毒。本品可润肤生肌，生用还可清热解毒。如《本草纲目》所载的蜜酒，取本品同糯米饭、面曲酿酒，内服外涂，主治风疹、风瘤。

④用于气血虚弱致皮肤枯槁、毛发不荣等症。本品能润泽皮肤，如《本草纲目》之酥蜜粥，即以本品同酥油、粳米共熬为粥服食。

【用法】宜冲调，或入丸剂、膏剂。

【注意】痰湿内蕴、中满痞胀及大便不实者慎食。

【研究】蜂蜜主要含果糖和葡萄糖，尚含有少量蔗糖、麦芽糖、酶类、维生素和微量元素等成分。蜂蜜因蜂种、蜜源、环境等的不同，其成分差异很大。

【参考文献】

[1]《本草衍义》："汤火伤涂之痛止，仍捣薤白相和。"

[2]《本草纲目》："蜂蜜，其入药之功有五：清热也，补中也，解毒也，润燥也，止痛也。"

[3]《本草思辨录》："蜂蜜性凉能清热，熟性温能补中。甘而和故解毒，甘而滑故润燥，甘缓可以去急，故止心腹肌肉疮疡诸痛，甘润可以泄泽养正，故通三焦除众病和百药。"

饴糖（《本草经集注》）

【基原】为以高粱、米、大麦、小麦、粟、玉米等含淀粉质的粮食为原料，经发酵糖化制成的食品。

【别名】饧、胶饴、软糖、饧糖、糖稀。

【性味】味甘，性温。

【归经】脾、胃、肺经。

【功效】缓中，补虚，生津，润燥。

【应用】

①用于脾胃虚弱，少食乏力，腹痛隐隐。本品味甘入脾，其性温和，又能缓急止痛，如《金匮要略》小建中汤由饴糖、桂枝、白芍、炙甘草、生姜、大枣组成，其中重用饴糖四两为君药，治疗虚寒腹痛。

②用于肺虚咳嗽。本品味甘质润，既能补气以培土生金，又能润肺止咳，常用于肺虚燥咳。如《本草汇言》中以白萝卜捣汁，纳饴糖蒸化，趁热服，主治顿咳不止。

③用于骨刺。本品黏腻滋润，可滑润骨刺，用于诸骨哽咽，吐之不出、咽之不下者。如《圣济总录》之饴糖丸以本品捏成鸡蛋黄大小的丸子，吞服，治诸鱼骨留在喉中。

【用法】宜炸化、熬膏或入丸剂。

【注意】湿热内郁、中满吐逆者忌服。

【研究】饴糖含麦芽糖近90%，还含有蛋白质、脂肪、维生素B_2、维生素C及烟酸等营养成分。

【参考文献】

[1]《名医别录》:"主补虚乏,止渴,去血。"

[2]《千金要方·食治》:"补虚冷,益气力,止肠鸣、咽痛,除唾血,却咳嗽。"

[3]《日华子本草》:"益气力,消痰止嗽,并润五脏。"

白糖（《本草纲目》）

【基原】为禾本科甘蔗属植物甘蔗 *Saccharum sinensis* Roxb. 的茎中液汁,经精制而成的乳白色结晶体。

【别名】白砂糖、石蜜、糖霜、白霜糖。

【性味】味甘,性平。

【归经】脾、肺经。

【功效】和中缓急,生津润燥。

【应用】

①用于肺燥咳嗽。本品可润肺中燥热,止嗽消痰,常用于肺热灼津或肺阴不足之口燥咽干、燥咳痰黏或干咳无痰,可单用本品兑水服用,或同大枣、芝麻等润燥之品做丸,于饭后含咽。

②用于脾胃虚弱,脘腹隐痛。本品能和中缓急,止腹痛,如《子母秘录》之砂糖酒,将本品与酒同煮浓煎后服用,治腹中拘急;亦可单用本品以沸水化为浓汤服用。

【用法】宜冲调或入丸、散。

【研究】白砂糖主要含蔗糖,可分解为葡萄糖和果糖等。蔗糖可以提供纯正愉悦的甜味,也具有调和百味的作用,为菜肴带来醇厚的味觉,在炖烧菜肴中还具有增色增香的作用。

【参考文献】

[1]《唐本草》:"主心腹热胀,口干渴。"

[2]《本草纲目》:"润心肺燥热,止嗽消痰,解酒和中,助脾气,缓肝气。"

冰糖（《本草纲目》）

【基原】为禾本科甘蔗属植物甘蔗 *Saccharum sinensis* Roxb. 茎中的液汁,经精制而成的乳白色结晶体。

【性味】味甘、性平。

【归经】脾、肺经。

【功效】健脾和胃,润肺止咳。

【应用】

①肺燥咳嗽。本品可润肺止咳,对肺燥干咳少痰,甚或痰中带血,常与梨煮水喝,亦可与燕窝同煮服食,取其平补肺胃之功。

②用于口痢。本品健脾和胃,如《随息居饮食谱》中将冰糖与乌梅相配,浓煎频

频小口啜饮。

【用法】宜冲调或含化，或入丸、膏剂。

【研究】冰糖是砂糖的结晶再制品。结晶如冰状，故名冰糖。冰糖的口感更清甜，多用于制作烧、煨类菜肴和羹汤，除了使菜肴具有特殊风味外，还能增加菜肴的光泽。《本经逢原》："暴得咳嗽，吐血乍止，以冰糖与燕窝菜同煮连服，取其平补肺胃，而无止截之患也。"

红糖（《随息居饮食谱》）

【基原】为禾本科甘蔗属植物甘蔗*Saccharum sinensis* Rox.的茎中液汁，经精制而成的赤色结晶体。

【别名】赤砂糖、紫砂糖、黄糖。

【性味】味甘、性温。

【归经】肝、脾、胃经。

【功效】补脾缓肝，活血散瘀。

【应用】

①用于产后恶露不尽。本品散寒活血，且能补脾和中。妇人产后，多虚多瘀，常将本品与鸡蛋同煮食，也可与黄酒同用，用于治疗产后血滞。

②用于风寒外感。本品可补脾暖胃，散寒活血，常与生姜相配，如《儿科证治简要》之姜糖饮，以生姜15g切丝，用沸水冲泡，再调入少许红糖，热服取微汗，主治风寒感冒轻症。

③用于肝木乘脾，腹中拘急。本品补脾胃，缓肝急，有扶土抑木之功。如《调疾饮食辩》之红糖汤，用赤砂糖搅入热水中，冲汤饮用，用于腹中急痛。

【用法】宜开水、温酒冲服。

【研究】红糖含有蔗糖较多（84%~87%），含水分2%~7%，还含有少量果糖和葡萄糖以及较多的矿物质（如微量元素铁）等营养成分。

【参考文献】

[1]《本草纲目》："和中助脾，缓肝气。"

[2]《本经逢原》："熬焦，治产妇败血冲心，及虚赢老弱血痢不可攻者。"

[3]《随息居饮食谱》："散寒活血，舒筋止痛。"

食盐（《名医别录》）

【基原】为海水或盐井、盐池、盐泉中的盐水经煎、晒而成的结晶体。

【别名】盐、咸盐。

【性味】味咸，性寒。

【归经】胃、肾、肺、肝、大肠、小肠经。

【功效】涌吐，清火，凉血，解毒，软坚，杀虫，止痒。

【应用】

①用于食多不消，心腹坚满疼痛。本品重用有催吐之功，如《丹台玉案》之盐水饮，将盐用开水调成饱和盐汤，每服2L，服后探吐，以吐尽宿食为度，治宿食停滞不消或干霍乱之欲吐不得吐、欲泻不得泻、心中烦满者。

②用于阳虚证。本品咸能入肾，可引火归元，《方脉正宗》中以本品炒热，归络下气海，主治阳气大脱、四肢逆冷、不省人事，或小腹紧痛、冷汗气喘。

③用于大便秘结。肠道津液不足，大便干结，可于空腹时服淡盐开水，以软坚润下。

④用于引药入肾。常以本品化水，送服补肾药或为药引，做引经之用。

【用法】做菜时常用，调以咸味。

【注意】水肿者忌用。

【研究】食盐主要成分为氯化钠，尚含氯化铁、硫酸钠、硫酸钙等杂质；海盐中还有冰。盐有较强的抑菌作用。

【参考文献】

[1]《神农本草经》："大盐，令人吐。"

[2]《名医别录》："大盐，主肠胃结热，喘逆，胸中满。"

[3]《本草拾遗》："除风邪，吐下恶物，杀虫，明目，去皮肤风毒，调和腑脏，消宿物，令人壮健。人卒小便不通，炒盐纳中。"

酱（《名医别录》）

【基原】为以大豆、蚕豆、面粉等做原料，经蒸煮发酵，并加入盐水制成的糊状食品。

【性味】味咸、甘，性平。

【归经】胃、脾、肾、肺经。

【功效】清热解毒。

【应用】

①用于妊娠下血。如《古今录验方》之豆酱散，取豆酱滤去汁液，熬至干燥，研为粉末，用黄酒调服，一日五六服。

②用于药物、虫兽之毒损伤皮肤。《方脉正宗》中将豆酱水洗去汁，将豆瓣捣烂，米汤调服，再以豆瓣捣烂，敷伤损处，可去百药、百虫、百兽之毒；此法亦可用于汤火烧灼未成疮者。

【用法】研末服或汤饮化服。

【研究】酱含有多种氨基酸。

【参考文献】

[1]《名医别录》："主除热，止烦满，杀百药、热汤及火毒。"

[2]《日华子本草》："杀一切鱼、肉、菜蔬、蕈毒；并治蛇、虫、蜂等毒。"

【附品】酱油：味咸，性寒。入脾、胃、肾经。具有清热解毒、除烦的功效。除调味外，可用于暑热烦热、大便秘结等。

醋（《名医别录》）

【基原】为以高粱、米、大麦、小麦、玉米等及低度白酒为原料酿制而成的含有乙酸的液体；亦有用食用冰醋酸加水和着色料配成，不加着色料即成白醋。

【别名】苦酒、酰醋、淳酢、米醋。

【性味】味酸、甘，性温。

【归经】肝、胃经。

【功效】散瘀消积，止血，安蛔，解毒。

【应用】

①用于饮食积滞或食欲不振。本品可和胃消食，可将醋用水稀释后服用。如《日华子本草》中将生姜捣烂，用醋调食，主治过食鱼腥、生冷蔬果而成积滞者。

②用于吐血、便血或衄血。本品酸敛，有止血之功，可单服本品，或以本品凉拌马齿苋、马兰头食。

③用于癥瘕积聚。本品可散瘀消癥，常用米醋炮制活血祛瘀、软坚散结之品，增加其疗效，或将本品入药制丸。

④醋还可以用于蛔虫症。

【用法】入汤剂或拌制药物。

【研究】醋含有乙酸、乳酸、丙酮酸、草酸、琥珀酸等有机酸及高级醇类、糖类、氨基酸、维生素、微量元素等，有助消化吸收、杀菌、扩张血管、调节酸碱平衡等作用。

【参考文献】

[1]《名医别录》："消痈肿，散水气，杀邪毒。"

[2]《本草再新》："生用可以消诸毒，行湿气；制用可宣阳，可平肝，敛气镇风，散邪发汗。"

[3]《本草拾遗》："破血运，除癥块坚积，消食，杀恶毒，破结气，心中酸水痰饮。"

酒（《名医别录》）

【基原】为以高粱、大麦、米、甘薯、玉米、葡萄等为原料酿制而成的饮料。

【别名】杜康。

【性味】味辛、甘、苦，性温。

【归经】心、肝、肺、胃经。

【功效】通血脉，御寒气，行药势。

【应用】

①用于胸痹，胸部隐痛，或胸痛彻背。如《金匮要略》之瓜蒌薤白白酒汤，即用本品与瓜蒌、薤白同煎服。

②用于阴寒内盛诸证。本品由水谷之精，熟谷之液，酝酿而成，其性辛烈，可通

血脉、消冷积、辟阴湿。阴寒诸证，如寒积腹痛、寒湿久痹、风寒入脑等病，皆可用小量温服。

③用于风疹、疔疮肿毒等。本品通行诸经，宣和百脉，有活血散结止痛之功。如《奇效良方》中以蜂蜜少许，和酒服食，治妇人遍身风疮作痒。

④用于风虫牙痛。本品有散风通络止痛之功，如《本草纲目》中用烧酒浸花椒，频频含漱。

【用法】宜温饮、和药同煎或浸药。

【注意】阴虚、失血及湿热甚者忌服。

【研究】酒类主要含有乙醇以及醛类、酚类、有机酸等成分。乙醇能够兴奋神经中枢，直接损伤胃黏膜和肝脏，不宜多饮。

【参考文献】

[1]《名医别录》："主行药势，杀百邪恶毒气。"

[2]《本草拾遗》："通血脉，厚肠胃，润皮肤，散湿气。"

[3]《日华子本草》："除风及下气。"

生姜（《名医别录》）

【基原】为姜科植物姜 *Zingiber officinale* Rose. 的新鲜根茎。

【别名】姜。

【性味】味辛，性温。

【归经】肺、胃、脾经。

【功效】散寒解表，降逆止呕，化痰止咳。

【应用】

①用于外感风寒引起的恶寒、发热无汗、头身疼痛等。生姜性温散寒，味辛发汗，能发散风寒解表。例如《本草汇言》中用生姜6g、紫苏叶30g，水煎服，可用红糖调味，治风寒感冒。

②用于脾胃虚寒引起的恶心呕吐。本品善于温中散寒而止呕，被誉为"呕家圣药"，单味口含、咀嚼或配伍红糖皆有良效。

③用于痰饮咳喘。本品味辛性温，开宣肺气，温化痰饮，止咳喘。例如《安老怀幼书》之姜糖煎，用生姜汁五合、砂糖四两，两者相合后微火温之，一二十沸即止，每度含半匙，渐渐不计，治老人上气、咳嗽喘急、烦热、不下食、食即吐逆、腹胀满。

④生姜能解鱼蟹毒，用于鱼蟹中毒及乌头中毒。

【用法】宜生食、捣汁饮、佐料等。

【注意】凡热盛者，禁食。

【研究】生姜含挥发油，其中主要为姜醇、姜烯、水芹烯、柠檬烯、芳香醇以及姜辣素等化合物质。生姜具有促进消化液分泌、保护胃黏膜、抗溃疡、保肝、利胆、解热、抗菌、消炎、镇吐、镇痛等作用。

【参考文献】

[1]《神农本草经》：“久服去臭气，通神明。”

[2]《名医别录》：“主伤寒头痛，鼻塞，咳逆上气。”

[3]《本草拾遗》：“汁，解毒药，破血调中，去冷除痰，开胃。”

【附品】干姜：味辛、性热，入肺、胃、脾经，具有温中散寒、回阳通脉、温肺化饮的功效，主治脘腹冷痛、呕吐、泄泻、亡阳厥逆、寒饮喘咳、寒湿痹痛等证。

大葱（《神农本草经》）

【基原】为百合科植物葱 *Allium fistulosum* L. 的鳞茎和叶。

【别名】葱，白茎为葱白。

【性味】味辛，性温。

【归经】肺、胃经。

【功效】发表，通阳，解毒，杀虫。

【应用】

①用于风寒外感导致的发热恶寒，无汗，头身疼痛，脉浮紧等。大葱味辛发汗，性温散寒，故能发汗解表。宜与淡豆豉配伍，如《补缺肘后方》之葱豉汤，用葱白头与豆豉合煎，治风寒感冒。

②用于阴寒内盛、迫阳于外所致的面色苍白，冷汗淋漓，四肢厥逆，脉微欲绝。大葱辛温，散寒通阳。《伤寒论》之白通汤，用葱白四茎、干姜30g、附子1枚，以水煮去渣取汁，饮服。

③用于疔疮痈肿。本品辛散温通，解毒消肿止痛。单用捣烂外敷或与蜂蜜调涂。如《外科精义》之乌金散，用葱白30g、米粉120g，同炒黑色，捣为细末，醋调，敷患处，以消为度，治痈疖肿硬无头。

【用法】生食或用为作料。

【注意】表虚多汗、湿热者慎食。

【研究】大葱含有挥发油、多种维生素以及钙、铁、盐等化合物质，能分别抑制痢疾杆菌、链球菌、白喉杆菌、结核杆菌、阴道滴虫及皮肤真菌等，研究证明大葱还具有解热、健胃、祛痰和利尿等作用。

【参考文献】

[1]《神农本草经》：“主伤寒寒热，出汗，中风，面目肿。”

[2]《用药心法》：“通阳气，发散风邪。”

[3]《本草纲目》：“散乳痈，利耳鸣，涂猘犬伤，制蚯蚓毒。”

大蒜（《本草经集注》）

【基原】为百合科植物大蒜 *Allium sativum* L. 的鳞茎。

【别名】胡蒜、葫芦。

【性味】味辛，性温。

【归经】脾、胃、肺、大肠。

【功效】温中行滞，解毒，杀虫。

【应用】

①用于脾胃虚寒所致的脘腹冷痛。大蒜辛温，散寒止痛。如《食物本草会纂》中取独头大蒜三四枚，捣泥与麻油和匀，厚涂肿处，干则再换，肿毒可消。

②用于顿咳或肺痨咯血等。本品味辛，开宣肺气以止咳嗽。如《贵州中医验方》中用大蒜15g、红糖6g、生姜少许，水煎服，每日数次，治小儿百日咳。

③用于痢疾泄泻、大便赤白或肠风下血。本品解毒杀虫止痢。例如《普济方》用大蒜两颗、鸡子二枚，先将蒜放锅中，取鸡子打破，沃蒜上，以盏子盖，候蒜熟，空腹食之，下锅再服，治休息痢。

④用于疔疮痈肿或钩虫、蛲虫病以及带下阴痒等。《中药学》（五版）用大蒜配伍棕榈，可治蛔虫证。

⑤大蒜还具有降血脂、抑制癌肿的作用。

【用法】宜佐餐食用或充当佐料。

【注意】不宜空腹食。

【研究】大蒜含大蒜油、大蒜素及脂类、多糖和酶类等化合物质，具有广谱抗菌作用。此外能增强免疫、抗氧化、降血压、降血糖、护肝、延缓衰老及杀精子、兴奋子宫和排铅等效应。

【参考文献】

[1]《名医别录》："主散痈肿𩸄疮，除风邪，杀毒气。"

[2]《随息居饮食谱》："除寒湿，辟阴邪，下气暖中，消谷化食，破恶血，攻冷积治暴泻腹痛，通关格便秘，辟秽解毒，消疮杀虫。外炎痈疽，行水止衄。制腥臊鳞介诸毒。"

[3]《福建药物志》："治感冒、百日咳、支气管炎、鼻衄、症疾、痢疾、胃肠炎、蛲虫病、阴道滴虫病、深部脓肿、瘤、神经性皮炎、蜈蚣蜇伤。"

胡椒（《新修本草》）

【基原】为胡椒科胡椒属植物胡椒 *Piper nigrum* L. 的果实。

【别名】浮椒、玉椒。

【性味】味辛，性热。

【归经】胃、脾、肾、肝、肺、大肠经。

【功效】温中散寒，下气止痛，止泻，开胃，解毒。

【应用】

①用于呕吐、反胃。本品温胃行气止痛，可用于因寒而致胃气上逆诸证，可将胡椒醋浸晒干，多次后，碾末醋糊为丸。

②用于风虫牙痛。本品有散寒止痛之功，可止牙痛，如《卫生简易方》中将胡椒、

荜茇同研为末，做成芝麻大小的蜡丸，牙痛时塞在蛀孔中。

③用于胃寒腹痛。本品长于温中散寒止痛，常用于寒凝腹痛，尤以虚寒胃痛多用。如《食疗本草》中单用本品研粉，以酒送服或煎服，治冷气心腹痛、吐清水。

【用法】宜煎汤，或入丸、散。

【研究】胡椒含胡椒碱、胡椒脂碱、胡椒新碱、挥发油等。本品有升高血压的作用，对子宫有收缩作用，能兴奋离体肠管；外用对皮肤有刺激作用，可引起局部充血。

【参考文献】

[1]《唐本草》："主下气，温中，去痰，除脏腑中风冷。"

[2]《海药本草》："去胃口气虚冷，宿食不消，霍乱气逆，心腹卒痛，冷气上冲，和气。"

[3]《本草便读》："胡椒，能宣能散，开豁胸中寒痰冷气，虽辛热燥散之品，而又极能下气，故食之即觉胸脯开爽。"

花椒（《日用本草》）

【基原】为芸香科花椒属植物花椒 *Zanthoxylum bungeannum* Maxim 或青椒 *Z. schinifolium* Sieb.et Zucc. 的果皮。

【别名】秦椒、川椒、蜀椒。

【性味】味辛，性温。

【归经】脾、肺、肝、肾、心、心包经。

【功效】温中止痛，除湿止泻，杀虫止痒。

【应用】

①用于胃气上逆，呃噫不止。本品可温中开胃，解郁结。如《秘传经验方》治胃寒呃逆者，用川椒炒后，研末糊丸，以醋汤送服。

②用于牙痛。本品味辛而麻，局部使用，有杀虫止痛之功。《食疗本草》蜀椒醋，以本品与醋煎取汁，牙痛时含漱。

③用于脘腹冷痛。本品可为温中止痛，散中焦寒邪以治寒凝腹痛。如《寿域神方》中用本品炒至出汗后，用酒浇淋，取酒饮用，主治"冷虫心痛"。`

【用法】宜煎汤，或入丸、散。

【研究】花椒含挥发油，其中主要有龙牛儿醇、柠檬烯、枯醇等；还含有川椒素及植物醇、不饱和脂肪酸、磷、铁等。挥发油具有局部麻醉及镇痛作用，并有驱虫作用。花椒对多种杆菌、球菌有明显的抑制作用。

【参考文献】

[1]《神农本草经》："主风邪气，温中，除寒痹，坚齿发，明目。主邪气咳逆，温中，逐骨节皮肤死肌，寒湿痹痛，下气。"

[2]《食疗本草》："灭瘢，下乳汁。"

[3]《本草纲目》："椒，纯阳之物，其味辛而麻，其气温以热。入肺散寒，治咳嗽；入脾除湿，治风寒湿痹，水肿泻痢；入右肾补火，治阳衰溲数、足弱、久痢诸证。"

小茴香（《本草蒙筌》）

【基原】为伞形科茴香属植物茴香 *Foeniculum vulgare* Mill. 的干燥成熟果实。

【别名】蘹香、蘹香子、茴香子、野茴香。

【性味】味辛，性温。

【归经】肝、肾、膀胱、胃经。

【功效】温肾暖肝，行气止痛，和胃。

【应用】

①用于寒热腹痛。本品理气散寒、暖肝止痛，为肝寒气滞诸证常用，如《百一选方》之棺香散，即以本品合山楂为散，盐、酒调食，主治腹痛拘急、睾丸偏坠等症。

②用于肾虚腰痛。本品温肾散寒，行气止痛，如《证治要诀》载，将猪肾破为薄片，用本品微炒研末后，层层掺入，以水纸煨熟，细嚼酒咽，治肾虚腰痛、转侧不能、嗜卧疲弱者。

③用于肾阳不足，夜尿频多。本品有暖肾助阳之功，如《普济方》中用本品加盐少许炒后研为细末，临睡前用糯米饭喂食，温酒送下，治夜尿多。

【用法】宜煎汤，或研末醮食，或入丸、散。

【研究】本品含挥发油3%~6%，主要成分为茴香脑、柠檬烯、药酮、爱草脑、γ-松油烯、α-蒎烯、月桂烯等，还含有少量的香桧烯、茴香醛等。另含脂肪酸约18%，其脂肪酸中主要为岩芹酸，还有油酸、亚油酸、棕榈酸、花生酸、山箭酸等。

【参考文献】

[1]《药笼小品》："辛平理气，入肾治腰痛，入肝治腹痛，并疗阴症。"

[2]《本草从新》："理气开胃，亦治寒疝，食料宜之。小如粟米，炒黄，得酒良，得盐则入肾，发肾邪，故治阴疝。"

八角茴香（《本草品汇精要》）

【基原】为八角科八角属植物八角茴香 *Illicium verum* Hook. f. 的果实。

【别名】舶上、大茴香、八角。

【性味】味辛、甘，性温。

【归经】肝、肾、脾、胃经。

【功效】散寒，理气，止痛。

【应用】

①用于寒热腹痛。本品散寒止痛，理气破结，常用于寒凝肝脉、嗳气疼痛。如《卫

生杂兴》中以本品与小茴香研末，置猪膀胱内，用酒煮熟后，捣烂为丸，米汤送服，治肺气偏坠。

②用于寒湿腰痛。本品理气止痛，又能辛行温通以助祛湿、活血，可用于寒湿、瘀血腰痛。如《仁斋直指方》中以本品炒后研末，于空腹时用酒调服，主治腰重刺胀。

【用法】宜煎汤，或入丸、散。

【研究】八角茴香含挥发油，主要是茴香酪等。

【参考文献】

[1]《本草品汇精要》："主一切冷气及诸加疼痛。"

[2]《医学入门》："专主腰痛。"

麻油（《本草经集注》）

【基原】为胡麻科芝麻属植物芝麻 *Sesamum indicum* DC. 的种子榨取之脂肪油。

【别名】胡麻油、脂麻油、香油。

【性味】味甘，性凉。

【归经】大肠经。

【功效】润燥通便，解毒，生肌。

【应用】

①用于大便不畅。本品可滑利大肠，肠燥津亏、大便干涩难行者，可煎熟后放冷服用。

②用于肿瘤及毒瘤等。本品可解毒生肌，如《百一选方》中治肿毒初起时，可将麻油煎葱至黑色，趁热用手旋涂患处。

③用于胎漏难产。本品甘凉滑利，可主胎衣不下，如《便产须知》中用麻油与蜂蜜同煎，煎开多次，放温后服用，用于营血干涩、胎儿难下者。

【用法】宜生用或熬熟。

【研究】麻油是人们喜爱的油脂，含有40%左右的亚油酸、丰富的维生素E等成分。麻油中所含芝麻酚为天然抗氧化剂，使得麻油非常耐保存。

【参考文献】

[1]《本草拾遗》："主天行热，肠内结热，服一合，下利为度。"

[2]《日华子本草》："陈油煎膏，生肌长肉，止痛，消痈肿，补皮裂。"

[3]《本草纲目》："解热毒、食毒、虫毒。"

茶叶（《本草便读》）

【基原】为山茶科茶属植物茶 *Camellia sinensis*（L.）O.Kuntze 的嫩叶或嫩芽。

【别名】茶、腊茶、茶芽、芽茶、细茶。

【性味】味苦、甘，性凉。

【归经】心、肺、胃、肝、脾、肾经。

【功效】清头目，除烦渴，消食，化痰，利尿，解毒。

【应用】

①用于风热上犯，头目昏痛，或多睡好眠。本品清头目、醒精神，可单用本品泡服，或与粳米做粥食，如《保生集要》之茶叶粥，主治暑热轻症。

②用于嗜睡，精神不振。本品清头目，爽神志，可提神醒脑，单用冲泡即可，亦可用作散剂。

③用于饮食积滞。本品消食行痰，释滞消壅，可清涤肠胃，单用本品冲泡浓服，或同山药煎汤服。

④用于小便短赤不利，或赤白痢疾等热证。本品有清热解毒、利尿之功，治热淋可单用本品。治赤白痢，可用《方症会要》子茶煎汤，以本品与生姜同煎服。

【用法】宜煎汤、泡茶或入丸、散。

【研究】茶叶内含有维生素、蛋白质、氨基酸、内脂类、糖类及矿物质等营养成分，还有茶多酚等物质。现代研究表明茶叶有抗癌、降血脂、减肥、预防心血管疾病、抵抗辐射、抗氧化、延缓衰老、助消化等作用。

【参考文献】

[1]《本草经集注》："（主）好眠。"

[2]《千金要方·食治》："令人有力，悦志。"

[3]《本草撮要》："功专清心肺，涤肠胃。"

井水（《嘉祐本草》）

【基原】为井中之水。

【别名】井泉水、井华水。

【性味】味甘，性平。

【功效】清热解毒，利水止血。

【应用】

①用于小便赤热。小便赤涩不畅，可常饮井水（《本草纲目》）。

②用于烧酒醉死。可"急以新汲井华水，细细灌之，至苏乃已"（《濒湖集简方》）。

【用法】洁净的井水可以饮服。

【研究】井水含有水分、矿物质等营养成分。

【参考文献】《本草纲目》："井水新汲，疗病利人，平旦第一汲，为井华水，其功极广，又与诸水不同，主治酒后热痢，洗目中肤器……宜煎补阴之药，宜煎一切痰火气血药。"

泉水（《本草拾遗》）

【基原】为未受污染的天然井泉中新汲水或矿泉水。

【性味】味甘，性凉。

【功效】益五脏，清肺胃，生津止渴。

【应用】

①用于夏季炎热口渴。适量饮用泉水，可清热生津止渴。

②用于霍乱烦闷、呕吐腹空、转筋恐入腹，宜多服泉水（《本草纲目》）。

【用法】洁净的泉水可以饮服。

【研究】泉水含有人体所需要的水分和多种矿物质，因地区不同，成分也有所差异。

【注意】有异味、硫黄味、朱砂色的泉水，均不可饮。

【参考文献】

[1]《本草纲目》："其泉源远清冷或山有玉石美草木者为良，其山有黑土毒石恶草者不可用。"

[2]《煮泉小品》："泉不流者，食之有害。"（引自姚可成著《食物本草》）

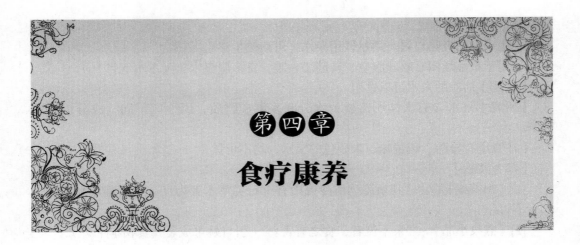

第四章

食疗康养

医疗食品包含医用食品。医用食品是不同于普通食品、保健品和药品的新型产品，是需要特殊食物管理的患者在医生指导下进行服用的一类具有特殊食物用途的食品，称呼所有具有特殊保健目的并须在医疗监护下使用的食品。医疗食品泛指应用于临床，具有营养治疗作用的普通食品。

第一节　因时食养

因时养生，就是按照时令节气的阴阳变化规律，调整饮食以及养生的方法。这种"天人相应，顺应自然"的养生方法，是中国营养学的一大特色。

《素问·四气调神大论》说："夫四时阴阳者，万物之根本也。所以圣人春夏养阳，秋冬养阴。"春夏两季，天气由寒转暖，由暖转热，是人体阳气生长之时，故应以调养阳气为主；秋冬两季，气候逐渐变凉，是人体阳气收敛、阴精潜藏于内之时，故应以保养阴精为主。春夏养阳，秋冬养阴是因时养生的基本法则。

一、春季食养

春为四时之首，春归大地之时，阳气开始生发，万物复苏，带来了生机勃发、欣欣向荣的景象。人与天地相应，此时人体之阳气也顺应自然，向上、向外升发。因此，春季养生必须掌握春令之气升发舒畅的特点，人们饮食、生活的安排须顺应阴退阳长的"天时"，注意调动体内阳气，使之不断充沛，逐渐旺盛起来。凡有耗伤阳气及阻碍阳气的情况皆应避免。

春季多风，而风又为六淫之首，《黄帝内经》里说："言风者，百病之长也。"春季养生，既要借助正常的风气助长人体自身的阳气，又要注意避免受到风邪的侵袭。风邪犯人，先及肺卫，或从皮毛而入，或从口鼻而入。养生之要，在于顾护肺卫之阳气，使腠理固密，则邪不可干，从而减少疾病的发生。

（一）食养原则

1.助阳升发

如前所述，春季养生注重阳气的升发，食养也应注重适当摄取有助于阳气升发的食物。一般而言，凡具有温热之性的食物都有助阳之力。以五味而言，辛甘发散为阳，故辛味食物多有升发阳气的作用。如《本草纲目》中就提倡春季多食葱、蒜、韭、蓼、蒿、芥等辛味之菜。不过，春为少阳之时，只宜助阳，不宜大温大热，故羊肉、狗肉之类的大热之品并非所宜。

2.减酸益肝

中医认为酸味有收敛作用，春季应少食酸味食物，以免影响阳气升发，春季肝气旺，怕肝旺克脾土，影响脾胃对饮食的消化和吸收，所以，唐代药王孙思邈曾讲："春日宜省酸增甘，以养脾气。"此时可适当进食米粥、大枣、蜂蜜、花生、山药、土豆之类滋补脾胃的食物以及具有清肝养脾功用的黄绿蔬菜、豆制品和各种瘦肉，少吃过酸或过于油腻的肥肉及糯米团饼等不易消化的食品，以"甘平"为宜。

3.温凉适宜

早春乍暖还寒，气温较低，饮食宜微于辛温，根据中医学"春夏养阳"的理论，可适当吃些葱、姜、蒜、韭、蓼、蒿、芥，以此驱散阴寒，助春阳升发，与充满蓬勃生机和盎然春意的大自然保持协调一致，而且这些食物中所含的有效成分还具有杀菌防病的功效，此时应少吃如瓜类果蔬等性寒之物和冷饮等冷食。晚春气温日渐升高，饮食宜微干清凉，可适当饮用绿豆汤、赤小豆汤以及绿茶，防止体内积热，不宜进食羊肉、狗肉、麻辣火锅及辣椒、花椒、胡椒等大辛大热之品。

4.适补营养

春天到来之后，阳气升发，人们活动日趋活跃，增加了对营养物质的需要，应适当食用如鱼肉、鸡肉、鸡蛋、豆浆、牛乳、牛肉、红薯、黄豆、核桃、芝麻等可健脾益胃的食物，以促进气血生化，为人体提供充足的营养。饮食要合理搭配，或将一些富有营养的食物共同炖煮、烹炒，如猪脊骨炖海带、菠菜烩猪肝、莴笋炒肉片、紫菜蛋汤等。

5.多进时蔬

春季多进食应季绿色时蔬，有助于疏肝养气，如菠菜、芹菜、莴笋、西兰花、茼蒿、香椿、韭菜、蒜苗等。春季的时令珍品野菜更是不可多得的天然保健品，既具营养又有疗疾作用，如荠菜、马齿苋、鱼腥草、蕨菜、竹笋、马兰头等，应不失时机地择食，以补充多种营养。另外，木耳、香菇、蘑菇等食用菌类亦可健脾益胃、扶助元气，适合春季食用。

（二）食养方选

荠菜粥（《本草纲目》）

【原料】荠菜叶100g，粳米100g。

【制作】将荠菜洗净切碎，与淘洗干净的米一同放入锅内，加适量的水，煮成粥。空腹食用，每日2次。

【功效】利肝明目，健脾和胃。

【按语】荠菜味甘、性平，据《本草纲目》记载，具有"利肝和中"的功效。荠菜冬至后生苗，二三月可食用，是春季的应季野菜，适于在春季食用，有助于肝气的升发、条达，同时又可健运脾土，防止肝木升发太过克制脾土而出现食欲减退等，现代研究表明其含有丰富的维生素、纤维素及多种矿物质，可以开胃助消化，素有"三月三，荠菜当灵丹"的美誉。

五谷粥（《医心方》）

【原料】粳米、陈廪米、小麦、麻子仁、大豆黄卷各20g，白蜜适量。

【制作】将粳米、陈廪米、小麦、麻子仁研碎一同熬粥，大豆黄卷炒熟研末，待粥沸时，将大豆黄卷末加入，煮沸即可。粥成后，可加适量白蜜调味。空腹食用，每日2次。

【功效】健脾益胃。

【按语】方名为后补，原方为丸剂。方中粳米味甘、性平，《本草纲目》言其可"通血脉，和五脏，好颜色"。陈廪米，即陈仓米，味咸、酸，性温，调肠胃、利小便、止渴除热。小麦味甘、性微寒，《名医别录》记载其可"主除热，止渴咽干，利小便，养肝气"。《神农本草经》将麻子仁列为上品，言其可"补中益气，久服，肥健不老"。《名医别录》曰大豆黄卷主"五脏不足，胃气结积，益气止痛，去黑肝，润肌肤皮毛"。以此五物为粥，既可健脾益胃、调养气血，又可通利肠胃、去滓存清，有助于春季阳气的升发，同时又可培补脾土，防止肝木升发太过。

蓬蒿饼（《遵生八笺》）

【原料】蓬蒿200g，面粉500g，食盐、植物油各适量。

【制作】锅内放入少许油，烧热，烙饼至熟即可。做主食，适量食用。

【功效】健脾益胃，养心安神。

【按语】方名为后补。蓬蒿，即茼蒿，又名菊花菜，味辛、甘，性平，可宽中理气、消食开胃、养心安神。《千金要方》中首见其名，谓其可"安心气，养脾胃，消痰饮"。《得配本草》言其可"利肠胃，通血脉"，适于春季食用。

韭饼（《遵生八笺》）

【原料】猪肉（肥瘦兼有）50g，韭菜100g，羊脂30g，面粉500g，花椒粉、酱油、食盐适量。

【制作】将猪肉切成小丁，入油锅炒至半熟；韭菜洗净，切段；羊脂（含饱和脂肪酸较多，可用植物油代替）剁碎，三物混在一起，加花椒粉、酱油、盐等调味品，拌匀。面粉加清水和好，分成若干小块，擀薄饼，夹馅，入烤箱或锅中烘烤熟即可。做主食，适量食用。

【功效】助阳气，暖腰膝。

【按语】韭菜味辛、性温，可温中下气、补虚益阳、调和脏腑。《食鉴本草》中言其可"归肾壮阳，止泄精，暖腰膝"。猪肉味甘、性平，可滋阴润燥，润肠胃、生津液、丰肌体、泽皮肤。羊脂味甘、性热，据《本草纲目》记载其熟用可"主贼风痿痹飞尸，辟瘟气"。故所成之韭饼具有温助阳气、暖腰膝的效用，春季食用既可助阳气生发，又可帮助抵御料峭春寒。

血脂高者不宜用羊脂，可改用植物油。

芫荽饼（《本草品汇精要》）

【原料】芫荽150g，白苣150g，面粉500g，食盐适量。

【制作】将芫荽切段，白苣叶撕成小片，加适量的盐拌匀。面粉以水和匀，放入平底锅中煎成薄饼。做主食，适量食用。

【功效】疏风清热，利肠通便。

【按语】方名为后补。芫荽又名胡荽、香菜，味辛、性温，《本草纲目》中引王祯《农书》云"胡荽于蔬菜中，子、叶皆可用，生、熟俱可食，甚有益于世者"。其辛香走窜，内通心脾，外达四肢，有助于春季阳气升发之势。白苣，又名生菜，性味苦、寒，《食鉴本草》记载其可"解热毒，止消渴，利大小肠"。二者合用，发挥其疏风清热、利肠通便的功效，而以面为饼裹食之，又不失培补脾胃之气，起到疏利而不伤正气之效。

凉拌水芹（《遵生八笺》）

【原料】水芹200g，生姜丝、食盐、香油各适量。

【制作】将水芹洗净，切段，开水焯过，加生姜丝、食盐、香油等调味拌食。佐餐食用。

【功效】清肝除热，通利肠胃。

【按语】方名为后补。水芹多采收于早春，味甘、性平，可清热、止血、通利肠胃。《食疗本草》言其可"去头中风热，利口齿，利大小肠"。适于春季食用，既可防止肝木升发太过，又可通利肠胃，去瘀生新。现代营养学研究表明其富含膳食纤维、维生素及多种矿物质等营养成分，其提取物具有护肝、保护心血管等作用。

椿菜拌豆腐（《调鼎集》）

【原料】香椿芽100g，豆腐200g，食盐、酱油、香油各适量。

【制作】将豆腐切小丁；香椿芽洗净，沸水稍焯过，切碎，与豆腐丁一起加食盐、酱油、香油等调味品拌匀即可。佐餐食用。

【功效】祛风解毒，健胃理气。

【按语】椿菜，即香椿，每年春季谷雨前后香椿树所发的嫩芽，其味辛、苦，性温。《生生编》中记载香椿"嫩芽瀹食，消风祛毒"。豆腐味甘、咸，性寒，《食鉴本草》中言其可"宽中益气，和脾胃，消胀满，下大肠浊气"，《本草纲目》言其可"清热散血"。性温的香椿芽与性寒的豆腐搭配，使菜肴的性味趋于平和，是春季的时令名品。

韭菜炒蛋（《调鼎集》）

【原料】韭菜200g，鸡蛋2枚，食盐、植物油各适量。

【制作】将新鲜韭菜洗净，切段备用；鸡蛋搅匀，摊蛋皮，配炒韭菜，加盐调味。佐餐食用。

【功效】助阳行气，活血。

【按语】原方名为"炒韭菜"。韭菜味辛、甘，性温，《千金要方·食治》言"二月、三月宜食韭，大益人心"，《本草纲目》记载韭菜"生则辛而散血，熟则甘而补中，入足厥阴经，乃肝之菜也"，可以疏肝调气、温肾助阳。鸡蛋味甘、性平，可滋阴、润燥、养血。韭菜炒蛋是春季养生佳品。

香干炒青蒜（《养生食谱》）

【原料】青蒜250g，香干100g，食盐、植物油各适量。

【制作】香干切薄片；青蒜洗净，切寸段。先于锅中炒青蒜，煸炒至翠绿色，投入香干，加盐调味，略炒即成。佐餐食用。

【功效】健胃消食，杀虫行滞。

【按语】青蒜，又名蒜苗，性味辛、温，《滇南本草》记载其可"醒脾气，消谷食，化肉食"，《证类本草》言以蒜苗做羹或煮食，可"温中，消谷"。香干，一种豆制品，味甘、咸，性平，具有和脾胃、消胀满的功效。以二者同炒，具有健胃消食、杀虫行滞之效，适于春季食用，以助阳气升发及预防春季流感等。

苜蓿粥（《粥谱》）

【原料】新鲜嫩苜蓿100g，粳米100g，食盐适量。

【制作】将新鲜的苜蓿摘去嫩头部分，去梗，洗净，放入沸水中焯去苦味，捞出，切碎。将粳米淘洗干净，加适量清水，武火煮沸后，改用文火熬成稀粥，待粥将熟时，加入苜蓿末，可酌加少许盐以调味，粥沸即可。空腹食用，每日2次。

【功效】健脾益胃，清热利肠。

【按语】苜蓿味苦、性平，二月生苗，入夏及秋开细黄花，嫩时可食用，亦是春季应季之时蔬。《食疗本草》记其可"利五脏，轻身健人，洗去脾胃间邪热气，通小肠诸恶热毒。"粳米性平，可健脾益胃。二者同煮粥，既可益于脾胃，又利于大、小肠，使春季阳气生发有源。

鲫鱼春笋汤（《四季养生保健宜忌全书》）

【原料】鲫鱼1条，春笋200g，胡椒、食盐、植物油各适量。

【制作】将鲫鱼宰杀、洗净，在鱼身抹少许盐及黄酒，腌20分钟左右；春笋洗净、切段，备用。将鲫鱼两面在油锅中略煎，加水，放入春笋，可酌加少许香菇丁以提味，武火煮沸后，文火炖30分钟，加入适量的盐、胡椒等调味即成。佐餐食用。

【功效】益气健脾，清热化痰。

【按语】鲫鱼味道鲜美，性味甘、温，健脾化湿、益五脏。春笋性味甘、微寒，《本草纲目拾遗》言其可"下气养血，利燥消痰，化热爽胃，解渴利水，疗风邪。"以两者为汤，是春季时令美味佳品。

二、夏季食养

"夏三月，此谓蕃秀，天地气交，万物华实"（《素问·四气调神大论》）。意思是说，在夏季的三个月，天阳下积，地热上蒸，天地之气上下交合，各种植物生长茂盛，是万物繁荣秀丽的季节。在一年四季中，夏季是一年里阳气最盛的季节，气候炎热而生机旺盛。对于人来说，此时是新陈代谢旺盛的时期，人体阳气外发，伏阴在内，气血运行亦相应地旺盛起来，并且活跃于机体表面。为适应炎热的气候，皮肤毛孔开泄，而使汗液排出，通过出汗以调节体温，适应暑热的气候。

夏防暑热，长夏防湿。暑为夏季的主气，为火热之气所化，独发于夏季。中医认为，暑为阳邪，其性升散，容易耗气伤津，这是它的病理特点。暑邪侵入人体，常见腠理开泄而多汗，故暑热伤人多损及津液，可见心烦口渴、唇干口燥、大便干结、小便短黄等症。湿为长夏之主气，长夏之季，湿与热合，也是夏季邪气的特点之一。湿热合邪，湿可伤阳，热可伤阴，最需防范。

夏季过食生冷，或避暑露宿而受凉，损伤阳气，可见胃痛或见腹痛腹泻、恶寒发热等症状。

（一）食养原则

1.饮食清淡

夏季气温高，出汗多，饮水多，胃酸易被冲淡，消化液分泌相对减少，消化功能减弱致使食欲不振。如果过食肥甘油腻、大补之物，则致困胃伤脾，影响营养的消化吸收，有损健康。因此，夏季饮食宜清淡，选择绿豆、白扁豆、西瓜、荔枝、莲子、荞麦、大枣、甘蔗、梨、豆浆以及猪肚、猪肉、牛肉、牛肚、鸡肉、鸭肉、鸽肉、鹌鹑肉、鲫鱼、甲鱼、蜂乳、蜂蜜、牛乳等性质平和或偏凉的食物。

2. 多吃酸苦

夏季酷暑炎热、湿气较重，苦味食物既能清泄暑热，又可燥湿健脾、增进食欲，所以可以适当多吃一些苦味的食物，如苦瓜、苦菜等。味酸的食物能收、能涩，夏季汗多易伤阴，食酸能敛汗止泻。如番茄具有生津止渴、健胃消食、凉血平肝、清热解毒之功效。

3. 少食生冷

夏季要少吃生冷食物，少饮冷饮，特别是雪糕等冰制品。老年人脾胃消化吸收能力已逐渐衰退，儿童消化机能尚未充盈，在夏季又易感暑热湿邪，影响脾胃功能，如常吃生冷食物、常饮冷饮，就会损伤脾胃。生冷食物多属寒性，寒与湿互结，就会使脾损胃耗，导致泄泻、腹痛之症发生。

4. 长夏化湿

湿为长夏主气，这一时期酷热高温，且湿气重，易侵入人体，又因为天热，人喜冷饮，饮水多，外湿入内，使水湿困脾，脾胃运化功能发生障碍，就会积水为患。因此，长夏可常吃能健脾、利水渗湿的食物，脾健而运化功能恢复，便可以行其水湿。

5. 饮食卫生

夏季天气炎热，食物易腐烂变质，因此要把好"病从口入"这一关。做到不吃腐烂变质及被苍蝇、蟑螂污染过的食物；坚持饭前便后洗手；生吃瓜果要用流水多清洗几遍，或削皮后再吃。这样才能预防细菌性痢疾等夏季常见肠道传染病。另外多食大蒜也能够收到较好的杀菌效果。

（二）食养方选

小麦汤（《调疾饮食辩》）

【原料】小麦200g。

【制作】将小麦洗净，加适量清水，煮熟为度。不拘时饮用。

【功效】养心安神，除烦止渴，通利小便。

【按语】小麦味甘、性微寒，可养心安神、除烦。《名医别录》记载小麦可"主除热，止渴咽干，利小便，养肝气"。在煮小麦时注意勿脱皮，据《新修本草》记载"小麦作汤，不许皮酥，酥则性温，不能消热止烦也"。现代营养学研究表明，小麦中含有丰富的蛋白质、不饱和脂肪酸、钙、磷、铁等营养成分，适于夏季暑热大盛时食用，以养心安神、除热止渴。

苦荬粥（《粥谱》）

【原料】苦荬100g，粳米100g，食盐适量。

【制作】将苦荬去根，洗净，切碎；粳米淘净，加适量清水煮粥，粥沸后，加入苦荬、食盐，熟后即可。空腹食用，每日2次。

【功效】清热解毒，益心除烦。

【按语】苦荬，即苦菜，性味苦、寒，《洞天保生经》曰："夏三月宜食苦荬，能益心，和血通气。"《随息居饮食谱》记载其可"清热，明目，补心，凉血，除黄，杀虫，解暑"，配粳米煮粥，既可发挥清解暑热的功效，又可防止苦寒太过损伤脾胃。

恭菜粥（《本草纲目》）

【原料】恭菜100g，粳米100g，食盐适量。

【制作】将恭菜洗净，切碎备用。将粳米洗净放入锅中，加适量清水，武火煮沸后，将恭菜、食盐加入，文火慢煮至二三沸即可。空腹食用，每日2次。

【功效】清热解暑，开胃生津。

【按语】方名为后补。恭菜，即莙荙菜，又名牛皮菜、光菜，其味甘、性寒，《新修本草》记载其可"解热，止热毒痢"，《日华子本草》中记载其可"开胃，通心照"。以其熬粥，甚益夏月食用，可清热解暑、开胃生津。

鸭肉冬瓜粥（《粥谱》）

【原料】鸭肉50g，冬瓜100g，粳米100g，食盐适量。

【制作】将鸭肉切片；冬瓜去皮，洗净，切片，与洗净的粳米一同放入锅内，加水适量按常法煮粥，煮至米熟肉烂时，调入食盐，拌匀即成。空腹食用，每日2次。

【功效】滋阴清热，解暑利尿。

【按语】本方中鸭肉味甘、性凉，具有健脾、益胃、滋阴、利水的功效，为夏季清补常用食物之一；冬瓜味甘、淡，性凉，利小便、止烦渴；粳米味甘、性平，健脾和胃。诸味合用，共奏滋阴清热、解暑利尿之功效。

炒野苋菜（《遵生八笺》）

【原料】野苋菜200g，食盐、植物油各适量。

【制作】先将野苋菜洗净备用，将锅烧热后放入油，油热下野苋菜翻炒，加食盐调味。佐餐食用。

【功效】清热利湿，解毒止痛。

【按语】方名为后补。野苋菜，又名细苋、白苋，味甘、淡，性微寒，具有清热解毒、利尿、止痛、明目等功效，《食疗本草》中言其可"补气除热，通九窍"。本方适用于长夏时期湿热太盛时食用。现代营养学研究表明，野苋菜的蛋白质、脂肪、碳水化合物、维生素、矿物质的含量在叶类蔬菜中都是比较高的。

茭白汤（《养生食谱》）

【原料】茭白200g，食盐适量。

【制作】将茭白连皮洗净，置于锅内，加适量清水，入盐同煮，武火煮沸后，转文火慢煮至熟即可。佐餐食用。

【功效】清热生津，利尿除湿。

【按语】茭白，味甘、性凉，《本草拾遗》记载其"作蔬食去烦热，止渴，除目黄，利大小便，止热淋"，《本草从新》中言其可"泻热通肠"。故在夏季食用茭白可有清热解暑、利尿的作用，可以防治暑热。

白扁豆汤（《随息居饮食谱》）

【原料】白扁豆200g。

【制作】将鲜嫩扁豆洗净，入锅中加适量清水，煮至豆熟汤成。不拘时食用。

【功效】清暑生津，健脾祛湿。

【按语】方名为后补。白扁豆味甘、性平，《本草新编》言其"善治暑气"，《本草思辨录》赞其"能于夏令湿盛脾弱之时，布清肃之令，复敦阜之气"，《本草纲目》中亦言其可"消暑""除湿热，止消渴"，是夏季常用解暑祛湿之佳品。正如《随息居饮食谱》所言，煮扁豆可以起到"补肺开胃，下气止呕，清暑生津，安胎去湿"之效。

蕹菜炒肉丝（《本草纲目》）

【原料】蕹菜500g，猪肉100g，食盐、植物油各适量。

【制作】将蕹菜洗净，切段，猪肉切丝，备用。把锅中油烧热后，先将肉丝煸炒片刻，再放入蕹菜，继续翻炒至熟，以食盐调味。佐餐食用。

【功效】清热解毒，凉血止痒。

【按语】方名为后补。蕹菜，即空心菜，味甘、性平，《本草求真》记载其有"通滑肠胃"之效，但"其气稍平，较之菠菜、苋菜为更胜耳，凡平脏服之最宜"。猪肉味甘、性平，《千金要方》中称其可"补肾气虚竭"，《本草纲目》言蕹菜与猪肉同煮，味"乃佳"。此方具有清热、凉血之效，适于炎热夏季食用。

绿豆汤（《遵生八笺》）

【原料】绿豆200g。

【制作】将绿豆淘净下锅，加水，武火煮至水沸即可。不拘时饮服。

【功效】清热解暑，生津止渴。

【按语】绿豆，味甘、性寒，可清热解毒、生津止渴。《开宝本草》中载其煮食可"消肿下气，压热解毒"，《饮膳正要》记载其可"主丹毒，风疹，烦热"，适用于夏季中暑、热病烦渴等热证，还可用于食物中毒、药物中毒及农药中毒等。现代营养学研究表明其含有多种维生素及钙、磷、铁等矿物质，具有抗菌、降脂、抗肿瘤、解毒等作用。

苦瓜瘦肉汤（《本草纲目》）

【原料】苦瓜500g，猪瘦肉100g，生姜、食盐各适量。

【制作】苦瓜洗净去籽，切块；瘦肉切片。先将适量清水加姜丝，武火煮沸，下苦瓜、瘦肉，沸后，文火煲30分钟即可停火。佐餐食用。

【功效】清热解暑，通利小便。

【按语】方名为后补。苦瓜味苦、性寒，具有清热解暑、明目、利尿等作用，《本草纲目》中载其可"除邪热，解劳乏，清心明目"，《调疾饮食辩》言其"暑月不拘有热无热，宜多食"，瘦肉味甘、性平，《本草拾遗》中言其可"压丹石，解热毒"。以二者为汤，是夏季预防中暑、解暑的食养佳品。

鲫鱼羹（《养小录》）

【原料】鲫鱼1条，香菇丝、鲜笋丝、食盐、黄酒各调味。

【制作】将鲫鱼剖开去肠，洗净，在开水中焯熟。将鱼肉撕下来，放入锅中加入清水，配香菇、鲜笋丝，加少许食盐、黄酒，文火煮成羹。佐餐食用。

【功效】健脾益胃，利水除湿。

【按语】鲫鱼，味甘、性平，且有保健和胃、利水消肿的功效，《饮膳正要》记载其可"调中，益五脏"。鲫鱼自古以来即为食养佳品，夏季食之可以健脾益胃，防止因过于寒凉而损伤脾胃阳气；另可利水除湿，亦适于长夏湿热太盛时食用。香菇味甘、性平，有健脾益气开胃之功；竹笋味甘、性凉，有健脾化痰之效。

黄花菜羹（《食物本草》）

【原料】新鲜黄花菜500g，木耳、食盐、湿淀粉各适量。

【制作】将木耳与新鲜黄花菜洗净，切碎，备用，锅内放少许油，将黄花菜与木耳放入，稍微翻炒，加入适量清水，煮沸菜熟后，加淀粉勾芡，加入食盐调味，起锅放入汤碗内，可依个人口味酌加葱丝、香油。佐餐食用。

【功效】清热除烦，通结利肠。

【按语】方名为后补。黄花菜也有称之为黄瓜菜，其味甘、微苦，性微寒，通结气、利肠胃，能发挥清热、通利之效，适于夏季暑热太盛或热结便秘者食用调养。

冬瓜薏米海带汤（《中国民族药食大全》）

【原料】冬瓜500g，薏苡仁50g，海带50g，食盐适量。

【制作】将冬瓜洗净，切块；海带洗净，切丝；薏苡仁浸泡2小时。将上述三物同置锅中，加适量清水，武火煮沸，文火炖至熟烂，加食盐少许调味即可。佐餐食用。

【功效】清热祛湿，解暑利尿。

【按语】方名为后补。冬瓜味甘、淡，性凉，《本草经集注》中言其可"止消渴烦闷，解毒"。薏苡仁味甘、性微寒，健脾益胃、补肺清热、祛风胜湿。海带味咸、性寒，可化痰、利水。此方适于夏季食用，是解暑、祛湿之佳品。

三、秋季食养

"秋者阴气始下，故万物收"（《管子》）。这里的阴气始下，是说在秋天由于阳气渐收，而阴气逐渐生长起来；万物收，是指万物成熟，到了收获之时。从秋季的气候特点来看，此时由热转寒，即"阳消阴长"的过渡阶段。人体的生理活动随"夏长"到"秋收"，从相对改变逐渐趋于平静。因此，秋季养生不能离开"收养"这一原则，也就是说，秋天养生一定要把保养体内的阴气作为首要任务。正如《黄帝内经》里说："秋冬养阴。"所谓"秋冬养阴"，是指在秋冬养收气、养藏气，以适应自然界阴气渐生而旺的规律，从而为来年阳气生发打基础，不应耗精而伤阴。

秋季如何保养体内的阴气呢？关键是要防燥护阴。中医学认为，燥为秋季的主气，称为"秋燥"，其气清肃，其性干燥。每值久晴未雨、气候干燥之际，常易发生燥邪为患。由于肺主呼吸，合皮毛，与大肠相表里，故当空气中湿度下降时，肺、大肠与皮毛首当其冲，这是燥邪致病的病理特征。

燥邪伤人，易伤人体津液，所谓"燥胜则干"，津液既耗，必现一派"燥象"，常见口干、唇干、鼻干、咽干、舌干少津、大便干结、皮肤干燥甚至皲裂等症。肺为娇脏，性喜润而恶燥，燥邪犯肺，最易伤其阴液。肺失津润，功能必然受到影响，因而宣降失司，轻则干咳少痰，痰黏难咯。重则肺络受伤而出血，见痰中带血。肺中津亏后，因无液以下济于大肠，因而使大便干结难解。秋令燥气又有温凉之分，一般认为早秋气温尚高，为温燥，温燥伤人，常表现为不恶寒或微恶寒，发热较明显，脉呈细数。晚秋气温下降，故为凉燥，而凉燥伤人，则常不发热或微发热。但无论温燥还是凉燥，总是以皮肤干燥、体液缺乏为其特征。

（一）食养原则

1.甘润养肺

秋气应肺，燥为秋季之主气，燥又多伤肺阴，故秋季多出现口干咽燥、干咳、皮肤干燥、肠燥便秘等一系列燥症。"燥则濡之"，秋天食养应选择甘润养肺、滋阴润燥类食品，既不可过热，又不能太凉，总以不伤阳、不耗阳为度。

2.少辛增酸

仲秋宜少辛增酸。伴随自然万物干枯萎黄，人体常有"津干液燥"的征象，如口鼻咽喉干燥、皮肤干燥、大便秘结等。根据"燥者润之"和"少辛增酸"的原则，一是适当多吃能够滋阴润燥的食物，如芝麻、核桃、蜂蜜、雪梨、甘蔗、柿子、香蕉、荸荠、橄榄、百合、银耳、萝卜、鳖肉、乌骨鸡、鸭蛋、豆浆、乳品等；二是酸甘化阴，宜进食带有酸味的食品，如葡萄、石榴、苹果、芒果、杨桃、橙子、猕猴桃、柠檬、山楂等。另外，应少吃辛辣的食物，尤忌大辛大热之品，以防助"燥"为虐，化热生火，加重秋燥。

3.多吃粥食

秋天尤其提倡食粥，最好是将上述润燥之品与粳米或糯米同煮，既可补充营养，又能增液除燥。如《医学入门》中言："盖晨起食粥，推陈致新，利燥养胃，生津液，令人一日清爽，所补不小。"所以在秋季多食粥，有助于养阴润燥、生津液。

4.调适寒温

早秋多温燥，晚秋多凉燥。因此，秋季饮食宜调适好寒温，早秋饮食不可太过温热，晚秋则不宜太过寒凉。初秋时分尽管暑热未退，但在解暑降温的同时，亦要注意适当减少冷饮以及寒凉食物的摄入。俗话说"秋瓜坏肚"，对各种瓜类宜少食，以防损伤脾胃阳气。根据"秋宜平补"的原则，宜选择一些性质平和，既有营养又易消化的食物，如鱼、瘦肉、禽蛋、奶制品、豆类以及山药、大枣、莲子等。晚秋宜少凉增温，随着气温逐渐下降，在加强营养、增加食物热量的同时，要注意少食性味寒凉的食品，并忌生冷食物。

5.兼顾脾肾

为预防冬季多发的咳喘等呼吸系统疾病，除注意选食具有补肺益气功效的食物外，还可适当食用健脾益胃、温肾固阳的食物，如用1~3个核桃肉与1~3片生姜同嚼服食，用芡实、大枣或花生仁加红糖炖汤服，或用芡实炖牛肉等食用，即能达此目的。脾胃健运，入冬就可放心进补，以抵御严寒。

（二）食养方选

莲藕柿霜汁（《医学衷中参西录》）

【原料】白莲藕500g，柿霜25g。

【制作】将白莲藕洗净，切细丝，加适量清水，煎取浓汁一大碗，将柿霜溶于其中。徐徐饮服。

【功效】润肺止咳。

【按语】方名为后补。莲藕味甘、性平，入心、肝、脾、胃经，具有清热生津、凉血散寒的功效；柿霜味甘、性平，《本草纲目》记载其可"清上焦心肺热，生津止渴，化痰宁嗽"。故以柿霜溶于莲藕汁可起到清肺、润肺之效。

蜜酿苹果（《滇南本草》）

【原料】苹果1个，蜂蜜适量。

【制作】将苹果去皮、核，隔水蒸熟，捣烂为糜，加蜂蜜拌匀即可。作甜食，适量食用。

【功效】健脾益胃，生津润燥。

【按语】方名为后补。苹果味甘、性平，古称之为"柰""频婆"《食疗本草》中记载其可"补中焦诸不足气，和脾"，《滇南本草》称"食之生津"，可"补中益气"。蜂蜜味甘、性平，具有润燥通便之效。故此方可健脾益胃、生津润燥，适合秋季食用。

楂梨膏（《寿世保元》）

【原料】新鲜山楂500g，梨500g，蜂蜜适量

【制作】将新鲜山楂、梨去核，捣取自然汁，于锅中加热，文火煎熬至汁液黏稠时，加入蜂蜜收膏，待凉后置干燥密闭容器内储存。每次1汤匙，以沸水冲化，饮服，每日2次。

【功效】润燥生津，健胃消食。

【按语】山楂味酸、甘，性微温，《本草纲目》中记载其可以"化饮食，消肉积癥瘕"。梨味甘、微酸，性寒，《本草纲目》言其可"润肺凉心，消痰降火"，多用于"消渴饮水""小儿风热""暗风失音"等燥热伤肺之证。蜂蜜味甘、性平，可润肺止咳、润燥通便。以三者为主，可起到生津润燥、健胃消食之效，适合秋燥季节食用。

冰糖炖燕窝（《本经逢原》）

【原料】燕窝10g，冰糖适量。

【制作】先将燕窝表面洗净，放入小碗，加适量清水浸泡1小时，待燕窝泡软清理细小燕毛等杂物；再重新加适量清水浸泡1小时，至燕窝发至通透。将燕窝与浸泡水一起倒入炖盅内，加入冰糖，隔水炖1小时左右。温服或凉食。

【功效】润燥止咳，健脾益胃。

【按语】方名为后补。燕窝性味甘、平，可养胃液、滋肺阴、生津益血、止虚嗽。《本草纲目拾遗》记载当时之人以燕窝"调补虚劳咳吐红痰，每兼冰糖煮食，往往获效"，同时亦指出"惟病势初浅者为宜"，冰糖味甘、性平，补中益气、和胃润肺。二者同为轻清之物，可起到润燥泽枯、健脾益胃的作用，适于秋燥季节食用。

花生粥（《粥谱》）

【原料】新鲜花生仁50g，粳米100g，冰糖适量。

【制作】将花生仁与粳米一起加适量清水同煮，煮至米烂汁稠时，可加适量冰糖调味。空腹食用，每日2次。

【功效】润肺止咳，健脾益胃。

【按语】花生性味甘、性平。《本草从新》中言花生可"润肺补脾，和平可贵"；《药性通考》言花生"能润肺，香能舒脾，果中佳品"。故以花生为粥，可起到润肺、健脾的功效，适宜秋燥时节食用。

莼菜粥（《粥谱》）

【原料】莼菜100g，粳米100g。

【制作】先将莼菜洗净，用沸水焯下，沥干，切碎，备用；粳米加适量清水，武火煮沸，转文火慢熬成粥，再加入莼菜，稍煮片刻即可。空腹食用，每日2次。

【功效】清热生津，厚肠益胃。

【按语】莼菜性味甘、寒。《名医别录》言其主治"消渴热痹"，《日华子本草》记载其可"治热疽，厚肠胃"，《唐本草》亦云"莼菜久食宜人，主胃虚不能下食"。故以莼菜为粥，可清热生津、厚肠胃，适于秋季食用。

酥蜜粥（《本草纲目》）

【原料】酥油30g，蜂蜜15g，粳米100g。

【制作】先将米洗净，加水煮沸后，加入酥油、蜂蜜，直至米烂汁稠即可。空腹食用，每日2次。

【功效】养阴润肺，生津止渴。

【按语】酥油乃是从牛、羊乳中提炼出的脂肪，味甘、性微寒，《饮膳正要》中言其可"益心肺，止渴、嗽，润毛发，除肺疫、心热、吐血"。《本草纲目》载其可"益虚劳，润脏腑，泽肌肤，和血脉"，具有润燥之效。蜂蜜味甘、性平，和营卫、润脏腑、通三焦、调脾胃。全方滋润，适合秋燥时节食用。

柿饼粥（《宫廷颐养与食疗粥谱》）

【原料】柿饼1个，粳米100g。

【制作】将柿饼洗净，切小丁。先煮粳米至熟软时，将柿饼放入，再煮两三沸即可。空腹食用，每日2次。

【功效】健脾润肺。

【按语】方名为后补。柿饼味甘、性平。《日华子本草》言其"润心肺，疗肺痿心热咳嗽"；《本草纲目》认为柿"乃脾、肺血分之果也"。故以柿饼为粥，可起到健脾益气、润肺之效，适合秋季养肺、润肺食用。

雪梨煨老鸭（《调鼎集》）

【原料】雪梨1个，老鸭半只，食盐、姜各适量。

【制作】将雪梨洗净，切块，备用；将老鸭斩块，洗净，锅内加适量清水煮开，焯去鸭块中血水。再将鸭块放入砂锅内，与梨一同加适量清水、姜，文火煨2小时左右至鸭肉熟烂，加盐调味即可。佐餐食用。

【功效】清肺化痰，生津止渴。

【按语】梨味甘、微酸，性寒。《调疾饮食辨》中言："冬至阳生，而后自梅为始，凡花多五出，阳数也；梨花独六出，其得阴气可知，故梨性寒。而艳阳天气，丽紫嫣红，争艳斗巧，而梨花独全白，其禀金气可知，故梨性清肃下行而降肺火。"鸭肉味甘、性凉，《名医别录》言其可"补虚除热，和脏腑，利水道"。雪梨煨老鸭适合秋燥季节食用，以润燥、清肺。

海参木耳羹（《本草纲目拾遗》）

【原料】水发海参300g，木耳15g，猪大肠100g，食盐适量。

【制作】先将木耳用清水浸开，洗净；海参洗净，均切丝；猪大肠洗净切丝。将上料放入锅中，加适量清水，武火煮沸后，转文火煲2小时左右，至熟烂，加盐调味即可。佐餐食用。

【功效】滋阴养血，润燥通便。

【按语】方名为后补。海参味甘、咸，性温，《随息居饮食谱》中言其可"滋肾，补血，健阳，润燥"等；木耳味甘、性平，补气、活血，《药性赋》中称其可"主治诸血"能够"润燥利肠兼益气"；猪大肠味甘、性微寒，《本草纲目》载其可"润肠治燥，调血痢脏毒"。以此三物为羹，共奏滋阴、润燥之效，适用于秋燥伤津所产生的各种燥证。

凤髓汤（《遵生八笺》）

【原料】松子仁50g，核桃肉50g，蜂蜜适量。

【制作】先将松子仁、核桃肉用开水烫去皮，研烂，再加蜜和匀即可。空腹食用，每日2次。

【功效】润燥生津，润肺止咳。

【按语】松子仁味甘、性温，可润肺、滑肠，《本草纲目》称之为"海松子"，言其可"润五脏，不饥"，尤可"润肺，治燥结咳嗽"；核桃仁味甘、性温，能补益肾阳、温肺润肠，久服可润肌、黑须发；蜂蜜味甘、性平，《本草纲目》载其可"和营卫，润脏腑，通三焦，调脾胃"。三者皆有滋润脏腑的功效，适于秋燥时节食用。

杏霜汤（《饮膳正要》）

【原料】粟米500g，甜杏仁50g，食盐适量。

【制作】将粟米炒香，研为粉末；甜杏仁略炒研碎；盐略炒；将上述三物混合在一起，搅匀。每次6g，沸水冲调，饮服，每日2次。

【功效】润肺止咳，下气消疮。

【按语】粟米即小米，味咸、性微寒，将其炒香之后，可制约其寒性，使其性质趋于平和，《本草纲目》言其可"益丹田，补虚损，开肠胃"；甜杏仁即《本草纲目》所载之"巴旦杏"，味甘、性平，可"止咳下气，消心腹逆闷"。故全方可润肺止咳、下气消疮，适于干燥的秋季食用。

白木耳汤（《中华本草》）

【原料】白木耳50g，冰糖适量。

【制作】将白木耳用温水泡发，洗净，放入碗中，加水适量，放入冰糖，置蒸锅中，蒸1小时，待银耳熟烂即可。不拘时食用。

【功效】滋阴润肺，补肾益精。

【按语】白木耳即银耳，其味甘、性平，《名医别录》中记载"其黄熟陈白者，止久泄，益气不饥"，《本草简要方》中言"白者又名银耳，均富胶质，主治滋阴润肺"。冰糖性味甘平，有补中益气、和胃润肺之功，此方可补肾、润肺，适合秋燥季节食用。

芙蓉银耳（《食用菌》）

【原料】银耳60g，鸡蛋2枚，牛乳、鸡汤、食盐、湿淀粉各适量。

【制作】将银耳用水泡发，洗净，放入碗中，加半碗水，置蒸锅中隔水蒸20分钟左右，备用。将鸡蛋取蛋清，与牛乳、鸡汤同倒入碗中，加少许食盐，搅匀，置锅中蒸，见气后10分钟，呈奶酪状，即为芙蓉底，备用。将剩下的鸡汤倒入蒸好的银耳汁，加少许食盐，炖至稠厚，待煮沸后加湿淀粉勾芡，起锅后盛到芙蓉底里即可。佐餐食用。

【功效】补肺润燥，益气养阴。

【按语】银耳即白木耳，味甘、性平，《本草简要方》中言"白者又名银耳，均富胶质，主治滋阴润肺"；蛋清味甘、性凉，能清气利咽，治咽痛诸疾；牛乳味甘、性微寒，养心肺，润皮肤。《本草纲目》记载其可"补益劳损，润大肠"；鸡汤味甘、性温，有健脾益气之效。全方性质较为平和、滋润，适合秋季食用，可补肺润燥、益气养阴。

四、冬季食养

冬季寒气主令，树木凋零，动物蛰伏，均是阳气潜伏之征。正所谓"冬三月，此谓闭藏"，这种闭藏，是一种能量蓄积的过程。如果闭藏失道，则阳气不能潜藏，阴气不能完成正常的隆盛阶段，阴精则无法储蓄，阴不涵阳，则阳不固密，腠理开泄，反而易生病端。故有"冬不藏精，春必病温"之说。因此，冬季养生的基本原则是要顺应体内阳气的潜藏，以敛阴护阳为根本。

寒为冬季之主气，寒为阴邪，最易伤人阳气。《黄帝内经》里解释说："阳气者，若天与日，失其所则折寿而不彰。"阳气就好像天上的太阳一样，给大自然带来光明和温暖，如果失去了它，万物便不得生存。人体若没有阳气，体内就失去了新陈代谢的活力，不能供给能量和热量，这样生命就要停止。一些年老体弱的人，在冬季往往容易出现手足不温、畏寒喜暖，此即为"阳气虚"，而阳气虚体质的人更易受到寒邪损伤。所以，冬季养生常需防寒保暖，保护阳气。

（一）食养原则

1. 冬季进补

冬季主"藏"，是休养生息的季节，也是进补的最佳时期。人体中肾应冬时之气。"主封藏"，冬季饮食应注重养肾，以助肾藏精气。因此，在冬季可以适当食用具有温补作用的食物，如狗肉、羊肉、牛肉、鹿肉、鸡肉、海参、虾、韭菜、糯米、龙眼肉等，以保护好体内阳气，不致过度耗散。但要注意不可一味温补，冬季燥热之品食用过多，也有伤阴之弊，亦可选择一些性质较为平和的食物，如鲍鱼、黑豆、木耳、山药、大枣、黑芝麻、莲子、芡实等，具有滋阴补肾、益精填髓之效，也都具有很好的补益作用。

2. 不忘养阴

《黄帝内经》有云"秋冬养阴"，冬季阳气潜藏于内，阴之为盛，故人们的饮食多以温热为主，以助散寒。但若过食温热，亦会煎熬阴液，造成阴阳失衡而致疾病丛生，故冬季在温补之余，应不忘养阴，可适当食用甲鱼、鸭肉、猪肉等。

3. 减咸增苦

冬季饮食应少食咸味饮食，适当增加苦味饮食以养心气。冬季为肾经当令之时，肾水太旺易克心火，咸入肾，苦入心，因此，为防止心火不足，在冬季应减咸增苦，正如《遵生八笺》中所言："冬月肾水味咸，恐水克火，故宜养心。"另外，苦味食物性质多偏凉，亦可制约冬季饮食中的温燥之性，防止"上火"。

4. 少食生冷

冬季不宜过食生冷寒凉食物。生冷食物多具滑利之性，冬天气候寒冷，如果过食寒凉生冷，必然会损伤脾肾之阳，造成中气下陷、形寒肢冷、下利清谷，有损肾之藏精作用，甚或出现其他一些病症，所以，冬季应少吃寒凉以及生冷的食物。

（二）食养方选

羊肉山药粥（《遵生八笺》）

【原料】羊肉50g，山药末50g，粳米100g，食盐适量。

【制作】将羊肉洗净，捣烂，加山药末、粳米一同煮粥，熟后加盐少许调味。空腹食用，每日2次。

【功效】温阳补虚，固精止泻。

【按语】原方名为"山药粥"。羊肉味甘、性温，可健脾温胃、温肾助阳；山药味甘、性平，《神农本草经》言其可"补虚羸，除寒热邪气，补中，益气力"；《本草纲目》言其可"益肾气，健脾胃，止泄痢"。以二者共为粥，可共奏温补肺脾肾之效，甚补下元，可固精止泻，顺应冬季主藏精。

薯蓣鸡子黄粥（《医学衷中参西录》）

【原料】新鲜山药150g，鸡子黄1枚，粳米100g。

【制作】将山药去皮，洗净，切片，与粳米同入锅中，加适量清水煎煮，待粥快成时，将熟鸡蛋黄捏碎放入，煮两三沸即可。空腹食用，每日2次。

【功效】健脾补肾，养血养精。

【按语】薯蓣即山药，味甘、性平，可健脾、补肺、益肾。《神农本草经》言其"补虚羸，除寒热邪气，补中，益气力"；鸡蛋黄味甘、性温，《本草纲目》记其可"补阴血"，赞其与"阿胶同功"。二者与粳米相合共煮为粥，可起到健脾、补肾、养血的功效，适合冬季食用。

煨鹿肉（《调鼎集》）

【原料】鹿肉500g，大茴香、酱油、黄酒、食盐、花椒、葱各适量。

【制作】将鹿肉洗净，切块，先入开水中焯去腥味，沥干水分备用，锅中放油烧热，放入鹿肉煸至深黄色，加适量清水、黄油、大茴香、花椒、葱等，用文火煨至肉熟烂。佐餐食用。

【功效】温肾阳，健脾胃，益气血。

【按语】鹿肉味甘、性温。《名医别录》言其可"补中，益气力，强五脏"；《本草纲目》言其可"养血生容"；据《食疗本草》记载，鹿肉"九月已后，正月已前，堪食"，适合在冬季进补食用。

炒虾（《随园食单》）

【原料】鲜虾500g，冬腌芥菜50g，酱油、食盐、植物油各适量。

【制作】将鲜虾洗净，同酱油少许调拌，冬腌芥菜切丝，备用，锅中油烧热，放入虾，翻炒至虾变红色时，加食盐调味即可。佐餐食用。

【功效】益气助阳，养血固精。

【按语】虾味甘、咸，性温。《本草纲目》言其"防滞，壮阳道，煮汁，吐风痰"；《随息居饮食谱》记载其可"通督壮阳，吐风痰，下乳汁，补胃气"。冬腌芥菜，又名雪里蕻，味辛、性温，《名医别录》记载芥菜可"除肾经邪气，利九窍，明耳目，安中"，并言"放鱼羹中极鲜"。故以腌冬芥菜炒虾既可以提升虾的鲜味，二者又可相互为用，发挥益气助阳之功效。

蒸鲈鱼（《调鼎集》）

【原料】鲈鱼1条，火腿片、香菇片、笋片、生姜丝、食盐各适量。

【制作】将鲈鱼去鳞、肚、鳃，洗净，加少许火腿片、香菇片、笋片、生姜丝置鱼上，加适量盐调味，放锅内，武火隔水蒸10分钟左右至鱼熟。倒掉蒸的汁水，淋上滚油、蒸鱼豉油，撒上葱花即可。佐餐食用。

【功效】补益肝肾，健脾益胃。

【按语】方中以活血为主，其味甘、性平，以秋末冬初时节最为肥美，《嘉祐本草》言鲈鱼可"补五脏，益筋骨，和肠胃，治水气，多食宜人"。鲈鱼味淡气平与脾胃相宜，可补益肝肾。肝主筋，肾主骨，则可强壮筋骨，辅以健脾益气的火腿、香菇，则成冬季进补的佳品。

炖狗肉（《本草述钩元》）

【原料】狗肉500g，生姜丝、食盐各适量。

【制作】先将狗肉洗净，切块。然后在锅中加适量的油，加热后以蒜瓣爆锅，放入狗肉微炒，待肉变黄色，加水适量，武火煮沸，放入生姜丝，改文火慢炖至肉熟烂，加盐调味即可。佐餐食用。

【功效】温阳补虚，温中散寒。

【按语】方名为后补。狗肉味咸、性温，《日华子本草》中言其"补胃气，壮阳道，暖腰膝，益气力"，亦可"宜肾"，且以黄狗肉为上。所用配料生姜味辛、性温，《珍珠囊》中记载其可"益脾胃，散风寒"。故此方可起到温补肾阳、温胃散寒之效，适合冬季食用。

清炖水牛肉（《食医心鉴》）

【原料】水牛肉（鲜肥者）500g，醋、食盐各适量。

【制作】将水牛肉，洗净，切小块；同姜丝一起入砂锅内，加适量清水，武火煮沸，去浮沫，文火炖至熟烂，加食盐、醋调味即可。佐餐食用。

【功效】补益精血，利水通便。

【按语】方名为后补。水牛肉味甘、性平。《名医别录》言其可"安中益气，养脾胃"，《本草拾遗》记载其可以"补虚壮健，强筋骨，消水肿，除湿气"。将水牛肉炖至熟烂食用，可起到调养脾胃、补虚、强筋骨之效。

黄芽菜炒鸡（《随园食单》）

【原料】黄芽菜200g，鸡半只，黄酒、酱油、生姜、葱、食盐、植物油各适量。

【制作】将鸡切块，下油锅炒，加黄酒炒二三十下；再加酱油炒二三十下，加适量水炖煮；将黄芽菜切块，待鸡块七分熟后，将菜下锅一同炒，加适量葱、姜、盐等，炒熟即可。佐餐食用。

【功效】养胃生津，除烦止渴。

【按语】黄芽菜，即白菜的一种，是冬季常食之蔬菜，其味甘、性平，《名医别录》载白菜可"通利肠胃，除胸中烦"；鸡肉味甘、性温，填精补髓及"安五脏""补中止痛"，《随息居饮食谱》言其可"补虚，暖胃，强筋骨"。以黄芽菜炒鸡可共奏补中养胃之效。

兔肉羹（《本草经集注》）

【原料】兔肉500g，水发木耳50g，生姜、葱、白糖、食盐各适量。

【制作】将兔肉洗净，切小块；木耳洗净，撕成小片，同入锅中，加适量清水，武火煮沸，去浮沫。改文火煮烂，入葱花、白糖、食盐、生姜，煮至汁浓即可。佐餐食用。

【功效】健脾益胃，补益气血。

【按语】方名为后补。兔肉味甘、性凉，具有补中益气的作用，《本草纲目》中时珍言"兔至冬月龄木皮，已得金气而气内实，故味美"，可见冬季也是食用兔肉的时期。木耳味甘、性平，《神农本草经》言其可使人"益气不饥，轻身强志"。此方中佐以葱、姜二菜，一来可以提味，使肉味更为鲜美；二来可以制约兔肉的凉性，适于在冬季食用。

姜汁鸡汤（《四季饮食与健康》）

【原料】小嫩公鸡1只，老姜100g，食盐适量。

【制作】将鸡宰杀，去内脏，洗净；老姜洗净，捣烂，榨汁。将制好的姜汁灌入鸡腹内，密封，置于砂锅中，加适量清水，武火煮沸，文火炖2小时左右，加食盐调味即可。佐餐食用。

【功效】健脾补虚，温胃散寒。

【按语】鸡肉味甘、性温，可温中、益气、补精、填髓、安五脏；生姜味辛、性温。《珍珠囊》中记载其可"益脾胃，散风寒"。故此鸡汤有温中补虚之效，适合寒冷的冬季食用。

干贝瘦肉汤（《老中医冬季食疗汤水精选》）

【原料】干贝30g，猪瘦肉200g，食盐适量。

【制作】将干贝用温水泡发，洗净；瘦肉洗净、切片。将干贝与瘦肉同入锅中，加适量清水（以鱼汤或上汤味更鲜美），煮沸后，文火煲1小时左右，加适量食盐调味即可。佐餐食用。

【功效】补肾益精，滋阴养血

【按语】干贝，又名江瑶柱，味甘、咸，性温，《随息居饮食谱》言其可"补肾"，《本草从新》记载其可"下气调中，利五脏"。猪瘦肉味甘、性平，《千金要方》中言其可"补肾气虚竭"。故此方可补肾益精，适合冬季食用。

核桃鱼肚汤（《中华药膳》）

【原料】核桃仁30g，鱼肚100g，鸡肉250g，生姜丝、葱丝、黄酒、食盐各适量。

【制作】将核桃仁放入沸水锅中煨一下，去皮；将鱼肚洗净后，用油发好，即在温锅中炸至断面呈海绵状，切长块；鸡肉洗净，切块。将上述三物，加适量的姜丝、葱丝、黄酒，放入锅内，加入上汤，武火煮沸，文火炖30分钟左右，加食盐调味即成。佐餐食用。

【功效】健脾益胃，温肾助阳。

【按语】核桃仁味甘、性温，《本草纲目》记载其可"益命门，利三焦，温肺润肠"。鱼肚，又名花胶、鳔胶，味甘、性平，可滋肾补精。《本经逢原》所载的"聚精丸"亦是以鲸胶为主要组成用以固精。鸡肉味甘、性温，可益气、补精、填髓。本方可健脾、温肾，适合冬季食用。

第二节　因人食养

因人食养，是指根据个人年龄、性别、职业、生活习惯等的不同特点，有针对性地选择相应的饮食来调养身体的养生方法。

人体形成后具有各自不同的特征，即使同一个人在不同的年龄阶段身体状况亦有所不同。因此，应该以辩证的思想为指导，针对小儿、老年人、孕妇、乳母生理特点的不同而灵活运用食养，才能有益于机体的营养健康。

一、小儿食养

小儿时期指出生到12岁。这段时期的生理特点，如《灵枢·天年》说："人生十岁，五脏始定，血气已通，其气在下，故好走。"从出生到10岁，是人体发育之始，气由下而升，以"好走"概括其生机勃发、活泼好动的生理、心理特点。但小儿生理机能尚未成熟，正如《小儿药证直诀》所说："小儿五脏六腑，成而未全，全而未壮。"故而小儿的生理特点：一是生机蓬勃，发育迅速；二是脏腑娇嫩，形气未充。小儿时期处在生长发育过程中，从体格、智力到脏腑功能，均不断向完善、成熟方面发展，反映了小儿生机旺盛以及对水谷精气、营养物质的需求。

（一）小儿机体特点

1.生机蓬勃

小儿充满生机，在生长发育过程中，无论在机体的形态结构方面，还是各种生理功能活动方面，都是在不断地、迅速地向着成熟、完善方向发展。这种生机蓬勃、发育迅速的生理特点，在年龄越小的儿童中表现越是突出，体格生长和智能发育的速度越快。

古人将小儿的这种生理特点概括为"纯阳"，早在《颅囟经》中即有记载："凡孩子二岁以下，呼为纯阳。"并指出小儿之所以能够发育迅速，如同生机盎然的春天一般，乃是因为"元气未散"，即禀受于父母的先天之气，是其发育的原动力。

2. 形气未充

小儿五脏六腑娇弱柔嫩，四肢百骸、肌肤筋骨、精血津液，以及气的各种生理功能活动，如肺气、脾气、肾气等都未曾成熟，生理功能都是不完善的。小儿初生之时，五脏六腑成而未全，全而未壮，须赖先天之气生发、后天水谷精微之充养，才能逐渐生长发育直至成熟。因此，在整个小儿时期，都是处于脏腑娇嫩、形气未充的状态，而且越是幼小的儿童，表现越是突出，特别是肺、脾、肾三脏的生理功能相对不足。肺气不固，易受外邪；脾气不足，容易食滞；肾气不充，生长发育受限。清代医家吴鞠通认为小儿时期"稚阳未充，稚阴未长者也"。此处之"阴"，指体内精、血、津液以及脏腑、筋骨、脑髓、血脉、肌肤等有形之质；"阳"，指体内脏腑的各种生理功能活动。所以，古人认为小儿为"稚阴稚阳"之体，小儿疾病多与脏腑功能不足有关。

（二）食养原则

1. 母乳喂养

母乳是婴儿阶段最好的食物，世界卫生组织建议，所有儿童6个月以内应接受完全的母乳喂养，6个月到2岁母乳可作为补充食物。中医学理论自古以来即提倡新生儿以母乳喂养为宜，如清代周士祢所著《婴儿论》言"二三岁者，未可断乳，若强断，则致疳癖之病也"；明代万全《幼科发挥》记载"乳母者，儿之所依命者也，盖乳者血所化也，血者水谷之精气所生也"。乳汁乃乳母气血化生而成，是婴儿生长发育所需的主要物质来源，万全在《育婴家秘》中曾赞"乳为血化美如饧"。同时，以母乳喂养亦要注意方法，"乳儿不欲大饱，饱则令吐"（《千金要方》）。正确的母乳喂养是婴儿生长发育的需要。

2. 营养全面

小儿正处于生长发育阶段，需要全面而均衡的营养。要保证营养均衡首先要做到不偏食，《景岳全书·小儿则》中云："小儿饮食有任意偏好者，无不致病，所谓爽口味多终作疾也，极宜慎之"，明确指出如果小儿偏食、挑食，会导致疾病丛生，影响健康。因此尽量做到饮食多样化，保证小儿营养全面，使其逐渐养成良好的饮食习惯，才能健康成长。

3. 循序渐进

应根据小儿生理发育特点注意循序渐进的喂养原则，如《阎氏小儿方论》中云："自半岁以后，宜煎陈米稀粥，取粥面时时饮之。十月以后，渐与稠烂饭，以助中气，自然易养少病。周岁以后，便当断乳。"随着小儿的生长发育，单纯的母乳已不能完全适应其营养需求，需适时添加一些辅助食物，特别是粥、软饭类，有助于强健小儿脾胃之气，为其以后独立进食奠定基础；但不可过早哺食，早则小儿不胜谷气，易损伤尚未健全之脾胃，致病丛生；亦不可过晚给食，用进废退，两三岁犹未饮食，则会致脾胃怯弱，不利于其成长。

4.健运脾胃

小儿的生长发育与气血关系密切，而脾胃为后天之本、气血生化之源，此期食养总以健运脾胃为大原则。脾胃健运，水谷精微等营养物质源源不断，气血生化有源，则余脏皆能得补，形体逐渐发育。但小儿切不可依赖药物之滋补，尤其不能养成暴饮暴食、偏食的习惯。饮食应以易于消化吸收为原则，辅食应由流质到半流质再到固体，逐渐增加辅食的数量和种类，从小养成良好的饮食习惯，《古今医统大全·幼幼汇集》亦提出："吃热吃软吃少则不病，吃冷吃硬吃多则多病。"

5.适当固肾

肾气对人的生长发育有极为重要的作用，小儿肾气未充，牙齿、骨骼、脑髓均处于发育中，因而要适当固补肾，如可食用动物的肝、肾、脑髓及核桃仁、黑芝麻、桑椹等。但毕竟小儿为"纯阳之体"，少少予之即可，不可太过补益。

（三）食养方选

碎米饮（《千金要方》）

【原料】粳米20g。

【制作】将粳米淘洗干净，研碎，加适量清水，武火煮沸，文火慢熬至黏稠。空腹食用，每日2次。

【功效】健脾开胃。

【按语】方名为后补。粳米味甘、性平，健脾益胃，《日华子本草》中记载其可"补中，壮筋骨，益肠胃"，《本草纲目》言其可"通血脉，和五脏"。以其煮浓汁，每次少许予新生小儿，可健运脾胃之气，培养后天之本，扶助正气，增强体质。

葱白乳（《外台秘要》）

【原料】乳汁100g，葱白适量。

【制作】将乳汁与葱白一同加热，煮沸即可。去葱白，留汁即可，徐徐饮服。

【功效】安中，消结。

【按语】方名为后补。乳汁味甘、咸，性平，补五脏。葱白味辛、性温，《名医别录》记载其可"除肝中邪气，安中利五脏"。以二者相煎，可起到除邪散结、利五脏之效，可用于因乳汁积聚不消引起的小儿不吃奶。

姜汁牛乳（《千金要方》）

【原料】生姜汁20mL，牛乳100mL，白糖适量。

【制作】将现榨之新鲜生姜汁与牛乳混合拌匀，文火煎煮至100mL，可加白糖适量以调味。徐徐饮服。

【功效】降逆止呕，温胃补虚。

【按语】方名为后补。方中生姜汁味辛、性温，具有温中止呕、温肺止咳的功效，《本草纲目》中言生姜"熟用和中"；牛乳味甘、性微寒，可补益肺胃，《千金要方》中称牛乳"入姜、葱，止小儿吐乳"。此方可温胃止呕、补虚，适用于小儿吐乳。另外，脾胃虚寒、身体瘦弱及日常多寒凉饮食之儿童可食用，以顾护脾胃。

鸡内金米糊（《纡溪秘传简验方》）

【原料】鸡内金（干者）50g，粳米300g，白糖适量。

【制作】将鸡内金、粳米研细末，混匀装瓶收贮。每次50g，以沸水冲调服，加白糖调味。

【功效】和脾健运，开胃消积。

【按语】方名为后补。鸡内金即鸡腔（鸡胃）内黄皮，其味甘、性平，可益胃、消食，《本经逢原》中记载其可用于"食积腹满，反胃泄痢"。粳米，味甘、性平，可补气健脾、除烦渴、止泻痢。因此，以二者为粉冲服，可起到和脾健运、开胃消食之效，调和脾胃，促进小儿对营养物质的吸收。

胡萝卜粥（《本草纲目》）

【原料】胡萝卜100g，粳米100g。

【制作】胡萝卜洗净、切片，粳米研碎，一同煮粥。空腹食用，每日2次。

【功效】宽中下气，消积导滞。

【按语】胡萝卜味甘、性平，可健脾消食、养肝明目，《本草纲目》言其可"下气补中，利胸肠胃，安五脏，令人健食，有益无损"。以此熬粥，可起到健脾消食作用，能促进消化；另外还可养肝明目，保护小儿视力。

冬笋粥（《食物本草》）

【原料】冬笋100g，粳米100g。

【制作】将冬笋洗净，切碎，与粳米一同入锅，加适量清水，武火煮沸，文火慢煮半小时左右，熬成稀粥。空腹食用，每日2次。

【功效】宣散透疹。

【按语】方名为后补。原方主治小儿麻疹，疹出不畅。竹笋味甘、性寒，入肺、胃经，有清热化痰、消食和胃、解毒透疹、和中润肠之功效，《本草纲目拾遗》言其"利九窍，通血脉，化痰涎，消食胀"。由于本品容易消化，适合小儿经常食用。

大麦面粥（《华佗神方》）

【原料】大麦200g。

【制作】将大麦磨成细面，放入锅中，以文火不断翻炒，炒至表面微黄时，停火。每次6g，沸水冲调，每日2次。

【功效】消乳化积。

【按语】方名为后补。大麦味咸、性微温，《新修本草》中言大麦面可"平胃止渴，消食疗胀满"，《本草纲目》亦记载其可"消积进食"。故以大麦磨面调粥可起到消食化积、除胀的功效，适于小儿伤乳、不思饮食，并能预防小儿消化不良等。

甜浆粥（《本草纲目拾遗》）

【原料】豆浆200mL，粳米50g。

【制作】将粳米先煮，半熟时加豆浆汁同煮至粥成。空腹食用，每日2次。

【功效】健脾益胃，补虚润燥。

【按语】粳米味甘、性平，可健脾益胃。豆浆味甘、微咸，性凉，《药性考》言其可"利便通肠，"《随息居饮食谱》记载其可"清肺补胃，润燥化痰"。以二者为粥，可起到健脾益胃、强壮身体之效，且其性质平和、口味香甜，适宜小儿长期食用。

蒸柿饼（《奇效简便良方》）

【原料】柿饼4枚。

【制作】将柿饼洗净，放入加适量水的碗中，放置蒸锅内，加水适量蒸熟即成。做零食，适量食用。

【功效】健脾益胃，除疳止泻。

【按语】方名为后补。柿饼味甘涩、性平，《食疗本草》中言其有"健脾胃气"之效，还用于治疗"小儿秋痢"。熟用柿饼可起到健脾益胃、促进消化、消除疳积之效；同时其又有涩肠的作用，对有疳积泄泻者尤为有效，也可用于脾胃消化不良者。

煮山药（《奇效简便良方》）

【原料】山药150g，白糖适量。

【制作】将山药洗净，切小段入锅中，加适量清水，煮熟即可。去皮，将山药加糖少许捣泥食之；或山药蘸糖食用。

【功效】健脾益胃，润肺止咳。

【按语】方名为后补。山药味甘、性平，《名医别录》记载其可"补中，益气力"，《本草纲目》言其可"健脾胃""化痰涎"。以煮熟山药捣烂如泥，既可健补脾胃、培土生金，又可润肺止咳，对小儿咳嗽、不欲饮食者有益。

蒸鹌鹑蛋（《中国民族药食大全》）

【原料】鹌鹑蛋2枚，冰糖适量。

【制作】将冰糖研末，打入鹌鹑蛋，置口盅或碗内，搅匀，隔水蒸，水沸后再蒸3分钟即可。佐餐食用。

【功效】补益气血，健脾益胃。

【按语】方中鹌鹑蛋味甘、性平，有补益气血、健脾益胃、健脑益智之效。《广西药用动物》曰其"可治胃病、肺病、神经衰弱和心脏病"；且本品有益于脾胃的消化与吸收，适合小儿经常食用。

柚子肉炖鸡（《滋补食谱精选》）

【原料】柚子1个，小公鸡1只，食盐适量。

【制作】将柚子去皮留果肉；公鸡宰杀，去内脏，洗净。将柚子放入鸡腹内，置于砂锅中，加适量清水，炖至熟烂，加盐少许调味。佐餐食用，分次食之。

【功效】健脾益胃，化痰止咳。

【按语】方名为后补。柚子味甘、酸，性寒。《日华子本草》中记载其可以"消食，解酒毒"；鸡肉味甘、性温，有补虚温中之效。以二者同炖，可起到健运脾胃、消食、化痰的功效，适用于小儿不思饮食、食后腹胀，以及咳喘等病症的防治。

二、孕妇食养

妊娠是指受孕到分娩的时期，也称"怀孕"。女子发育成熟后，月经按期来潮，就有了孕育的功能。受孕的机理在于肾气充盛，天癸成熟，冲任二脉功能正常，男女两精相合，就可以构成胎孕。《灵枢·决气》说："两神相搏，合而成形。"为使胎儿先天发育良好，必须选择受孕时机，"男精壮而女经调，有子之道也"。说明了构成胎孕的生理过程和必要条件，男精壮即正常的性功能及精液，女经调节包括正常的月经和排卵等，才能创造新的生命，这是优生优育的基础和条件。

（一）孕妇各时期特征

1.妊娠早期

由于血聚于下，冲脉气盛，肝气上逆，胃气不降，常出现不同程度的恶心、呕吐，这种现象称为孕吐，一般不严重，经过20~40天，症状多能自然消失。另外，由于饮食不合宜或情绪不佳亦会引起呕吐和拒食。

2.妊娠中期

一般妊娠在2.5~3个月后孕吐开始消失，孕妇胃纳渐增，进食增多。妊娠3个月后，小腹部开始膨隆，白带稍增多，乳头、乳晕的颜色加深。妊娠4~5个月后，孕妇可以自觉胎动。妊娠6个月后，胎儿渐大，阻滞气机，水道不利，常可出现轻度肿胀。

3.妊娠后期

《颅囟经》中记载"八月元神俱降，真灵也；九月宫室罗布，以生人也；十月气足，万物成也"，说明胎儿八九个月之后，俱已成形。故在后期由于胎儿的增大，阻碍气机升降，气机不利，血运受阻；再加之孕妇行动不便，活动量减少，可见便秘等现象。

（二）食养原则

1.逐月养胎

孕妇的营养关系到腹中胎儿的营养和发育。饮食营养供给不足，会影响胎儿的健康发育；饮食过多，会带来消化不良等一系列问题，对胎儿的成长不利。徐之才《逐月养胎法》中对孕妇的食养提出"无大饥""无甚饱""节饮食""调五味"的原则和方法。妊娠早期饮食尽量诱人，主要是使孕妇能进食、少吐；妊娠中期，胃纳渐增，进食增多，除以各种谷类及豆类食物为主食健脾益气外，还可适当增加一些动物肉类和鱼、蛋、奶等血肉有情之品，以补益精血，以养胎元；妊娠后期常会出现水肿、便秘等现象，此时饮食"宜淡不宜咸"，多吃一些润肠通便的食物，并根据孕妇的营养状况来调整饮食。

2.适当补益

《傅青主女科》中云"胎非血不荫，非气不生""夫胎也者，本精与血之相结合而成，逐月养胎，古人每分经络，其实均不离肾水之养，故肾水足而胎安，肾水亏而胎动"。可见气血的盛衰、肾精的盈缺都与胎元的生长状况密切相关。因此，孕妇在妊娠期应适当食用一些可健脾益胃、滋补肾精的食物，如鸡肉、鱼类、鸡蛋、黑豆、龙眼肉等，以使气血生化充盈，滋养胎元正常发育。

3.精心调配

在保证营养需要的前提下，食用易于消化的食物，减少因饮食不当产生的疾病。《女科切要》中言"（妊娠）味宜凉而不宜热，食宜暖而不宜寒"。在食物搭配上，以甘温益脾、甘咸补肾之品为主，可适当选用肉类食品，并搭配蔬菜水果，做到营养全面而均衡；慎选或避免苦寒滑利、辛辣温燥之品。

4.不可饮酒

酒为辛、甘、大热之品，有行药势、通血脉、温经散寒之效。但妊娠期女性血聚以养胎，若饮酒则可能出现血热妄行，不利于胎儿的生长发育，甚至可能会出现胎动不安、滑胎等。因此，妊娠期女性不宜饮酒。

5.勿吃生食

《本草纲目》中称"鱼鲙肉生，损人尤甚，为癥瘕，为瘤疾，为奇病，不可不知"。生冷之物损伤脾胃，气滞血凝，尤其未熟而用有碍脾胃运化，可致杂病丛生，对胎儿造成伤害，故孕期应避免食用生的海鲜，如牡蛎、生鱼、寿司等。

（三）食养方选

甘蔗汁（《梅师集验方》）

【原料】甘蔗汁250mL，生姜汁30mL。

【制作】将新鲜榨好的甘蔗汁和生姜汁混合，搅拌均匀，上火加热煮沸，即可停火。徐徐饮服。

【功效】健脾益胃，下气止呕。

【按语】甘蔗味甘、性平，有生津止渴的作用，《本草纲目》言其可"止呕哕反胃，宽胸膈"；生姜味辛、性温，为"呕家圣药"，能温中、止呕。以甘蔗汁和生姜汁合用，对妊娠早期呕吐反应有很好的缓解作用。

龙眼汤（《鲟溪秘传简验方》）

【原料】连壳龙眼3枚，紫苏叶10g。

【制作】将龙眼连壳与紫苏叶加适量清水煎服，煮沸即可。不拘时饮服。

【功效】益脾养血，行气安胎。

【按语】方名为后补。龙眼味甘、性温，具有补益气血、养心安神之效。紫苏叶味辛、性温，可解表、宽中、安胎、解鱼蟹毒，《本草纲目》记载其可"定喘安胎"。故以龙眼与紫苏叶煮水代茶饮，具有安胎之效。

乌雌鸡肉粥（《太平圣惠方》）

【原料】乌雌鸡50g，糯米100g，葱花、豉汁、食盐各适量。

【制作】将豉汁与乌雌鸡肉混合，加糯米共煮粥，加盐、葱调味。

【功效】温中安胎，补益肝肾。

【按语】乌鸡肉味甘、性平，具有滋阴清热、补益肝肾的作用，《名医别录》里记载其有"安胎"之功；糯米味甘、性温，具有温中健脾的作用，《本草纲目》将其用于"胎动不安"。故以乌雌鸡肉与糯米为粥，是孕妇安胎平补之佳品

老母鸡小米粥（《种杏仙方》）

【原料】老母鸡肉50g，红谷15g，粟米100g。

【制作】将老母鸡肉切碎，红谷、粟米洗净，将三物一同放入锅中，加适量清水，武火煮沸，文火炖至米熟肉烂，即可。空腹食用，每日2次。

【功效】健脾益胃，补虚安胎。

【按语】方名为后补。鸡肉味甘、性微温，有补虚填精之效，母鸡肉效更佳，如《名医别录》记载黄雌鸡肉可"补益五脏""益气力"。红谷，即红米，味甘、性温，可健脾温中。粟米即小米，味甘咸、性凉，健脾、养肾气。以老母鸡汤与红谷、粟米同煮为粥，有健脾益胃、补虚安胎的功效，且性质平和，适宜孕妇食用。

鸡子糯米粉（《备急千金要方》）

【原料】新生鸡蛋1枚，糯米粉100g。

【制作】将鸡蛋打入碗内，加糯米粉，适量沸水搅匀入粥。温热顿服。

【功效】温胃和中，安胎止痛。

【按语】方名为后补。鸡蛋味甘、性平，可补益五脏、安胎，《日华子本草》言其

可"安五脏，止惊安胎"。糯米粉味甘、性温，可暖脾胃，也可用于"胎动不安"。以上二者相合，可共奏温胃和中、安胎之效，对早期妊娠反应，如恶心、腹痛、腰痛等适用。

丹雄鸡肉索饼（《普济方》）

【原料】丹雄鸡1只，面粉500g，食盐适量。

【制作】先将丹雄鸡宰杀，洗净，将鸡肉切下取250g，剁碎，加适量清水，武火煮沸，改用文火慢煮，至肉糜烂，煮作肉羹，加盐调味。以水和面，擀薄，切细做成面条，佐丹雄鸡肉羹同食。做主食，适量服用。

【功效】补虚，温中，养胎。

【按语】索饼，即今之面条。方中丹雄鸡味甘、性温，《神农本草经》言其具有"补虚温中止血"之效，可用于"女人崩中漏下赤白沃"；面粉味甘，健脾益气，厚肠胃。以白面做面条，佐以丹雄鸡肉羹，可共同发挥补虚、安胎之效。

鲈鱼鲙（《食经》）

【原料】鲈鱼1条，生姜末、酱油、食盐各适量。

【制作】将鲈鱼宰杀，去内脏，洗净，去头尾，去中段，片去鱼刺，留鱼肉，切细丝，入沸水锅中焯一下，捞出。将鲈鱼肉丝放入盘中，调入姜末、酱油、盐混匀即可。

【功效】补中安胎，消食和胃。

【按语】方名为后补。鲈鱼味甘、性平，益脾胃、补肝肾，《嘉祐本草》记载其可"补五脏，益筋骨，和肠胃"，《食疗本草》中称其可"安胎，补中，作脍尤佳"。古代称切细的生肉为脍（鲙），孕妇宜用熟食。生姜味辛、性温，可降逆止呕。故此方既可安胎补中，又可减轻早期呕吐、食欲差等妊娠反应。

葡萄汤（《本草纲目》）

【原料】葡萄250g。

【制作】将葡萄洗净，加适量水，煮沸即可。不拘时饮服。

【功效】除烦止渴，理气安胎。

【按语】方名为后补。葡萄味甘、性平。《本草纲目》记载其可"除烦止渴"，将其用于"胎上冲心"所致的胸腹胀满、烦躁不安等症。故以其煮汤用于安胎，简便实用。

葱白汤（《医学纲目》）

【原料】葱白100g。

【制作】将葱白洗净，加水适量，煎取浓汤。不拘时饮服。

【功效】通阳，安胎。

【按语】葱白味辛、性平，《名医别录》记载其可"安胎"，《本草纲目》亦言其可治疗"妇人妊娠溺血"，常用于"六月孕动""胎动下血"等，是安胎常用之食物。

鲤鱼汤（《饮膳正要》）

【原料】鲤鱼1条。

【制作】将新鲜鲤鱼宰杀，去内脏，洗净，加水适量炖熟即可，不加盐。

【功效】健脾安胎，利水消肿。

【按语】鲤鱼味甘、性平，有健脾利水消肿的作用，《日华子本草》言其可"治怀妊身肿，及胎气不安"。鲤鱼为孕妇调补之佳物。将鲤鱼炖汤、淡食，利水消肿，利而不伤正，补而不腻，是孕妇养胎护胎、防治妊娠水肿的佳方。

猪肾丸（《女科秘要》）

【原料】猪肾2具，蜂蜜、食盐各适量。

【制作】将猪肾洗净，食盐纳入猪肾内蒸熟，煨干，研成细末，与适量蜂蜜混合至黏稠状，制成小蜜丸，晾干，置干燥、密闭容器内储存。

【功效】补肾强腰。

【按语】猪肾味咸、性凉，有补肾强腰之功，《名医别录》记载其可"理肾气"。盐味咸、性寒，入肾经，此可谓引经之物。蜂蜜味甘，有补益的作用。故此方有补肾之效，可缓解孕期肾精不足所致的腰痛等症。

菠菜猪肝黄花汤（《康疗食谱》）

【原料】菠菜150g，猪肝200g，黄花菜25g，葱花、食盐各适量。

【制作】将黄花菜水发后，挤去水分，切段；菠菜洗净，切几刀；猪肝切薄片。起汤锅，下猪肝、黄花菜、菠菜，烧沸后加入食盐、葱花调味，再炖片刻，即成。

【功效】养肝明目，清热利湿。

【按语】菠菜味甘、性凉，利五脏、通肠胃、解酒毒；猪肝味甘、性温，善补肝养血明目；黄花菜味甘，性微苦、微寒，汪颖的《食物本草》中记载其可以"通结气，利肠胃"。故以此三物为汤，既可以养肝血，又有助于肝木条达，适于孕妇属血虚气郁者食用。

三、乳母食养

乳母是指处于哺乳特定生理状态的产妇。乳汁由精血所化，如《景岳全书·妇人规》说："妇人乳汁，乃冲任气血所化。"《类证治裁》说："乳汁为气血所化，而源出于胃，实水谷之精华也。"产后乳汁充足与否、质量如何，与脾胃盛衰及饮食营养密切相关。精血津液充足，能化生足够的乳汁哺养婴儿。乳母的营养不仅为泌乳提高物质基础，也是产妇恢复健康的重要前提条件，因此，乳母合理而充足的饮食营养非常重要。

（一）乳母特征

1.乳母泌乳

产后气血上化为乳汁以营养婴儿，《胎产心法》记载"产妇冲任血旺，脾胃气壮则乳足"，说明乳母气血充盈则乳汁自泌；若气血不足则会出现乳汁缺乏，甚至不泌乳之现象。据李时珍在《本草纲目》中记载乳汁"白而稠者佳"，说明乳母正气充足，故能分泌优质乳汁以喂养婴儿；若产后营养失衡，则分泌的乳汁质量不高，进而影响婴儿的健康；若乳汁为"色黄赤清而腥秽如涎者"，则"并不可用"。

2.多虚多瘀

产妇因分娩时消耗大量体力、产后出血等，往往会导致机体元气耗损，阴血亏虚，冲任受损，而出现一系列虚症。如《金匮要略·妇人产后病脉证治》中云："新产血虚多汗出，喜中风，故令病痉；亡血复汗，寒多，故令郁冒；亡津液、胃燥，故大便难。"故《千金要方》对产妇的调养原则中称"妇人产讫五脏虚羸，惟得将补，不可转泻"。同时由于新产后，恶血未尽，产妇尚存在"淤"的特点，亦不可妄补，如孙思邈所言："凡产后七日内，恶血未尽，不可服汤，候脐下散，乃服羊肉汤。"故产妇产后运用食物调养时需注意其"多虚多瘀"的病理生理特点。

（二）食养原则

1.营养充足

根据授乳期母体的生理特点及乳汁分泌的需要，合理安排易消化而又营养丰富的膳食，保证充足的营养供给，对于乳母和婴儿的健康都是非常重要的。

2.食宜甘温

妇人产后应慎食寒凉之物以免损伤中焦脾胃；饮食上宜多食甘温之物，如鸡肉、羊肉、牛肉、糯米、龙眼肉等，以资气血生化之源。清代医家何松庵言："新产之后，血气俱虚，但存秋冬肃杀之令，少春夏生发之气，故产后诸病，多不利寒凉之药，大宜温热之药，以资生之化源也。"产后用药如此，饮食亦当遵循此原则。

3.调理气血

产妇产后多具有虚寒夹杂的特点，瘀血不尽，不宜过早补益，且瘀血蓄积在内，易致恶露淋漓不尽，与风邪、寒邪结合为病。因此在饮食上亦应注意食用一些可以补虚、活血的食物，如淡菜、乌骨鸡、马齿苋、油菜等，以调理气血，促进恶露排出。

4.催乳饮食

婴儿阶段主要依靠母乳喂养，乳汁分泌不足会影响到婴儿的营养与健康。因此，产妇应多食用一些可以促进乳汁分泌的食物，如猪蹄、羊肉、牛肉、鹿肉、鲍鱼、豌豆、丝瓜、莴苣、芫荽等，皆有通乳、下乳之功效。

5.饮食禁忌

婴儿的饮食以母乳为主，除应注意营养因素外，哺乳期妇女应当注意到自身的饮食可能给婴儿带来不良的影响。《饮膳正要·乳母食忌》中明确指出"子有病无病，亦在乳母之口。如饮食不知避忌，倘不慎行，贪爽口而忘身适性致疾，使子受患，是母令子病矣"。若乳母多食肥甘厚味而不化，则可能影响到婴儿的脾胃状况；若乳母多食辛燥之品，则可能诱发婴儿出现疮疖等风热郁表之证；若乳母多食润肠滑肠之品，乳母固然无恙，而可能殃及婴儿出现腹泻、消化不良等疾病；若乳母饮食营养不良，则会影响到乳汁的质和量，可能导致婴儿出现营养缺乏类疾病。

（三）食养方选

炒麦芽汤（《妇人规》）

【原料】炒麦芽100g。

【制作】将麦芽炒熟，研碎，加水煮沸10~15分钟，即可停火。不拘时饮服。

【功效】消食健胃，养血，回乳。

【按语】方名为后补。本品适用于产母无子饮乳、有乳而欲断者。麦芽味甘、性平，具有消食健胃、回乳的功效，《滇南本草》言麦芽"治妇人奶乳不收，乳汁不止"。《医学衷中参西录》解释说："妇人乳汁为血所化，因其（麦芽）善于消化，微兼破血之性，故又善回乳。"以麦芽煮水饮用是产后回乳之常用方法。

猪肝粟米粥（《太平圣惠方》）

【原料】猪肝50g，粟米100g。

【制作】将猪肝切小块，洗净，在热水中焯过，再与粟米一起煮粥。空腹食用，每日2次。

【功效】养肝益血，通乳。

【按语】原方名为猪肝羹。方中猪肝味苦、性温，入肝经，猪肝可补肝血，气血充足则乳汁生化有源。粟米，即小米，味咸、性微寒，《本草纲目》言其"煮粥食，益丹田，补虚损"，粟米熬粥素有"代参汤"之称，是北方妇女产后调养身体的常用之品。故此方是产妇养血通乳之佳品。

花生炖猪蹄（《陆川本草》）

【原料】猪蹄1只，花生100g，食盐适量。

【制作】将猪蹄洗净，斩成块，与洗净的花生一起放入锅中，加适量清水，武火煮沸后，改用文火慢炖至猪蹄熟烂，加适量食盐调味即可。佐餐食用。

【功效】益气，养血，下乳。

【按语】猪蹄味甘、咸，性微凉，可补肾益精、养血下乳。花生味甘、性平，可健脾和胃、润肺化痰，《本草从新》中言花生可"润肺补脾，和平可贵"。以猪蹄、花生共炖为汤，可起到健脾益胃、补益气血的作用，气血生化有源，则有下乳之效。

猪蹄姜醋（《中医饮食调补学》）

【原料】猪蹄1只，鸡蛋5枚，生姜250g，黑糯米醋500mL，蜂蜜、食盐各适量。

【制作】先将生姜切块晾干，备用；锅中倒入姜块，加少许食盐、蜂蜜煸炒；另将猪蹄洗净切块，洗净；鸡蛋略煮剥壳；猪蹄、鸡蛋与醋共同置入瓦罐内，用文火煮熟猪蹄后封存。适时翻煮封口，收汁。用时取出，佐餐食用。

【功效】温经补血，活血通乳。

【按语】本方为广东民间产妇调养常用经验方，又名"猪脚姜""猪脚姜醋"等。猪蹄味甘、咸，性微凉，是催乳、下乳常用的食物。鸡蛋味甘、性平，可补养气血；生姜味辛、性温，散风寒；醋味酸、苦，性温，酸能益血，《本草拾遗》记载其可"治产后血运"；蜂蜜味甘、性平，健脾温胃。故整方为用，既可温经补血，又能活血通乳，可促进产妇恶露的排出及乳汁的分泌。

鸡蛋豆浆汤（《本草纲目拾遗》）

【原料】鸡蛋1枚，新鲜豆浆200mL，豆腐皮50g，龙眼肉10枚，白糖适量。

【制作】以豆浆冲生鸡蛋，搅匀，豆腐皮、龙眼肉同入锅中，加热煮沸即可，加白砂糖适量以调味。温热食用。

【功效】滋阴养血，补虚下乳。

【按语】方名为后补。鸡蛋味甘、性平，《本草纲目》中认为其可"兼理气血"，尤其蛋黄能"补血，治下痢、胎产诸疾"。豆浆味甘、微咸，性凉，有补益正气的作用，《本草纲目拾遗》记载其可"清咽祛腻"。豆腐皮味甘、性平，有"养胃"之功。龙眼肉味甘、性温，可养血安神、补脾益气。四物共用，可起到清中有补、补而不腻、清而不伤之效，整方甘平和缓、滋阴养血，是产后调补之妙剂。

莴笋汤（《本草纲目》）

【原料】莴笋200g，食盐适量。

【制作】将莴笋洗净，切块，放入锅中，加水适量，武火煮开后，改用文火继续煮5~10分钟即成。佐餐食用。

【功效】通乳汁，利胸膈。

【按语】方名为后补。莴笋亦是历来下乳常用之食物，其味苦、性凉，《本草拾遗》中记载其可"利五脏，通经脉，开胸膈"，《本草纲目》中亦记载以莴笋煮汁可"下乳汁"，治疗乳汁不通。

鲜藕鸡蛋汤（《中国民族药食大全》）

【原料】鲜藕200g，鸡蛋2枚。

【制作】将鸡蛋和藕分别洗净，将藕切成块，与鸡蛋同入砂锅，加适量清水煮至藕、蛋熟后，取出鸡蛋去壳，将蛋与藕再一同煮沸即可。佐餐食用。

【功效】益气养血，化瘀通乳。

【按语】方名为后补。鸡蛋味甘、性平，可养血滋阴，《日华子本草》中记载其可"破产后血闷"。藕味甘、性寒，熟用健脾益气。二者同用，可补益气血，使乳汁生化有源。

炒豆子汤（《本草纲目》）

【原料】黑豆200g，白酒500mL。

【制作】将黑豆置锅中炒出烟色，将炒好的黑豆投入白酒中，待酒色变为紫赤色，去豆即可。每次10~20mL，每日2次。

【功效】活血消瘀，除气防热。

【按语】方名为后补。黑豆味甘、性平，《蜀本草》中记载其可"下瘀血，散五脏结积内寒"，《本草纲目》言其可"制诸风热，活血"。白酒味甘、辛，性热，《本草纲目》言"酒之清者曰酿"，记载酿酒具有"暖腰肾、驻颜色、耐寒"之功效。以黑豆和白酒相合，具有活血化瘀、祛风之效，适于产后初期饮用，防治产后恶露不尽、产后头风等疾病。

猪蹄豆腐汤（《民间灵验便方》）

【原料】猪蹄2只，豆腐200g，葱、黄酒、食盐各适量。

【制作】将猪蹄洗净，斩块；豆腐切块；葱切段，备用。将三物一起放入锅中，加清水、黄酒炖至熟烂，以少许食盐调味即可。佐餐食用。

【功效】健脾益胃，养血下乳。

【按语】猪蹄味甘、咸，性微凉，多部古籍记载其有下乳之功效，如《名医别录》言其"煮汁服，下乳汁"，《滇南本草》中也指明"蹄，能下乳通血"，《本草纲目》称其"煮羹，通乳脉"等。豆腐味甘、咸，性寒，能够补益气血。以猪蹄、豆腐合而为汤，可以健脾益胃、补益气血，使乳汁生化有源，有下乳之效。

牛鼻肉羹（《普济方》）

【原料】牛鼻肉200g，葱花、花椒、食盐各适量。

【制作】将牛鼻肉洗净，切小片，加适量清水，入葱花、花椒，文火慢熬至熟烂，加食盐调味即可。佐餐食用。

【功效】补虚下乳。

【按语】牛鼻肉味甘、性平，《食疗本草》言其可"治妇人无乳，做羹食之，不过两日，乳下无限，气壮人尤效"。《古今医统大全》中亦称"产妇无乳，宜用葱花椒料烹食（牛鼻肉）"，盖因其辛温发散，可通阳散结以利通乳。故此羹可起到催乳、下乳之效，适合乳母食用。

鲜虾羹（《本草纲目》）

【原料】鲜虾200g，鸡蛋1枚，葱、姜、食盐、湿淀粉各适量。

【制作】将鲜虾洗净，剥壳，去头、足、尾；将虾肉切薄片，打入鸡蛋，放少许葱花、姜丝、食盐，调匀，备用。将剥下来的虾头、足、尾，加适量清水，煮沸，去渣留清汤备用。在锅中加适量油，油热后，加葱花爆香，加入清汤，煮沸后下拌好的虾肉，再煮沸，加湿淀粉勾芡即可。佐餐食用。

【功效】补益肾精，下乳汁。

【按语】方名为后补。虾味甘、性温，《本草纲目》记载其有"下乳汁"之功效。鸡蛋味甘、性平，可补益气血、"安五脏"，《本草纲目》记载蛋黄可"补血，治下痢、胎产诸疾"。以鲜虾为羹，亦是产后乳母下乳之佳品。

鲫鱼茭白羹（《本草拾遗》）

【原料】鲫鱼1条，茭白100g，葱花、姜丝、黄酒、食盐、油、湿淀粉各适量。

【制作】茭白削去老皮，切小丁，入沸水锅中焯过，放入凉水中浸凉，捞出沥干水分。鲫鱼宰杀后，去内脏，洗净，和葱花、姜丝、黄酒一起入锅，加适量清水同煮，待鱼肉熟后，取出剔鱼肉，鱼汤备用。将鱼汤放入锅中煮沸后，加茭白丁，文火慢煮20分钟，入鱼肉，加食盐调味，以湿淀粉勾芡即可。佐餐食用。

【功效】健脾益气，通脉下乳。

【按语】方名为后补。方中鲫鱼味甘、性平，有养血补气、通乳的作用，《女科切要》对产后无乳者言应"补用钟乳粉、猪蹄、鲫鱼之属"。茭白，又名称，味甘、性凉，可去烦热、止渴、利大小便，具有通利之效。二者合用为羹，可起到开胃、通脉下乳之效。

四、老人食养

《黄帝内经》认为女子"五七"35岁，男子"五八"40岁左右，是人体由盛转衰的时期，通常认为45~65岁为初老期，65岁以上为老年期。老年人在身体形态和机能方面均发生了一系列变化。《灵枢·天年》对老年人的生理特征及衰老进程是这样描述的，"五十岁，肝气始衰，肝叶始薄，胆汁始灭，目始不明。六十岁，心气始衰，善忧悲，血气懈惰，故好卧。七十岁，脾气虚，皮肤枯。八十岁，肺气衰，魄离，故言善误。九十岁，肾气焦，四脏经脉空虚。百岁，五脏皆虚，神气皆去，形骸独居而终矣"。衰老会影响老年病、慢性病的发生和发展，影响健康水平和生存质量。

（一）老年人生理特征

1.脏腑亏虚

衰老与五脏亏虚密切相关。如心气虚会影响血脉的运行及神志功能，加速衰老进程，出现失眠、健忘、多梦等症。肺为气之本，肺气衰，全身机能都会受到影响，不耐劳作，容易出现慢性咳嗽、气喘、感冒等病症。老年人脾胃功能逐渐减弱，营养的摄取受到影响。年老肝肾不足，则容易出现行走不便、下肢无力、关节肿痛、骨质增生、骨质疏松症、耳鸣眼花、阳痿遗精等。

2.阴阳虚衰

体内阴阳平衡的失调，无论是阳气不足还是阴精减耗，都会加速衰老，减缓其寿命。孙思邈说"人年五十以上，阳气日衰，损于日至"，因而出现诸多衰老征象，如失眠健忘、视听不清、性情变异、食饮无味、寝处不安等。朱丹溪提出了老年人"阳常有余，阴常不足"的著名论点。许多医家主张滋补阴精，以防衰延寿。

3.精气神耗

中医学认为，精、气、神为人之"三宝"。历代医家与养生家都反复强调精气神亏耗与衰老的因果关系。如《素问·金匮真言论》说："精者，生之本也。"精血亏虚从而引起衰老，故老年人常见精力不济、体力不支、生殖功能和性欲减退，甚至丧失等。

中医认为人之元气的盛衰存亡，决定人之寿夭。如气虚就会出现神疲乏力、少气懒言、面色无华、自汗出、易感冒等。《素问·移精变气论》说："得神者昌，失神者亡。"如果血虚不能养神，就会表现为精神不振、面色萎黄、语言无力、表情冷漠、反应迟钝、记忆力减退、思维迟缓、身体瘦弱、四肢无力。

（二）食养原则

1.饮食多样

老年人饮食宜保持多样化，"五谷为养，五果为助，五畜为益，五菜为充，气味合而服之，以补益精气"。《素问·脏气法时论》和《保生要录》中说："凡所好之物，不可偏耽，耽则伤而生贪；所恶之物，不可全弃，弃则脏气不均。"故老年人宜合理饮食，不可偏嗜。

2.饮食清淡

老年人的饮食要清淡，多吃蔬菜水果，少食肥甘厚味之品，如肥肉、动物的内脏、甜食等。《素问·生气通天论》说："膏粱之变，足生大丁。"老年人若饮食过于肥腻，容易加重脾胃负担，造成老年肥胖症等多种疾病。饮食忌过咸。尤其高血压、水肿病人应少盐，因过咸饮食，摄入钠盐过多，易造成高血压病，进而影响心肾功能。《素问·生气通天论》说"味过于咸，大骨，气劳，短肌，心气抑""多食咸则脉凝泣而变色"。《医论》也指出老年人饮食应"去肥浓，节酸咸"。此外，应少用油煎炸等烹调方法。

3.温热熟软

《灵枢·师传》说："饮食者，热无灼灼，寒无苍苍。"老年人宜适温而食，既不要过热，也不应过凉。过食温热易损伤食道及胃黏膜，诱发癌症；过食生冷可伤及脾胃阳气，引起疾病。另外，老年人宜多吃容易消化的熟食，而不可多吃生食、质硬及一切有刺激性的食物。如可多吃各种粥类，《老老恒言》中称"粥能益人，老年尤宜"。

4.少食多餐

老年人脾胃功能减弱，运化能力相对较差，饮食宜少食多餐，如多食则会造成胃肠疾患。《抱朴子》中亦言："食欲数而少，不欲顿而多。"故老年人饮食以少为益，有助于脾胃运化。

（三）食养方选

人造乳（《医学碎金录》）

【原料】黄豆100g，花生15g，甜杏仁15g。

【制作】将黄豆、花生、甜杏仁洗净，放至豆浆机中，加适量清水，打成浆液。徐徐饮服。

【功效】健脾益胃，润肺止咳。

【按语】黄豆味甘、性平，有"豆中之王"之称，可健脾益胃，营养价值很高。花生味甘性平，可健脾和胃、润肺化痰。甜杏仁味甘、性平，润肺下气。以黄豆、花生、甜杏仁为浆，可起到健脾益胃、润肺之效，适于老年人日常饮用，故《医学碎金录》言本方"补身之力不亚牛乳"。

黑豆浆（《回生集》）

【原料】黑豆100g。

【制作】将黑豆淘洗干净，磨成豆浆。徐徐饮服。

【功效】益肾养血，健脾益胃。

【按语】方名为后补。黑豆味甘、性平，《本草拾遗》中称久服黑豆能够"好颜色，变白不老"；《本草纲目》言其入肾经，可"治肾病"。古人以黑豆为肾之谷，可补肾益精，是抗衰老常用的食物。故每日晨起喝黑豆浆，可以抗衰延年。

牛乳膏（《寿世传真》）

【原料】牛乳1000g，山药200g，甜杏仁200g。

【制作】将山药、甜杏仁研为细粉，拌入牛乳，放入瓷罐内，隔水文火慢煮，至汁液黏稠时停火，待凉，装瓶，收贮。每次1汤匙，沸水冲调，每日2次。

【功效】健脾润肺，养心益肾。

【按语】牛乳味甘、性平，可补虚损、益肺胃，《本草纲目》亦言牛乳可"补益劳损"。山药味性甘、平，可健脾、润肺、补肾，是日常平补之佳品。甜杏仁味甘、性平，可润肺下气。以三者为主，可起到补益五脏之虚损、抗衰延年之效。

神仙粥（《寿世保元》）

【原料】山药100g，芡实50g，粳米100g。

【制作】将山药蒸熟，去皮，捣泥；芡实煮熟，捣为末；将二者与粳米同入锅中，文火慢煮成粥。空腹食用，每日2次。

【功效】益气健脾，补虚止泻。

【按语】山药味甘、性平，入肺、脾、肾经，气阴双补，《神农本草经》言其可"补虚赢"，久服能使人"耳目聪明，轻身不饥延年"。芡实味甘、性平，可健脾、补肾。二者与粳米同为粥，性质平和，可起到健脾益肾、补益虚劳之效，是老年人日常平补之佳品。

鸡头实粥（《养老奉亲书》）

【原料】鸡头实50g;粳米100g。

【制作】先将鸡头实煮熟，去壳，研如膏；再与粳米一同放入锅内，加水适量，武火煮开后，改用文火继续煮至米熟烂，即成。空腹食用，每日2次。

【功效】益精气，聪利耳目。

【按语】鸡头实，即芡实的别名，味甘、性平，《神农本草经》言其可"补中，除暴疾，益精气，强志，令耳目聪明"。故以芡实和粳米为粥，可起到益精气、强意志、利耳目之效，是老年人平补脾肾、聪利耳目、抗衰老的食养良方。

粟米粥（《古今医统大全》）

【原料】粟米100g，面粉50g。

【制作】将粟米淘净，与面粉相合，入锅加适量水煮粥。空腹食用，每日2次。

【功效】健脾益胃，调中补虚。

【按语】方中所用粟米即小米，味咸、性微寒，健脾益气，对脾虚食欲减退者有益。面粉味甘、性温，《本草拾遗》记载其可"补虚，久食，实人肤体，厚肠胃，强气力"。整方可补虚、厚脾胃，适宜胃弱呕吐不下食及身体消瘦之老年人日常调补脾胃之用。

牛乳粥（《寿世青编》）

【原料】牛乳100g，粳米100g。

【制作】将粳米淘净，放入锅中，加水适量，武火煮开后，改用文火继续煮至米熟烂时，加入牛乳，煮沸即可。温热服食，每日2次。

【功效】补脾，益胃。

【按语】牛乳味甘、性平，可补虚损、益肺胃，《名医别录》言其可"补虚赢，止渴"，《本草纲目》亦言牛乳可"补益劳损"。粳米味甘、性平，健脾益气，"老人煮粥甚益"。本方适宜老年人日常养生食用。

芡实糕（《随息居饮食谱》）

【原料】芡实粉250g，粳米粉250g，白糖适量。

【制作】将芡实粉、粳米粉和白糖一同放入盆中，加水适量，混合均匀，做成糕，置于笼屉中，蒸熟切成块即成。做主食，适量食用。

【功效】健脾补气，益肾固精。

【按语】方名为后补。芡实味甘、性平，入脾、肾经，可调养人之先、后天之本。《本草纲目》言其可"止渴益肾，治小便不尽"。粳米味甘性平，健脾益气。《汤液本草》中言粳米和芡实为粥，可"益精强志，聪耳明目"，有利于老年人健脾、益肾，延缓衰老，防止视、听力下降及夜尿多等。

菜花头煨肉（《随园食单》）

【原料】菜花头250g，猪瘦肉250g，葱、生姜、黄酒、酱油、植物油各适量。

【制作】先将菜花头洗净，备用；将猪肉洗净，切小块，加适量酱油、葱、姜、黄酒，拌匀，腌半小时。将锅内油加热，放入肉块，煸炒至肉色酱红，加适量清水，武火煮沸，放入菜花头，改用文火继续煮至肉熟烂，即成。佐餐食用。

【功效】滋阴润燥，消瘀散结。

【按语】薹菜嫩心用盐稍腌，晒干即名为"菜花头"。薹菜，即芸薹，又称为油菜，其味辛、性温，能散血消肿。猪肉味甘、性平，滋阴润燥。老年人如"年久之积秽沟渠，必多壅塞"，往往存在虚实夹杂的情况，故以菜花头煨猪肉，既可起到补虚之效，又有散瘀的作用，适合老年人食用。

鲫鱼熟鲙（《养老奉亲书》）

【原料】鲫鱼肉250g，胡椒、小茴香、食盐、豉汁各适量。

【制作】将鲫鱼肉切细，与豉汁一同放入锅中，煮熟，加胡椒、小茴香、食盐等调味。佐餐食用。

【功效】健脾益胃。

【按语】鲫鱼肉味甘、性温，《本草拾遗》言其"合五味煮食，主虚羸"，是健脾益胃之佳品。老年人脾胃功能薄弱，将鱼肉切细，更有利于其消化吸收，发挥补益脾胃之功效。

蕨菜木耳炒肉片（《食疗本草学》）

【原料】蕨菜200g，木耳20g，瘦猪肉100g，酱油、食盐、湿淀粉、植物油各适量。

【制作】将蕨菜浸漂后切段，木耳用水泡胀，猪肉切片，用湿淀粉拌匀备用，将锅置于火上，烧热后放入植物油，油热后放入猪肉炒至变色，加入蕨菜、木耳和食盐、酱油等，继续翻炒至熟即成。佐餐食用。

【功效】清热解毒，润肠通便。

【按语】本方中蕨菜味甘性寒，有清热利湿、降气化痰之功效；黑木耳味甘、性平，有凉血止血之功效。《成方切用》云其可"润燥利肠"；猪肉味甘咸、性平，有滋阴润燥之功效，《随息居饮食请》中云其可"补肾液，充胃汁，滋肝阴，润肌肤，利二便，止消渴"。诸味合用，有滋阴清热、润肠通便之功效，适用于老年人津血不足引起的肠燥便秘、大便不利。

莼菜鲋鱼羹（《新修本草》）

【原料】莼菜250g，鲋鱼（鲫鱼）1条，黄酒、生姜、食盐、香油、酱油、葱花、姜丝、湿淀粉各适量。

【制作】先将鲋鱼宰杀，去内脏，洗净；莼菜洗净，切小段。鱼放入锅内，加适量水煮熟，捞出，拆下鱼肉，鱼汤备用。锅内放油加热，入葱花、姜丝煽香，放入鱼肉、莼菜及鱼汤、黄酒、酱油烧至入味，加食盐适量调味，加入湿淀粉勾芡，出锅入碗，可依口味酌加香油。佐餐食用。

【功效】健脾益气，调胃实肠。

【按语】方名为后补。《新修本草》中言此方可主"胃气弱不下食"，且甚"宜老人"。方中用莼菜，又名水葵、马蹄草，味甘、性寒，清热退黄、解毒。鲋鱼即鲫鱼，味甘、性平，朱丹溪曾言"诸鱼属火，独鲫属土，有调胃实肠之功"。因此以莼菜和鲫鱼为羹，可起到调中下气之效，适于脾胃虚弱的老年人平补之用。

第三节　体质食养

体质是人体生命过程中所表现出来的形态结构、生理及心理机能的综合而相对稳定的特质。这种特质禀赋于先天，并受后天多种因素影响，具有个体差异性、同种相似性及阶段变动性等特点，与机体对某些致病因素的易感性、发病种类的倾向性和病变过程的趋向性密切相关。

中医体质是研究人的个体差异及与健康疾病相关性、实现个体化养生和诊疗的前提，也是中医体质理论与应用研究的核心与基础，是生命科学的重要组成部分。

所谓体质食养，是指在中医理论指导下，根据不同体质采取相应的食养手段，实施有针对性的措施和方案，纠正体质偏颇，维持或恢复其阴阳平衡和五行协调，从而提高生命质量、强身防病的一种食养方法，是中医营养学的一个组成部分。

本节采用的体质分类，一是根据2009年由中华中医药学会公布的《中医体质分类与判定》标准，将体质分为平和质、气虚质、阳虚质、阴虚质、痰湿质、湿热质、气郁质、血瘀质、特禀质9个类型，二是依据古代文献和现实状况，补充了血虚质和阳盛质，共计11种体质。

在本节中，我们根据《黄帝内经》有关体质学说的基本理论，结合历代的临床实践，重点讨论各类偏颇体质的食养原则和方选。

一、平和质食养

平和质是指人体阴阳气血调和，五脏协调，经络通畅；以体形匀称健壮，平素患病较少，性情开朗，情绪稳定，对自然环境、气候变化和社会环境适应能力较强为主要特征的体质状态。平和质是最理想的体质状态。

表现特征：体态适中、面色红润有光泽、精力充沛、肤色润泽、头发稠密有光泽、目光有神、鼻色明润、嗅觉通利、唇色红润、不易疲劳、耐受寒热、睡眠良好、胃纳佳、二便正常、舌色淡红、苔薄白、脉和缓有力。

（一）食养原则

1.全面膳食

《素问·脏气法时论》中的"五谷为养，五果为助，五畜为益，五菜为充，气味合而服之，以补精益气"，为我们确立了全面膳食的配膳原则。食物宜多样化，供给谷类、肉类、蛋类、奶制品、豆制品、蔬菜、水果等各种食物，并注意主食与副食搭配，就能保证机体摄入均衡、充足的营养。

2.寒温适中

食物性质有温、热、寒、凉、平之分，日常饮食应寒温适中，不宜过于偏食偏嗜寒性或热性的食物，一般以选择平性食物为宜，以免日久影响机体的阴阳平衡，导致体质的变异。

3.谨和五味

食物有酸、苦、甘、辛、咸之味。酸味入肝，苦味入心，甜味入脾，辛味入肺，咸味入肾，各有所属。若五味偏嗜，则会破坏五脏的和谐状态，如过酸伤脾、过咸伤心、过甜伤肾、过辛伤肝、过苦伤肺等。因此，五味不得偏嗜，以免影响体质的平衡状态，导致体质的偏颇。

平和质的膳食原则是各类体质的人群共同遵循的食养总则。

（二）食养方选

松糕（《古今医统大全》）

【原料】粳米粉500g，冰糖粉适量。

【制作】将上述食物放入盆中，加水调匀，放入蒸屉的纱布上铺好，蒸熟，切块。做主食，适量食用。

【功效】健脾益胃，润肺止渴。

【按语】方中粳米味甘、性平，入脾、胃经，可健脾益胃、除烦止渴，《食疗本草》

记载其有"补中益气"之效；冰糖味甘、性平，入肺、脾经，可补中益气、和胃生津、润肺止咳。二者相配，共奏健脾益胃、润肺止渴之功。经常食用本品可增强脾胃功能，使气血生化有源，增强体质。

芋煨白菜（《随园食单》）

【原料】芋（芋头）200g，白菜心200g，白糖、醋各适量。

【制作】将芋头洗净，用文火炖熟，白菜洗净，切成细丁，加白糖、醋拌匀，即成。佐餐食用。

【功效】补脾养胃，清热化痰。

【按语】方中芋头味甘、性平，入肠、胃经，可益胃宽肠、通便解毒、消肿止痛。《新修本草》中言其可"疗烦热，止渴"；白菜味甘、性平，入肠、胃经，据《名医别录》记载其可"通利肠胃，除胸中烦，解酒渴"。二者相配，共奏补脾养胃、清热化痰之功。本方亦可减肥，是肥胖者的保健佳品。

八宝豆腐（《随园食单》）

【原料】豆腐250g，香菇丁、蘑菇丁、松子仁丁、瓜子仁、鸡丁、火腿丁、食盐、鸡汤各适量。

【制作】将豆腐切片，与香菇丁、蘑菇丁、松子仁、瓜子仁、鸡丁、火腿丁，同入味鸡汤中，武火煮沸，食盐调味，起锅即成。佐餐食用。

【功效】养阴润燥，益气健脾。

【按语】方中豆腐味甘、淡，性平，入脾、胃、大肠经，可益气和中、润燥生津；香菇、蘑菇、松子仁等相配，共奏养阴润燥、益气健脾之功效。《随园食单》云："用腐脑亦可，用瓢不用箸。"本方为儿童、病弱者及老年人补充营养之佳品。

蛋花汤（《清稗类钞》）

【原料】鸡蛋2枚，香菇、笋片、鸡汤、食盐各适量。

【制作】将鸡蛋打入碗中，调匀，均匀地淋入煮沸的鸡汤中，再加入香菇、笋片，待煮沸起锅，放少许盐即成。佐餐食用。

【功效】益气和胃，滋阴养血。

【按语】鸡蛋味甘、性平，入脾、胃经，可滋阴养血、补肺润燥、除烦安神、补脾和胃；香菇味甘、性平，入脾、胃、肺经，健脾益气，《本草便读》中言此物"香甘可口，故能调脾和胃"；笋味甘、性平，可益气力、通血脉、化痰涎、消食胀。三者相配，共奏益气和胃、滋阴养血之功，适合平和质人食用。

免疫蛋白黄精膏

【原料】黄精、茯苓、百合、蜂蜜、低聚异麦芽糖、牛初乳、胶原蛋白肽、蜂蛹肽、雪莲果汁

【制作】加水将黄精、茯苓、百合、浸泡两个小时，后文火慢煮，至汁液黏稠，后加入蜂蜜、低聚异麦芽糖、牛初乳、胶原蛋白肽、蜂蛹肽、雪莲果汁混合均匀，停火，待凉，装瓶，收贮，即得。

【功效】补气养阴，健脾除湿，润肺生津，益肾。

二、气虚质食养

气虚质是指人体由于元气不足而导致体质偏差，以脏腑功能状态低下为主要特征的体质状态。

表现特征：精神不振，目光少神，肌肉不实，平素语音低怯，少气乏力，体倦懒言，面色萎白，甚则萎黄，口淡，唇色、毛发少华，自汗。舌淡红，或舌体胖大、边有齿痕，脉象虚弱。或大便无力，或大便不成形，便后仍觉未尽，小便正常或偏多。

气虚质的人性格内向，多静少动，不耐风、寒、暑、湿，容易患感冒及脏器下陷等疾病，病后恢复期比较长。

（一）食养原则

1.健脾益气

脾胃为后天之本、气血生化之源，五脏六腑之气赖之以化生、充养，故气虚体质者宜健脾益气、养护后天。常用的健脾益气食物有：粳米、糯米、粟米、红薯、大豆、豆腐、菱角、马铃薯、胡萝卜、牛肉、牛肚、兔肉、鲢鱼、鲫鱼、黄鱼、鲈鱼、蜂蜜、扁豆、山药、大枣等。

2.忌滋腻难化

气虚者多脾胃虚弱，运化无力，因此更要注意调理和顾护脾胃功能。忌食各种膏粱厚味，如肥肉、甜食、油炸食品等。

3.忌生冷、苦寒之品

忌食冷饮、大量生的水果、苦寒的凉茶等，以免损伤脾胃。

4.忌破气耗气之品

如佛手柑、槟榔、芜菁（大头菜）、柚子、芥菜等。

（二）食养方选

藕粉（《食鉴本草》）

【原料】藕粉100g。

【制作】将藕粉放入碗中，用沸水冲开搅匀即成。空腹食用，每日2次。

【功效】健脾益胃，养血散瘀。

【按语】方中莲藕味甘、性平，入脾、胃经，莲藕生用有清热、凉血、散瘀的作用；熟用有健脾开胃、益血生肌的作用，《食鉴本草》谓本品"最能散血补阴"。本方中莲藕熟用，适宜老幼体弱、食欲不振、营养不良者食用，也是手术后恢复脾胃功能的佳品。

玉井饭（《清稗类钞》）

【原料】藕100g，粳米250g。

【制作】藕洗净，去皮切块，粳米入锅中加适量水，武火煮沸，将藕放入锅中，与粳米煮成米饭，称为玉井饭。作主食，适量食用。

【功效】健脾益气。

【按语】方中熟藕味甘、性温，熟用有健脾开胃、益血生肌的作用，《食疗本草》中谓藕"蒸食，甚补五脏，实下焦"。粳米味甘、性平，入脾、胃经，能健脾益胃、除烦止渴。二者相配，共奏健脾开胃、益血生肌之功。本方味道甜美，被誉为玉井饭。

茯苓酥（《千金翼方》）

【原料】茯苓500g，米酒1000mL，蜂蜜适量。

【制作】将茯苓和蜂蜜一起放入米酒中，搅拌均匀，密封保存，15~20天后启封，可以看到在酒的表面漂浮着一层白酥，取出白酥，放在通风处阴干后制成小饼。做零食，适量食用。

【功效】益脾和胃，润肺通便。

【按语】方中茯苓味甘淡、性平，入脾、胃、心经，可利水渗湿、益脾和胃、宁心安神，《名医别录》记载其可"益气力，保神守中"。米酒味辛、性温，入心、脾经，可益脾和胃、活血通脉。蜂蜜味甘、性平，入脾、胃经，可补气润肺、健脑益智、和胃通便。三者相配，共奏益脾和胃、润肺通便之功效。《千金翼方》赞此方"主除万病，久服延年……味甘美如天甘露……饥食一饼，终日不饥，此仙人度荒世药，取酒封闭，以下药，名茯苓酥"。

大枣粥（《老老恒言》）

【原料】大枣5枚，粳米100g，蜂蜜适量。

【制作】大枣去皮洗净，粳米淘洗干净，与枣一起放入锅内，加水适量先用武火烧开，后改文火煎熬至米熟粥成，再加入蜂蜜，搅拌均匀，盛碗内即成。空腹食用，每日2次。

【功效】健脾和胃，润肺养血。

【按语】方中大枣味甘、性温，入脾、胃经，可补中益气、养血安神，《神农本草经》记载其可"安中，养脾气"，所用枣以大、肉厚者为宜。粳米味甘、性平，入脾、胃经，可健脾益胃、除烦止渴。蜂蜜味甘、性平，入脾、胃经，功可补气润肺、健脑益智、和胃通便。三者相配，共奏健脾和胃、润肺养血之功效，适合气虚体质者服用。

蘑菇炖鸡（《清稗类钞》）

【原料】嫩鸡1只（约500g），蘑菇200g，笋、葱、辣椒、甜酒、酱油各适量。

【制作】将蘑菇用开水浸泡去沙，再用冷水洗净，然后用食用油泡透，之后用甜酒喷洒。将鸡改刀切块，放入锅内，加水煮沸去沫，加甜酒、酱油，煨至八分熟，下蘑菇，煨至熟透，加笋、葱、辣椒，起锅即成。佐餐食用。

【功效】温中健脾，养血润燥。

【按语】方中鸡肉性味甘、微温，有温中健脾、益气养血之效。蘑菇味甘、性凉，入脾、胃、肺经，可补脾益气、润燥通便、止咳化痰，《本草纲目》记为"蘑菰蕈"，称其可"益肠胃，化痰理气"。二者相配，共奏健脾益气、养血润燥之功，适合气虚体质者服用。

番茄牛肉（《黄帝内经养生全书·体质养生》）

【原料】牛肉100g，番茄150g，圆白菜150g，植物油、黄酒、食盐各适量。

【制作】把番茄洗干净，切成方块；牛肉洗净切成薄片；圆白菜洗净切成片。先把牛肉放在锅里，加水没过肉为度，用武火烧开后，撇去浮沫，加黄酒，炖至牛肉接近烂熟时，再把番茄、圆白菜倒入，炖至肉熟，加食盐等调味即成。佐餐食用。

【功效】益气养胃，强筋健骨。

【按语】方中牛肉味甘、性平，可补脾胃、益气血、强筋骨，《名医别录》言其可"安中益气，养脾胃"。番茄味甘、酸，性凉、微寒，能清热止渴、凉血养阴、健胃消食、增进食欲。圆白菜味甘、性平，入脾、胃经，可润脏腑、益心力、壮筋骨、散郁结。三者相配，共奏益气养胃、强筋健骨之功，可常食之。

三、阳虚质食养

阳虚质是指人体阳气不足而导致体质偏颇，以机体不得温煦以及气化不利为主要特征的体质状态。

表现特征：平素畏寒，面色㿠白，甚或萎黄，精神不振，睡眠偏多，手足欠温，欲多衣被，喜热饮食，脘腹冷痛，口唇色淡，大便溏薄，小便清长。舌淡胖嫩，脉沉迟。或肌肉松软不实。阳虚质的人性格多沉静、内向且稳定；容易患痰饮、肿胀、泄泻、阳痿、不育（不孕）等病；易感风、寒、湿邪，感邪易从寒化；耐热不耐寒，耐夏不耐冬。

（一）食养原则

1.温补阳气

阳虚质的人多表现为畏寒肢冷，"寒者热之"，重在温补阳气。温热性的食物大多有温补阳气的作用，如羊肉、羊肾、狗肉、鹿肉、带鱼、虾、黑鱼、板栗、荔枝、龙眼、胡桃肉、韭菜、刀豆、茴香、洋葱、南瓜、熟藕、胡萝卜、生姜、辣椒等。

2.宜温热，忌生冷

阳虚质的人饮食宜温热，如温水、温食。忌食生冷、苦寒之品，以免损伤阳气，如田螺、螃蟹、西瓜、黄瓜、苦瓜、绿豆、绿茶等。阳虚质的人尤其要注意在盛夏季节不贪恋冷食、冷饮，以免引起腹痛、腹泻等。

（二）食养方选

羊肉稷米粥（《本草纲目》）

【原料】羊肉100g，稷米100g，葱、食盐各适量。

【制作】将羊肉洗净，切丁，放入锅中加适量水煮至八成熟，再放入稷米、葱、食盐，煮熟即成。空腹食用，每日2次。

【功效】补中益气，温肾祛寒。

【按语】方名为后补。方中羊肉味甘、咸，性温，入脾、胃、肾、心经，可补血益气、温中暖肾；稷米又名糜子米，乃稷之谷也，味甘性凉，入脾、胃经，能健脾益气，《名医别录》言其可治"虚劳寒冷"。稷米与羊肉相配，共奏补中益气、温肾祛寒之功；同时又可制约羊肉之热性，使该方趋于平和。

煨海参（《随园食单》）

【原料】海参250g，鸡汤、肉汤、香菇丁、笋丁、食盐各适量。

【制作】海参先泡去沙泥，切丁，用肉汤焯3遍，然后和笋丁、香菇丁一起用鸡汤、肉汤煨烂收汁，酌加食盐调味即成。佐餐食用。

【功效】补肾助阳，益精养血。

【按语】方中海参味甘、咸，性温，入肺、肾、大肠经，可补肾、养血、润燥，据《本草从新》记载此物可"补肾益精，壮阳疗痿"；鸡汤、肉汤，可健脾、益气、养血，与香菇、笋相配，共奏补肾壮阳、益精养血之功。本品味道鲜美，补益性强，可作为虚劳羸弱、气血不足、病后产后体虚者的滋补佳品。

温拌淡菜（《太平御览·宋氏养生部》）

【原料】干淡菜100g，葱、生姜、胡椒、花椒、酱油、醋、香油各适量。

【制作】先将干淡菜放冷水内泡发，洗净，放入锅内，加水、葱、姜、胡椒、花椒等，煮熟，起锅后装入盘中，以酱油、香油、醋调味即成。佐餐食用。

【功效】益精壮阳，补益肝肾。

【按语】方名为后补。方中淡菜又名青口，味咸、性温，入肝、肾经，有益精壮阳、补益肝肾之功。《随息居饮食谱》称其能"补肾，益血填精"；《日华子本草》言其可"补五脏，益肾"。葱、姜、胡椒、花椒味辛性温，以助温热之气。诸味合用而成补虚、温肾之良方，适合阳虚质者食用。

狗肉鸡蛋汤（《黄帝内经养生全书·体质养生》）

【原料】带骨狗肉500g，鸡蛋2枚，芝麻、芫荽末各50g，食盐、酱油、胡椒粉、辣椒面、香油、葱丝、姜末、味精各适量。

【制作】芝麻洗净，炒熟，研碎；鸡蛋磕入碗内；狗肉用凉水泡2小时，捞出剁成大块，用水洗净。放入锅内，加水煮熟；狗肉撕成细丝，放入盆内，再放入芝麻面、葱丝、胡椒粉、辣椒面、姜末、香油、味精、酱油、食盐拌匀，腌10分钟，然后倒入碗中，放上芫荽末。将狗肉汤烧开，锅离火，甩入鸡蛋汁，蛋片浮起时浇在狗肉丝碗内即成。佐餐食用。

【功效】温阳益气，补虚润燥。

【按语】方中狗肉味咸、性温，可补中益气、温肾助阳，《日华子本草》记载其可"壮阳道，暖腰膝"；鸡蛋味甘、性平，可滋阴养血、补肺润燥、除烦安神、补脾和胃；芝麻味甘、性平，有滋阴润燥、润肠通便、延年益寿之功效。三者相配，共奏滋阴温阳、补虚润燥之功。畏寒怕冷、腰膝酸冷、小便清长者宜常食之。

生薯药酒（《太平圣惠方》）

【原料】薯蓣500g，酒20mL，酥适量。

【制作】将薯蓣放入容器中研磨成极细的泥，放入锅中，加入酥一同熬熟，再加酒边熬边搅，搅拌均匀，即成。清晨空腹饮用。

【功效】温补肝肾，健脾益肺。

【按语】方中薯蓣即山药，其味甘、性平，入肺、脾、肾经，有健脾补肺、益胃滋肾、固肾益精、聪耳明目、强筋骨、长志安神、延年益寿之效；酥，即牛、羊乳制成的食物，有补益虚劳、润泽脏腑之效，牛酥味甘、性平，羊酥味甘、性温，《本草纲目》记载"羊酥不离温，病之兼寒者宜之"，一故阳虚质者可在此方中选用羊酥。酒味辛、性温，入心、肝、肾经，能通脉活血、温阳散寒。三者相配，共奏温补肝肾、健脾益肺之功。适合阳虚体质者服用。

四、血虚质食养

血虚质是指人体由于血虚而导致体质偏弱，以血虚不能濡润荣养机体为主要特征的体质状态。

表现特征：面白少华，口唇爪甲淡白少华，视物昏花，眼球干涩，皮肤干燥、瘙痒，头发枯焦，大便易燥结，甚则关节屈伸不利，肢体麻木不仁，筋脉拘挛，头晕目眩，惊悸怔忡，失眠多梦。舌质淡，脉细无力。妇女月经量少、延期，甚则经闭等。

血虚质的人性格多偏内向、沉静，容易患神经衰弱、贫血、月经过少、闭经等病症。对外界适应能力差，不耐劳作。

（一）食养原则

1.补血养血

血虚质的人以养血润燥、补心安神为食养要点。如猪肝、猪血、羊肝、乌骨鸡、猪心、鹌鹑蛋、甲鱼、海参、平鱼、鳝鱼、木耳、大枣、龙眼肉、桑椹、蜂蜜等。

2.慎食辛辣

因辛散之物易动火伤血，不利于阴血的调补，故不宜多食。如大蒜、生姜、辣椒、花椒、白酒等。

（二）食养方选

仙果不饥方（《醒园录》）

【原料】大枣500g，柿饼10个，芝麻250g，炒糯米粉250g。

【制作】先将芝麻研成极细末备用；枣、柿饼同入饭中蒸熟取出，去皮、核、蒂，捣烂，再加入芝麻、糯米粉捣匀，做丸晒干收贮备食。每次5丸，每日2次。

【功效】补血益气，滋肾养肝。

【按语】方中大枣味甘、性温，可补中益气、养血安神；柿饼味甘、性平，可清热润肺、生津止渴、健脾益胃；芝麻味甘、性平，可补血明目、祛风润肠、滋益肝肾；糯米味甘、性温，可补中益气、健脾养胃，《本草纲目》中言其可"温肺暖脾"，故脾肺虚寒者最为适宜。四者相配，共奏补血益气、滋肾养肝之功。

鸡血汤（《清稗类钞》）

【原料】鸡血250g，鸡汤、酱油各适量。

【制作】将鸡血洗净，切成细丝，放入锅内，加水适量，用鸡汤、酱油调味烧沸，即成。佐餐食用。

【功效】养血活血。

【按语】方中鸡血味咸、辛，性温，入心、肝经，有祛风、补虚、活血、通络之功效。《清稗类钞》谓鸡肉"柔软滑泽，老年最宜"。以鸡肉炖汤更具补益之功效。二者相合，具有益气养血、补虚之功效。

乌贼鹌鹑蛋汤（《曲池妇科》）

【原料】乌贼肉200g，鹌鹑蛋2枚，黄酒、食盐各适量。

【制作】乌贼肉洗净，用开水焯一下，入滚水锅中煮至八成熟，再下鹌鹑蛋煮熟，加入适量黄酒、食盐即成。佐餐食用。

【功效】滋阴养血，强健筋骨。

【按语】乌贼肉味甘咸、性平，入肝、肾经，可补肝肾、益胃、滋阴养血，李时珍称其为血分药，是妇女血虚经闭的佳品。鹌鹑蛋味甘、性平，入肺、脾经。《本草纲目》谓鹌鹑蛋可"补五脏，益中续气，实筋骨，耐寒暑"。两物合用，共奏滋阴养血、强健筋骨之功。

鳝丝羹（《随园食单》）

【原料】鳝鱼200g，黄花菜50g，冬瓜、葱、食盐、黄酒、湿淀粉、植物油各适量。

【制作】鳝鱼去头，净膛洗净，入滚水锅中煮至半熟，划丝去骨，加入植物油、黄酒煨熟，后加入适量的黄花菜、冬瓜丝、葱、食盐，翻滚片刻，最后用湿淀粉勾芡即成。佐餐食用。

【功效】益气养血，滋补肝肾。

【按语】鳝鱼味甘、性温，入肝、脾、肾经，有益气养血、滋补肝肾之功效，《本草纲目》谓鳝鱼可补血、补气、消炎、除风湿；黄花菜味甘、性凉，可明目安神；冬瓜清热除湿。三者相配，滋而不腻，补而不滞，共奏益气养血、滋补肝肾之功。血虚体质者、妇女宜常食之。

增智果脯（《中华实用养生宝典》）

【原料】龙眼肉、荔枝肉、大枣、葡萄干各50g（洗净），蜂蜜适量。

【制作】将洗净的龙眼肉、大枣、荔枝肉、葡萄干放入锅中，加水文火煎煮，待熟软后，加入蜂蜜，再煎煮至黏稠，收汁即可。做零食，适量服用。

【功效】补虚增智，养血安神。

【按语】方中龙眼肉味甘、性温，入心、脾、肾经，可补血安神、健脑益智、补养心脾；大枣味甘、性温，归脾、胃经，可补中益气、养血安神；蜂蜜味甘、性温，入脾、胃、大肠经，可益气健脾、润肠通便。三者相配，共奏补虚增智、活血安神之功。适合血虚体质失眠健忘者服用。

五、阴虚质食养

阴虚质是指人体由于阴精或津液亏损而导致体质偏颇，以精亏津少、失于滋养为主要特征的体质状态。

表现特征：体形偏瘦，咽干口燥，鼻干，两目干涩，唇红微干，皮肤、毛发偏干，眩晕耳鸣，常畏热喜凉，大便燥结，小便短少，甚则盗汗，手足心热，午后潮热。舌红少津，脉细数。

阴虚质的人性情偏于急躁，外向好动、活泼。容易患干咳、消渴、闭经、低热、虚劳、失精、不寐等病症。不耐受暑、热、燥邪，感邪易从热化。耐寒不耐热，耐冬不耐夏。

（一）食养原则

1.滋阴润燥

阴虚质的人的日常食养应注意滋阴、润燥，以保养阴精为要务。如银耳、百合、雪梨、蜂蜜、甘蔗、黑芝麻等。阴虚较重者宜适当配伍血肉有情之品，以加强滋阴的效果，如鸡蛋、甲鱼、燕窝、海参、牡蛎、乌贼等。

2.少食辛辣

如葱、姜、蒜、韭菜、辣椒、花椒、烟、酒等。

（二）食养方选

芝麻茶（《醒园录》）

【原料】芝麻30g，红茶10g，食盐适量。

【制作】先将芝麻炒香，打碎放入碗中，加食盐少许，拌匀；将红茶煎煮20分钟，取汁倒入装有芝麻的碗中。代茶饮。

【功效】滋阴养血，生津止渴。

【按语】方名为后补。方中芝麻味甘、性平，入肝、肾、肺、脾经，可补血明目、祛风润肠、生津通乳、养发乌发、强身体、抗衰老；红茶味甘苦、性温，入胃、心、膀胱经，可提神清脑、生津利水、顺气消食。二者相配，共奏滋阴养血、生津止渴之功。芝麻有黑白两种，白芝麻偏于润肺，黑芝麻偏于益肾。本方滋补力较强，可作为防老抗衰的佳品。

地仙煎（《遵生八笺》）

【原料】山药500g，杏仁（去皮尖）500g，生牛乳1000mL。

【制作】将杏仁研细，与牛乳和山药一起，绞取汁液，加水煮沸后，改文火收汁，然后装瓶密封备用。每次1汤匙，以沸水冲化，饮服，每日2次。

【功效】健脾补肾，延年益寿。

【按语】方中山药味甘、性平，入肺、脾、肾经，不燥不腻，功可健脾补肺、益胃滋肾、固肾益精、聪耳明目、助五脏、强筋骨；杏仁味甘、苦，性温，入肺、大肠经，功可润肺止咳、降气平喘、润肠通便；牛乳味甘、性平，入脾、胃、肺经，功可补虚损、益肺胃、生津润肺。三者相配，共奏健脾补肾、延年益寿之功。适合阴虚体质者服用。

煨甲鱼（《随园食单》）

【原料】甲鱼1只，葱、姜、食盐、黄酒、植物油各适量。

【制作】取活甲鱼1只，剁头，控净血，洗净后放入沸水中稍烫捞出，刮净黑皮，再放入沸水煮约5分钟捞出。揭开硬盖，去除五脏，削去爪尖，改刀切块，用沸水滤过；然后用黄酒适量将甲鱼块煨1小时，加入植物油少许，再煨1小时，加葱、姜少许，起锅即成。佐餐食用。

【功效】养阴补血，滋肝补肾。

【按语】甲鱼即鳖，味甘咸、性平，归肝、肾经，可滋阴补肾、补血养肝、清热凉血、调中散结，是滋阴之佳品，尤其是鳖甲，李时珍认为其乃"厥阴肝经血分之药"，常用于阴虚骨蒸潮热。黄酒味辛甘、性温，入脾、胃、肝经，可补血养颜、活血祛寒、通经活络。二者相配，滋补配以活血，养血不滞血，共奏养阴补血、滋肝补肾之功。甲鱼滋腻，脾胃虚弱者不宜多食。

乌鱼蛋汤（《随园食单》）

【原料】乌鱼蛋50g，蘑菇50g，鸡汤、食盐各适量。

【制作】先将乌鱼蛋用清水洗净，再放入开水中略焯即捞出；放入冷水中洗去外皮，再用手一片一片地撕开，然后将鱼蛋片放入清水中浸泡备用。用时加鸡汤武火煮沸，入蘑菇煮熟，再加食盐调味，即成。佐餐食用。

【功效】健脾补肾，养阴润燥。

【按语】方中乌鱼蛋味咸、性平，入胃、肾经，可健脾补肾、软坚散结；蘑菇味甘、性平，入脾、胃、肺经，可补脾益气、润燥通便、止咳化痰。二者相配，共奏健脾补肾、养阴润燥之功，适合阴虚体质者服用。

精力不衰方（《寿世传真》）

【原料】核桃仁500g，鸡蛋5枚，猪油、蜂蜜各适量。

【制作】先将蜂蜜放入锅中熬熟，猪油切碎放入锅中，再将核桃仁用水泡去皮，捣碎放入锅中，最后将鸡蛋打入开锅中，熬熟后放入容器中储存。每次1汤匙，沸水冲化，饮服，每日2次。

【功效】健脾补肾，滋阴润燥。

【按语】方中蜂蜜味甘、性温，入脾、胃、大肠经，可益气健脾、润肠通便；核桃味甘、性温，入肺、肝、肾经，能补肾助阳、补肺敛肺、润肠通便；鸡蛋味甘、性平，入脾、胃经，可滋阴养血、补肺润燥、除烦安神、补脾和胃。三者相配，共奏健脾补肾、滋阴润燥之功。肥胖、血脂高者可不用猪油。

助脏生津膏（《得配本草》）

【原料】大枣500g，黑芝麻100g。冰糖适量。

【制作】先将大枣洗净放入锅中，加适量水煮熟，去除皮、核，研成泥；再将黑芝麻研成粉末，放入锅中与枣泥一同煮熟，加入冰糖搅拌均匀．放入容器中储存，即成。每次1汤匙，以沸水冲化，饮服，每日2次。

【功效】养阴润燥，益气补血。

【按语】方名为后补。方中冰糖味甘、性平，入肺、脾经，可补中益气、和胃生津、润肺止咳。大枣味甘、性温，入脾、胃、心、肺经，可益气养血、健脾补肺。黑芝麻味甘、性温，入心、肾经，可滋阴补虚、益气力、长肌肤、延年不老。三者相配，共奏养阴润燥、益气补血之功。

六、痰湿质食养

痰湿质是指人体由于痰湿内蕴而导致体质偏弱，以形体偏胖、腹部肥满、口黏苔腻等痰湿表现为主要特征的体质状态。大多由于气机不利，湿聚成痰所致。

表现特征：身材多肥胖，面部皮肤油脂较多，多汗且黏，身重嗜睡，胸闷痰多，口黏腻或甜，喜食肥甘甜黏，舌体偏胖，苔滑腻，脉滑。

痰湿质的人性格偏温和、稳重，多善于忍耐。容易患中风、高血压、糖尿病、肥胖症、高脂血症、冠心病、脑血管疾病、代谢综合征、哮喘、痛风等病症。对梅雨季节及潮湿环境适应能力差。

（一）食养原则

1.健脾利湿、化痰祛湿

痰湿质人的食养重在祛湿化痰，如多吃扁豆、薏苡仁等。

2.多食甘淡、清淡之品

玉米、蚕豆、黄豆、豆腐、红小豆、荸荠、枇杷、茄子、丝瓜、冬瓜、黄瓜、苦瓜、竹笋、白萝卜、胡萝卜、番茄、藕、茼蒿、茭白、芹菜、包菜、白菜、紫菜、海带、海蜇、柠檬、樱桃、杨梅、石榴等。

3.忌食膏粱厚味

如肥肉、奶油、鳗鱼、蟹黄、鱼子、奶酪、巧克力等肥甘、油腻的食物。

（二）食养方选

冬瓜饼（《是斋百一选方》）

【原料】冬瓜250g，大麦面500g，植物油适量。

【制作】将冬瓜洗净切碎取汁，用冬瓜汁和大麦面，将面擀开加油抹匀，卷起做成饼，烙熟即可。做主食，适量食用。

【功效】清热祛暑，健脾利水。

【按语】方名为后补。方中冬瓜味甘、性平，入心、小肠、三焦经，可清热祛暑、利水消肿。

焖海带（《黄帝内经养生全书》）

【原料】海带500g，赤小豆100g，胡萝卜150g，山楂、食盐各适量。

【制作】海带用水泡24小时，洗净，切成丝，晾干备用；将赤小豆、胡萝卜、山楂放进锅内，加水适量煮沸30分钟，捞去赤小豆、胡萝卜、山楂不要，放入海带焖至汁尽、酥烂时，起锅晾干食用。佐餐食用。

【功效】化痰利湿，软坚散结。

【按语】方中海带味咸、性寒，入肾、脾经，功可消痰软坚、泄热利水；赤小豆味甘、性平，入心、脾、膀胱经，可利水除湿、和血排脓、消肿解毒；胡萝卜味甘辛、性平，入肺、脾、胃经，可健脾消食、补肝明目；山药味甘酸、性微温，入脾、胃、肝经，可消食开胃、祛瘀散结，《本草纲目》认为其可"化饮食，消肉积癥瘕，痰饮痞满吞酸"。四者相配，共奏化痰利湿、软坚散结之功效。痰湿体质可食用。

魔芋豆腐（《黄帝内经养生全书》）

【原料】魔芋粉200g，粳米粉、大蒜、米醋、食盐、石灰粉、香油、植物油各适量。

【制作】取魔芋粉入锅，加水，边煮边搅拌，点适量石灰水，待魔芋充分吸水膨胀后，调入粳米粉，搅拌均匀，收汁而成，冷却后呈白色，形似豆腐，质地细腻滑嫩。临用时切成片，入开水锅焯一下，捞出装盘，拌上少许大蒜、食盐、米醋、香油，即成。佐餐食用。

【功效】化痰行瘀，降脂减肥。

【按语】方中魔芋味辛、性寒，入心、肝、胃经，具有活血化瘀、解毒消肿、宽肠通便、化痰软坚、行瘀降脂之功，适合痰湿体质者食用。现代研究魔芋可清洁肠胃、促进消化、降低胆固醇，对防治高血压、肥胖、糖尿病有较好的作用。

鲫鱼赤豆汤（《得配本草》）

【原料】鲫鱼3条（约500g），赤小豆50g，食盐适量。

【制作】将鲫鱼去鳃，净膛，洗净备用。将赤小豆填入鱼腹，扎好，用水煮至烂熟，以少许食盐调味即成。佐餐食用，淡味食之。

【功效】补脾和胃，利水消肿。

【按语】方名为后补。方中鲫鱼味甘、性平，入脾、胃、大肠经，具有健脾、开胃、益气、利水、通乳、除湿之功效；赤小豆味甘、性平，入心、脾、膀胱经，可利水除湿、和血排脓、消肿解毒。二者相配，共奏补脾和胃、利水消肿之功。

黑豆莼菜羹（《寿亲养老新书》）

【原料】黑豆100g，莼菜200g，食盐适量。

【制作】将莼菜去杂物，洗净切碎；将黑豆洗净，入锅加水适量，武火煮沸，移文火煮稠，加入莼菜熬制成羹，以食盐调味即成。佐餐食用。

【功效】清热祛湿，消肿解毒。

【按语】原方名为紫不托法。方中黑豆味甘、性微寒，入脾、肝、肾经，可补肾益阴、健脾利湿、除热解毒，《本草纲目》记载其可"利水下气，制诸风热"；莼菜，又名水葵、马蹄菜，味甘、性寒，可清热利水、消肿解毒，《日华子本草》记载其可"治热疸""逐水"。二者相配，共奏清热祛湿、消肿解毒之功，适合痰湿质人食用。

七、湿热质食养

湿热质是指人体由于湿热内蕴而导致体质偏差，以面垢油光、苔黄腻等湿热表现为主要特征的体质状态。

表现特征：口干口苦，身重困倦，易生痤疮，大便黏滞不畅，小便少黄。舌质偏红，苔黄腻，脉滑数。

湿热质的人情绪易心烦急躁。易患疮疖、黄疸、热淋等病症。男性易阴囊潮湿，女性易带下增多。对夏末秋初湿热气候、湿重或气温偏高环境较难适应。

（一）食养原则

1.清热祛湿

湿热质人的食养关键在于祛湿清热，合理饮食。如赤小豆、绿豆、扁豆、蚕豆、薏苡仁、茯苓、莲子、黄瓜、蕹菜、苋菜、芹菜、苦瓜、冬瓜、西瓜、肉、鱼、海带等。

2.忌肥甘厚味

如烈酒、奶油、奶酪、肥肉、动物内脏、狗肉、鹿肉、羊肉、蟹黄、鱼子、巧克力等。

3.忌宜生冷之品

如雪糕、冰淇淋、冷冻饮料等。

4.少食辛辣之品

如姜、葱、蒜、辣椒、酒等。

（二）食养方选

丝瓜叶粥（《老老恒言》）

【原料】丝瓜叶100g，粳米100g。

【制作】丝瓜叶擦去细毛，用姜汁洗净；将粳米放入锅中，加水适量，武火烧沸，入丝瓜叶，移文火煮至米熟即成。空腹食用，每日2次。

【功效】凉血解毒，清热除烦。

【按语】方中丝瓜叶味甘、性寒，入胃、大肠经，可除热利肠、凉血解毒。《随息居饮食谱》中言丝瓜叶能"消暑解毒";粳米味甘、性平，入脾、胃经，健脾益胃、除烦止渴。二者相配，共奏凉血解毒、清热除烦之功。本方适合湿热质人，尤其是易患疮疖、痈疡类疾病者食用。

苋菜粥（《老老恒言》）

【原料】苋菜100g，粳米100g，食盐适量。

【制作】将苋菜洗净、切碎，放入锅内，再加入洗净的粳米，并加适量水和食盐，武火煮沸，移文火煮20分钟，即成。空腹食用，每日2次。

【功效】清热解毒，利水除湿。

【按语】方中苋菜味甘、性凉，入肺、大肠经，可清热解毒、利水除湿、通利大便；粳米味甘、性平，入脾、胃经，可健脾益胃、除烦止渴。二者相配为粥，共奏清热解毒、利水除湿之功。本方亦可作为老年体虚调养之用，常食可益脾胃、强身体。《奉亲养老书》说："治下痢，苋菜煮粥食，立效。"

鲜拌三皮（《黄帝内经养生全书》）

【原料】西瓜皮200g，黄瓜皮200g，冬瓜皮200g，食盐适量。

【制作】将西瓜皮刮去蜡质外皮，冬瓜皮刮去绒毛外皮，与黄瓜皮一起，在开水锅内焯一下，待冷，切成条状，置盘中，用少许食盐拌匀即成。佐餐食用。

【功效】清热利湿。

【按语】方中西瓜皮味甘、性凉，可清热、止渴、利水，主暑热烦渴，《本草再新》言其可"化热除烦，祛风利湿"；黄瓜皮味甘、性凉，可清热止渴、利尿消肿；冬瓜皮味甘、性微寒，可清热祛暑、利水消肿。三者相配，共奏清热利湿之效，适合湿热体质者食用。

莴笋拌豆芽（《清稗类钞》）

【原料】莴笋250g，绿豆芽250g，白糖、醋、香油各适量。

【制作】将莴笋洗净，去叶、皮，切成长3cm左右的细丝，用滚水略焯，捞起沥干水，绿豆芽洗净。加姜丝、香油、白糖、醋拌匀，即可装盘食用。佐餐食用。

【功效】清热祛湿，宽胸下气。

【按语】方名为后补。方中莴笋味微辛苦、性微寒，可清热祛湿、利小便。绿豆芽味甘、性凉，可清暑热、调五脏、利尿除湿。二者相配，共奏清热去湿、宽胸下气之功。适合湿热体质者食用。

豌豆苗豆腐汤（《黄帝内经养生全书》）

【原料】豆腐500g，豌豆苗尖200g，食盐、植物油各适量。

【制作】将水煮沸后，把豆腐切块下锅，煮沸后下豌豆苗尖，烫熟即起锅，酌加食盐调味即成。佐餐食用。

【功效】清热，利尿，消肿。

【按语】方中豆腐味甘、淡，性平，入脾、胃、大肠经，可益气和中、润燥生津。《本草纲目》言其可"清热散血"。豌豆苗味甘、性平，入脾、胃经，具有益中气、利尿消肿之功效。二者相配，共奏清热、利尿、消肿之功。湿热体质者可以食用。

八、气郁质食养

气郁质是指人体由于情志不遂、气机不畅而导致体质偏颇，以气机郁滞为主要特征的体质状态。

表现特征：形体瘦者偏多；神情抑郁，情感脆弱，郁闷不乐；舌淡红，苔薄白，脉弦。

气郁质人性格内向稳定，忧虑脆弱，敏感多疑。容易患脏躁、梅核气、百合病及郁证等病症。对精神刺激适应能力较差。不适应阴雨天气。

（一）食养原则

1.行气解郁

对气郁质的人应行气解郁，使气机调达，心情舒畅。如金橘、橙子、柑橘、韭菜、茴香菜、刀豆等食物。

2.芳香开郁

花具有芳香之气，能疏肝解郁，帮助调节情绪，舒缓压力。如茉莉花、玫瑰花等。

3.少食肥甘黏腻之品

如肥肉、奶油、鳗鱼、蟹黄、鱼子、奶酪、巧克力、油炸食品、甜食等。

4.少食收敛酸涩之物

收敛酸涩之物易致气滞，如乌梅、泡菜、石榴、青梅、杨梅、酸枣、李子、柠檬等。

（二）食养方选

橘饼（《食鉴本草》）

【原料】蜜橘500g，蜂蜜、白糖各适量。

【制作】选新鲜橘子，去掉种子后浸泡以去涩味，取出放入沸水中煮5~10分钟，取出，沥干水分；再放入蜂蜜中浸泡约2天时间，将白糖按重量1：1溶解于水中制成糖液，与浸泡好的橘果一起置于锅中加热，至糖液黏稠，捞出橘果，置于干净的器皿上晒干，再均匀撒一层白糖于橘果上，可置干燥的玻璃瓶中密封贮存。每次10g，以沸水冲调，不拘时饮服。

【功效】下气宽中，化痰消食。

【按语】橘子味甘、酸，性微温，《日华子本草》言其可"除胸中膈气"；蜂蜜味甘、性平《本草纲目》中言其可"通三焦，调脾胃"。故加工而成的橘饼具有下气化痰、开胃消食之效。《食鉴本草》中言"一切气逆恼怒，郁结，胸膈不开，用好橘饼或冲汤，或切片细嚼，最有神效"，适合气郁质人食用。

佛手柑粥（《老老恒言》）

【原料】佛手柑15g，粳米100g，冰糖适量。

【制作】将佛手柑切碎，加水煎煮，去渣；再放入淘洗干净的粳米一同煮粥，快熟时加适量冰糖，再煮一二沸即可。空腹食用，每日2次。

【功效】疏肝健脾，理气化痰。

【按语】佛手柑味辛苦、性温，入肝、脾、胃经，有芳香行散之功，可疏肝理气、和中止痛、化痰止咳，《本草拾遗》中言其可"下气，除心头痰水"；配以甘平的粳米，以健脾养胃。二者相配，共成疏肝健脾、理气化痰之功。《宦游日札》云："闽人以佛手柑作菹，并煮粥，香清开胃。"佛手柑性温燥，常食易伤阴血，阴虚血燥、气无郁滞者慎用。

姜橘汤（《遵生八笺》）

【原料】橘500g，生姜、食盐各适量。

【制作】将橘皮去内部的白膜，只留橘肉及橘皮。将橘皮切成细丝，同橘肉一起捣碎，加食盐入锅翻炒片刻，再加生姜末炒匀起锅，装入容器内捣汁拌匀，阴干后密封收贮。每次50g，以沸水冲泡，饮服，每日2次。

【功效】理气和胃，降逆止呕。

【按语】橘味甘、酸，性温，入肺、胃经，可润肺生津、理气和胃，《日华子本草》言其可"除胸中膈气"。生姜味辛、性温，入肺、胃经，可温胃止呕、降逆化痰。二者相配，共奏理气和胃、降逆止呕之功。本方尚可有效改善食欲减退、呕恶、消渴、胸膈结气等，是气郁体质的养生佳品。

茉莉茶（《遵生八笺》）

【原料】鲜茉莉花瓣50g，蜂蜜适量。

【制作】将茉莉花瓣、蜂蜜放入茶杯中，以沸水冲泡，温浸10~15分钟即可。不拘时饮服。

【功效】芳香辟秽，行气解郁。

【按语】方中茉莉味辛甘、性凉，入心、肝经，可理气和中、开郁辟秽、清热解毒。蜂蜜味甘、性平，入脾、胃经，可补气润肺、健脑益智、和胃通便。二者相配，具有芳香辟秽、行气解郁之功效，行气而不伤正。常服本方可使心情放松，情志舒畅。

九、血瘀质食养

血瘀质是指人体由于血运不畅或体内离经之血未能消散而导致体质偏颇，以血行不畅、肤色晦暗、舌质紫暗等血瘀表现为主要特征的体质状态。

表现特征：肤色晦暗，色素沉着，易出现瘀斑、胸闷、刺痛、疮块、出血及肌肤甲错，口唇青紫或暗淡，舌暗或有瘀点，舌下络脉紫暗或增粗，脉涩。妇女可见少腹疼痛，月经不调，痛经，经闭，经色紫黑有块，或崩漏等。

血瘀质的人容易患痛证、血证及癥瘕等病症。不耐受寒邪，耐夏不耐冬。

（一）食养原则

1.活血祛瘀

血瘀质由于血运不畅或体内离经之血未能消散，宜活血祛瘀，予油菜、慈姑、茄子、韭菜、木耳、山楂、红糖、黄酒、醋等食物。

2.行气散结

气郁和血瘀常常互为因果，要多配伍一些有行气作用的食物，如大葱、茴香等。

3.忌食寒凉、收涩之品

以免影响血液流通，如乌梅、苦瓜、柿子、石榴等食物。

（二）食养方选

蒸茄子（《随园食单》）

【原料】茄子500g，米醋、香油、食盐各适量。

【制作】将茄子洗净，去皮切丁，入沸水中焯一下，入蒸笼蒸20分钟左右；将蒸熟的茄子取出，趁热放食盐，淋上香油、米醋，拌匀即成。佐餐食用。

【功效】凉血解毒，活血消痈。

【按语】方名为后补。方中茄子味甘、性寒，有清热凉血、活血止痛的功效，据《本草纲目》记载其可"散血止痛，消肿宽肠"。米醋性温，可以佐制茄子的寒凉之性，《本草纲目》亦记载其可"散瘀血"。故此方可凉血解毒、活血消肿，适合血瘀质人食用。

炒油菜苔（《清稗类钞》）

【原料】芸苔250g，蘑菇200g，白糖、食盐、鸡汤、香油各适量。

【制作】先将蘑菇用80℃热水焯一下，芸苔洗净切段备用；将芸苔倒入翻炒，至五成热，再加鸡汤，然后放入食盐、白糖、蘑菇；翻炒约半分钟，淋明油起锅，装盆即成。佐餐食用。

【功效】散血消肿，通肠解毒。

【按语】方名为后补。方中芸苔即油菜苔，味甘、性凉，可活血消肿、清热祛风、通便解毒，《本草纲目》记载其可"散血消肿"，《开宝本草》亦言其可"破癥瘕结血"。蘑菇味甘、性凉，可理气化痰、开胃通肠。二者相配可共奏散血消肿、通肠解毒的功效，亦是血瘀质人很好的食养佳品。

炒红果（《本草从新》）

【原料】红果500g，冰糖适量。

【制作】将红果洗净，去除籽和蒂。将红果放入锅中，在上面撒上适量冰糖，然后加入适量的清水煎煮，煮沸后改文火炖烂，起锅放凉后装入容器中储存。每次取数枚，餐后食用。

【功效】消食健胃，祛风散结。

【按语】方名为后补。方中红果即山楂，味酸、甘，性微温，《本草纲目》记载其可治疗"痰饮痞满吞酸，滞血痛胀"，即言其有消食开胃、化瘀散结之功效。冰糖味甘、性平，《本草纲目》记载其可"助脾气，缓肝气"。故此方可健脾消食、化瘀散结，亦是血瘀质人调理身体之佳品。本方还可开胃、消食、助消化。

木耳炒黄花菜（《饮食保健学》）

【原料】干黑木耳50g，干黄花菜50g，葱、植物油、食盐各适量。

【制作】将黑木耳和黄花菜用冷水泡至发开，洗去泥沙备用。锅里放1勺油，烧至七成热，将葱末放入锅里爆香，下黑木耳、黄花菜翻炒2分钟，加食盐调味即成。佐餐食用。

【功效】益气润肺，活血养颜。

【按语】黑木耳味甘、性平，入胃、大肠经，可益气润肺、补脑轻身、凉血止血；黄花菜味甘、微苦，性平，入肝、脾、肾经，可宽胸膈、养肝血、利水通乳、止血除烦。二者相配，共奏益气润肺、活血养颜之功。本方亦为益气强壮养生食品。黑木耳日常食之可益气不饥、轻身强志、宣利肠胃、防止出血，适于虚弱、易于出血体质以及妇女和老年人食用。

十、阳盛质食养

阳盛质是指由于人体阳气过于旺盛而导致体质偏颇，以阳热化火、耗伤津液、扰动血分为主要特征的体质状态。

表现特征：阳气旺盛，形体壮实，面赤，声高气粗，喜凉怕热，口渴汗多，小便热赤，大便恶臭。脉洪大有力，舌红苔黄。

阳盛质的人多好动，易发怒。容易患牙齿肿胀、胃脘灼热而喜凉饮、口舌生疮、头痛、目赤肿痛及两肋胀痛等病症，还可见衄血、吐血、便血、尿血等。耐冷不耐热，耐寒不耐夏。

（一）食养原则

1.清热泻火

阳盛质人的食养以清热泻火为要点，如绿豆、田螺、海带、芹菜、白菜、苦瓜、黄瓜、蕹菜、卷心菜、黄瓜、莲藕、番茄、香蕉、鸭梨、西瓜等食物。

2.多饮用清凉饮品

如绿茶、莲心茶、菊花茶、苦丁茶等。但要注意以避免损伤阳气为度。

3.忌食辛辣温燥之品

如辣椒、花椒、大蒜等。酒性辛热，阳盛质的人宜少饮酒。

4.少食温热性食物

如牛肉、狗肉、鸡肉、鹿肉等。

（二）食养方选

二豆粥（《得配本草》）

【原料】白扁豆50g，绿豆50g。

【制作】将白扁豆、绿豆洗净后泡8~10小时。先将白扁豆放入锅中，加入适量清水，武火煮开，约煮20分钟后，加入绿豆继续煮至白扁豆熟烂，绿豆将要开花为宜，起锅即成。空腹食用，每日2次。

【功效】清热解暑，健脾祛湿。

【按语】方名为后补。方中白扁豆味甘、性微温，可健脾益胃、解暑化湿，《本草纲目》记载其可"消暑，暖脾胃，除湿热，止消渴"。绿豆味甘、性寒，可清热解毒、解暑，《开宝本草》言其可"压热解毒"，治疗"丹毒烦热风疹"。二者相合，共奏清热解暑、健脾祛湿之效。绿豆肉性平而皮性寒，故在煎煮时需注意不可煮开花，否则清热效力减弱。

煮面筋（《本草纲目》）

【原料】面筋200g，食盐适量。

【制作】将面筋撕块，入沸水中煮，亦可酌加少许时蔬同煮，煮沸即可，加适量食盐调味。佐餐食用。

【功效】清热，和中，益气。

【按语】方名为后补。面筋，即麸于面水中揉洗而成，味甘、性凉，有清热和中之效。据《本草纲目》记载其"解热和中，劳热之人宜煮食之"，并言面筋"煮食甚良"，但"今人多以油炒，则性热矣"。蔬菜大多性寒凉，可酌加时蔬与面筋同煮，一则可调面筋单调之味，二则可增强面筋清热之效力。故本方有清热、和中、益气之效，适合阳盛质人食用。

西瓜皮拌火腿肠（《清稗类钞》）

【原料】西瓜皮500g，火腿50g，香菇25g，食盐适量。

【制作】西瓜皮去外层青皮，切成细丝，再将火腿切成细丝备用。香菇切成细丝，用温水焯熟，与西瓜皮丝、火腿丝一起放入盘中，加食盐适量，拌匀即成。佐餐食用。

【功效】清热生津，除烦止渴。

【按语】方中西瓜皮味甘、性凉，有清热除烦、生津止渴、通利小便之效；火腿味甘、性平，可益肾养阴；香菇味甘、性平，可健脾益气、开胃。三者可共奏清热生津、除烦止渴之功效，适合阳盛之人食用。

凉拌蕨根粉（《本草从新》）

【原料】蕨根粉500g，醋、蒜泥、芝麻、食盐、酱油各适量。

【制作】先将蕨根粉放入开水锅中煨至没有硬心，捞出过凉水，装盘备用。将蒜泥加食盐、酱油、醋、芝麻拌匀，浇在蕨根粉上即成。佐餐食用。

【功效】清热利湿。

【按语】方中所用蕨根粉为从蕨菜根部提炼出的淀粉制成，其味甘、滑，性寒，可清热利水，《本草拾遗》记载其可"去暴热，利水道"。本方清凉可口，适合阳盛质人食用。

鲜汤煨冻豆腐（《随园食单》）

【原料】冻豆腐250g，鸡汤汁（去油）、火腿汁、肉汁、香菇、冬笋适量。

【制作】将冻豆腐切块，入沸水中除去豆腥味，入香菇、冬笋，加鸡汤汁、火腿汁、肉汁适量，煮沸后移文火，煨至冻豆腐松软，即成。佐餐食用。

【功效】清热生津，益胃和中。

【按语】方名为后补。方中冻豆腐味甘、淡，性凉，可益气和中、润燥生津。香菇味甘、性平，可健脾、开胃。冬笋味甘、性寒，可清热消痰、利水，《日华子本草》言其可"化热消痰爽胃"。以鸡汤汁、火腿汁、肉汁煨之，可提升其鲜美之味。故本方可清热生津、益胃和中，清而不伤，适合阳盛之人日常调养之用。

菘菜菜羹（《太平圣惠方》）

【原料】菘菜（大白菜）200g，食盐、湿淀粉各适量。

【制作】将大白菜洗净，切成细丁备用。锅中加水适量，放在火上加热，待水沸后放入白菜，煮至菜熟时，加入湿淀粉、食盐，煮至汤汁黏稠即成。佐餐食用。

【功效】清热除烦，生津止渴。

【按语】方中菘菜即今之大白菜，味甘、性平，可清热除烦、生津止渴，《名医别录》记载其可"通利肠胃，除胸中烦"。此方简便易行，适合阳盛之人食用以清热泻火除烦，《太平圣惠方》中载本方可"通利肠胃，除胸中烦热，解酒毒"。

十一、特禀质食养

特禀质是由于先天禀赋不足、遗传等因素而导致的一种特殊的体质偏颇，以过敏反应等为主要特征的体质状态。

表现特征：先天禀赋异常者，常因遇到过敏原而导致鼻塞、喷嚏、哮喘、瘙痒、风团、荨麻疹、过敏性紫癜、花粉症及药物过敏等。

特禀质的人对外界环境适应能力差，每因季节气候的变化而易引发宿疾。

（一）食养原则

1.培本固元，益气固表

特禀质的人宜补益气血，培本固元，或益气固表，调和营卫，增强机体的卫外功能及抗病能力。多吃百合、山药、核桃仁、大枣、粳米、胡萝卜等食物。

2.尽量避免"发物"

如荞麦、蚕豆、牛肉、鹅肉、鱼类、虾、蟹等，以免诱发宿疾。此外，可能引起过敏的食物还有牛奶、黄豆、花生、蛋类、核果类、甲壳类海鲜等。

3.少食"光敏性食物"

如香菜、芹菜、油菜、芥菜、无花果、柠檬等。这类食物往往会加强对日光刺激的敏感，加重过敏的程度。

（二）食养方选

松子饼（《遵生八笺》）

【原料】松子50g，面粉500g，白糖、酥油各适量。

【制作】先将酥油放入容器内加热融化，倒入白糖加水搅匀；用酥油糖水将面粉和成面团，用面烙饼，将松子撒在饼上，即成。做主食，适量服用。

【功效】滋阴补肾，养血润燥。

【按语】方中松子味甘、性平，入肺、肾、大肠经，可补肾养血、润肠通便、润肺止咳；酥油味甘、性平，入脾、胃、肺经，可补五脏、益气血、止消渴、润肌肤。二者相配，共奏滋阴补肾、养血润燥之功。本方可以补益身体，特禀体质者亦可服用。

煮燕窝（《醒园录》）

【原料】燕窝10g，鸡肉50g，甜酒、豆油、胡椒面、葱花各适量。

【制作】燕窝下入沸水锅煮2分钟左右，再撕碎洗净；然后将鸡肉手撕成丝，放入碗内装满，用热高汤浇淋，重复3次。燕窝另放一碗，用热高汤浇淋3遍；再将燕窝摆放在鸡丝上，用高汤加甜酒、豆油适量，浇在上面，撒上胡椒面、葱花等调味，即成。空腹食用。

【功效】补中益气，养阴润燥。

【按语】方中燕窝味甘、性平，入肺、胃、肾经，可养阴润燥、益气补中、美容养颜；鸡肉味甘、性微温，入脾、胃经，可温中补脾、益气养血、补肾益精。二者相配，共奏补中益气、养阴润燥之功。本方亦可作为病后虚弱、中气亏损者的保健食品。婴幼儿和儿童常食可长智慧、抗过敏，补其先天、后天之不足。

山药拨鱼（《遵生八笺》）

【原料】山药200g，大豆粉200g，面粉500g。

【制作】先将面粉和大豆粉用水调成面糊备用。再将山药煮熟研烂，与面糊一起调成稠糊，用匙将面糊逐条拨入开水锅中，形状和鱼片相似，故名山药拨鱼，煮熟即成。温热食用。

【功效】健脾补肺，益精润燥。

【按语】山药味甘、性平，入肺、脾、肾经，可健脾补肺、固肾益精、聪耳明目、延年益寿；小麦味甘、性平，入脾、胃经，可补气健脾；大豆味甘、性平，入脾、胃、大肠经，可健脾益气、润燥清热。三者相配，共奏健脾补肺、益精润燥之功。本方亦可作为病后虚弱、身体羸瘦保健之品，宜常食之。

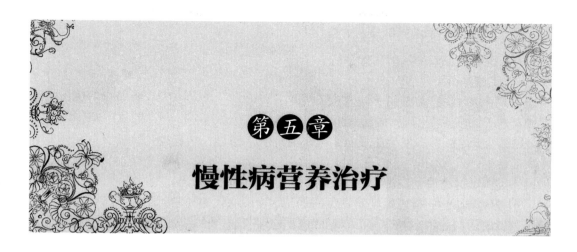

第五章

慢性病营养治疗

第一节　代谢系统

　　代谢性疾病（Metabolic Diseases）主要是指机体的物质代谢或能量代谢异常而表现出代谢性紊乱，通常是全身多系统异常的一类疾病。有些代谢性疾病也是有遗传因素引起的。中医上认为，该病属于中医消渴、眩晕、痰湿、瘀血等范畴。代谢性疾病一般是指新陈代谢的某一个或多个环节出现障碍，而把以原发器官疾病为主所致的代谢障碍归入该器官疾病的范畴内（如内分泌疾病）。代谢性疾病的分类主要由糖代谢障碍、蛋白质代谢障碍、水电解质代谢障碍以及嘌呤代谢障碍。

　　常见的代谢性疾病包括：糖尿病、糖尿病酮症酸中毒、高血糖高渗综合征、低血糖症、高尿酸（痛风）、蛋白质–能量营养不良症、维生素A缺乏病、维生素C缺乏病、维生素D缺乏病、骨质疏松症、肥胖症、高血脂等。本节将以糖尿病、高血脂、高尿酸（痛风）、肥胖症为重点，展开分析与讨论。

一、糖尿病

　　糖尿病是一组由多种病因引起的，以慢性血糖水平增高为特征的代谢疾病群，临床上可见因高血糖及糖尿所致的典型的"三多一少"症状，即多饮多食，多尿及体重减轻。中医将糖尿病归为"消渴"范畴，以内热伤阴为基本病机，对糖尿病的治疗以健脾益气、养阴生津、补肾降火为原则。糖尿病与饮食密切相关，合理的医学营养治疗不仅可以纠正代谢紊乱，调节血糖接近正常水平，对预防和治疗并发症也有很好的作用。

（一）病因病理

1.西医对糖尿病的病因病理分析

（1）临床分型

①1型糖尿病：多起病于儿童和青少年，患者"三多一少"症状明显，体内胰岛素绝对缺乏，易发生糖尿病酮症酸中毒。

②2型糖尿病：多发生于成年，起病时症状不明显，病程较长，较少自发性发生酮症酸中毒。此型糖尿病的危险性随年龄、肥胖和缺乏体力活动而增加，是最常见的糖尿病类型。这类患者约占糖尿病患者总数的90%~95%。

③妊娠糖尿病：指妊娠期间发生的不同程度的糖代谢异常。不包括孕前已经诊断或已患糖尿病的患者。妊娠前已有糖尿病的患者妊娠，称糖尿病合并妊娠。糖尿病孕妇中大多数为妊娠期糖尿病，糖尿病合并妊娠较少。妊娠糖尿病患者糖代谢多数于产后能恢复正常，但将来患2型糖尿病机会增加。糖尿病孕妇对母儿较大危害，必须引起重视。

④特殊类型糖尿病：特殊类型糖尿病可根据其病因分为八大类，包括胰岛 β 细胞功能遗传性缺陷，胰岛素作用遗传性缺陷，胰腺外分泌疾病，内分泌疾病，药物或化学品、感染、罕见的免疫介导糖尿病，以及糖尿病相关的遗传综合征等。

（2）病因

糖尿病的病因尚未阐明，不同类型的糖尿病病因不同，即使在同一类型中也有所不同。总体来说，遗传因素和环境因素共同导致了糖尿病的发生。胰岛素由胰岛 β 细胞合成和分泌，经血液循环到达体内各组织器官的靶细胞，与特异受体结合并引发细胞内物质代谢效应，在这过程中任何一个环节发生异常均可导致糖尿病。当前，除了部分特殊类型糖尿病的分子病因明确外，绝大多数糖尿病的分子病因尚不明确。在糖尿病的自然进程中，无论其病因如何，都会经历几个阶段：病人已存在糖尿病相关的病理生理改变（如自身免疫抗体阳性、胰岛素抵抗、胰岛 β 细胞功能缺陷）相当长时间，但糖耐量仍正常；随病情进展首先出现糖调节受损（Impaired Glucose Regulation，IGR），包括空腹血糖受损（Impaired Fasting glucose，IFG）和（或）糖耐量减退（Impaired Glucose Tolerance，IGT），IGR代表了正常葡萄糖稳态和糖尿病高血糖之间的中间代谢状态；最后进展至糖尿病。

①遗传因素：糖尿病与遗传有关，伴明显家族史。同卵双生子中T2DM的同病率接近100%，但起病和病情进程则受环境因素的影响而变异甚大。在同卵双生子中TIDM同病率达30%~40%，但1型糖尿病的遗传易感性涉及50多个基因，包括HLA基因和非HLA基因，现尚未被完全识别。

②环境因素：包括年龄增长、现代生活方式、营养过剩、体力活动不足、子宫内环境以及应激、化学毒物等。在遗传因素和上述环境因素共同作用下所引起的肥胖，特别是中心性肥胖，与胰岛素抵抗和T2DM的发生密切相关。

③病毒感染和化学毒物因素：已知与TIDM发病有关的病毒包括风疹病毒、腮腺

炎病毒、柯萨奇病毒、脑心肌炎病毒和巨细胞病毒等。脲佐菌素和四氧嘧啶糖尿病动物模型以及灭鼠剂吡甲硝苯脲所造成的人类糖尿病属于非免疫介导性 β 细胞破坏（急性损伤）或免疫介导性 β 细胞破坏（小剂量、慢性损伤）。

④自身免疫：目前已基本明确1型糖尿病是由于免疫介导的胰岛 β 细胞选择性破坏所致。有些糖尿病患者或其家属常伴有其他自身免疫性疾病存在，如恶性贫血、桥本甲状腺炎、甲状腺功能亢进症等。

（3）营养代谢特点

胰岛素的主要生理功能是促进合成代谢、抑制分解代谢，一旦胰岛素不足或缺乏，或组织对胰岛素的生物反应性减低，可引起碳水化合物、脂肪、蛋白质、水与电解质等物质代谢紊乱。长期的代谢紊乱可导致糖尿病并发症，出现酮症酸中毒，甚至昏迷和死亡。

①碳水化合物代谢：肝脏中糖原分解增加，合成减少，糖原异生增加。脂肪组织和肌肉中对葡萄糖的利用减少，肌糖原合成减少，分解加速。其结果是血糖升高，尿糖排出，引发多尿、多饮和多食。

②蛋白质代谢：糖原异生作用增强，蛋白质消耗增加，常呈负氮平衡，若长期未予纠正，青少年患者可有生长发育不良，成人则出现消瘦、贫血和衰弱，抗病能力下降，易并发各种感染性疾病。因此足量蛋白质供应是重要的治疗措施。

③脂肪代谢：机体脂肪合成减少，分解加速，脂质代谢紊乱，从而引起血脂增高，可导致大血管和小的种类与数量不当时，可使高脂血症、脂肪肝和高血压等并发症加速出现。

2.中医对糖尿病的认识与病因病机

（1）病因

糖尿病多属中医"消渴"范畴，由多种病因引起以慢性高血糖为特征的代谢紊乱，由于胰岛素分泌、作用的缺陷导致高血糖，且有蛋白质、脂肪代谢异常。中医学认为，糖尿病发病多由禀赋不足、五脏虚弱、过食肥甘、情志失调等所致脏腑功能失调，气血阴阳失衡，脾虚不运是发病关键。其基本病机是阴虚为本，燥热为标，以气、血、阴、阳亏虚为本，湿、热、痰、瘀、毒为标。糖尿病初期多见湿热困脾证、阴虚热盛证；后期多见肝肾阴虚证、阴阳两虚证以及血瘀脉络证等。迁延日久克伐正气，气虚则无力运血鼓动，阴虚致耗津血滞难行，血流不畅而形成瘀血，导致气阴两虚、瘀热互结。

消渴病的病因比较复杂，禀赋不足、饮食失节、情志失调、劳欲过度或外感热邪等原因均可致阴虚燥热而发为消渴。

①禀赋不足。《灵枢·五变》曰："五脏皆柔弱者，善病消瘅。"五脏之精藏于肾，若禀赋不足，阴精亏虚，五脏失养，复因调摄失宜，终至精亏液竭而发病。

②饮食失节。《素问·奇病论》曰："此肥美所发也，此人必数食甘美而多肥也，肥者令人内热，甘者令人中满，故其气上溢，转为消渴。"长期过食肥甘，或醇酒厚味，酿成内热，热甚则阴伤，发为消渴。

③ 情志失调。长期精神紧张，五志过极，导致肝气郁结，郁而化火，上灼肺阴，中伤胃液，下竭肾精，发为消渴。《外台秘要·卷十一》谓："消渴病人，悲哀憔悴伤，肝失疏泄伤也。"《临证指南医案·三消》曰："心境愁郁，内火自燃，乃消证大病。"

④ 劳欲过度。素体阴虚之人，复因房事不节，恣情纵欲，损耗肾精，致使阴虚火旺，上蒸肺胃，发为消渴。

（2）病机

消渴病的基本病机为阴津亏损，燥热偏胜，而以阴虚为本，燥热为标，两者互为因果，燥热愈甚则阴愈虚，阴愈虚则燥热愈甚。病变的脏腑主要在肺、胃、肾，而以肾为关键。三者之中，虽可有所偏重，但往往又互相影响。肺主治节，为水之上源，如肺燥阴虚，津液失于输布，则胃失濡润，肾失滋源；胃热偏盛，则上灼肺津，下耗肾水；肾阴不足，阴虚火旺，上炎肺胃，终至肺燥、胃热、肾虚三焦同病，多饮、多食、多尿三者并见。

病情迁延日久，因燥热亢盛，伤津耗气，而致气阴两虚，或因阴损及阳，而致阴阳俱虚。亦可因阴虚津亏，血液黏滞或气虚无力运血而致脉络瘀阻。另外，阴虚燥热，常变证百出。如肺失滋润，日久可并发肺痨；肝肾阴亏，精血不能上承于耳目，可并发白内障、雀盲、耳聋；燥热内结，营阴被灼，蕴毒成脓，可发为疮疖、痈疽；燥热内炽，炼液成痰，瘀阻经络，蒙蔽心窍，可致中风偏瘫；阴损及阳，脾肾阳虚，水湿内停，泛溢肌肤，可成水肿；若阴液极度耗损，可导致阴竭阳亡，而见昏迷、四肢厥冷、脉微欲绝的危象。

（二）临床表现

除1型糖尿病起病较急外，其他类型糖尿病一般起病徐缓，病程较长。糖尿病早期轻症常无症状，但1型糖尿病或其他类型糖尿病病情较重者及有并发症者则症状明显且较典型。

1.代谢紊乱症候群

典型表现为"三多一少"，即多尿、口渴多饮、多食、体重减轻。血糖升高后因渗透性利尿引起多尿，继而口渴多饮；外周组织对葡萄糖利用障碍，脂肪分解增多，蛋白质代谢不平衡，故见乏力、消瘦，患者常有易饥多食。可有皮肤瘙痒，尤其外阴瘙痒。许多患者无任何症状，仅于健康检查或因各种疾病就诊化验时发现高血糖。

2.并发症

（1）急性并发症

① 糖尿病酮症酸中毒[DKA]是胰岛素不足和拮抗胰岛素激素过多共同作用所致的严重代谢紊乱综合征。以高血糖、酮症、酸中毒为主要表现，早期"三多一少"症状加重；酸中毒失代偿后，疲乏、恶心、呕吐、多尿、头痛、嗜睡、呼吸深快，呼气中有烂苹果味；后期严重失水，尿量减少，眼眶下陷，皮肤黏膜干燥，血压下降，心率加快，晚期不同程度意识障碍，昏迷。少数患者表现为腹痛，易误诊。

② 高渗性非酮症糖尿病昏迷 系高血糖引起的血浆渗透压增高，以严重脱水和进行性意识障碍为特征的临床综合征。表现为烦渴、多尿，严重者出现脱水症状，如皮肤干燥、口干、脉速、血压下降、休克、神志障碍、昏迷等。实验室检查血酮、尿酮正常。

（2）感染

糖尿病患者易感染，如皮肤感染、肺结核、尿路感染等。

（3）慢性并发症

糖尿病的慢性并发症包括微血管病变、大血管病变、神经系统并发症和糖尿病足。

① 大血管病变主要包括冠状动脉、脑动脉以及肢体动脉的动脉粥样硬化。

a.糖尿病性冠心病 是影响糖尿病患者预后生活质量的重要原因，50%的2型糖尿病患者死于冠心病。部分糖尿病患者心肌梗死的部位与冠状动脉狭窄的部位不一致，这被认为是糖尿病对自主神经损害造成冠状动脉痉挛的结果。

b.糖尿病性脑血管病以脑梗死居多，以多发性梗死病灶和中、小脑梗死为特点，少数呈现短暂性脑缺血发作，并发出血性脑血管疾病较少见。

c.糖尿病下肢动脉硬化闭塞症早期仅感下肢困倦、乏力、感觉异常、麻木、膝以下发凉，继之出现间歇性跛行、静息痛，严重时发生下肢溃疡、坏疽。

② 微血管病变是指微小动脉和微小静脉的血管损伤，主要有糖尿病肾病和视网膜病变等。

a.糖尿病肾病是TDM的主要死亡原因，常见于病史10年以上患者。糖尿病肾病可分为五期。Ⅰ期：肾脏体积增大，肾小球滤过率升高，入球小动脉扩张，肾小球内压增加；Ⅱ期：肾小球毛细血管基底膜增厚，尿白蛋白排泄率[UAER]多在正常范围，或间歇性升高；Ⅲ期：早期肾病，出现微量白蛋白，UAER持续在20~200μg/min；Ⅳ期：临床肾病，尿蛋白逐渐增多，UAER > 200μg/min，即尿白蛋白排出量 > 300mg/24小时，相当于尿蛋白总量 > 0.5g/24小时，GFR下降，可伴有高血压、水肿及肾功能减退；Ⅴ期：尿毒症，UAER减低，Scr、BUN升高，血压升高。

b.糖尿病性视网膜病变常发生于糖尿病病程超过10年者，是失明的主要原因之一。2002年国际临床分级标准依据散瞳后检眼镜检查，将糖尿病视网膜病变分为两大类、六期。Ⅰ期：微血管瘤、小出血点；Ⅱ期：出现絮状渗出；Ⅲ期：出现棉絮状软性渗出；Ⅳ期：新生血管形成，玻璃体积血；Ⅴ期：纤维血管增殖，玻璃体机化；Ⅵ期：牵拉性视网膜脱离、失明。以上Ⅰ~Ⅲ期为非增殖期视网膜病变（NPDK），Ⅳ~Ⅵ期为增殖期视网膜病变[PDR]。

c.神经病变，包括中枢神经系统并发症、周围神经系统并发症和一系列自主神经并发症。病变以周围神经最为常见，通常为对称性，下肢较上肢严重，病情进展缓慢。临床表现为肢端感觉异常，分布如袜套或手套状，伴麻木、针刺、烧灼、疼痛，后期可出现运动神经受累，肌力减弱，甚至肌肉萎缩和瘫痪。自主神经病变也较为常见，并可较早出现，影响胃肠、心血管、泌尿系统和性器官功能，临床表现为瞳孔改变、排汗异常、胃排空延迟、腹泻、便秘、体位性低血压、心动过速以及尿失禁、尿潴留、阳痿等。中枢神经系统并发症包括伴随严重酮症酸中毒、高渗高血糖状态或低血糖症出现的神志改变、缺血性脑卒中或脑老化加速及老年性痴呆等。

d.糖尿病足又称糖尿病性肢端坏疽，是最严重的糖尿病慢性并发症之一，通常也是糖尿病出现截肢的最主要原因。往往是下肢神经病变、血管病变和感染共同作用的结果，是糖尿病患者致残、死亡的主要原因之一。表现为下肢疼痛、感觉异常和间歇性跛行、皮肤溃疡、肢端坏疽等。

（三）治疗

1.治疗思路

糖尿病的治疗有一般治疗、饮食治疗、运动治疗、口服治疗降糖药或胰岛素治疗等。其中饮食治疗是基础治疗，不论糖尿病类型、病情轻重或有无并发症，也不论是否应用药物治疗，都应严格和长期执行，从而改善或稳定病情，防止和延缓各种并发症的发生和发展，维持正常体重，保持正常的生长发育，从事日常生活和工作，抗病延寿。

2.西医营养学治疗

糖尿病的西医营养学治疗又称医学营养治疗（MNT），是糖尿病基础管理措施，是综合管理的重要组成部分。其主要目标是：纠正代谢紊乱、达到良好的代谢控制、减少心血管疾病的危险因素、提供最佳营养以改善患者健康状况、减缓 β 细胞功能障碍的进展。总的原则是确定合理的总能量摄入，合理、均衡地分配各种营养物质，恢复并维持理想体重。

（1）合理控制能量

控制能量是糖尿病营养治疗的首要原则，能量摄入以达到并维持理想体重为宜。

首先按患者性别、年龄和身高查表或用简易公式计算理想体重［理想体重（kg）= 身高（cm）－105］，然后根据理想体重和工作性质，参照原来生活习惯等，计算每日所需总热量。成年人休息状态下每日每千克理想体重给予热量105~125kJ[25~30kcal]，轻体力劳动125~146kJ[30~35kcal]，中度体力劳动146~167kJ[35~40kcal]，重体力劳动40kcal以上。儿童、孕妇、乳母、营养不良及伴有消耗性疾病者应酌情增加，肥胖者酌减，使体重逐渐恢复至理想体重的 ±5% 左右。

（2）营养物质分配

保证碳水化合物的摄入，膳食中碳水化合物供给量应占总热量的45% ~60%，成年病人每日碳水化合物摄入量为200~350g，相当于主食摄入量为250~400g，肥胖者酌情可主食限制在150~250g。接受胰岛素治疗者可适当放宽，对单纯膳食控制而又不满意者可适当减少。不同种类碳水化合物引起血糖增高的速度和程度有很大不同，可用食物血糖生成指数（glycemic index，GI）来衡量。GI指进食恒量的食物（含50g碳水化合物）后2~3小时内的血糖曲线下面积相比空腹时的增幅除以进食50g葡萄糖后的相应增幅，是反映食物引起血糖应答特性的生理学指标。GI ≤ 55% 为低GI食物，

55%~70%为中GI食物，GI≥70%为高GI食物。糖尿病病人应选择低GI食物，有利于血糖控制和控制体重。应限制单、双糖的摄入。

（3）适量蛋白质摄入

蛋白质供能应占总能量的15%~20%，其中优质蛋白不低于蛋白质总量的50%。

肝肾功能良好时，成年病人每日每千克理想体重0.8~1.2g；孕妇、哺乳期妇女、营养不良或伴消耗性疾病者增至1.5~2.0g；伴有糖尿病肾病而肾功能正常者应限制至0.8g；肾小球滤过率降低者，需降至0.6~0.7g。蛋白质应至少有1/2来自动物蛋白质，以保证必需氨基酸的供给。

每日脂肪摄入量占总热量的25%~30%，其中饱和脂肪酸摄入量小于总能量的10%，胆固醇摄入量<300mg/d。

富含膳食纤维的食品可延缓食物吸收，降低餐后血糖高峰，有利于改善糖、脂代谢紊乱，并增加饱腹感。建议我国成人膳食纤维的摄入量为25~30g/d。每日摄入食盐应限制在6g以下。戒烟限酒。

（4）合理餐次分配

确定每日饮食总热量和糖类、蛋白质、脂肪的组成比例后，按每克糖类、蛋白质产热4kcal，每克脂肪产热9kcal，将热量换算为食品后制订食谱，并根据个体生活习惯、病情和配合药物治疗需要进行安排。可按每日三餐分配为1/5、2/5、2/5或1/3、1/3、1/3等模式。规律饮食、定时定量，注意进餐顺序。

3.中医膳食治疗

（1）肺热津伤

证候：烦渴多饮，口干舌燥，尿频量多；舌边尖红，苔薄黄，脉洪数。

治法：清热润肺，生津止渴。

燕窝粥《调疾饮食辨》

【原料】燕窝10g，粳米100g。

【制作】将燕窝用温水浸泡2小时，捞出拣去羽毛等杂质，然后放入沸水锅中，加盖焖浸约30分钟，入粳米，武火煮沸，文火熬煮成粥，即可。空腹食用，每日2次。

【功效】燕窝味甘、性平，入肺、胃、肾经，具有养阴润燥、益气补中的功效，尤其在滋养肺阴方面作用突出；配以粳米助燕窝益气补中、除烦渴。本方适用于因燥热伤肺，治节失职，肺不布津所致的上消诸证。

菠菜银耳汤《中华临床药膳食疗学》

【原料】菠菜[连根]200g，银耳10g，食盐适量。

【制作】将菠菜洗净、银耳泡发，一同放入锅内加水适量，武火煮开后，改用文火继续煮10~15分钟，加入食盐调味即可。

【功效】本方中菠菜味甘、性凉，有利五脏、通血脉、开胸膈、解酒毒、止渴润燥的作用；银耳味甘、性平，可滋阴润燥。二者合用，共奏润燥滋阴、生津止渴之功。

止消渴饮（民间验方）

【原料】鲜冬瓜皮20g，西瓜皮15g，葛根粉20g。

【制作】将冬瓜皮、西瓜皮去外硬皮，切片，和葛根粉一同放入锅中，加水适量，武火煮开后，改用文火继续煮10分钟，即成。

【功效】冬瓜皮、西瓜皮均为甘寒之品，入肺、胃、心经，能引热下行，为清热生津止渴之佳品；葛根味甘辛、性凉，归脾、胃经，有生津止渴之功。三物合用，清热邪止消渴。

（2）胃火亢盛

证候：多食易饥，口渴，多尿，形体消瘦，大便干燥；舌苔黄，脉滑实有力。

治法：清胃泻火，养阴增液。

粟米饭（《食医心镜》）

【原料】粟米200g。

【制作】粟米洗净，加水适量，上锅蒸为粟米饭，即可。做主食，适量食用。

【功效】粟米即小米，味咸养肾滋阴，味甘健脾益气，性凉可去脾胃中热，故止消渴。粟米陈者，味苦、性寒，主胃热、消渴，利小便之功更强。《食医心镜》说："粟米煮饭治胃热消渴。"

葛粉饭（《圣济总录》）

【原料】葛粉15g，粟米200g。

【制作】用水浸泡粟米一夜，次日捞出与葛粉拌匀煮成饭，也可煮作粥。做主食，适量食用。

【功效】葛粉（即葛根捣取）甘，凉，归脾、胃经，既清热，又能鼓舞脾胃清阳大气上升，具生津止渴之功，是历代治消渴常用品。粟米甘、凉，能和胃除热治消渴。二者合用，共奏清热生津之功，适用于胃火亢盛型消渴的治疗。

梨豆饼（《食物本草会纂》）

【原料】大梨1个，黑豆30g。

【制作】将梨核挖去，把黑豆填入，盖上梨盖，置于锅上蒸熟，捣烂，做成小饼。每2日1次。

【功效】梨味甘、性凉，入肺、胃、心经，功可清热泻火生津；黑豆味甘、性平，归脾、肾经，可健脾益肾。二品配合，可用于胃火亢盛之消渴。

（3）阴精亏虚

证候：尿黏尿多，混浊如脂膏，或尿甜，腰膝酸软，乏力，头晕耳鸣，口干唇燥、皮肤干燥；舌红少苔，脉细数。

治法：滋补肝肾，养血益精。

消渴独胜散（《证类本草》）

【原料】带籽白萝卜1个，猪肉50g。

【制作】将带籽的萝卜洗净，切成薄片，晒干，碾为末，装瓶备用，将洗净的猪肉煎煮，取猪肉汤备用。

【功效】白萝卜古称莱菔，味辛甘、性偏凉，可消积化痰、清热止渴，甘凉生津，辛散行气，气行则津行，津液输布正常，则诸燥症状可以缓解；猪肉味甘咸、性平，能益气健胃、养阴润燥，以猪肉汤调服，可协助莱菔共奏润燥止渴之功。

山药鹅肉粥（《粥谱》）

【原料】山药50g，鹅脯肉50g，粳米100g，葱末、姜末、食盐各适量。

【制作】将鹅脯肉切成碎米粒大小备用；将山药洗净，切碎备用。制作时，将洗净的粳米与鹅脯肉粒、山药、葱末、姜末、食盐一同放入锅内，加适量清水，置武火上煮沸后，改文火继续煮至米开花肉烂时，调入食盐即成。

【功效】本方中山药味甘、性平，有补脾养胃、补肾涩精之效；鹅肉味甘、性平，具有益气补虚、滋阴和胃止渴的作用，二者相须配伍更增养阴涩精之效；再配伍味甘、性平的粳米，全方共奏益气养阴、补肾涩精之效。适用于肾气与阴精亏虚之消渴证。

（4）阴阳两虚

证候：尿频清长，稍置后尿上有如浮脂，面色黧黑或㿠白，浮肿，腹泻。畏寒。阳痿；舌淡苔白，脉沉或细。

治法：滋阴精，补肾阳。

韭菜煮蛤蜊肉（《饮食疗法》）

【原料】韭菜50g，蛤蜊肉250g，生姜、食盐、黄酒各适量。

【制作】韭菜洗净，切成段。蛤蜊肉洗净，切成片。二者一起放入锅内，加生姜、黄酒及适量清水用武火烧沸，改文火炖至肉熟，加食盐搅拌均匀即成。

【功效】韭菜味辛、性温，可兴阳道、温脾肾；蛤蜊肉味咸、性平，可补肺益肾、滋阴生津。二味合用，共奏温阳益肾、滋阴健脾、生津润燥之功效。

山栗粥（《遵生八笺》）

【原料】栗子100g，粳米100g。

【制作】将栗子和粳米洗净，一同放入锅内，加水适量，武火煮开后改用文火继续熬煮，煮至米熟烂即成。

【功效】本方中栗子性温、味甘，入脾、胃、肾经，有养胃健脾、补肾强筋的作用；粳米性平、味甘，有益胃和中的作用。二者配伍为用以温补脾肾，可用于阴阳两虚之消渴证。

（5）其他药膳

南瓜肴

【原料】南瓜250 g。

【制作】切碎后加调料炒、焖、煮汤均可，单吃或佐餐，连食一个月以上。

【功效】润肺益气，化痰解毒，治咳止喘。

五汁饮

【原料】鲜芦根、雪梨（去皮）、荸荠（去皮）、鲜藕各500 g，鲜麦冬100 g。

【制作】榨汁混合，冷饮或温服，每日数次。

【功效】本方为补液止渴，咽干烦躁的有效方剂。适用于烦渴多饮，消谷善饥，形体消瘦，小便频数，咽干口燥等症。

海参猪胰炖鸡蛋

【原料】海参、猪胰、鸡蛋各1只。

【制作】先将海参泡发切片与猪胰同炖，熟烂后将鸡蛋去壳放入，加酱油调味，每日1次。

【功效】本方能补肾益精、养血润燥；对肾阴不足之消渴症有显效。佐餐最宜，无所禁忌。

黄芪山药粥

【原料】黄芪30 g，山药60 g，研粉。

【制作】先将黄芪煮汁300毫升，去渣，加入山药粉搅拌成粥，每日1~2次。

【功效】本方适于病久脾肾皆虚患者。有外感发热时勿用。

清蒸茶鲫鱼

【原料】活鲫鱼500 g，绿茶10 g。

【制作】活鲫鱼去肠杂洗净；绿茶塞鱼肚内。置盘中上锅清蒸。不加食盐。每日1次。

【功效】此方补虚损、止烦渴，效果甚好，适用于各型糖尿病。

黄芪煮山药汤

【原料】黄芪15 g，山药30 g。

【制作】煎汤代茶，每日3~5次。

【功效】本方对降低血糖，消除症状效果甚佳。有外感发热时勿用。

玉液羹

【原料】生山药粉30 g，天花粉、淀粉、知母各15 g，生鸡内金粉、五味子、葛粉各10 g，黄芪20 g。

【制作】先将黄芪、知母、五味子加水500mL，煎取300mL，去渣再将山药粉、葛粉、天花粉、内金粉冷水调糊，趁药液沸滚时倒入搅拌为羹。每次服100mL，每日3次。

【功效】本方为止渴的妙方。适用于气阴两虚的糖尿病患者，肺胃燥热型不用。

玉米须煲乌龟

【原料】鲜玉米须60~120 g（干品30~60 g）。乌龟（金钱龟更佳）一只。

【制作】先粗加工乌龟，洗净后将龟甲、龟肉与玉米须一起放入瓦锅内，加水适量，慢火熬煮至烂熟，饮汤食龟肉。有补虚、止渴的功效。

【功效】可治糖尿病之阴虚瘦弱，口渴神疲。

猪胰炖黄芪

【原料】猪胰1具，黄芪30 g。

【制作】共煮汤，熟烂后加食盐调味，饮汤食胰。

【功效】猪胰配薏米有健脾降糖功效；配黄芪有降糖补气功效。上述处方可单独使用，并可合而用之。可治糖尿病"三多一少"症，即多食、多饮、多尿、体重减少。

参考文献

[1]宋光明，柴可夫.从膏方特点论其防治糖尿病的理论依据[J]. 中医杂志，2013，54（7）:625 — 626.

[2]项坤三. 特殊类型糖尿病[M].上海：上海科学技术出版社，2011.

[3]葛均波，徐永健，王辰.内科学（第九版）[M].北京：人民卫生出版社，2019.

[4]让蔚清，于康.临床营养学[M].北京:人民卫生出版社，2019.

二、高血脂

高脂血症主要是以血浆中胆固醇[TC]、甘油三酯[TG]、低密度脂蛋白[LDL-C]升高，高密度脂蛋白[HDL-C]降低为主要特征的一种血脂代谢紊乱状态，是导致动脉粥样硬化进而形成心脑血管疾病的主要危险因素之一。目前西药的降脂作用显著，但长期应用多有不同程度的不良反应。因此，通过对中医药的研究，探讨中药降脂治疗尤为重要。古代中医文献中无高脂血症病名，根据现代医学高血脂症的临床表现及特点，多数文献资料认为，其大抵属于中医学"痰证""脂浊""肥人""眩晕""胸痹""中风"等范畴。

（一）病因病理

1.西医对高血脂的认识与病因病理

（1）病因

高脂血症可分为原发性和继发性两类。原发性与先天性的高脂血症和遗传有关，是由于单基因缺陷或多基因缺陷，使参与脂蛋白转运和代谢的受体、酶或载脂蛋白异常所致，或由于环境因素（饮食、营养、药物）和通过未知的机制而致。继发性多发生于代谢性紊乱疾病（糖尿病、高血压、黏液性水肿、甲状腺功能低下、肥胖、肝肾疾病、肾上腺皮质功能亢进），或与其他因素年龄、性别、季节、饮酒、吸烟、饮食、体力活动、精神紧张、情绪活动等有关。

（2）病理

① 血脂、脂蛋白和载脂蛋白脂质是中性脂肪[甘油三酯和胆固醇]和类脂[磷脂、糖脂、固醇、类固醇]的统称。临床上脂质主要指甘油三酯和胆固醇，血浆中的甘油三酯和胆固醇称为血脂。脂蛋白是由成百个脂质和蛋白质分子组成的球形大分子复合体。脂蛋白中主要的脂质是胆固醇、甘油三酯和磷脂。含甘油三酯多者密度低，少者密度高。根据超速离心法及电泳法，可将血浆脂蛋白分为五大类:乳糜颗粒[CM]；极低密度脂蛋白[VLDL]，即前 β 脂蛋白；中间密度脂蛋白[IDL]，即 β 脂蛋白；低密度脂蛋白[LDL]，即 β 脂蛋白；高密度脂蛋白[HDL]，即 α 脂蛋白。这五种脂蛋白的密度依次增加，而颗粒则依次变小。此外，还有脂蛋白[a][Lp（a）]，其密度、颗粒均较LDL大。

脂蛋白的蛋白部分称为载脂蛋白（Apo），其在调节脂质运转和脂蛋白代谢方面起着关键作用。载脂蛋白在血浆中与脂质结合形成水溶性物质，成为转运脂类的载体，并参与酶活动的调节以及脂蛋白与细胞膜受体的识别和结合反应。主要的载脂蛋白有ApoA、ApoB、ApoC、ApoD、ApoE及Apo（a）等，每一型又可分为若干亚型，如ApoA可分为ApoA Ⅰ、ApoA Ⅱ、ApoA Ⅳ；ApoB可分为ApoB48、ApoB100。

② 参与脂蛋白代谢的主要酶

a.脂蛋白酯酶（LPL）分布于毛细血管内皮细胞表面，是清除富含甘油三酯的脂蛋白（如乳糜微粒和VLDL）重要的组织酶。ApoC Ⅱ 是LPL必需的激活物，ApoC Ⅲ 则抑制LPL。在LPL催化下，CM和VLDL中甘油三酯水解，产生游离脂肪酸和甘油，游离脂肪酸进入邻近组织而被燃烧产生能量或储存为脂肪。胰岛素刺激LPL的合成和分泌，糖尿病中LPL活性减低能导致甘油三酯清除受损。

b.磷脂酰胆碱胆固醇转酰酶（LCAT）：LCAT由肝合成，并分泌到血浆中，其中绝大部分与HDL结合。其作用底物是新生HDL。ApoA Ⅰ 和ApoC Ⅰ 激活LCAT，ApoA Ⅱ 则对其抑制，在LCAT催化下，游离胆固醇酯化成胆固醇酯。

③ 脂蛋白的代谢

脂蛋白有两种代谢途径：外源性代谢途径，指饮食摄入的胆固醇和甘油三酯在小肠中合成CM及其代谢过程。内源性代谢途径，是指由肝脏合成的VLDL转变为IDL和LDL，以及LDL被肝脏或其他器官代谢的过程。此外，还有一个胆固醇逆转运途径，即HDL将胆固醇从周围组织转运到肝脏进行代谢再循环。

a.乳糜颗粒（CM）：颗粒最大，密度最小，富含甘油三酯。血液循环中的脂质有两大来源，即来自饮食的外源性脂质和来自肝脏的内源性脂质。食物中的脂质经肠黏膜吸收后成CM，CM中80%~95%为甘油三酯。在血浆中，乳糜微粒上的ApoCⅡ将分布于毛细血管内皮细胞的LPL激活，在LPL的催化下，CM中的甘油三酯被水解成甘油和游离脂肪酸，或作为能源被组织细胞利用，或储存于脂肪组织。含胆固醇丰富的乳糜微粒残粒，被肝脏摄取代谢。由于CM颗粒大，不能进入动脉壁内，一般不致动脉粥样硬化，但易诱发胰腺炎。

b.极低密度脂蛋白（VLDL）：颗粒比CM小，密度约为1，也富含甘油三酯。VLDL的主要功能是运送内源性甘油三酯到肝外组织。VLDL主要在肝脏合成，在血液循环中接受HDL转运来的ApoC，流经毛细血管时，通过受体与血管壁上的LPL结合，ApoCⅡ把LPL激活，促使VLDL中的甘油三酯逐步水解，释放出游离脂肪酸。VLDL颗粒逐渐变小，形成胆固醇含量更高的IDL，IDL在肝脏被降解为LDL。血浆VLDL水平升高是冠心病的危险因素。

c.低密度脂蛋白（LDL）：LDL颗粒较VLDL更小，密度更高，是VLDL的降解产物。主要含内源性胆固醇，约占50%，是转运内源性胆固醇的主要因素。主要功能是将胆固醇转运到肝外组织，为导致动脉粥样硬化的重要脂蛋白。总的来说，小而致密的LDL颗粒较易被氧化，容易进入动脉壁内，因而有较强的致动脉粥样硬化作用。

d.高密度脂蛋白（HDL）颗粒最小，密度最高。主要功能是将外周组织包括动脉壁在内的胆固醇转运到肝脏进行代谢，这一过程称为胆固醇的逆转运，可能是HDL抗动脉粥样硬化作用的主要机制。HDL-C低水平是动脉粥样硬化和早发CVD风险的一个强烈、独立且负相关的预测因子。HDL主要在肝脏合成，小肠也可少量合成。HDL的载脂蛋白以ApoAⅠ和ApoAⅡ为主。HDL上的ApoAⅠ可将周围细胞中的游离胆固醇转运出来，并与ApoAⅠ形成复合物。在HDL上的LCAT被ApoAⅠ激活，在LCAT的催化下，游离胆固醇酯化成胆固醇酯，从而阻止游离胆固醇在动脉壁和其他组织积聚。HDL也接受CM和VLDL分解过程中转移来的胆固醇、磷脂和载脂蛋白，并同样在LCAT的催化下使游离胆固醇转化为胆固醇酯，携带胆固醇酯的成熟的HDL最终在肝内分解。

e.脂蛋白a[Lp（a）]：Lp（a）是LDL颗粒与载脂蛋白Apo（a）以二硫键结合而成的大分子糖蛋白。血浆Lp（a）水平升高与动脉粥样硬化危险性的增加相关联，被认为是冠心病的一个危险因素。

2.中医对高血脂的认识与病因病机

（1）病因

中医学认为本病由多种原因引起，常与饮食、情志、体质相关。

体质因素：素体肥胖或素体阴虚，是造成本病原因之一。"肥人多痰"，痰浊中阻可致本病。阴虚者多肝肾不足，肝肾阴虚，肝阳偏亢，木旺克土，脾虚生湿，或劳欲过度，更伤肾脏，而致气化失调，发为本病。

饮食因素：恣食肥甘厚腻，嗜酒无度，脾胃受损，脾失健运，水谷不化，化生痰湿，痰湿中阻，精微物质输布失司，酿为本病。

情志因素：长期情志抑郁不遂，肝失条达，疏泄失常，气血运行不畅，气滞血瘀，膏脂布化失度。伤及脾胃，内生痰湿，可导致本病。

（2）病机

本病多为本虚标实，本虚是指脏腑亏虚，标实是痰浊瘀血，与肝、脾、肾三脏关系最为密切，病变多延及全身脏腑经脉。其主要的病机是肝脾肾虚，痰浊瘀血，阻滞经脉，而致膏脂布化失度。

（二）临床表现

血脂异常主要的临床表现有两方面，即脂质在皮下沉积引起的黄色瘤以及脂质在血管内皮沉积引起的心脑血管疾病、动脉粥样硬化和周围动脉疾病。部分患者体格检查可见角膜环和高脂血症眼底改变。但多数患者无明显的症状和异常体征，不少人是由于其他原因进行检查时才发现。

（三）治疗

1.治疗思路

高血脂的营养治疗目的是通过饮食的调理，限制饮食中脂肪和胆固醇的摄入，同时选用降脂药物的治疗，使血胆固醇、甘油三酯、高密度脂蛋白胆固醇浓度恢复或接近正常。

2.西医营养学治疗

西医的营养学治疗也叫治疗性生活方式干预，血脂异常明显受饮食和生活方式影响，控制饮食和改善生活方式是治疗血脂异常的基础措施无论是否选择药物治疗，都必须坚持生活方式干预。

（1）**饮食控制**　改善饮食结构，根据病人血脂异常的程度、分型以及性别、年龄和劳动强度等制订食谱。减少总能量摄入（每日减少300~500kcal）。在满足每日必需营养和总能量的基础上，限制CH摄入量（＜300mg/d），补充植物固醇（2~3g）。限制饱和脂肪酸摄入量（占总能量比例一般人群＜10%，高胆固醇血症病人＜7%），脂肪摄入优先选择富含n-3（ω-3）多不饱和脂肪酸的食物。摄入碳水化合物占总能量的50% ~60%，补充可溶性膳食纤维（10~25g/d）。

（2）**增加运动**　每天30分钟中等强度代谢运动，每周5~7天，保持合适的体重指数（BMI20.0~23.9kg/㎡）。对于ASCVD病人应通过运动负荷试验充分评估其安全性。

（3）**其他**　戒烟、限盐、限制饮酒、禁烈性酒。

3.中医膳食治疗

木耳山楂汤

【原料】木耳10g，山楂40g，粳米80g。

【制作】将木耳浸泡，发透，洗净，与山楂、粳米放入锅内，加水500mL煮成粥。每日晨起空腹顿服。

【功效】此粥是防治高脂血症和动脉粥样硬化的优质药粥，老年人常食可以预防冠心病的发生和发作。

双瓜汤

【原料】南瓜、冬瓜各10g。

【制作】将南瓜、冬瓜分别带皮洗净，改切成大片，入锅中煎汤当茶，分数次饮服，连服1~3个月。

【功效】冬瓜是瓜蔬中唯一不含脂肪的，所含的丙醇二酸可抑制糖类转化为脂肪，有防止体内脂肪堆积，血脂增高作用，常饮此汤可减轻体重，降低血脂。

山楂降脂饮

【原料】鲜山楂50g，生槐花5g，嫩荷叶15g，草决明10g。

【制作】将其碾碎，再煮10分钟，取出汁液，加入适量白糖，频频饮用，每日3次。

【功效】山楂为消食肉积之品，有明显降血脂效果，但其味酸，胃酸过多者忌用。

海带粉

【原料】海带若干。

【制作】取海带洗净，晒干，研成粉末状，每次服用5g，一日3次，连服1~3个月。也可煎汤饮服，或与绿豆同煮粥服之。

【功效】海带含有大量纤维和微量元素，能减少大量脂肪在体内蓄积，可使血中胆固醇含量降低，同时有一定抗癌的作用。

香菇玉米粥

【原料】香菇15g，玉米面50g，粳米50g。

【制作】将香菇洗净，切碎，与粳米入锅，加适量清水，文火煮至将熟，加入玉米面继续煮至熟，每日早晚温热服用。

【功效】强身健体，降压降脂，对预防和治疗高脂血症和动脉硬化有显著疗效，对癌症患者也非常适宜。

葫芦茶

【原料】老葫芦壳15g，茶叶4g。

【制作】共捣粗末，开水泡茶饮服，连服3~6个月。

【功效】此茶常饮，可使血脂逐步下降。

益肾降脂汤

【原料】桑寄生10g，首乌15g，黄精15g，生蒲黄10g。

【制作】用水煎2次，分2次服，每日1剂，连服3个月。

【功效】此汤有益肾养肝，活血利湿作用。常服有一定的抗衰降脂的作用。

菊花乌龙茶

【原料】杭菊花10g，乌龙茶3g。

【制作】开水冲泡。

【功效】菊花清肝明目，茶叶有增强血管弹性，降低胆固醇和预防动脉硬化的功效。因此，菊花乌龙茶对防治高血脂症及动脉硬化有良好的效果。

山楂荷叶茶

【原料】山楂30g，荷叶12g。

【制作】加水100mL，文火煎煮15~20分钟后，去渣取汁饮用。

【功效】此茶方对高脂血症，动脉硬化和冠心病患者非常有益。

山楂粥

【原料】山楂30~45g（或鲜山楂60g），粳米100g，砂糖适量。

【制作】将山楂煎取浓汁，去渣，同洗净的粳米共煮，粥将熟时放入砂糖，稍煮至沸即可。可做点心热食，每天1次，10天为一疗程。

【功效】此粥可降压通便，降血脂，清肝明目。适用于高血压、高血脂症以及习惯性便秘等。

菊花决明子粥

【原料】菊花10g，决明子10~15g，粳米50g，冰糖适量。

【制作】先将决明子放入砂锅内炒至微有香气，取出，待冷后与菊花煎汁，去渣取汁，放入粳米煮粥，粥将熟时，加入冰糖再煮至沸后即可食用。

【功效】食此粥可健脾胃，助消化，降血脂。适用于高血脂症，高血压、冠心病，以及食积停滞，肉积不消。

黑豆粥

【原料】黑豆30g，粳米50g。

【制作】将淘洗后的黑豆与粳米一起下锅，加水500mL，先大火煮沸，再改小火煮至烂熟即成。最好不放油、盐等调料。可早、晚做主食食用。

【功效】主治高脂血症、高脂血症合并动脉粥样硬化。腹胀者每天只服1次。

大蒜泡菜鱼

【原料】独头大蒜、四川泡菜各100 g，草鱼1条。

【制作】将草鱼去鳃和内脏后，切成块；将大蒜、鱼块入锅，加入泡菜，再放入料酒、生姜、葱各10 g，食盐2 g，水适量，煮熟即可。吃蒜、鱼肉，喝汤。

【功效】主治高脂血症，特别是胆固醇血症。禁忌：合并高尿酸血症、痛风者禁用。

红薯鱼饼

【原料】红薯250 g，面粉10 g，鱼肉50 g，姜葱适量。

【制作】将红薯洗净后蒸熟、去皮，压成泥状；加入面粉；取净鱼肉剁碎，加酱油5 g；锅中放山茶油或花生油30mL，烧热后下姜粒、葱花各10 g炒香，再下鱼肉略炒，做成馅；将鱼肉馅掺入红薯泥面中，压成饼，上笼蒸熟即可。早、晚餐代主食食用。

【功效】本方有降血脂、通大便的功效。主治：高胆固醇血症而又便秘者。禁忌：合并痛风者不宜常吃。

冬瓜海带汤

【原料】冬瓜200 g，海带50 g。

【制作】将冬瓜洗净去瓤籽，连皮切成块；将海带先蒸半小时，用苏打粉少许揉搓后放入清水中泡2小时，捞起切成丝；将冬瓜块和海带煮成汤，起锅后加米醋少许。吃冬瓜、海带，喝汤。

【功效】本方有降血脂和减肥的功效，尤其有降甘油三酯的作用。主治：高甘油三酯血症或合并肥胖者。

茄子烧鳝鱼

【原料】紫皮茄子500 g，鲜活鳝鱼250 g，独头大蒜100 g，橄榄油20 g，葱、姜各10 g。

【制作】将茄子削成块状；鳝鱼去骨刺和内脏，切成段。将锅烧热，加橄榄油烧至六成热，下茄子、鳝鱼、豆瓣酱10 g和清水150mL，烧至鳝鱼熟软。再加酱油5 g炒匀即成。佐餐食用。

【功效】本方有降血脂、降血糖、防治动脉粥样硬化的作用。主治：高血脂症合并高血糖。禁忌：高尿酸血症忌食。

木耳豆腐

【原料】黑木耳6 g，豆腐200 g，生姜粒5 g，葱花5 g，精盐1.5 g。将黑木耳泡发去杂质。

【制作】锅中放花生油15 g，烧热后下姜、葱花炒香，再下黑木耳炒匀，放豆腐块，加盐，大火煮5分钟即成。佐餐食用。

【功效】本方降甘油三酯效果明显，与葱、姜相配，还有活血化瘀功效，可防治血栓形成。主治：高甘油三酯血症。

橘皮薏仁羹

【原料】橘子皮6 g，薏苡仁50 g。

【制作】将橘皮研成细末，薏仁洗净后加水1大碗入锅，煮成粥后加入橘皮末，搅匀即成。早、晚餐代主食食用。

【功效】本方有降血脂及胆固醇的作用。主治高血脂症。身体消瘦者不宜常吃。

参考文献

[1]葛均波，徐永健，王辰.内科学（第九版）[M].北京：人民卫生出版社，2019.
[2]让蔚清，于康.临床营养学[M].北京：人民卫生出版社，2019.

三、高尿酸（痛风）

尿酸高是人体内的嘌呤因代谢发生紊乱，致使血液中尿酸增多而引起的一种代谢性疾病。当尿酸生成增多或尿酸排出减少时，均可引起血液中尿酸盐浓度增高。尿酸是人类嘌呤代谢的最终产物，血尿酸盐浓度和嘌呤代谢密切相关。人体内每天都会有尿酸产生，同时也有等量尿酸排出体外，以保持平衡状态。一旦体内酸碱失衡，尿酸浓度就会增加形成高尿酸血症。如今，人们的生活和工作高节奏、高效率，饮食高营养、高蛋白、高嘌呤，导致很多人出现高尿酸血症，引起关节疼痛、痛风发作等疾病。

（一）病因病理

1.西医对高尿酸的认识与病因病理

（1）病因

尿酸是嘌呤代谢的最终产物，人体尿酸的来源有两个方面：从食物中分解而来的属外源性；在体内合成与分解代谢而来的属内源性。饮食习惯和生活方式可能影响痛风和高尿酸血症的发病。血清尿酸水平随动物内脏、海鲜等高嘌呤物质摄入增加而升高。饮酒会影响嘌呤物质排泄而使尿酸升高。痛风患者常有阳性家族史，与遗传性嘌呤代谢酶异常有关，属于多基因遗传缺陷。研究表明，痛风与磷酸核糖焦磷酸（5-phosphoribosyl-alpha-1-pyrophosphate，PRPP）合成酶（phosphoribosylpy-rophosphate synthetase，PRS）活性过高、次黄嘌呤-鸟嘌呤磷酸核糖转移酶（hypoxanthine-guanine phosphoribosyltransferase，HGPRT）活性低、腺嘌呤磷酸核糖转移酶（APRT）活性低、黄嘌呤氧化酶（xanthineoxidase，XOD）和腺苷脱氨酶（adenosinede-aminase，ADA）活性增高有关，其中XOD和ADA是调控尿酸生成的关键酶。

尿酸盐饱和析出沉积于关节引起炎症反应，从而诱发痛风。一方面尿酸盐结晶激活单核/巨噬细胞，释放白介素1（IL-1）等促炎因子，另一方面尿酸盐晶体与IgG结合激活补体，引发中性粒细胞趋化，释放白三烯、前列腺素等，引起血管扩张及通透性增加，导致关节炎症。高尿酸血症、持续性酸性尿和脱水性尿浓缩可以形成肾脏尿酸性结石。

（2）病理

① 关节炎病理急性发作期关节镜下可见滑膜衬里细胞炎性改变，大量中性粒细胞聚积、浸润，尿酸盐结晶沉积组织，巨噬细胞包绕，肉芽肿样改变，软骨细胞坏死、软骨基质丢失等。

② 痛风石病理　痛风石是以尿酸盐结晶为核心，外包绕上皮细胞和巨噬细胞等形成的异物肉芽肿。最常见于皮下组织、关节内、关节周围和肾脏组织，多为同时多处出现，以耳轮部位最为典型。皮下痛风石是病程进入慢性期的标志。

③ 肾病病理痛风性肾病是痛风特征性的病理变化之一，表现为肾髓质和锥体内有小的白色针状物沉积，周围有白细胞、巨噬细胞浸润。

2.中医对高尿酸的认识与病因病机

（1）病因

本病病因为先天不足或后天饮食不节、嗜酒、过食膏粱厚味，致脾胃受损，转运失职，湿浊内生，痰瘀内结，浊毒受气血鼓动而周流，滞留蓄积而致病。

① 先天不足　先天禀赋不足，或年老体衰，正气虚损，脾失健运，肾失气化，痰浊湿毒蕴结，壅塞经络，滞留关节，而发痛风。

② 外邪侵袭久居湿地、贪凉露宿或夜卧当风，风寒湿热乘虚而入，内郁生毒，侵袭肌腠，闭阻经脉，凝结气血，毒邪留恋，食骨损肌，导致关节红肿、疼痛及骨缺损。

③ 脾虚湿阻　脾主升清运化，脾旺则输布精微，运化水液，脾虚则痰饮湿浊内生，阻碍气机，蕴久化热成毒，窜流体内，难以祛除，倏忽而止，发作无常，所聚之处，必致病损。

④ 痰瘀内结痛风日久，正虚毒盛，五脏功能失调，湿停津聚，痰凝血瘀内结，痰饮留注经络，瘀血闭阻血脉，痰浊瘀毒盘结在筋骨关节，出现关节畸形，屈伸不利。

⑤ 肝肾亏虚劳欲精亏，年迈肾虚，或久病亏耗，乙癸同衰，气血耗伤，鼓动乏力，肌肉、筋骨、关节失养，浊毒留恋侵袭，则难以向愈，疾病迁延，正气衰败，脏器衰损。

因此，先天不足是本病发生的内在基础，饮食起居失节是其重要影响因素。

（2）病机

本病以脾肾失调、浊毒阻络为基本病机，以湿热、痰浊、瘀毒痹阻为关键病机，病性总属本虚标实，脾肾两虚为本，风寒湿热、痰湿浊瘀毒邪为标。病位以骨节、肾、目为主，与脾、肾两脏关系最为密切。

（二）临床表现

本病多见于中老年男性，约占95%，女性多于更年期后发病，部分患者有痛风家族史，多有漫长的高尿酸血症史。

① 无症状　高尿酸血症期仅有波动性或持续性血清尿酸升高，可持续数年甚至数十年无症状。但随着年龄的增长和高尿酸血症持续时间的延长，痛风的患病率增加。

② 急性　关节炎多于凌晨突发关节红、肿、热、痛，疼痛剧烈，1~2天达到高峰，数天或2周内缓解，多数发生在第一跖趾关节，其次为踝、膝、足跟、足背等处。常为饮酒、高嘌呤饮食、劳累、受寒、外伤、手术、感染等因素诱发。可伴发热等全身症状。

③ 间歇发作期　急性关节炎缓解后，无明显后遗症，仅表现为血尿酸浓度升高。但随着疾病的进展，痛风发作次数增多，症状持续时间延长，无症状期缩短，受累关节增多，症状逐渐不典型。

④ 痛风石　大量单钠尿酸盐晶体沉积于皮下、关节滑膜、软骨、骨质及关节周围软组织，沉积物被单核细胞等包绕，形成痛风石和痛风石性关节炎，多见于耳廓，也可见于足趾、跟腱、鹰嘴等处，破溃后排出白色糊状或者粉状赘生物，可造成骨质破坏，关节周围组织纤维化，继发退行性改变，表现为持续性关节肿痛、畸形、功能障碍，甚至骨折。

⑤ 肾脏病变　尿酸盐晶体沉积于肾间质，可导致间质性肾炎，严重者引起肾小球硬化，表现为尿浓缩功能减退、夜尿增多、低比重尿，进而出现肾功能衰竭、水肿等。超过20%的患者可出现尿路结石，因尿酸浓度升高呈过饱和状态析出沉积。结石较小者可随小便排出，较大者可阻塞尿路，导致肾积水、泌尿系感染等。另外可见急性尿酸性肾病，多因尿酸水平急剧升高造成急性尿路梗阻，表现为少尿、无尿、急性肾功能衰竭等。

⑥ 眼部病变　肥胖痛风患者常反复发生睑缘炎，在眼睑皮下组织出现痛风石。有的逐渐长大、破溃形成溃疡而使白色尿酸盐向外排出。部分患者可出现反复发作性结膜炎、角膜炎与巩膜炎。在急性关节炎发作时，常伴发虹膜睫状体炎。眼底视盘往往轻度充血，视网膜可发生渗出、水肿或渗出性视网膜剥离。

（三）治疗

1.治疗思路

营养治疗是通过限制嘌呤食物，采用适当能量，限制脂肪和蛋白质饮食，供应充足水分及禁酒，以减少外源性的核蛋白，降低血清尿酸水平并增加尿酸的排除，防止痛风的急性发作，减少药物用量。

2.西医营养学治疗

痛风的综合治疗中营养治疗占有重要的地位，做好营养治疗，不仅可预防其急性发作，减少并发症，而且在治疗时明显减轻临床症状，减少患者痛苦，缩短住院天数，减少药物用量和医疗费用。

限制总能量、减少水化合物摄入。为保持理想体重，每日的能量摄入根据标准体重、工作性质应取低值或按正常供能计算结果减去10%~15%。要适当限制高糖饮食与高糖饮料。

限制蛋白质、低脂肪饮食。当限制蛋白质和脂肪摄入的同时，能减少嘌呤的摄入。因鸡蛋和牛奶不含核蛋白，应该是痛风首选补充蛋白质的理想食物。蛋白质摄入量可酌情减少，约为0.8~1.0g/（kg·d）。在痛风性肾病时，因尿蛋白丢失使人体内的蛋白质减少，应给予适当补充，而在出现氮质血症，肾功能不全时应科学限制蛋白质的摄入。低脂肪饮食指每日的脂肪应限制在40~50g以内要限制饱和脂肪酸的摄入量，高脂肪饮食将会减少尿酸的排泄而导致血尿酸增高。

严格限制嘌呤饮食。高嘌呤饮食可使血尿酸升高，甚至出现急性关节炎发作。每日的嘌呤量应严格限制在300mg以内。含嘌呤高的食物，即每100g食物中含嘌呤100~1000mg的食物，有瘦肉、动物内脏等；鱼类如鲭鱼、大比目鱼、沙丁鱼、小虾、鱼卵、淡菜、凤尾鱼及牡蛎等；禽类如斑鸡、石鸡、鹅等含嘌呤中等量的食物，即每100g食物中含嘌呤90~100mg的食物有鱼类、贝壳类、干豆类、扁豆、菠菜、芦笋、蘑菇等。应推荐含嘌呤很少的食物，如谷类、乳类、蛋类、蔬菜水果类。

多饮水，忌饮酒。痛风患者应坚持多饮开水或茶水。每日约2000~3000mL，有利于尿酸的排出。同时要忌饮酒，因饮酒后体内的乳酸会增加，乳酸与尿酸呈竞争性排泄，从而促使尿酸排泄减少，血尿酸增高，诱发痛风的急性发作。

多吃新鲜蔬菜和水果。蔬菜和水果类呈碱性食物，摄入后可调节尿pH，尤其在痛风患者的尿H+浓度在1000nmol/L（pH6.0以下）时，可促使尿液保持碱性，以增加尿酸的溶解度，有利于尿酸排泄，避免结石形成。

3.中医膳食治疗

痛风患者应遵循把血尿酸降下来的食疗原则，同时还需根据临床症状辨证用膳。

（1）湿热痹阻型痛风

湿热痹阻型痛风表现为关节红、肿、热、痛，多为急性发作期，关节屈伸不利，舌红、苔黄，或燥或腻，脉滑、数。宜食清热通络、祛风除湿的药膳。

百合薏仁汤

【原料】百合（鲜品）30 g，薏苡仁30 g，芦根（干）10 g。

【制作】将芦根洗净，煎汁，再用煎汁加水，将薏苡仁煮至八成熟时加入百合瓣，继续小火加热，以薏苡仁、百合熟烂为度，煎汤500mL，分2次食用。

【功效】芦根健脾利湿，百合清热润肺、安神，而且百合中含秋水仙碱等成分，对痛风性关节炎有防治作用。

土茯苓粥

【原料】土茯苓30 g，粳米100 g。

【制作】将粳米淘洗干净，加水煮粥，再将土茯苓碾成细粉，加入粥中，混匀煮沸后食用。

【功效】土茯苓可解毒，利关节，除湿通络，同时还可以促进血尿酸的排泄；粳米健脾益气。本粥适用于老年痛风急性发作期或间歇期、慢性期，但不可与茶同饮。

（2）寒湿痹阻型

寒湿痹阻型痛风表现为关节肿痛剧烈，活动不利，遇寒加重，得温则减，形寒肢冷，昼轻夜重，苔白，脉弦、紧，有的可见痛风石。多属慢性阶段，应采用温经散寒、祛风除湿的治疗方法，饮食不宜过凉。

白芥莲子山药糕

【原料】白芥子粉5g，莲子粉100g，鲜山药200g，陈皮丝5g，红枣肉200g。

【制作】先将山药去皮切薄片，与枣肉一起捣碎，再与莲子粉、白芥子粉、陈皮丝及适量水共同调和均匀，蒸糕食之，每次50~100g。

【功效】白芥子有温肺、祛痰、利气及散结、通络、止痛的功效，对于痰注经络关节之痹痛有一定的治疗作用。大枣健脾益气，莲子、山药健脾补肾。此糕适用于痛风日久不愈、关节肢体酸痛、时重时轻者。

芝麻桂膝糊

【原料】桂枝20g，牛膝20g，黑芝麻120g，面粉500g。

【制作】将桂枝、牛膝研成细粉，黑芝麻捣碎，加面粉共同混合搅匀，上笼蒸，蒸熟后放入铁锅中用文火炒黄，装入瓶中，每日3次，每次20g，用温水冲成糊状食用。

【功效】桂枝温通经脉；牛膝逐瘀血、通经脉，对风湿痹痛拘挛有效；黑芝麻可润燥补肝肾；面粉有健脾益气的作用。本品对关节肿痛、屈伸不利或足跟肿痛者，可达到祛风湿、壮筋骨的功效。

参考文献

[1]葛均波，徐永健，王辰.内科学（第九版）[M].北京：人民卫生出版社，2019.

[2]让蔚清，于康.临床营养学[M].北京：人民卫生出版社，2019.

四、肥胖症

肥胖症（Obesity）是指体内脂肪堆积过多和（或）分布异常，体重增加，是遗传因素、环境因素等多种因素相互作用所引起的慢性代谢性疾病。随着生活水平的提高，以及人们日常膳食习惯的日渐西化有关。与肥胖密切相关的糖尿病、高血压、冠心病、中风、肾脏病、脂肪肝等疾病的发病率亦呈增长趋势，成为影响公众健康的重要因素。肥胖症分继发性和原发性两种。原发性者主要由于不良的饮食习惯（摄食过多，尤其是摄入过多的脂肪类食物）以及静止少动的生活方式所致。继发性者是由于下丘脑–垂体感染、肿瘤、创伤、皮质醇增多症等所致。本节主要叙述原发性肥胖症。本病归属于中医学"肥胖"的范畴。

（一）病因病理

1.西医对肥胖症的认识与病因病理

（1）病因

肥胖症病因未完全明确，目前认为主要是遗传与环境因素等多种因素相互作用的结果。

① 遗传因素。肥胖症具有家族聚集倾向。遗传在其发病中起着易发因素的作用，但遗传方式和分子机制尚未明确，也不排除共同饮食习惯、运动习惯、胰岛素反应以及社会心理因素的影响。

② 神经精神因素。中枢神经系统控制饥饿感和食欲，影响能量消耗速率，调节与能量贮存相关激素的分泌，在体重调节中发挥重要作用。已知人类与多种动物的下丘脑中存在着两对与摄食行为有关的神经核，调节食欲及营养物质的消化和吸收。但在临床上单纯性肥胖病人不一定有下丘脑病变。食欲也受精神因素的影响，当精神过度紧张时，食欲受抑制，反之食欲亢进。

③ 内分泌因素。体内参与调节摄食行为的活性物质，有增加摄食的因子，如 α 去甲肾上腺素受体、神经肽Y、增食因子等，有减少摄食的因子，如 β 肾上腺素受体、多巴胺、胰升糖素样多肽–1、瘦素等，这些活性物质的异常，可引起摄食行为的异常。近年来高胰岛素血症在肥胖发病中的作用引人注目，肥胖常与高胰岛素血症并存，两者的因果关系有待进一步探讨，但一般认为系高胰岛素血症引起肥胖。肥胖症患者中以女性为多，尤其是经产妇、绝经期后或长期口服避孕药者，提示可能与雌激素有一定的关系。

④ 生活方式与饮食习惯。坐位生活方式、体力活动不足使能量消耗减少；饮食习惯不良，如进食多、喜甜食或油腻食物等，使摄入能量增多。饮食构成也有一定影响，在超生理所需热量的等热量食物中，脂肪比糖类更容易引起脂肪积聚。

⑤ 其他。肥胖症还与生长因素及棕色脂肪功能异常有关。胎儿期母体营养不良，蛋白质缺乏，或者出生时低体重的婴儿，在成年期饮食结构发生变化时，也容易发生肥胖症。文化因素则通过饮食习惯和生活方式导致肥胖症的发生。

（2）病理

① 脂肪细胞和脂肪组织。脂肪细胞是一种高度分化的细胞，不仅可以贮存和释放能量，而且是一个内分泌器官，能分泌数十种脂肪细胞因子、激素或其他调节物，影响局部或远处组织器官，在机体代谢及内环境稳定中发挥重要作用。脂肪组织块的增大可由于脂肪细胞数量增多（增生型）、体积增大（肥大型）或同时数量增多、体积增大（增生肥大型）。

② 脂肪的分布。脂肪的分布具有性别差异。男性脂肪主要分布在内脏和上腹部皮下，称为腹型或中心型肥胖。女性脂肪主要分布在下腹部、臀部和股部皮下，称为

外周型肥胖。中心型肥胖者发生代谢综合征的危险性较大，而外周型肥胖者减肥更为困难。

③ 调定点上调。人体内存在一套精细的监测及调控系统以维持体重稳定，称为调定点。由于体重调定点存在，短期体重增加将自动代偿，体重倾向于恢复到调定点水平；持续维持高体重可引起适应，体重调定点不可逆升高，即调定点上调。可逆性（轻度和短期）体重增加是现有脂肪细胞体积增大的结果，当引起脂肪细胞体积增大的原因去除后，脂肪细胞平均体积减小而体重恢复到原有水平。不可逆性（重度和持续）体重增加可能伴有脂肪数目增加，体重恢复难。

2.中医对肥胖症的认识与病因病机

中医理论对肥胖症的认识和祖国医学对肥胖早有认识。如《素问·通评虚实论》曰："肥贵人，则膏粱之疾也"，《景岳全书》曰："何以反为气虚？盖人之形体，骨为君也，肥人者柔盛于刚，阴盛于阳也，且肉与血成，总皆阴类，故肥人多有气虚"，明确指出察赋和饮食是肥胖发病的基本原因，《丹溪治法心要》中则明确提出"肥白人多湿""肥白人必多痰"。

（1）病因

肥胖的病因与饮食、年龄、先天禀赋、缺乏运动等多种因素相关。在病因作用下，酿生痰湿，导致气机运行不畅，血行瘀滞，郁遏生热，导致肥胖。

① 胃热脾滞阳热体质，胃热偏盛，或嗜烟好酒，或嗜食辛辣炙煿之品，致胃热亢盛，腐熟水谷力强，则食欲亢进，超过脾运化能力，导致脂膏痰湿堆积，形成肥胖。

② 痰湿内盛长期饮食不节，暴饮暴食，或过食肥甘，水谷精微不得运化；或长期喜卧好坐，缺乏运动，气血运行不畅，脾胃呆滞，运化失司，水谷精微失于输布，化为脂膏痰浊，聚于肌肤、经络、脏腑而致肥胖。妇女在妊娠期或产后由于营养过剩，活动减少，亦容易发生肥胖。

③ 脾虚不运长期饮食不节，湿浊滞脾，损伤脾胃，或久病、劳倦、年老，损伤脾胃，复加过食肥甘，脾胃亏虚，不能运化水谷精微，水谷精微失于正常输布，化为脂膏，留滞体内，导致肥胖。

④ 脾肾阳虚久病、年老体弱，生理机能由盛转衰；或脾虚久病及肾，肾阳衰微，不能化气行水，水液失于蒸腾汽化，致水湿内停，而成肥胖。

（2）病机

肥胖的病机为胃强脾弱，酿生痰湿，导致气郁、血瘀、内热壅塞。病位主要在脾胃与肌肉，与肾虚关系密切，亦与心肺的功能失调及肝失疏泄有关。病理性质有虚、实之不同，总体实多虚少。实主要在于胃热、痰湿，其中胃热是痰湿之因，膏脂堆积而成痰湿是胃热多食之果。虚主要是脾气亏虚，运化不足而水谷精微积为痰湿。在病变过程中，常发生虚实之间、各种病理产物之间的转化。另外，肥胖病变日久，常变生他病，或合并他病，如常合并消渴、头痛、眩晕、胸痹、中风、胆胀、痹证等。

（二）临床表现

1.症状及体征

肥胖症可见于任何年龄，女性多见。多有进食过多和（或）运动不足病史。常有肥胖家族史。轻度肥胖症多无症状，中重度肥胖症可有气急气短、体力活动减少、肌肉酸痛表现。

2.并发症

常见的并发症有高血压、动脉粥样硬化、冠心病、糖尿病，也容易伴发痛风和胆石症，慢性消化不良、脂肪肝、轻至中度肝功能异常也较常见，其他如癌症发生率也较非肥胖者高。

① 心血管疾病肥胖可导致心脏肥大，后壁和室间隔增厚，血容量、细胞内和细胞间液容量增加，心排血量和心搏量增高。

② 内分泌－代谢紊乱常有高胰岛素血症，脂肪、肌肉、肝细胞的胰岛素受体数量和亲和力降低，对胰岛素不敏感，导致胰岛素抵抗。肥胖者血清总胆固醇、甘油三酯、低密度脂蛋白常升高，高密度脂蛋白降低。

③ 消化系统疾病胆石症、胆囊炎发病率高，慢性消化不良、脂肪肝、轻至中度肝功能异常也较常见。

④其他癌症发生率较高。肥胖妇女子宫内膜癌比正常妇女高2~3倍，绝经后乳腺癌发生率随体重增加而升高，胆囊和胆道癌肿也较常见。肥胖男性结肠癌、直肠癌和前列腺癌发生率较非肥胖者高。

（三）治疗

1. 治疗思路

治疗的两个主要环节是减少热量摄取及增加热量消耗。肥胖症的治疗必须采取终身性的综合措施，反对饥饿疗法。要加强对肥胖症危害性及其防治策略的宣教，提倡建立科学的饮食习惯和生活方式，减少热量和脂肪的摄入，加强体育运动，预防肥胖的发生。原发性肥胖症在治疗上必须强调以行为、饮食治疗为主，药物治疗为辅的综合治疗措施，坚持长期控制体重，避免各种肥胖相关疾病的发生和发展。继发性肥胖症应针对病因进行治疗，并针对各种并发症及伴随病给予相应处理。

中医治疗当以补虚泻实为原则。补虚常健脾益气，泻实常祛湿化痰，结合行气、利水、消导、通腑、化瘀等法，以祛除体内病理性痰浊、水湿、瘀血、膏脂等。其中祛湿化痰法是治疗本病最常用的方法，贯穿本病的始终。

2.西医营养学治疗

西医对肥胖症营养治疗的主要环节是减少热量摄取及增加热量消耗。制定个体化减肥目标极为重要，强调以饮食等行为治疗为主的综合治疗，必要时辅以药物或手术治疗。继发性肥胖症针对病因进行治疗，并发症及伴发病给予相应处理。

医学营养治疗是肥胖的最基本治疗方法。对于轻度和中度肥胖可以取得一定疗效，营养治疗主要是限制病人摄入的热量，使摄入热量小于消耗。关键是限制糖和脂肪的摄入量，同时供给充足的营养素，如必需氨基酸、维生素、矿物质等。尤其应注意足量蛋白质供给，以减少减重造成的蛋白质丢失。

近年来，国内对超重/肥胖的营养管理已经形成了很多共识，如由中国超重/肥胖医学营养治疗专家共识编写委员会制定的《2016年中国超重/肥胖医学营养治疗专家共识》《2021年中国超重/肥胖医学营养治疗专家共识》，中华医学会健康管理学分会、中国营养学会、中国医疗保健国际交流促进会生殖医学分会制定的2018年《超重或肥胖人群体重管理专家共识及团体标准》、2021年《超重或肥胖人群体重管理专家共识及团体标准》等。常用的减重膳食主要包括限制热量平衡膳食（Calorie Restrict Diet，CRD）、低热量膳食（Low Calorie Diet，LCD）、极低热量膳食（Very-low Calorie Diet，VLCD）、高蛋白质膳食（High Protein Diet，HPD）及轻断食膳食（Intermittent Fasting）等。

限制热量平衡膳食在限制能量摄入的同时保证基本营养需求，结构应具有合理的营养素分配比例。CRD有3种方法：在目标摄入量基础上按一定比例递减（减少30%~50%）；在目标摄入量基础上每日减少500kcal；每日热量供给1000~1500kcal。该方法适用于所有需要体重控制者。

高蛋白质膳食，每日蛋白质摄入量占总热量的20%~30%或1.5~2.0g/kg。该方法有助于改善单纯性肥胖伴血脂异常，适用于单纯性肥胖病人。

轻断食膳食指1周内5天正常饮食、其他2天（非连续）摄取平日热量的1/4（女性500kcal/d，男性600kcal/d）的饮食模式，也称间歇式断食5∶2模式。该方法适用于伴有糖尿病、高脂血症、高血压的肥胖病人，不适用于存在低血糖风险、低血压和体质弱的病人，长期使用可能导致营养不良或酮症。

3. 中医膳食治疗

目前常用的治疗方法包括化学药物、营养、手术、中药、针灸、运动、药膳食疗等。药膳食疗以其既能满足人们对美味的追求，又具有显著疗效，无毒副作用，更易为患者接受。以下从病因病机及证治探讨肥胖的药膳治疗。

（1）脾虚湿盛

由于患者饮食结构不合理或不良饮食习惯、过度思虑或情感抑郁、缺乏体育锻炼、过度安逸等因素影响脾胃的运化功能，造成脾虚气虚，不能运化水湿，聚而生痰，化为膏腴，积于机体中，造成脾虚湿盛型肥胖。脾虚不能化生气血，可致气血不足，气不足则无力推动津液的运行，津液化为水湿痰浊，可进一步加重病情。患者表现为形体肥胖，食欲不振，舌质胖嫩，苔白滑，脉沉无力。治以健脾益气，化痰利湿。

荷叶茯苓粥

【原料】荷叶60g，茯苓15g，炒莱菔子8g，粳米30g。

【制作】将粳米淘洗干净，加水煮粥，再将茯苓、荷叶和莱菔子碾成细粉，加入粥中，混匀煮沸后食用。

【功效】荷叶利水湿、健脾胃，为降脂减肥要药；茯苓健脾和中，渗淡利湿；炒莱菔子消食化积，化痰利尿；粳米健脾益气。四者配合具健脾益气、利湿化痰、降脂减肥的功效。

鲤鱼汤

【原料】鲤鱼400g，白术15g，陈皮6g，生姜9g。

【制作】将鲜鲤鱼去鳞鳃、内脏，洗净，切成小块；将姜、陈皮拍破。将鲤鱼、姜、陈皮、白术放入锅内加水适量，置武火烧沸，移文火上炖熬约40分钟，即可出锅。

【功效】鲤鱼下气利水，健脾和胃；白术补气健脾，燥湿利水；陈皮行气，燥湿，化痰；生姜化痰降逆。四者共用使脾气健运，水湿得以运化，痰湿自小便而去，脂肪得消而达到减肥目的。

（2）气滞血瘀

痰湿阻碍气血运行，可致气滞血瘀，出现血瘀症候。症见肥胖，皮肤有紫纹，情志抑郁，舌质紫暗，脉弦涩。治以活血化瘀、行气化痰消积。

山楂饮

【原料】山楂10g，丹参9g，陈皮7g，泡水饮用。

【制作】先将10g干山楂放入砂锅内，加适量清水煎汤；微沸加入丹参和陈皮，剩一杯水左右为宜，去渣留汁，即可饮用。

【功效】山楂活血化瘀、行气消滞、消食健脾；丹参，活血祛瘀生新；陈皮行气化痰。诸品合用，使瘀血、痰浊得以消除，脾气健运而减肥。

玫瑰荸荠粥

【原料】玫瑰花10g，荸荠10g，粳米100g。

【制作】粳米洗净沥干，玫瑰花洗净剥瓣备用。取适量水，加入荸荠后加热煮沸，放入粳米续煮至滚时稍微搅拌，改中小火熬煮30分钟，加入玫瑰花瓣续煮3分钟即可。

【功效】玫瑰花理气和血；荸荠消积化痰，破积滞；粳米健脾益气。三者共奏理气化痰、活血化瘀的功效，达到减肥目的。

（3）湿热内聚

因饮食不节，肆食肥甘厚味，不能运化，郁积脾胃，日久化热，致湿热症候。症见肥胖，口苦咽干，舌质红，苔黄厚腻，脉弦滑或滑数等症。治以清热祛湿。

荷前粥

【原料】荷叶30g，车前草10g，冬瓜连皮50g，粳米100g。

【制作】取粳米煮粥，煮沸后加入车前草和冬瓜，待粥熟后趁热将荷叶撕碎覆盖粥面上,待粥呈淡绿色取出荷叶即可食用。可作为夏季清凉解暑饮料,或作为点心供早晚餐温热食用,也可凉饮。

【功效】荷叶清热利湿,车前草利水清热,冬瓜功能清热利水下气消痰,配合粳米熬粥,可益气健脾,并消减前药寒凉之性,是湿热内聚型肥胖患者适宜的膳食。

（4）脾肾两虚

肾为先天之本,脾为后天之本,二者在生理上互相滋生,病理上互相影响,脾虚可致肾虚,肾虚可引起脾虚。不能运化水湿,聚为膏脂,发为肥胖。症见肥胖虚浮,面色苍白,倦怠乏力,腹胀,不欲饮食,畏寒肢冷,腰膝酸软,舌体淡胖,边有齿痕,苔薄白,脉沉细无力或迟缓。治以温肾健脾。

羊肉炒大葱

【原料】瘦羊肉150g,大蒜15g,干辣椒适量。

【制作】大葱洗净切斜刀,大蒜拍碎,干辣椒切成小段,锅大火烧热倒入适量食用油,放入蒜粒和干辣椒煸香后倒入涮羊肉片快速翻炒,待羊肉炒到八成熟时倒入切好的大葱,放入适量的作料继续翻炒至熟后出锅

【功效】羊肉味甘性温,能补血益气,暖肾温中,在方中起到温肾减肥的作用;大蒜温中健脾,消食理气。二者均为辛热之品,使水湿蒸腾汽化于无形,从而消除肥胖。

胡桃枸杞粥

【原料】胡桃肉25g,枸杞15g,黑芝麻5g,粳米100g。

【制作】取粳米煮粥,煮沸后加入胡桃肉、枸杞和黑芝麻,煮至滚时稍微搅拌,改中小火熬煮30分钟,晾凉即可。

【功效】胡桃补肾益精,补气养血;枸杞、黑芝麻均滋补肝肾;粳米健脾益气。共奏温补肾阳、养血健脾之功效。

综上所述,脾肾功能失调是肥胖病的根本。在肥胖病的治疗中,要以脾肾为本。脾气健运,肾气充足,则能运化水湿津液,防治肥胖。通过辨证论治,发挥中医药膳的优势,寓药于食,美味可口,使患者更能接受,易于坚持,起到控制肥胖的良好效果。

第二节　循环系统

循环系统疾病（Diseases of the Circulatory System）包括心脏和血管疾病,是现代社会威胁人类健康,导致人类死亡的主要疾病之一。在全身各脏腑发挥正常生理功

能，而就中医而言，归属于中医学的"胸痹""厥证"等范畴。在高龄患者中是一种常见病，在内科疾病中占较大比重，且多较严重，常明显地影响到人体的活动，特别是在老龄患者中死于心脏病者百分比则更高。且本系统疾病以心脏病最多见。是高龄阶段的临床常见的慢性疾病，是实际临床工作中必须了解的疾病。熟悉并掌握循环系统疾病的基本知识和营养学治疗是理论学习阶段的重要知识点，对于构建营养学临床知识体系、夯实理论基础具有重要意义。

常见的循环系统疾病包括心功能不全、心律失常、冠心病、先天性心脏病、高血压病、冠状动脉粥样硬化性心脏病、心脏瓣膜病、感染性心内膜炎、心肌疾病、下肢静脉曲张、血栓闭塞性脉管炎、心脏骤停等。本节将以高血压、冠心病、心律失常为重点，展开分析与讨论。

一、高血压

高血压（hypertension）是以体循环动脉压增高为主要表现的临床综合征。根据目前采用的国际统一标准，在未用抗高血压药的情况下，非同日3次测量收缩压≥140mmHg和（或）舒张压≥90mmHg，可诊断为高血压；患者既往有高血压史，现正在服抗高血压药，虽血压＜140／90mmHg，仍诊断为高血压。高血压可分为原发性高血压和继发性高血压。原发性高血压占高血压的95％以上；继发性高血压为某些疾病的临床表现，有明确病因，约占高血压的5％。《中国居民营养与慢性病状况报告（2015）》显示，2012年我国18岁及以上居民高血压患病率为25.2％，而且高血压的发病率仍在不断上升。WHO相关研究显示，按照目前的趋势，2025年全球成人高血压患病率将突破29％，全球将有近16亿成年人成为高血压人群。高血压严重危害人类健康，是心力衰竭、脑卒中、终末期肾病及外周血管疾病最重要的高危因素之一。

高血压与中医"风眩"相似，根据相关临床症状亦可归属于"眩晕""头痛""中风"等范畴。

（一）病因病理

1.西医对高血压的认识与病因病理

（1）病因

原发性高血压的病因涉及多种因素，可分为遗传和环境因素两方面，是遗传易感性和环境因素相互作用的结果，由于多种后天因素使血压的调节失代偿所致，具有一定的遗传背景。

① 血压调节机制失代偿：诸多因素可以影响血压的调节，其中主要是心排血量及体循环的周围血管阻力。心排血量与体液容量、心率、心肌收缩力呈正相关。总外周阻力与阻力小动脉结构的改变、血管壁的顺应性、血管的舒缩状态、血液黏稠度等因素有关。血压的急性调节主要通过压力感受器及交感神经活动来实现，而慢性调节则

主要通过肾素–血管紧张素–醛固酮系统及肾脏对体液容量的调节来完成。如上述调节机制失去平衡即会导致高血压。

②遗传因素：高血压的遗传倾向比较明显，目前认为是一种多基因疾病。高血压患者中40%~60%有家族史，有明显的家族聚集性。动物实验也筛选出遗传性高血压大鼠株–自发性高血压大鼠（SHR），证实高血压可能与遗传有关。

③肾素–血管紧张素–醛固酮系统（RAAS）：体内存在循环及局部两种RAAS系统。循环RAAS系统主要由于肾灌注减低或肾缺血而被激活。肾素由肾小球入球动脉的球旁细胞分泌，而后使肝脏的血管紧张素原变为血管紧张素Ⅰ，再经血管紧张素转换酶的作用变为血管紧张素Ⅱ（AngⅡ）。AngⅡ升高可使血压升高，其机理是使小动脉平滑肌收缩，增加周围血管阻力；刺激肾上腺皮质球状带，使醛固酮分泌增加，引起水钠潴留，血容量增加；通过交感神经末梢突触前膜的正反馈使去甲肾上腺素分泌增加，导致心率加快、心肌收缩力增强和心排血量增加。多途径导致血压升高，并持续处于高血压状态。最近几年发现心脏、肾脏、肾上腺、中枢神经、血管壁等均有局部的RAAS，通过旁分泌或自分泌调节组织功能，这对高血压的形成、血压的调节可能具有较强的作用。

④精神神经系统：大脑皮层受外界及内在环境的长期不良刺激，使其兴奋与抑制过程平衡失调，对皮质下中枢的调节失控，交感神经活动增强、儿茶酚胺类介质的释放使小动脉收缩，并继发引起血管平滑肌增生，肾素释放增多。这些因素促使高血压形成，并持续处于高血压状态

⑤钠潴留：高钠饮食可使某些体内有遗传性钠运转缺陷的患者血压升高。首先钠摄入过多可使水、钠潴留，血容量增多，心排血量增加，以致血压升高。其次，由于血管平滑肌细胞内钠离子水平增高，又可使细胞内钙离子水平增高，使小动脉收缩，外周阻力增高，参与高血压的发生。再次，心钠素增高，影响钠排出，也参与高血压形成。

⑥血管内皮功能受损：血管内皮细胞具有调节血管舒缩、影响血流、调节血管重建的功能。血管内皮细胞生成的活性物质对血管舒缩等有调节作用。引起血管舒张的物质有前列环素（PGI2）、内皮源性舒张因子（EDRF）、一氧化氮（NO）等；引起血管收缩的物质有内皮素（ET–1）、血管紧张素Ⅱ等。高血压时，一般NO生成减少，而ET–1增加，血管平滑肌细胞对舒张因子反应减弱，而对收缩因子反应增强。

⑦胰岛素抵抗（insulinresistance，IR）：必须以高于正常的血胰岛素释放水平来维持正常的糖耐量，表示机体组织对胰岛素处理葡萄糖的能力减退，约50%的原发性高血压患者存在不同程度的IR。胰岛素抵抗通过下列因素使血压升高：肾小管对钠的重吸收增加；增强交感神经活动；使细胞内钠、钙增加；刺激血管壁增生。

⑧其他：缺少运动、肥胖、吸烟、过量饮酒、低钙、低镁、低钾等都与高血压有关。

（2）病理

高血压早期表现为心排出量增加和全身小动脉压力的增加，并无明显的病理学改

变，随着病情的发展可引起全身小动脉病变，可以表现为小动脉玻璃样变，中膜平滑肌细胞增殖，管壁增厚，管腔狭窄，血管重构（remodelling），使高血压持续和发展，进而导致重要靶器官如心、脑、肾等缺血损伤。同时，高血压可促进动脉硬化的形成及发展，逐步累及中动脉和大动脉。

① 心　高血压的持续存在致使左心室负荷加重，日久引起左心室肥厚与扩大。儿茶酚胺、AngⅡ等物质也可以刺激心肌细胞，促进和加重左心室肥大，最后引起高血压性心脏病，甚至心力衰竭。高血压还可促进动脉硬化发生和发展，引起冠状动脉硬化性心脏病。

② 脑　长期高血压使脑血管发生缺血与变性，脑血管结构硬化后尤为脆弱，易形成微动脉瘤，在血压波动时破裂致脑出血。脑小动脉硬化和微血栓形成可致腔隙性梗死。脑中型动脉硬化有利于血栓形成而产生脑梗死，颅外动脉粥样硬化斑块脱落可造成脑栓塞。当血压急剧升高时可引起脑小动脉痉挛，使毛细血管壁缺血，通透性增加，易致急性脑水肿，形成高血压脑病。

③ 肾　高血压形成后，肾小球入球小动脉玻璃样变性和纤维化致肾实质缺血、肾小球纤维化、肾小管萎缩，久之肾体积缩小，最终导致肾衰竭。恶性高血压时，入球小动脉及小叶间动脉发生增殖性内膜炎及纤维素样坏死，在短期内出现肾衰竭。

④ 视网膜　早期出现视网膜动脉痉挛，随着病情进展逐渐硬化，后期可出现视网膜出血、渗出及视神经盘水肿。

2.中医对高血压的认识与病因病机

（1）病因

本病主要由情志失调、饮食不节、久病过劳及先天禀赋不足等，致使机体脏腑、经络气血功能紊乱，阴阳失去平衡，清窍失聪，形成以头晕、头痛等为主要表现的高血压。

① 肝阳上亢　肝为风木之脏，内寄相火，体阴而用阳，主升主动。肝主疏泄，依赖肾精充养，素体阳盛，肝阳偏亢，日久化火生风，风升阳动，上扰清窍，则发眩晕。长期忧郁恼怒，肝气郁结，气郁化火，肝阴暗耗，阴虚阳亢，风阳升动，上扰清窍，发为眩晕。《类证治裁》："头为诸阳之会，阳升风动，上扰巅顶……耳目乃清空之窍，风阳眩沸，斯眩晕作焉。"

② 痰湿中阻　脾主运化水谷，为生痰之源。若嗜酒肥甘，饥饱无常，或思虑劳倦，伤及于脾，脾失健运，水谷不化生精微，聚湿生痰，痰浊上扰，蒙蔽清窍，发而为眩。《丹溪心法》："头眩，痰夹气虚并火，治痰为先……无痰不作眩。"

③ 瘀血阻窍，久病入络，随着病情的迁延不愈，日久殃及血分，血行不畅，瘀血内停，滞于脑窍，清窍失养，发为眩晕。明·虞抟在《医学正传》中有"因瘀致眩"之说。

④ 肝肾阴虚　肝藏血，肾藏精，肝肾同源。肝阴不足可导致肾阴不足，肾阴不足亦可引起肝阴匮乏。肝阳上亢日久，不但耗伤肝阴，亦可损及肾阴。素体肾阴不足或

纵欲伤精，肾水匮乏，水不涵木，阳亢于上，清窍被扰，而作眩晕。

⑤阴阳两虚　久病体虚，累及肾阳，肾阳受损，或阴虚日久，阴损及阳，导致阴阳两虚，髓海失于涵养，而见眩晕等。

综上所述，高血压一病，主要病因为情志失调、饮食不节、久病劳伤、先天禀赋不足等。

（2）病机

主要病机环节为风、火、痰、瘀、虚，与肝、脾、肾等脏腑关系密切。病机性质为本虚标实，肝肾阴虚为本，肝阳上亢、痰瘀内蕴为标。病机除了上述五个方面外，还有冲任失调、气阴两虚、心肾不交等，在临床中可参照辨证。

（二）临床表现

高血压起病隐匿，进展缓慢，早期可无症状。不少病人在体格检查时才发现血压升高。少数病人在出现心、脑、肾并发症时才发现血压升高。早期在精神紧张、情绪激动、劳累时血压升高，休息后降至正常，随着病情进展，血压持续升高。

1.主要症状

可见头晕、头痛、情绪易激动、注意力不集中、疲劳、心悸等。

2.体征

除血压升高外，其他体征一般较少。周围血管搏动、血管杂音、心脏杂音等是重点检查项目。

3.并发症

血压持续升高，可有心、脑、肾等靶器官损害。在我国，脑卒中是最主要的高血压并发症。近年来，高血压引起的主动脉夹层也越来越受到重视。

①心　血压持续升高致左心室肥厚、扩大形成高血压性心脏病，最终可导致充血性心力衰竭。部分高血压患者可并发冠状动脉粥样硬化，并可出现心绞痛、心肌梗死、心力衰竭及猝死。

②脑　长期高血压，由于小动脉微动脉瘤形成及脑动脉粥样硬化，可并发急性脑血管病，包括脑出血、短暂性脑缺血发作、脑血栓形成等。

③肾　长期持续高血压会并发肾动脉硬化、肾硬化等肾脏病变，早期可无表现，病情发展可出现肾功能损害。

④主动脉夹层　长期高血压，导致主动脉血管壁结构异常，血液通过主动脉内膜裂口，进入主动脉壁，造成正常主动脉壁的分离，可形成主动脉夹层。

4.高血压危重症

①恶性高血压多见于中青年。发病急骤，血压显著升高，舒张压持续 ≥130mmHg，头痛、视力减退、视网膜出血、渗出和视神经盘水肿。肾功能损害明显，出现蛋白尿、血尿、管型尿，迅速发生肾功能不全。如不及时治疗，可因肾衰竭、心力衰竭或急性脑血管病而死亡。

②高血压危象由于交感神经活动亢进，在高血压病程中可发生短暂收缩压急剧升高

（可达260mmHg），也可伴舒张压升高（120mmHg以上），同时出现剧烈头痛、心悸、气急、烦躁、恶心、呕吐、面色苍白或潮红、视力模糊等。控制血压后可迅速好转，但易复发。

③高血压脑病多发生在重症高血压患者，多见严重头痛、呕吐、意识障碍，轻者仅有烦躁、意识模糊，或者一过性失明、失语、偏瘫等，严重者发生抽搐、昏迷。可能因为血压升高，超过脑血管调节极限，脑血管波动性扩张，脑灌注过多，血管内液体渗入脑组织，引起脑水肿及颅内压升高而致。

（三）治疗

1.治疗思路

高血压（Hypertension）分为原发性高血压和继发性高血压，其发病与环境、膳食、睡眠及体重均有一定相关性，其中高血压发病与盐的过多摄入已引起临床广泛的重视。高血压病是常见病，患者在接受药物治疗前，应该重视营养治疗其原则包括限制钠的摄入。适当地增加钾、钙的摄入均有利于高血压病的防治。

2.西医营养学治疗

高血压病营养治疗是综合治疗中十分重要的组成部分。合理营养可以减轻高血压症状，降低和稳定血压，预防高血压并发症。在做好营养治疗基础上，可减少降压药物的用量，从而减轻药物的不良反应。

减少或限制钠的摄入。高血压的发病与钠过多摄入直接有关。减少或限制烹饪食盐的用量是预防与治疗高血压的重要方法之一。应提倡科学烹饪方法与食用新鲜食品，改变烹饪时盲目使用食盐与喜好腌渍品等不良饮食习惯。每天摄入食盐从10g减少至5g，血压可下降10/5mmHg，长期坚持每天摄入食盐低于5g，有利于稳定血压；其次，过多的食盐摄入还会影响降压药的效果。

适当增加钾与钙的摄入。钾与钙的合理摄入有利于高血压的防治。每日的钾摄入量要保证，成年人约1875~5625mg，特别在多尿、多汗时，要及时补充富含钾的各类蔬菜与水果，如蚕豆、毛豆、黄豆、花生、芋头、海带、紫菜、西红柿、柿子、桂圆、荔枝及柑橘等。钙的摄入也应合理增加，应多摄入鱼虾类、贝壳类、麦类等食物。

控制能量摄入。高血压病患者中部分合并超重或肥胖症。超重或肥胖症患者是高血压的高危人群，做好高血压的防治，首先要控制体重，使体重维持在标准体重的±5%。每日摄入的能量应以标准体重计算，且要做到平衡膳食合理营养，避免高碳水化合物与高脂肪食品的过量摄入。少量多餐，每天4~5餐为宜，避免过饱。高血压患者体质指数应＜24kg/㎡，腰围应＜90cm（男）或＜85cm（女）。

减少脂肪、限制胆固醇。每日摄入总脂肪占总热量的比例＜30%，其中饱和脂肪＜10%，食油＜25g/d，胆固醇＜300mg/d，对于血胆固醇水平已经升高的患者，建议每天摄入的胆固醇总量控制在200mg以下。膳食脂肪应以植物油为主，尤其多选择橄榄油、花生油等富含维生素E和不饱和脂肪酸的油品，对预防高血压心脑血管并发症有一定作用。

选择复合碳水化合物，防止超重和肥胖。每日主食应多选富含膳食纤维的全谷物、薯类及蔬菜，如燕麦、薏米、糙米、玉米等，做到粗细搭配，促进肠蠕动，保持大便通畅。

适量蛋白质。选用鱼、虾、牛肉、鸡蛋白、牛奶、豆制品等优质蛋白，但应注意适量，按1g/kg供给。过量摄入蛋白质，可能加重肾脏负担，且其代谢产物可引起血压波动。

合理补充维生素。大剂量维生素C可使胆固醇氧化为胆酸排出体外，改善心脏功能。维生素C含量丰富的新鲜蔬菜和水果有利于高血压病的防治。每天应摄入新鲜蔬菜300~500g/d，新鲜水果200~350g/d。维生素D可作为启动因素影响高血压的发生与发展。随着年龄增加，血管舒缩平衡逐渐变得不稳定，缺乏维生素D将打破这一平衡，启动高血压的发生。

常饮淡茶、戒烟、限饮酒。最好忌酒，烟草中尼古丁刺激心脏，导致心跳加快，血管收缩，血压升高，降低服药的依从性，应戒烟并避免被动吸烟。长期饮酒可诱发酒精性肝病，加速动脉硬化，加重高血压。高血压患者应戒酒，如一定要饮酒，应选择低度酒，如米酒、果酒和啤酒，并注意控制总量：白酒＜50mL/d，红酒＜100mL/d，啤酒＜250mL/d。茶叶中含有多种防治高血压病的有效成分如茶多酚等，可以适量饮用，但浓度应清淡，以免兴奋交感神经。

避免含咖啡因饮料。咖啡有助于降低帕金森病及2型糖尿病的患病风险，但是在心血管疾病、癌症等其他疾病中，咖啡的作用仍然存在争议，尤其是咖啡和咖啡因两者的作用难以区分。饮用咖啡因200~300mg可以使收缩压上升8mmHg达3小时以上。因此，对于血压控制不良的患者，应避免咖啡因摄入。

3.中医膳食治疗
（1）肝阳上亢证

决明荞麦粥

【原料】决明子、白菊花各15g，荞麦100g，白糖15g。

【制作】决明子放入铁锅内炒至起爆微有香气时取出，冷却后与白菊花同放入砂锅加水适量，煎煮30分钟，去渣取汁，澄清去沉淀。荞麦洗净入锅加药汁煮熟成粥，加白糖调味即可。每日1剂，早晚服食。

【功效】平肝潜阳，滋养肝肾，清热解毒。

（2）气血亏虚证

圆葱红枣汤

【原料】圆葱60g，红枣30g，东阿阿胶（研成粉）10g。

【制作】将圆葱切成寸许长片，与洗净的红枣同置锅内，加水适量，熬煮30分钟后加入东阿阿胶粉调和均匀即可食用。喝汤食枣与圆葱。每日1剂，分2次食用。

【功效】补益气血，健运脾胃。

（3）肾精不足证

滋肾肝膏汤

【原料】熟地黄、枸杞子、桑葚子、女贞子（酒炒）各10g，菟丝子、肉苁蓉、车前子各6g，猪肝250g，鸡蛋清2个，鸡汤700g，葱节15g，姜片10g，熟鸡油8g，胡椒粉、食盐、绍酒、味精各适量。

【制作】熟地黄、桑葚子、女贞子（酒炒）、菟丝子、肉苁蓉、车前子洗净烘干，研成细末备用；枸杞子温开水泡胀；猪肝剔去筋膜，洗净，刀捶成茸，盛入碗内，加清水150g调匀，滤去肝渣不用；姜片、葱节置肝汁中浸泡10分钟后拣去不用；再加入中药细末及鸡蛋清、胡椒粉、食盐、绍酒各适量并调拌均匀后，上笼旺火隔水蒸15分钟，使肝汁和药汁相互结合成膏至熟；砂锅置旺火上，倒入鸡汤，加入盐、胡椒粉、绍酒后烧开，加入味精；取肝膏，用竹片沿着蒸肝膏的碗边划一圈，注入已调味的鸡汤，撒上枸杞子，滴上鸡油即可。佐餐食用，每日1剂，分2次用完。调味即可服食。可酌情服用。

【功效】补肾填精，温补肾阳。

怀山杞子粥

【原料】怀山药30g，枸杞子10g，荞麦50g。

【制作】将怀山药、枸杞子、荞麦加适量水，文火煮成稀粥即可。

【功效】健脾胃，益肺肾精气。

（4）痰浊上扰证

泽泻荞麦粥

【原料】泽泻50g，白术15g，陈皮10g，川牛膝10g，荞麦50g。

【制作】将泽泻、白术、陈皮、川牛膝同入砂锅，加水煎煮，去渣，取汁备用。荞麦洗净，放入锅内，加入药汁与水适量，文火煮成稀粥即可。每日1剂，分次食用。

【功效】燥湿化痰，和胃降逆。

（5）血瘀证

山楂莲子汤

【原料】山楂150g，净莲子200g，白糖适量。

【制作】山楂去皮核。锅中放莲子，将莲子煮熟，加入山楂、白糖煮熟。佐餐食，可长期食用。

【功效】补脾养胃，生津益肺，健脾养胃，具有活血降压降脂的作用。

（6）肝风内动证

双钩焖乌鸡

【原料】双钩藤30g，灵芝30g，仔乌鸡一只，猪骨汤300mL，菜籽油60mL，精盐、黄酒、食醋、酱油、鲜红椒、味精、生姜、葱白各适量。

【制作】双钩藤、灵芝洗净，分两次水煮，浓缩汁100mL。仔乌鸡用水焖死，去毛和内杂，切成块状，在油锅内爆炒数遍，淋入黄酒、食醋，放入猪骨汤，武火煨沸，待汤汁浓香时，从锅边倒入药物浓缩汁，再加入红椒丝、生姜、葱白、味精焖至鸡肉烂熟即可。

【功效】本膳味浓香嫩，具有滋肾养肝，宁心降压作用，适宜于标实本虚的高血压病。双钩藤，味甘、性微寒，是一味传统的常用中药。研究表明：本品以降低收缩压的效果尤为明显。灵芝为多孔菌科，自古称之为"仙草""长寿草"。其味甘、微苦、性平，含有多糖、肽类，三萜以及酶类和有机锗等多种成分，对血压有双向调节作用，同时，其有效成分还能降低血清胆固醇，发酵液及菌丝液有明显的强心作用，提高缺氧承受力，改善心肌供血。研究还证实本品可影响肝脏生成血管紧张素，从而维持血压的稳定。还有报道称，灵芝可预防脑血栓形成和心肌梗死。乌鸡的蛋白质极为丰富，其脂肪为不饱和脂肪酸，有利于高血压合并心血管系统疾病的合理营养。

（7）心火炽盛证

荷叶粥

【原料】新鲜荷叶1张，粳米100g，冰糖适量。

【制作】取粳米煮粥，待粥熟后加适量冰糖搅匀。趁热将荷叶撕碎覆盖粥面上，待粥呈淡绿色取出荷叶即可。

【功效】清暑利湿，止血、降血压、降血脂。适用于中暑、高血压病、高脂血症。

（8）肝肾阴虚证

银耳杜仲羹

【原料】银耳10g，炙杜仲10g，冰糖50g。

【制作】将银耳放入盆内，加温水适量，浸泡30分钟，然后拣去杂质、蒂头，淘去泥沙，撕成片状。将冰糖放入锅内，加水溶化后熬至微黄色时，滤去渣待用。将炙杜仲放入锅内，加水煎熬3次，取药液1000g。将药液倒入锅内，加银耳片和清水适量，置武火上烧沸，再用文火烧熬3~4小时，使银耳熟烂，再冲入冰糖溶液。起锅时，加少许猪油，使银耳羹更加滋润可口。可于早晚随量服。

【功效】补肝肾，壮腰膝。适用于肝肾阴虚的头昏头痛、腰膝酸软等症。

（9）阴虚阳亢证

天麻炖甲鱼

【原料】甲鱼（鳖）1只（约450g），天麻片15g，调料适量。

【制作】甲鱼宰杀，沸水稍烫后刮去泥膜，挖净体内黄油，用甲鱼胆在壳背上涂1周，腹盖向上置器中，天麻片、葱、姜覆盖其上，加黄酒适量，加盖后隔水炖1.5~2小时。食时蘸麻油或随喜好调制蒜泥等调味汁水。

【功效】滋养肝肾，平肝潜阳，活血散瘀。

（10）气虚血瘀证

猪心炖丹参党参

【原料】丹参，党参，猪心，姜片各适量，适量水。

【制作】将猪心清洗干净后，切成片，姜切片，丹参、党参切片待用。锅中加入适量水，烧开后放入猪心，煮至猪心没有血水即可捞出待用。煮好的猪心冲洗干净后，放入砂锅中，加入姜片、丹参、党参和适量的水，加盖炖两个小时。最后加入适量盐即可盛出食用。

【功效】猪心起到温补、安神定惊、养心补血的作用。丹参、党参可以增强抵抗力和补中益气；丹参、党参对神经系统有兴奋作用，能增强机体抵抗力。党参的主要功效是补中益气，功能补脾益肺，适用于各种气虚不足者。

二、冠心病

冠状动脉粥样硬化性心脏病（Coronary Atherosclerotic Heart Disease）是指因冠状动脉粥样硬化使血管腔狭窄、阻塞，或（和）冠状动脉痉挛导致心肌缺血缺氧或坏死而引起的心脏病，统称冠状动脉性心脏病（Coronary Artery Disease，CAD），简称冠心病，亦称缺血性心脏病。慢性冠心病包括稳定型心绞痛、冠脉正常的心绞痛（如X综合征）、无症状性心肌缺血和缺血性心肌病。急性冠脉综合征包括不稳定型心绞痛（Unstable Angina，UA）、非ST段抬高型心肌梗死（non ST-segment Elevation Myocardial Infarction，NSTEMI）、ST段抬高型心肌梗死（ST-segment Elevation Myocardial Infarction，STEMI）和猝死。UA、NSTEMI、STEMI这三种分型的共同病理基础均为不稳定粥样斑块，只是伴发了不同程度的继发性病理改变，如斑块内出血、斑块纤维帽破裂、血栓形成及血管痉挛等。

本节将重点讨论心绞痛。心绞痛（Angina Pectoris）由冠状动脉供血不足，心肌急剧的、暂时的缺血与缺氧所致。其特点为发作性的心前区压榨性疼痛，主要位于胸骨后，可放射至心前区和左上肢内侧，常发生于劳力负荷增加时，持续数分钟，休息或含服硝酸甘油片后症状消失。包括稳定型心绞痛和不稳定型心绞痛。本病男性多于女性，多数患者在40岁以上，劳累、情绪激动、饱食、受寒、急性循环衰竭等为常见的诱因。

（一）病因病理

1.西医对心绞痛的认识与病因病理

（1）病因

任何原因引起冠状动脉供血与心肌需血之间发生矛盾，冠状动脉血流量不能满足心肌代谢的需要，引起心肌急剧的、暂时的缺血缺氧时，即可发生心绞痛。心肌氧耗的多少由心肌张力、心肌收缩强度和心率决定，常以"心率 × 收缩压"（二重乘积）来估计。心肌能量的产生需要强大的氧供，心肌平时对血液中氧的摄取已接近最大值，再需增加氧供时只能依靠增加冠状动脉血流量来提供。在动脉粥样硬化引起冠状动脉狭窄或部分分支闭塞时，其扩张性减弱，对心肌的供血量相对比较固定。如供血尚能应付心脏的平时需要，则休息时可无症状。当心脏负荷突然增加，如劳累、激动、左心衰竭、收缩压增高、心率加快时，心肌需血量增加；或当冠状动脉发生痉挛时，血流进一步减少；或在循环血流量突然减少的情况下，心肌血氧供需矛盾加深，遂引起心绞痛。

产生疼痛感觉的直接因素，可能是在缺血缺氧的情况下，心肌内积聚过多的代谢产物（如乳酸、丙酮酸、磷酸和类似激肽的多肽类物质），刺激心脏自主神经的传入神经末梢，经胸1~5交感神经节和相应的脊髓段传入大脑，产生疼痛感觉。这种痛觉反映在与传入水平相同脊髓段的脊神经所分布的皮肤区域，即胸骨后和两臂的前内侧与小指，尤其是在左侧。

（2）病理

心绞痛患者的病理解剖表明，至少有一支冠状动脉的主支管腔显著狭窄达横切面的75%，有侧支循环形成的患者，冠状动脉的主支有更严重的狭窄或阻塞时才会发生心绞痛。另外，冠状动脉造影发现约15%的心绞痛患者，其冠状动脉的主支并无明显病变，提示可能是冠状动脉痉挛、冠状循环的小动脉病变、交感神经过度活动或心肌代谢异常等所致。

不稳定型心绞痛与稳定型心绞痛的差别主要在于冠脉内不稳定的粥样斑块继发病理改变，如斑块内出血、斑块纤维帽破裂、血小板聚集形成血栓及（或）刺激冠状动脉痉挛，使局部心肌血流量明显下降，导致缺血性心绞痛，虽然也可因劳力负荷诱发但劳力负荷终止后胸痛并不能缓解。

患者在心绞痛发作之前，常有血压增高、心率加快、肺动脉压和肺毛细血管压增高的变化，反映心、肺的顺应性减低。发作时可有左心室收缩力和收缩速度降低、射血速度减慢、左心室收缩压下降、心搏量和心排血量降低、左心室舒张末期压和血容量增加等左心室收缩和舒张功能障碍的病理变化。左心室壁可呈收缩不协调或部分心室壁收缩减弱现象。

2.中医对心绞痛的认识与病因病机

（1）病因

本病的发生与寒邪内侵、饮食不节、情志失调、年老体衰等因素有关，多种因素交互为患，引起心脉痹阻而发为本病。主要病机如下：

①心血瘀阻。心血瘀阻是本病病机的根本，各种病因最终导致血行瘀滞，心脉不畅，发为本病。病程日久，瘀血不去，新血不生，心气痹阻，心阳不振，可向心肾阳虚转化。

②痰浊内阻饮食不节、情志失调均可导致痰浊内生，胸阳失展，气机痹阻，脉络阻滞，发为本病。病延日久，每可耗气伤阳，向气虚血瘀、气阴两虚或心肾阳虚证转化。

③阴寒凝滞素体阳虚，胸阳不展，阴寒之邪乘虚侵袭，阴寒凝滞，气血痹阻，心阳不振，发为本病。多因气候骤冷或感寒而发病或加重，日久寒邪伤人阳气，亦可向心肾阳虚转化。

④气虚血瘀是本病的基本病机。五脏之气虚，在气虚的基础上，气血运行不畅，心脉阻滞，发为本病。

⑤气阴两虚年老体衰或久病者，心气不足，阴血耗伤，导致血行瘀滞，发为本病。

⑥心肾阳虚多见于中老年人及病程迁延者，肾气渐衰，肾阳虚不能鼓舞五脏之阳，心阳、脾阳随之而虚，胸阳不振，气机痹阻，血行瘀滞，发为本病。

（2）病机

本病基本病机为心脉痹阻。病位在心，涉及肝、脾、胃、肾等脏。病性总属本虚标实，虚为气虚、阴虚、阳虚而心脉失养，以心气虚为常见；实为寒凝、气滞、痰浊、血瘀痹阻心脉，而以血瘀为多见。若病情进一步发展，瘀血痹阻心脉，则心胸猝然大痛，痛不可自止，而发为真心痛。如心阳阻遏，心气不足，鼓动无力，可发为心悸、脉象参伍不调；若心肾阳虚，水邪泛滥，可出现心衰；若心阴阳之气不相顺接，可发生厥脱，乃至猝死。

（二）临床表现

典型的心绞痛具有以下五个特点：

①部位　主要在胸骨上段或中段之后，可波及心前区，有拳头或手掌大小，甚至横贯左前胸，界线不很清楚。常放射至左肩、左臂内侧及无名指和小指，或至颈、咽和下颌部。

②性质　阵发性的胸痛，常为压榨性、闷胀性或窒息性，也可有烧灼感，但不尖锐，非针刺或刀割样疼痛，偶伴濒死的恐惧感觉。常伴疲乏，出冷汗，恶心，甚或呕吐等症状。发作时，患者往往被迫立即停止原来的活动，直至症状缓解。

③诱因　发作常由体力劳动或情绪激动所诱发，饱食、寒冷、吸烟、心动过速、休克等亦可诱发。疼痛发生于劳力或激动的当时，而不是在一天劳累之后。典型的心绞痛常在相似的条件下发生，但有时同样的劳力只在早晨引起心绞痛，可能与晨间交感神经兴奋性增高和痛阈较低有关。

④持续时间　疼痛出现后常逐渐加重，然后在3~5分钟内逐渐消失，很少超过15

分钟。可数天或数周发作一次，亦可一日内多次发作。

⑤ 缓解方式　一般在停止诱发症状的活动后即可缓解，舌下含服硝酸甘油能在几分钟内缓解。

不稳定型心绞痛胸痛的部位、性质与稳定型心绞痛相似，但具有以下特点之一：

① 原为稳定型心绞痛，在1个月内疼痛发作的频率增加，程度加重，时限延长，诱发因素变化，硝酸酯类药物缓解作用减弱。

② 1个月之内新发生的心绞痛，并因较轻的劳力负荷而诱发。

③ 休息状态下发作心绞痛或较轻微活动即可诱发，发作时表现为ST段抬高的变异型心绞痛也属此列。

此外，由于贫血、感染、甲亢、心律失常等原因诱发的心绞痛称之为继发性不稳定型心绞痛。

（三）治疗

1. 治疗思路

营养治疗是通过膳食中各种危险因子进行饮食干预治疗可防止疾病的反复，减少死亡率，延长寿命。

2. 西医营养学治疗

冠心病治疗包括基础治疗，如卧床、忌烟、静心与保证睡眠等。合理营养治疗可以促进冠心病的早期康复，减少病情加重与反复次数，有利于控制理想体重，防止冠心病的突发事件，减少医疗负担。

控制总能量。一般患者宜以低于标准体重的5%供能，对超重或肥胖症者应以标准体重供能。在冠心病发生急性心肌梗死时，能量摄入更应严格控制，原则上每天供能一般在1000kcal左右，以减轻心脏的负担。对于合并有糖尿病患者，应使糖化血红蛋白（HbA1c）降至≤6.5%。

限制脂肪摄入。脂肪供能应低于总能量的30%，每天脂肪的摄入量中动物脂肪应低于10%，单不饱和脂肪酸应高于总能量的10%。膳食胆固醇应限制在300mg/d以下。如脂代谢异常者则日摄入量应低于200mg。40岁以上血脂正常者，也应避免过多食用动物性脂肪和高胆固醇的食物，如肥肉、动物内脏、鱼子、蟹黄等。提倡选用低脂肪低胆固醇食物，如鸡肉、鱼肉、鸭肉、豆腐等。血脂控制目标应使LDL–C＜2.60mmol/L。

适量碳水化合物和蛋白质。碳水化合物供能应占总能量的60%~65%，过多的碳水化合物摄入容易导致血中甘油三酯水平升高。尽量少选用单糖和双糖食品，肥胖者的蛋白质供给要注意动物性蛋白和植物性蛋白的合理搭配。动物性蛋白摄入时饱和脂肪酸和胆固醇的摄入也相应增加，故动物性蛋白摄入量应占总蛋白摄入的30%~50%。大豆制品有助于降低血胆固醇的水平，可提倡食用。

适当增加膳食纤维摄入。多选富含水溶性纤维的食物，如燕麦、豆类蔬菜类等，能使血浆胆固醇水平降低于5%~18%。冠心病患者应适量增加膳食纤维的摄入，每日30~35g。但要注意过量膳食纤维摄入会影响对某些矿物质和微量元素的吸收。

补充维生素。维生素能改善心肌代谢和心肌功能。叶酸、维生素B_6、维生素B_{12}的摄入可降低血清同型半胱氨酸的水平，利于降低冠心病的发病率和死亡率。建议冠心病患者或高危人群每天补充含400~600μg叶酸的多种维生素。维生素C不仅能使部分高胆固醇血症者血胆固醇水平下降，还能增强血管的弹性，保护血管壁的完整性从而防止出血。尤其对心肌梗死患者，维生素C能促进心肌梗死的病变愈合。维生素E是抗氧化剂，能防止脂质过氧化，改善冠状动脉血液供应，降低心肌的耗氧量。在平时应注意补充富含维生素B族维生素C、维生素E的食物。

限制盐的摄入。盐的主要元素是钠，部分冠心病患者患有高血压，应坚持每日盐摄入量低于5g。部分人群合并心功能不全，临床表现有水肿现象，更应采用低钠饮食，以减轻水肿与减轻心脏负担。

戒烟。吸烟可引起心肌缺氧、缺血，心肌应激性增强；大量吸烟可诱发严重心律失常，导致猝死。因此，冠心病患者应戒烟，并避免被动吸烟。

限制饮酒。有观点认为少量饮酒（每日摄入酒精不超过25g），尤其是饮葡萄酒对冠心病有保护作用，但不提倡将饮酒作为冠心病的预防措施。长期大量饮酒可升高促肾上腺皮质激素水平，引起水钠潴留、血容量增多，也能导致血压升高，因此冠心病患者提倡戒酒。

避免含咖啡因饮料及浓茶。咖啡因具有升高血压的作用，咖啡及浓茶均能导致交感神经兴奋，导致冠状动脉痉挛，加快心率并加重心脏负荷。因此，冠心病患者，应避免含咖啡因饮料及浓茶。

3.中医膳食治疗

（1）心血瘀阻证

双参山楂酒

【原料】人参6g，丹参、山楂各30g，白酒500g。

【制作】将人参、丹参、山楂同置于瓶中，加入白酒，浸泡15天即可饮用。每日1次，每次10~15mL。

【功效】益气活血，通脉止痛。

山楂丹参粥

【原料】山楂、丹参各30g，当归、红花各10g，粳米100g，红糖适量。

【制作】山楂、丹参、当归、红花水煎取汁备用。粳米洗净置于砂锅，加入药汁及适量清水煮至粥熟，再加入红糖调味即可。每日1剂，分2次服食。

【功效】活血化瘀，健胃。

（2）痰浊壅盛证

石菖蒲拌猪心

【原料】猪心半个，石菖蒲10g，陈皮2g，料酒、食盐、味精、姜片各适量。

【制作】猪心洗净，去内筋膜，挤干净血水，切成小块备用。石菖蒲、陈皮洗净，与猪心一同放入炖盅内，加开水适量，调好料酒、食盐、味精、姜片各适量；炖盅加盖，置于大锅中，文火炖至猪心熟烂即可。每日1剂，3~5日为1个疗程。

【功效】通阳泄浊，豁痰开结。

（3）阴寒凝滞证

薤白粥

【原料】薤白10~15g（鲜品30~60g），葱白2茎，粳米50~100g。

【制作】薤白、葱白洗净切碎。粳米洗净置于砂锅，加水适量，加入薤白、葱白一同煮为稀粥。分次温热食用。

【功效】辛温通阳，开痹散寒。

薤白羊肾粥

【原料】薤白7茎，羊肾1具，生姜6g，粳米100g。

【制作】将羊肾洗净剖开，去内膜，细切备用。粳米洗净置于砂锅，加水适量，待粥将熟时，加入羊肾、薤白、生姜及食盐适量调味，稍煮搅和均匀即可。分次空腹温热食用。

【功效】补肾气，益精髓。

（4）阳气虚衰证

桂心生姜粥

【原料】桂心2g，生姜10g，粳米50g。

【制作】将生姜洗净，切片或拍破，与洗净的桂心一同入锅，加水适量煎煮，去渣，取汁备用。粳米洗净入砂锅，再加入药汁及适量清水，煮至粥成即可。每日1剂，顿食。

【功效】益气温阳，活血通络。

（5）心肾阴虚证

百合炖银耳

【原料】银耳、百合各15g，冰糖150g。

【制作】将银耳置于容器内，加水适量，浸泡2小时左右使之发透；将发透的银耳温水漂洗2~3次，去杂质与根蒂并控净水，再用开水浸泡片刻以去除土腥气味，捞起控净水备用；将百合掰开洗净，撕去内膜；冰糖以适量开水溶化并澄清去杂质；再将银耳置于容器，倒入冰糖水，加入百合，容器加盖后上笼蒸2小时，至汤稠耳糯即可。每日1剂，分2次空腹食用。

【功效】滋阴益肾，养心安神。

五味枸杞饮

【原料】醋制五味子、枸杞子各100g，白糖或冰糖适量。

【制作】将枸杞子捣碎，与醋制五味子一同放入容器中，加入沸水1500mL，盖严，浸泡3日后加入冰糖或白糖搅匀即可。代茶饮。

【功效】有健脾胃、补肝肾和生津止渴。

（6）气阴两虚证

人参茯苓麦冬粥

【原料】人参3g，茯苓10g，麦冬5g，大米100g，红糖15g。

【制作】将人参、茯苓、麦冬水煎去渣取汁备用。粳米洗净置于砂锅，加水适量，加入药汁同煮至粥熟，调入红糖即可。每日1剂，分2次服用。

【功效】益气养阴，活血通络。

猪心参芪汤

【原料】人参7g，黄芪12g，五味子4g，猪心1具，食盐2g。

【制作】将黄芪、人参、五味子洗净，纳入猪心内。将猪心置于砂锅，加水适量炖至肉熟烂即可。佐餐食用。

【功效】补益气血、养心安神。

三、心律失常

心律失常是指心律起源部位、心搏频率、节律以及冲动传导等任意一项出现异常。导致心律失常的原因较为复杂，常见于冠心病、风心病、心肌病、高心病、肺心病等以及电解质紊乱、内分泌失常、麻醉、低温、胸腔和心脏手术、药物作用和中枢神经系统疾病等，还有部分患者病因不明。心律失常的临床表现多样，有的无任何自觉症状，只是心电检查异常；有些患者仅有轻度不适，如偶感心悸等；而有些患者病情较重，发作时患者会头昏、眼花、晕厥，甚至死亡。按照心律失常发生时心率的快慢，可将其分为快速性心律失常与缓慢性，本节将重点讨论"缓慢性心律失常"。

缓慢性心律失常是指有效心搏每分钟低于60次的各种心律失常。常见有窦性心动过缓、窦房传导阻滞、窦性停搏、房室传导阻滞、病态窦房结综合征等。其发生多与迷走神经张力过高、心肌病变、某些药物影响、高血钾等有关。缓慢性心律失常主要表现为心悸、疲劳虚弱、体力活动后气短、胸闷等，严重者可引起昏迷、抽搐，甚至危及生命。缓慢性心律失常属中医"心悸""眩晕""胸痹""厥证"等范畴。

（一）病因病理

1.西医对心律失常的认识与病因病理

（1）病因

心律失常可见于各种器质性心脏病，其中以冠状动脉粥样硬化性心脏病（简称冠心病）、心肌病、心肌炎和风湿性心脏病（简称风心病）最为多见，尤其在发生心力衰竭或急性心肌梗死时。发生在基本健康者或自主神经功能失调患者中的心律失常也不少见。其他病因尚有电解质或内分泌失调、麻醉、低温、胸腔或心脏手术、药物作用和中枢神经系统疾病等。部分病因不明。

（2）病理

① 冲动形成的异常：窦房结、结间束、冠状窦口附近、房室结的远端和希氏束－普肯耶系统等处的心肌细胞均具有自律性。自主神经系统兴奋性改变或其内在病变，均可导致不适当的冲动发放。此外，原来无自律性的心肌细胞，如心房、心室肌细胞，亦可在病理状态下出现异常自律性，诸如心肌缺血、药物、电解质紊乱、儿茶酚胺增多等均可导致自律性异常增高而形成各种快速性心律失常。触发活动（Triggered Activity）是指心房、心室与希氏束－普肯耶组织在动作电位后产生除极活动，被称为后除极（Post depolarisation）。若后除极的振幅增高并达到阈值，便可引起反复激动，持续地反复激动即构成快速性心律失常。它可见于局部出现儿茶酚胺浓度增高、心肌缺血－再灌注、低血钾、高血钙及洋地黄中毒时。

② 冲动传导异常：折返是快速心律失常的最常见发生机制。产生折返的基本条件是传导异常，它包括：

心脏两个或多个部位的传导性与不应期各不相同，相互连接形成一个闭合环。其中一条通道发生单向传导阻滞；另一通道传导缓慢，使原先发生阻滞的通道有足够时间恢复兴奋性；原先阻滞的通道再次激动，从而完成一次折返激动。

冲动在环内反复循环，产生持续而快速的心律失常。冲动传导至某处心肌，如适逢生理性不应期，可形成生理性阻滞或干扰现象。传导障碍并非由于生理性不应期所致者，称为病理性传导阻滞。

2.中医对心律失常的认识与病因病机

（1）病因

本病与饮食失宜、七情内伤、劳倦内伤、久病失养、感受外邪、药物影响有关。

① 饮食失宜饮食不节，饥饱失常，或过食肥甘厚味，饮酒过度，均可损伤脾胃，致脾失健运，气血生化之源不足，心脉失养。脾气虚弱，运化功能减弱，津液不布，水湿不化，聚而为痰，痰浊上扰心神则心神不宁，痹阻胸阳则心悸、胸闷。

②七情内伤忧郁思虑，暗耗心血；或气机郁结，脉络瘀滞，气血运行不畅，心失所养。

③劳倦内伤劳伤心脾，心气受损而心悸；房劳过度，伤及肾阳，温煦无力，心阳不振而致心悸。

④久病失养久病体虚，或失血过多，或思虑过度，劳伤心脾，渐至气血亏虚，心失所养而心悸；大病久病之后，阳气虚衰，不能温养心肺，故心悸不安；久病入络，心脉瘀阻，心神失养。

⑤感受外邪风寒湿邪搏于血脉，内犯于心，以致心脉痹阻，营血运行不畅，引起心悸怔忡；温病、疫病日久，邪毒灼伤营阴，心神失养，引起心悸。

（2）病机

本病病位在心，病机特点是本虚标实，本虚是气、血、阴、阳亏虚，以气阳不足为多，标实是痰浊、瘀血、气滞、水饮。

（二）临床表现

Ⅰ度房室传导阻滞通常无症状，听诊时第一心音强度减弱。

Ⅱ度房室传导阻滞可有心悸症状，也可无症状，听诊时Ⅱ度Ⅰ型房室传导阻滞第一心音逐渐减弱并有心搏脱漏，Ⅱ度Ⅱ型房室传导阻滞亦有间歇性心搏脱漏，但第一心音强度恒定。

Ⅲ度房室传导阻滞的症状取决于心室率的快慢与伴随病变，症状包括疲倦、乏力、心绞痛、心力衰竭、头晕、晕厥等。听诊时第一心音经常变化，第二心音可呈正常或反常分裂，间或听到响亮亢进的第一心音。

所有的缓慢性心律失常均可导致患者出现与心动过缓有关的心、脑供血不足的症状，如发作性头晕、黑蒙、乏力等，严重者发生晕厥。

（三）治疗

1. 治疗思路

完全治愈心律失常，使其不再发生有时非常困难，但可以采取适当措施，减少发生率。

①规律的生活习惯，保证睡眠，以减少失眠所诱发心律失常。

②适量的运动，不做剧烈运动，量力而行，通过气功、打太极拳等代替。

③沐浴时间及其水温应适当；按时排便，保持大便通畅；饮食定时定量等。

2. 西医营养学治疗

限制热量供给。一般每日每千克体重25~35kcal，身体肥胖者可按下限供给。

限制蛋白质供给。一般按每日每千克体重1~1.5g供给，出现心衰及血压升高时，蛋白质应控制在每日每千克体重1g以内。

限制高脂肪、高胆固醇食物。如动物内脏、动物油、鸡肉、蛋黄、螃蟹、鱼子等。

应供给富含维生素B、维生素C及钙、磷的食物。以维持心肌的营养和脂类代谢。应多食用新鲜蔬菜及水果，以供给维生素及无机盐，新鲜水果和蔬菜可使人体获得丰富的维生素、无机盐和纤维素。纤维素可降低胆固醇水平，促进肠蠕动，预防便秘。

禁用刺激心脏及血管的物质。如烟酒、浓茶、咖啡及辛辣调味品。慎食胀气的食物，如生萝卜、生黄瓜、圆白菜、韭菜、洋葱等，以免胃肠胀气，影响心脏活动。

限制盐及水的摄入。尤其对有水肿的患者，更应严格控制。有水肿和心力衰竭者，饮食中不得加盐和酱油。

应少食多餐，避免过饥过饱。尤其饮食过饱会加重心脏负担，加重原有的心律失常。

3.中医膳食治疗

泥面条鸡肉汤

【原料】鸡胸脯肉150 g，鲜面包250 g，精面粉50 g，红皮鸡蛋3个，香桃皮末3 g，清鸡汤1500mL，肉豆蔻粉1 g，食盐适量，白胡椒粉1 g。

【制作】鸡胸脯肉去筋膜，用刀背砸成肉泥，盛碗内备用；面包去皮，搓成粉状过粗孔罗备用；鸡蛋洗净，磕入碗内，打散搅匀。在盛鸡蛋液的碗内，倒入面包粉，加入精面粉、肉豆蔻粉、香桃皮末和鸡肉泥，搅匀，和成软面团，盖上潮湿屉布备用。在锅内放入鸡汤，大火烧开，加食盐、胡椒粉，调好口味，改小火使汤在火上保持微开。把面团揉成长条状，填入压条器内，挤出圆面条，放入沸汤锅中，待面条浮在汤面时，立即离火，盛入汤盆内即可。佐餐食用，每天1~3次，每次150~200mL。

【功效】补充营养，补益气血，适用于气血双亏所致的心悸气短、面色不华、乏力神疲以及健忘头晕等。

蘑菇虾丸汤

【原料】鲜蘑菇250 g，虾仁150 g，绿菜叶、料酒、食盐、味精和鲜汤各适量。

【制作】鲜蘑菇洗净，入沸水锅中焯透捞出沥净水，切丁。虾仁洗净，剁成虾茸，放入碗内，加水、料酒、食盐搅匀成虾仁馅料。在炒锅内放入大半锅水，把虾仁馅挤成虾仁丸子放入锅内，用小火把虾仁丸子慢慢煮熟，然后用漏勺捞出。炒锅上火，倒入鲜汤，下蘑菇丁、料酒、食盐、绿菜叶、味精烧沸，再下虾仁丸子，待汤再沸时出锅盛入大汤碗即成。佐餐食用，每天1~3次，每次150~200mL。

【功效】补肾壮阳，健脾养胃，适用于脾肾两虚而致的心悸气短、腰痛眩晕、精神困倦以及纳少乏力等。

菠菜平菇肉片汤

【原料】鲜平菇150 g，猪瘦肉100 g，菠菜心50 g，鲜汤1000mL，香油、榨菜、食盐、料酒和味精各适量。

【制作】把鲜平菇去根，洗净，切成薄片。猪瘦肉洗净，切成片。榨菜洗净，切薄片。菠菜心洗净。炒锅上大火，倒入鲜汤，放入平菇片榨菜片、猪肉片烧沸，下菠菜心、食盐、料酒、味精，撇去浮沫，淋上香油，起锅盛入汤碗即成。佐餐食用，每天1~3次，每次150~200mL。

【功效】补气养血，滋养脾胃，适用于脾胃气血不足所致的心悸气短、面色苍白、贫血等。

双色鱼丸汤

【原料】净鱼肉300 g，鸡蛋4个，水发香菇、菠菜心各25 g，鲜汤750mL，食盐5 g，香油50毫升，生姜汁10mL和味精2 g，湿淀粉适量。

【制作】把净鱼肉剁成茸放入碗，加水200毫升，湿淀粉、食盐、生姜汁，搅拌均匀分成2份。把炒锅置大火上，倒入水；取1份鱼茸加4个鸡蛋清搅拌；用手挤成李子大小的鱼丸入锅；另1份鱼茸加余下的4个鸡蛋黄拌匀，也用手挤成李子大的鱼丸下锅，煮熟后用漏勺捞出装碗；原锅清洗干净，倒进鲜汤，加入食盐，烧沸后加入香菇、鱼丸、味精、香油；另把菠菜心放在大汤碗中，把煮沸的鱼丸汤倒入装鱼丸的大汤碗内即成。佐餐食用，每天1~3次，每次150~200mL。

【功效】补气健脾，抗衰强身，适用于脾胃气弱所致的心悸、无力、神疲神困、形体早衰以及面色不华等。

火腿鸽子笋蘑汤

【原料】鸽子2只，冬笋、鲜蘑各25 g，火腿肉20 g，鸡汤1000mL，食盐3 g，料酒10mL，大葱9 g，生姜5 g，味精和白糖各1 g。

【制作】把鸽子宰杀去肠杂，洗净，剁成4大块，用沸水焯后备用。葱切成段，生姜拍松，鲜蘑、冬笋切成片，用沸水焯透捞出，火腿肉切片。砂锅加入鸡汤上火烧沸，放入鸽肉块、葱、生姜、料酒、食盐、白糖和味精，用大火烧沸，盖上砂锅盖改用小火炖至七八成熟；再把冬笋、鲜蘑、火腿肉放入砂锅内，继续炖至鸽子肉酥烂，拣去葱和生姜，撇去浮油即可。佐餐食用，每天1~3次，每次150~200mL。

【功效】补益气血，强壮身体，适用于气血两虚所致的心悸气短、头晕耳鸣以及面色不华等。

参芪火锅

【原料】人参5 g，黄芪10 g，当归、枸杞子各15 g，大枣20 g，甘草5 g，瘦牛肉、牛肝各200g，鱼丸、毛肚、豆腐干、菠菜各150g，午餐肉、水发粉丝、水发海带、葱、土豆、平菇各100g，调味品适量。

【制作】牛肉去筋络，切成大而薄的片，牛肝去皮膜，切成同牛肉相当大小的片；毛肚洗净，片开，切块；午餐肉切片；豆腐干洗净，切成条；水发粉丝切段；水发海带切条；菠菜择好洗净；平菇撕成条；土豆去皮，切片。将以上各料分别装盘，上桌摆好。人参、黄芪、当归、枸杞子、大枣、甘草放入砂锅或药罐中，加水烧开，熬半小时，取出药液约500mL。熟鸡油、白糖、酱油、醋、葱花拌成调味料，以供蘸食用。炒锅置火上，下菜油，烧至四成热。放豆瓣酱、辣椒炒香，下大蒜、姜末、花椒炒几下，再下盐、味精、高汤煮开，加入2/3药液，撇去浮沫，舀入火锅中，上桌点火，汤开后，加原料入火锅烫熟，蘸调味汁食用。

【功效】可补肺益气、养心通脉，适用于心律失常、心悸气短、食欲缺乏乏力等。

麦冬三生鸽汤

【原料】麦冬、生黄芪、生晒参、生地、白及各10g，乳鸽1只，调味品适量。

【制作】诸药择净，煎煮取汁，乳鸽煮熟时加入药汁同煮10分钟左右，调味服食，每周2剂。

【功效】润肺生津，滋阴补气，适用于心律失常、喘息气短、干咳无痰、口燥咽干、大便秘结、小便短少等。

参芪乳鸽汤

【原料】人参10g，黄芪15g，乳鸽1只，调味品适量。

【制作】乳鸽去毛杂，洗净，同诸药共放碗中；加清水适量及葱、姜、花椒、蒜等，隔水蒸熟后，食盐、味精调味服食，2日1剂。

【功效】益气健脾，适用于心律失常、心悸气短、动辄尤甚等。

生脉粥

【原料】人参30g，麦冬15g，五味子10g。

【制作】诸药研为细末，调匀备用；每取5g，蜂蜜水冲服或调入稀粥中服食。每日2~3次。

【功效】可益气生津，敛阴止汗。适用于心律失常、咳嗽气短、口干咽燥、时时汗出、大便秘结、舌红少苔等。

参芪虫草鹌鹑汤

【原料】人参5g，黄芪10g，冬虫夏草2g，鹌鹑1对，调味品适量。

【制作】鹌鹑去毛杂，洗净，纳诸药于鹌鹑腹中，而后放碗中；加清水适量及葱、姜、椒、蒜等，隔水蒸熟后，食盐、味精调味服食。

【功效】补益肺肾，适用于心律失常、心悸气短、动辄尤甚等。

参桂鹿茸猪心汤

【原料】人参、桂枝各 15 g，鹿茸 5 g，猪心 1 具，调味品适量。

【制作】猪心洗净，纳入参、桂枝、鹿茸于猪心内；炖熟后将猪心取出切片，加食盐、味精调服，嚼食人参、鹿茸。

【功效】养心益气，温通心阳，适用于心阳不足、心气亏虚所致的心悸、肢体乏力等。

第三节　神经系统

　　神经类疾病是一大类疾病，包括的内容非常多，目前已形成一门完善的学科，称之为神经病学。神经系统疾病（Neurological Disorders）发生于中枢神经系统、周围神经系统、自主神经系统的以感觉、运动、意识、自主神经功能障碍为主要表现的疾病。神经系统疾病（G00-G99）包括中枢神经系统炎性疾病、脑膜炎、帕金森病、睡眠障碍、瘫痪综合征、脑疝及短暂性脑缺血发作（TIA）和相关的综合征、周围神经系统疾病等。不包括分类于循环系统疾病的脑血管病（I60-I69）；中医上神经系统疾病，病因病机复杂多样，外感六淫，内伤七情，饮食劳逸，中毒外伤及先天禀赋等致病因素，均可导致功能失调或髓失起养，可出现思维，感觉，认知，记忆，运动等功能障碍，表现为动风，神机失用，思维呆滞，肢体麻木，拘挛，疼痛等症。

　　神经系统常见的慢性疾病包括亨廷顿病（HD）、多发性硬化症（MS）等。中枢神经系统的疾病大概有：癫痫、共济失调、痉挛性截瘫、精神智力发育迟滞、自闭症、张力障碍、脑白质病、帕金森病（Parkinson's Disease，PD）、阿尔茨海默病（AD）等；周围神经系统的疾病有周围神经病、肌萎缩侧索硬化症（ALS）、先天性肌无力、周期性瘫痪、臂丛神经病等。本节围绕慢性脑梗、偏头痛、周围神经炎展开讨论。

一、慢性脑梗

　　慢性脑梗死是缺血性卒中的一种，是指因为脑组织部分供血障碍导致的脑组织缺血、缺氧，导致局部脑组织缺血性坏死，临床轻者可出现头晕、头痛、恶心呕吐、肢体麻木乏力以及身体平衡障碍等症状，重者则可出现言语障碍及肢体瘫痪等症状，具有发病率高、病死率高、复发率高以及病后致残率高的特点[1, 2, 3, 4]。目前临床上对于脑梗死的治疗手段主要包括有超早期的溶栓、脑保护、抗血小板聚集、调脂、稳定斑块破裂等，以及在此基础上加以积极的康复锻炼，以尽可能降低其病残程度[5]。

（一）病因病理

1.西医对慢性脑梗的认识与病因病理

（1）病因

动脉粥样硬化性血栓性脑梗死。最常见的病因是动脉硬化，其次是高血压、糖尿病、高尿酸血症、高黏血症、真性红细胞增多症、高凝状态、高脂血症以及血管壁病变，如结核性、化脓性、梅毒性病变及钩端螺旋体感染、结缔组织病、变态反应性动脉炎等。由于动脉粥样硬化好发于大血管的分叉处及弯曲处，故脑梗死多发于大脑中动脉和大脑前动脉的主要分支以及颈内动脉的虹吸部及起始部、椎动脉及基底动脉中下段等。病理方面，脑动脉闭塞6小时以内脑组织改变尚不明显，8~48小时缺血的中心部位软化、组织肿胀、坏死。灰白质界限不清，镜检见组织结构混浊，神经细胞及胶质细胞变性、坏死、毛细血管轻度扩张。周围可见液体或红细胞渗出。动脉阻塞2~3天后，周围水肿明显，7~14天，病变区明显变软，神经细胞消失，脑组织开始液化，吞噬细胞大量出现，星形细胞增生。21~28天胶质细胞及毛细血管增生，小病灶形成胶质瘢痕，大病灶形成中风囊。

分水岭脑梗死。常见病因与动脉硬化性血栓性脑梗死相似，病变部位位于相邻血管供血区之间的分水岭区或边缘带。一般认为分水岭梗死多由于血流动力学障碍所致，典型者发生于颈内动脉严重狭窄或闭塞伴全身血压降低时，也可由心源性或动脉源性栓塞引起，其病理表现同动脉硬化性血栓性脑梗死。

腔隙性脑梗死。腔隙性梗死的病因与以上的相同，但病变血管多为直径100~400pm的深穿支动脉，故病灶多位于壳核、尾状核、内囊、丘脑、脑桥基底部及辐射冠等，病灶直径一般为0.2~15mm，由于软化坏死组织被吞噬而残留小空囊腔，多个囊腔存在腔隙状态。发病率相当高，约占脑梗死的20% ~30%。

脑栓塞。引起脑栓塞的原因很多，按栓子的来源可分为三类：

① 心源性：是脑栓塞中最常见者。风湿性心脏病左房室瓣狭窄合并心房颤动时，左心房扩大，血流缓慢淤滞，易发生附壁血栓，血流不规则易使血栓脱落形成栓子，造成栓塞；亚急性细菌性心内膜炎瓣膜上的炎性赘生物质地较脆易于脱落，

[1]、[5]林伯昌.急性脑梗死中西医结合治疗的疗效观察[J].中医临床研究，2017，9（32）:67-68.

[2]屠静静，裘丽媛，俞臻赟.中风通脉汤联合康复训练对急性脑梗死患者神经功能和免疫功能的影响[J].中华中医药学刊，2019，37（12）:3050-3053.

[3]周媛，牛淑芳，张秋菊.针灸对急性脑梗死神经功能、血清SES及PAC-1水平影响研究[J].中华中医药学刊，2019，37（02）:414-416.

[4]肖宵，余瑶，赵明芬.脑梗死中医药治疗进展[J].新疆中医药，2020，38（06）:94-96.

导致栓塞；心肌梗死或心肌病时心内膜病变形成的附壁血栓脱落均可形成栓子。此外，心脏外科手术亦可导致栓子形成脑栓塞。其他尚有心脏黏液瘤、左房室瓣脱垂等少见病因。

②非心源性：主动脉弓及其发出的大血管动脉粥样硬化斑块和附着物脱落（血栓栓塞）也是脑栓塞的重要原因，常发生微栓塞引起短暂缺血发作。少见的有肺部感染、败血症等引起的感染性脓栓，长骨骨折引起的脂肪栓塞，癌细胞栓塞，寄生虫卵栓塞，减压病等原因的空气栓塞，以及异物栓塞等。

③来源不明：少数病例虽经检查仍未明确栓子来源者。

（2）病理

脑栓塞所引起的病理改变与脑血栓基本相同，但可多发，且出血性梗死常见，约占30%~50%，这是因为栓塞发生时血管壁因缺血缺氧而受损，当栓子碎裂前行，血流恢复时受损血管易发生渗血所致；此外，有时固体栓子形态欠规则，栓塞时不能将血流完全闭阻，少量血流可通过栓塞所损伤的血管壁流出。脑栓塞的病变范围受栓子大小及侧支循环的影响，一般比血栓面积大，水肿更严重，面积较大者可致脑疝。脑栓塞可多发，当栓子来源未消除时，还可反复发生。并可同时出现肺、脾、肾等脏器以及末梢动脉、皮肤黏膜栓塞灶，炎性栓子可引起脑炎、动脉炎甚至脑脓肿、细菌性动脉瘤或在血管中发现细菌栓子。脂肪栓塞常为多发性小栓塞，大脑白质可见弥散性瘀斑和水肿，镜下见毛细血管中有脂肪球，周围有环状出血。寄生虫卵栓塞可发现虫卵等。

2.中医对慢性脑梗的认识与病因病机

（1）病因

中医认为本病病因不外乎虚（气虚、阴虚）、风（外风、肝风）、气（气滞、气逆）、血（血虚、血瘀）、瘀（痰瘀、血瘀）、痰（风痰、湿痰）、火（心火、肝火）诸端，单行致病或合而为疾，相互影响，相互作用，侵犯机体而突然发病。病变部位主要在脑，但与心、肝、脾、肾诸脏密切相关。主要病理变化包括以下几个方面的内容：积损正衰，卫外不固，脉络空虚，风邪动越，内风旋转上逆，气血上涌，阻于脑络而为病；气虚腠理不固，风邪侵袭，入中经络，气血被阻，筋脉失养；或饮食不节，痰湿壅盛，外风引动，痰滞阻络而发病；或忧思恼怒，五志化火，气机失调，心火暴盛，肝郁气滞，肝阳暴亢，风火相煽，气血菀上，脑脉被阻；气血两亏，气滞血瘀或血虚寒凝，阻滞经络。

（2）病机

本病病机多由忧思恼怒，或恣食肥甘厚腻，或房劳过度，精血亏耗，导致阴亏于下，阳亢于上，内风旋动，气血逆乱，夹痰夹瘀，横窜经脉，上蒙清窍，阻滞经络，发为人事不知，半身不遂。其中以肝阳上亢及气滞血瘀最为常见。

（二）临床表现

多见于中年以上，多数有高血压、糖尿病、心脏病或高血脂病史，有的已发生过

TIA或卒中，通常急性起病，在数小时内发展达高峰，一部分患者于清晨醒转时发觉异常，可有病侧头痛，很少以剧烈头痛、呕吐起病。主要有以下四类：

1.大动脉闭塞所致脑梗死可有同一动脉系统的TIA病史，少数病人在起病后24小时持续恶化或呈阶梯状加重。不同大动脉闭塞的具体症状、体征如下：

a.颈内动脉闭塞：常见症状为对侧偏瘫、偏身感觉障碍，可有失语，可出现特征性的病变，即同侧一过性视力障碍和霍纳征。眼动脉分出之前闭塞，临床上可无任何症状，或可表现为TIA，或进展型或完全型卒中。

b.大脑中动脉闭塞：主干闭塞时，出现对侧偏瘫、偏身感觉障碍和同向性偏盲，优势半球受累还可出现失语，梗死面积大、症状严重者，可引起颅高压、脑疝、昏迷，甚至可导致死亡。皮质支闭塞时，偏瘫及偏身感觉障碍以面部及上肢为重，优势半球受累可有失语，非优势半球受累可出现对侧偏侧忽视症等体象障碍。深穿支闭塞时，出现对侧偏瘫，一般无感觉障碍及偏盲，优势半球受损时，可有失语。

c.大脑前动脉闭塞：近端阻塞时可无症状。前交通支阻塞时，出现对侧下肢运动及感觉障碍，排尿不易控制。深穿支闭塞时，出现对侧中枢性面舌瘫及上肢轻瘫。双侧大脑前动脉闭塞时。可出现淡漠、欣快等精神症状及双侧脑性瘫痪。

d.大脑后动脉：常见对侧同向性偏盲（有黄斑回避）及一过性视力障碍如黑矇等。优势半球受累除有皮质感觉障碍外，还可出现失语、失读、失认、失写等症状；非优势半球受累可有体象障碍。深穿支阻塞累及丘脑和上部脑干，出现丘脑综合征、锥体外系症状等，还可出现动眼神经麻痹、小脑性共济失调。

e.椎—基底动脉：常出现眩晕、眼震、复视、构音障碍、吞咽困难、共济失调、交叉瘫等症状。基底动脉主干闭塞时出现四肢瘫、延髓性麻痹、意识障碍，常迅速死亡。脑桥基底部梗死可出现闭锁综合征。

f.小脑下后动脉：此处梗死又称延髓背外侧综合征或韦伯综合征。临床表现为突然眩晕，恶心呕吐，眼球震颤，吞咽困难，病灶侧软腭及声带麻痹，共济失调，面部痛觉温度觉障碍，霍纳综合征，对侧半身痛觉温度觉障碍。

2.心源性脑梗死：以年轻成人较多见，都突然起病，可阶梯状加重。常有其他脑动脉的TIA、卒中史或体循环栓塞史。存在心源性栓塞的病因。症状视栓塞部位而定。

3.腔隙性脑梗死或小动脉闭塞性脑梗死：发展相对缓慢，有的可在长达36小时期间逐渐加重而达顶峰，梗死体积小，按发生部位出现特异的局灶症状，可分为：

a.单纯运动性中风：对侧面、臂、腿、足、趾瘫痪，为内囊后肢或桥脑、中脑腹侧小梗死。

b.单纯感觉性中风：对侧身体的感觉异常，见于腹外侧丘脑腔隙。

c.共济失调性偏侧轻瘫：对侧臂、手共济障碍伴腿轻瘫，见于腹侧桥脑梗死。

d.构音障碍、笨拙手：言语不清和对侧手的活动障碍，为腹侧桥脑或内囊膝的梗死。

e.伴表达失语的偏侧轻瘫：内囊膝和前肢梗死累及邻近放射冠的白质。

4.其他原因的脑梗死非动脉硬化性血管病、血液病、血凝异常等少见病因所致的缺血性中风。

（三）治疗

1.治疗思路

饮食营养治疗的目的是营养全身，保护脑功能，恢复神经细胞的功能。根据患者的病情轻重，有无并发症，能否正常进食及身体状况等制订营养治疗方案。

2.西医营养学治疗

不论对于脑卒中、颅脑外伤、神经系统变性疾病，还是对于痴呆等神经系统疾病认知障碍患者，均需要尽早予以营养支持。对耐受肠内营养患者，首选肠内营养，包括经口或管饲（鼻胃管、鼻肠管和经皮内镜下胃造口）喂养。对不耐受肠内营养患者，选择部分肠外营养或全肠外营养。

（1）肠内营养

对急性卒中和颅脑外伤患者，若伴吞咽障碍，则在发病7天内尽早（24~48小时内）开始肠内喂养。对短期（2周内）肠内营养患者，首选鼻胃管（NGT）；具有高误吸风险患者，选择鼻肠管（NJT）；对长期肠内营养患者，在有条件的情况下，选择经皮内镜下胃造口（PEG）喂养；对痴呆晚期患者，建议征得患者家属同意后，采用PEG喂养。为适应消化道的吸收功能，开始几天内以米汤、纯碳水化合物为主。在已经耐受的情况下，给予规范化肠内营养制剂，以保证营养素的全面摄入。喂养量又少到多，速度由慢到快，首日肠内营养输注20~50ml/h，12~24小时内输注完毕；有条件的可以用肠内营养输注泵控制速度。每4小时用20~30mL温水冲管，避免堵管。肠内营养喂养期间需关注患者胃肠道耐受情况，如腹泻、腹胀、胃潴留情况等，必要时予以胃肠功能评估。对管饲喂养患者，需定期评估吞咽功能，当床旁饮水吞咽试验≤2分时，可停止管饲喂养，尝试予以自然食物经口进食。

（2）肠外营养

重症患者的饮食营养治疗为使患者度过危重病期，逐渐恢复各项功能，有时患者会出现消化道出血（出血量≥100mL），或严重腹泻、呕吐等症状，此时应停用肠内营养，给予肠外营养。

肠外营养（Parenteral Nutrition，PN）是通过静脉途径为机体提供营养素的临床营养治疗方式，分为完全肠外营养（Total Parenteral Nutrition，TPN）和补充性肠外营养（Supplemental Parenteral Nutrition，SPN）。在进行营养治疗之前，应先进行营养筛查和营养评定，对于有中度或重度营养不良患者，不能经肠内营养达到预期效果时，根据病情和营养评估，应尽早启动肠外营养。所有患者开始肠外营养时，应恢复循环稳定，视代谢紊乱程度予以先期或同步纠正代谢紊乱。

肠外营养处方应包括葡萄糖、氨基酸、脂肪乳、矿物质和维生素等成分；处方成分和剂量应考虑混合液的稳定性与相容性。经外周静脉输注肠外营养时，应注意葡萄糖浓度≤10%、蛋白质浓度<3%，全营养混合液（Total Nutrient Admixture，TNA）渗

透压摩尔浓度不超过900 mmol/L，预期使用肠外营养≤14d，应选择上肢外周静脉（留置针、中长导管）输注。外周输注速度宜慢，将滴速控制在50~60滴/min可减少静脉炎的发生。

① 碳水化合物：供静脉给予的有葡萄糖、果糖、木糖醇、甘油和麦芽糖，尤以葡萄糖最佳。葡萄糖是大脑和红细胞能源的底物，能直接为脑和红细胞所利用，并且来源方便、价廉，无配伍禁忌，进入人体后有明显的节氮效果。

② 脂肪：供静脉输注的脂肪为直径小于0.6pm的脂肪乳剂，浓度为10%和20%。其优点是供能最大，溶液等渗，在提供脂肪的同时，还可提供必需脂肪酸，与葡萄糖合用有更明显的节氮效果。一般脂肪乳剂用量为每天1~2g/kg。高脂血症（甘油三酯大于3.5 mmol/L）和脂代谢异常的患者，应根据代谢情况决定是否使用脂肪乳剂，对重度高甘油三酯（≥5.6 mmol/L）的患者，应避免使用脂肪乳剂。

③ 氨基酸（AA）：氨基酸是合成体内蛋白质和维持生命活动的基本物质，应用时应注意必需氨基酸与总氨基酸的比例（E/T），成人为20%，小儿为40%。目前，国内外常用的静脉输液品种较多，可根据临床患者病情适当选用。

④ 其他营养素：维生素、水、矿物质和微量元素虽然不是能源物质，但它们是组织和体液的重要成分，是维持机体正常生理功能所不可缺少的营养素，能调节物质的新陈代谢，应注意补充。

（3）自然饮食

对于轻型脑血管病患者的恢复期。每天摄入的热能可按0.13~0.17MJ（30~40kcal）/kg供给，超重者应适当减少。蛋白质按1.5~2.0g/kg供给，其中优质蛋白质占30%以上，应给予含脂肪少而含蛋白质高的鱼类、家禽、瘦肉、豆类等。脂肪产热占总热能的20%~30%，应尽量少吃含饱和脂肪酸高的肥肉、动物油脂及动物内脏等，超重者的脂肪产热应占总热能的20%以下。碳水化合物以谷类为主，产热不低于总热能的55%，要相互搭配、多样化。要限制食盐的摄入，每天在6g以内。为了保证获得足够的维生素，每天应供给新鲜蔬菜400g以上。进餐制度应定时定量，少量多餐，每天4~5餐，晚餐应清淡易消化。

3. 中医膳食治疗

脑梗死患者多数有心脏病史，起病急骤，大多数并无任何前驱症状便突然出现半身肢体活动不利、失语等症状。发病后在数秒钟或很短的时间内症状发展到高峰[1]。常见的食疗药膳主要如下：

三七葛根粉

【原料】云南文山生三七粉1.5 g，葛根粉50 g。

【制作】将两者放入碗中混匀，冲入白开水，调成羹状。

【功效】本方有补气活血，改善脑部供血，可改善脑血管硬化引起的头昏耳鸣的

---

[1]刘正才[1，2，3，4，5]，董庆[6].脑动脉硬化食疗药膳[J].益寿宝典，2017（22）:2.

症状。三七含人参皂苷，有补气、增加活力的作用；含谷甾醇和黄酮类化合物，有活血降血脂、增强血管弹性的作用。葛根含黄酮类物质，可扩张脑血管，改善脑部血液循环，确保大脑供血。二者相配，补气活血，化瘀通脉。此外，葛根生津止渴，三七补气，可防止夏天烈日引起气阴两虚。

杞地甲鱼

【原料】枸杞子30 g，生地50 g，甲鱼1只。

【制作】甲鱼去内脏，洗净，同枸杞、生地共放入砂锅，加清水适量，大火煮沸后加入料酒，再改为小火煨炖，甲鱼肉烂熟即成。吃肉喝汤，每周吃1~2只甲鱼。

【功效】本品有滋肾养肝、育阴潜阳、补脑熄风的功效，适宜于肝肾阴虚、肝风内动，有脑出血倾向的脑动脉硬化患者食用。甲鱼味甘性凉，富含优质蛋白质，特别是胶原蛋白丰富，有增加血管弹性、软化血管的作用；甲鱼肉还富含补脑益智的脂肪酸EPA和DHA；甲鱼中的B族维生素、叶酸含量也很高，有很好的净血作用。枸杞子是滋补肝肾之品，有降低血压、血脂、血糖，防止动脉粥样硬化的作用；配以生地养阴凉血，可防止硬化变脆的血管破裂出血；再加上甲鱼肉中的胶质，止血的效果更好。中医认为，肾阴虚肝风内动，会导致头昏脑涨，肢体发麻震颤等中风的征象。枸杞、生地、甲鱼相配，育阴潜阳，平息肝风有良效。所以，高血压出现手足发麻震颤者，应坚持常吃，但胆囊炎、胆石症和痛风患者不宜食用。

山楂槐米茶

【原料】生山楂片15 g，槐米10 g。

【制作】将山楂片、槐米洗净后放入干净茶杯中，冲入白开水，加盖闷泡15分钟后，代茶饮。

【功效】山楂味甘酸性温，维生素C含量很高，还含有解脂酶，能消化肉食积滞；并富含黄酮类、可溶性纤维，能净化血液、降血脂、扩张血管、改善心脑血管的血液循环。槐米即槐花的花蕾，味苦性凉，含芦丁、槐花素，能清肝明目、降血脂、软化血管、凉血止血。山楂配槐米，软化血管的作用更强，更适合脑动脉硬化、眼底动脉硬化者常饮。

二、偏头痛

偏头痛是反复发作的以一侧或双侧搏动性中至重度头痛为特征的原发性头痛，是临床常见的神经系统疾病之一。偏头痛发作时往往伴有恶心、呕吐、畏光和畏声，活动可加重头痛，处于安静环境中或休息可以缓解头痛，缓解期往往无异常症状。偏头痛是一种进展性疾病，具有反复发作的特点。人群中1%~4%患有慢性每日头痛，其中大部分是由偏头痛转化而来，严重影响患者的生活质量和生活信心。偏头痛还伴随多种疾病风险，如增加缺血性脑卒中风险，引起脑结构亚临床病变以及与多种心脑血管疾病危险因素和多种精神障碍有关[1]。

（一）病因病理

1.西医对偏头痛的认识与病因病理

（1）病因

偏头痛是反复发作、中到重度头痛最常见的原因；女性的年发病率是18%，男性是6%。通常由青春期或青年时期起病，随着年龄的增长，疼痛程度和发作频率逐渐加重，50岁以后逐渐减轻。研究显示偏头痛有家族聚集现象。

多种偏头痛的潜在触发因素已被证实，包括 饮红酒、不吃正餐、过度的传入性刺激（如闪光、强烈的气味）、天气改变、睡眠剥夺、应激、激素水平等。脑外伤、颈部疼痛或颞颌关节功能异常有时也会诱发或加重偏头痛。雌激素水平的波动也是偏头痛的一个诱发因素。许多女性病人在月经初潮时首次发作，在经期有严重的偏头痛发作（经期偏头痛），或在停经时加重。很多女性患者在怀孕后症状减轻（但部分女性在最初的1~2个月可能有所加重）；生产后头痛会加重，当雌激素水平迅速下降时。口服避孕药和其他激素偶尔会诱发或加重偏头痛，并与有先兆的偏头痛患者的卒中有关。

家族性偏瘫性偏头痛是一种罕见的偏头痛亚型。该病与1，2和19号染色体基因缺失相关。常见类型中基因的作用正在研究中。

（2）病理

偏头痛在其发作前对某些特定刺激的敏感性增加，而在发作间期，其感受阈恢复正常且敏感性降低。研究证实，感受阈降低后，患者对刺激的敏感性提高，感受阈低于特定值，某些生理变化，如压力、荷尔蒙和睡眠节律的改变可能会导致偏头痛发作。

阈值紊乱是偏头痛慢性化的关键，肥胖、抑郁和应激可能降低阈值，而高频发作则令阈值无法恢复到起始水平。高频发作本身也是偏头痛慢性化的危险因素之一，可增加头痛发作概率。神经致敏会增加偏头痛的发生概率并进一步降低阈值。三叉神经的皮肤感受器异常性疼痛常见于慢性偏头痛患者，并可提示患慢性偏头痛的风险增加。此外，高频、高强度的头痛也表明患者皮肤痛觉敏感性的增强与中枢敏感性的增加。患者急性发作时若不及时按量用药，会使头痛发作更剧烈，从而导致持久的中枢敏化与慢性化进展。

2.中医对偏头痛的认识与病因病机

（1）病因

《证治准绳》曰："病头痛者，凡此皆脏腑经脉之气逆上，乱于头之清道，致其不得运行，壅遏精髓而痛者也。"《素问·方盛衰论》篇有 "气上不下，头痛巅疾。"张锡纯称此为 "脑充血头痛"，认为是 "脏腑之气，有升无降，而自心注脑之血为上升之气所

---

[1]蒋仙国.偏头痛发病机制及治疗新进展[J].神经病学与神经康复学杂志，2019（2）:9.

迫，遂致充塞于脑中血管而作疼作晕也"。《素问·生气通天论》说："大怒则形气绝，而血菀于上"，说明由于情志不调，气机不舒，初病气分，延久及血，血凝成瘀。临床常可见到偏头痛患者因情志急愤而致病者，多与瘀血凝滞，阻滞脑窍有关。

杨洪军认为导致头痛病因有三：气机逆乱，壅遏络脉；气机逆乱，络血横逆；顽痰死血，混聚络脉。

黄粤等提出头风是由于焦虑、紧张、抑郁等导致肝气郁结，气滞血瘀，脑络闭阻不通，不通则痛，遂致本病发生。

孙爱云认为瘀血阻窍是偏头痛的发病原因有四：精神情志致瘀；环境污染致瘀；不良生活习惯致瘀；久病致瘀。

（2）病机

肝失疏泄是发病基础，气机失常为始动因素，气血逆乱、络脉失和为病机关键。调畅气血、和络止痛为偏头痛的治疗大法。偏头痛的治方规律：强调应用风药；重视止痛药物的应用；适当选择虫类药；讲究药物的配伍和用量。

（二）临床表现

根据1988年国际头痛学会所制订的国际头痛分类及诊断标准，结合中国临床实践分别概述如下：

1.不伴先兆的偏头痛（普遍型偏头痛）

最为常见，发作性中度到重度搏动性头痛，伴恶心、呕吐或畏光。体力活动使头痛加剧。发作开始时仅为轻到中度的钝痛或不适感，几分钟到几小时后达到严重的搏动性痛或跳痛。约2/3为一侧性头痛，也可为双侧头痛，有时疼痛放射至上颈部及肩部。头痛持续4~72小时，睡眠后常见缓解。发作间有明确的正常间歇期。若90%的发作与月经周期密切相关称月经期偏头痛。至少出现上述发作5次，除外颅内外各种器质性疾病后方可做出诊断。

2.伴有先兆的偏头痛（典型偏头痛）

可分为先兆和头痛两期。

①先兆期视觉症状最常见，如畏光，眼前闪光、火花，或复杂视幻觉，继而出现视野缺损、暗点、偏盲或短暂失明。少数病人可出现偏身麻木、轻度偏瘫或言语障碍。先兆大多持续5~20分钟。

②头痛期常在先兆开始消退时出现。疼痛多始于一侧眶上、眶后部或额颞区，逐渐加重而扩展至半侧头部，甚至整个头部及颈部。头痛为搏动性，呈跳痛或钻凿样，程度逐渐加重发展成持续性剧痛。常伴恶心、呕吐、畏光、畏声。有的病人面部潮红，大量出汗眼结膜充血；有的病人面色苍白，精神萎靡，厌食。一次发作可持续1~3日，通常睡觉后头痛明显缓解，但发作过后连续数日倦怠无力。发作间隙期一切正常。上述典型偏头痛可分成几种亚型。

a.伴有典型先兆的偏头痛：包括眼型偏头痛，偏瘫型偏头痛，失语型偏头痛等。至少出现过2次上述典型发作，排除器质性疾患后诊断方可成立。

b.伴有延长先兆的偏头痛（复杂型偏头痛）：症状同（1）。先兆在头痛发作过程仍持久存在，延续时间超过1小时而不到1周。神经影像学检查不能发现有颅内结构病损。

c.基底型偏头痛（原称基底动脉偏头痛）：有明确起源于脑干或双侧枕叶的先兆症状，如失明、双眼颞侧和鼻侧视野都有的视觉症状、构音障碍、眩晕、耳鸣、听力减退、复视、共济失调、双侧性感觉异常、双侧轻瘫或精神错乱等。多在数分钟至1小时内消失，继而发现双侧枕区搏动性头痛。间隙期一切正常。

d.不伴头痛的偏头痛先兆（偏头痛等位发作）：出现见于偏头痛发作的各种先兆症状，但有时间并不随后出现头痛。当病人年龄渐老，头痛可完全消失而依然有发作性先兆症状，但完全表现为先兆症状而无头痛者则较少。40岁后首次发病者需作深入检查，除外血栓栓塞性TIA。

3.眼肌麻痹型偏头痛

极少见。起病年龄大多在30岁以下。有固定于一侧的头痛发作史，在一次较剧烈头痛（眼眶或眶后痛）发作后，出现同侧的眼肌麻痹，以上睑下垂最多见。麻痹持续数日或数周后恢复。开始几次发病麻痹完全恢复，但多次发作后可遗留部分眼肌麻痹而不恢复。神经影像排除颅内器质性病损。

4.儿童期良性发作性眩晕（偏头痛等位发作）

有偏头痛家族史但儿童本人无头痛。表现为多次、短暂的眩晕发作，也可出现发作性平衡失调、焦虑，伴有眼球震颤或呕吐。神经系统及脑电图检查正常。间隙期一切正常。部分儿童成年后可转为偏头痛。

偏头痛发作持续时间在72小时以上（其间可能有短于4小时的缓解期）的称偏头痛持续状态。恶心为偏头痛最常见伴随症状，达一半以上，且常为中、重度恶心。恶心可先于头痛发作，也可于头痛发作中或发作后出现。近一半的患者出现呕吐，有些患者的经验是呕吐后发作即明显缓解。不少患者还可出现视物不清、畏光畏声及其他自主功能障碍，如尿频、排尿障碍、鼻塞、心慌、高血压、低血压、甚至可出现心律失常。发作累及脑干或小脑者可出现眩晕、共济失调、复视、听力下降、耳鸣、意识障碍等。头痛缓解后可出现倦怠、昏昏欲睡。有的感精疲力竭、饥饿感或厌食、多尿、头皮压痛、肌肉酸痛。也可出现精神心理改变，如烦躁、易怒、情绪低落、少语、少动等。

（三）治疗

1.治疗思路

①实症头痛：饮食宜清淡，除米，面主食外，可多食青菜，水果类食物。

②虚证头痛：可多食富有营养的食物，如母鸡，猪肉，猪肝，蛋类以及桂圆，莲子汤等。

③有热者，宜吃新鲜蔬菜，水果，绿豆汤，赤豆汤等。

④禁忌烟、酒和公鸡，螃蟹，虾等发物。

2. 西医营养学治疗

微量元素镁。有偏头痛的人比没有的人血液中镁含量偏低，另外镁还可能阻止大脑视觉或其他感官刺激导致偏头痛的信号传导。镁还可能减少产生疼痛的化学物质的产生。另外镁缺乏的时候，还会导致脑血管的收缩。虽然食物中含有微量元素镁，但是很多人还是缺乏，每天补充400~600mg都是安全有效的，但是一定要坚持数月时间才能看到明显的效果。

维生素D。研究发现45%~100%的人都有维生素D的缺乏，每天补2000~4000国际单位能够有效地减少偏头痛的次数和严重程度。维生素D重要的原因是它本身在大脑的下丘脑就有很多受体，会影响到大脑对疼痛的感受，同时也会影响到疼痛的信号在肌肉和神经的传导。

核黄素（维生素B_2）。维生素B_2参与我们线粒体的功能，大脑的线粒体障碍是偏头痛的发病机理之一。有研究表明，补充维生素B_2虽然不能在偏头痛发作的时候起到治疗作用，但可以减少成人偏头痛的频率和持续时间而且没有太多的副作用，所以应当在不头痛的时候补充维生素B_2，一般来讲100mg每天两片即可。

辅酶Q10。辅酶Q10参与人体线粒体传导功能，帮助细胞产生能量以及保护细胞免受氧化损害。研究发现，每天补充300mg辅酶Q10可以安全有效地减少偏头痛的发作次数。

褪黑激素。褪黑素是负责调节睡眠节律的，通常晚上9：00开始分泌，直到次日上午9：00才会消失。研究发现每天服用3mg褪黑素可以安全有效地减少偏头痛的发作，比治疗偏头痛的常用药物阿米替林更有效，并且副作用更少，对有些患者还有减肥的作用。

3. 中医膳食治疗

中医谓之"头风"，其发作原因有外因和内因。外因是春季风邪正盛，与湿、热、寒相逢进犯人体所致。即春天天气潮湿，气温乍暖还寒，容易诱发偏头痛。该病是由于脑血管舒缩功能障碍引起的病变，可分为肝阳型偏头痛、痰浊型偏头痛和血瘀型偏头痛。在食疗主面，应对症分别以平肝潜阳、化痰降浊、活血化瘀的食物治疗，现介绍几则验方如下[1]：

天麻炖猪脑

【原料】猪脑1具，天麻10 g，生姜1片。
【制作】清水适量共放瓦盅内炖熟。每天或隔日服1剂，趁热服食。
【功效】方中猪脑能治神经衰弱、头风及眩晕。天麻性味甘平，有平肝息风、安神止痛的功能。

---

[1] 水泉. 偏头痛的食疗方[J]. 武当，2012（1）:1.

桑菊薄荷茶

【原料】冬桑叶、杭白菊各10 g，薄荷6 g

【制作】沸水冲泡代茶饮。

【功效】方中冬桑叶性味苦寒，祛风清热，治头痛目赤，杭白菊性味苦平，有平肝明目、清热解毒，治诸风头眩肿痛，薄荷味辛，有疏风散热之功，可治头风头痛。

法夏天麻粥

【原料】法夏、制南星各10 g，天麻10 g，粳米100 g。

【制作】将前三味水煎取汁，加入粳米煮粥即可。

【功效】方中法夏性味辛平，燥湿健脾，消痰止逆，制南星性味苦辛，祛风、化痰、散结，天麻、猪脑作用同前。

天麻地龙炖牛肉

【原料】牛肉500 g，天麻、地龙各10 g，盐、胡椒粉、葱段、姜片、酱油、料酒各适量。

【制作】牛肉洗净切块，入锅加水烧沸，略煮后将牛肉捞出，牛肉汤待用；天麻、地龙洗净，油锅烧热，加葱段、姜片煸香，加酱油、料酒和牛肉汤烧沸，加盐、胡椒粉、牛肉、天麻、地龙同炖至牛肉烂，拣去葱段、姜片即可。

【功效】天麻具有息风、定惊作用，能治疗眩晕、头风头痛、肢体麻木、半身不遂；牛肉能强骨健体。因此，本品有平肝熄风、通络止痛的功效，适合偏头痛的患者食用。

延胡索橘皮饮

【原料】柴胡10 g，延胡索15 g，鲜橘皮15 g，丝瓜10 g，白糖少许。

【制作】先将丝瓜去皮，洗净切块；柴胡、延胡索洗净，煎汁去渣备用；将橘皮洗净，与丝瓜块一起放入锅中，加水600 ml，大火煮开后转小火续煮15分钟；倒入药汁，煮沸后即可关火，加少许白糖，代茶饮。

【功效】延胡索可理气通络，化瘀止痛；柴胡可疏肝理气、调畅情绪；丝瓜清热利湿、通络散结；橘皮理气止痛。四者合用，对肝郁气滞的乳腺增生者有一定的食疗效果。

天麻川芎鱼头汤

【原料】鲢鱼头半个，干天麻5 g，川芎5 g，盐5 g。

【制作】将鲢鱼头洗净，斩块；干天麻、川芎分别用清水洗净，浸泡；锅洗净，置于火上，注入适量清水，下入鲢鱼头、天麻、川芎煲至熟；最后加盐调味即可。

【功效】天麻息风定惊，川芎行气开郁、祛风燥湿、活血止痛。因此，本品具有息风止痉、祛风通络、行气活血的作用，适合各种头痛眩晕症患者食用。

三、周围神经炎

麻木，亦称为"麻木不仁"，现代医学称"多发性神经炎""末梢神经炎""周围神经炎"等，是以身体局部或全身肢体肌肤感觉发麻甚至感觉丧失为特点的疾病[1]。现代医学认为引起麻木的病因繁多，多由感染、炎症、代谢、药物等导致周围神经损伤，而周围神经由毛细血管网提供能量，其恢复有赖于局部微环境的再建立，主要包括以下几大类：代谢及内分泌障碍疾病、循环障碍性疾病、慢性压迫性疾病、自身免疫性疾病及炎症性疾病、营养缺乏性疾病、各种药物及毒物中毒等。

（一）病因病理

1.西医对周围神经炎的认识与病因病理

（1）病因

①感染：细菌、病毒、钩端螺旋体等。

②中毒：重金属铅、汞、砷中毒及化学品，药物如呋喃类、磺胺类、异烟肼药物，有机磷农药及有机氯杀虫剂中毒等。

③营养障碍：糖尿病、脚气病（维生素 B_1 缺乏），糙皮病及慢性酒精中毒等可并发周围神经炎。

④某些结缔组织疾病：如播散性红斑性狼疮、类风湿性关节炎等；变态反应，如各种免疫血清注射后，疫苗接种后（如破伤风抗毒素及狂犬疫苗）等亦可引发神经炎。

⑤家族遗传因素：如进行性肥大性多发性神经病，遗传性感觉性神经病。

⑥其他：原因不明的多发性神经病，复发性多发性神经病，慢性进行性多发性神经病等。不论是何种原因所致的病变常造成轴突变性和节段性脱髓鞘，即神经纤维有长短不等的节段性髓鞘破坏变性，神经膜细胞增殖吞噬，也可致神经元变性坏死。

（2）病理

近年来对周围性神经炎患者做神经感觉根切断手术，活检时发现神经节内节细胞消失，神经纤维脱髓鞘或髓鞘明显增厚，轴突变细或消失；电镜下尚可见 Ranvier 结附近轴索内集结大量线粒体。部分患者颅后窝小的异常血管团压迫神经根或延髓外侧面，手术解除压迫后可治愈

2.中医对周围神经炎的认识与病因病机

（1）病因

本病多为三阳经络受邪所致，病因主要有风、火、痰、瘀、虚，其中初起以风、火多见，病久则多兼夹痰、瘀、虚。

---

[1]李红梅.麻木（多发性神经炎）中医证素特征及证型分布规律研究[D].湖南中医药大学，2019.

可分为外感和内伤两个方面。因头为"诸阳之会",手足三阳经均会于此;且"高巅之上,惟风可达",风为阳邪,易犯头面,故大凡外感致病,多系风邪为患。又常兼来寒、火、痰,或风寒凝滞,或风火灼伤,或风痰壅阻,致三阳经络受阻而发为疼痛。风邪善行而数变,故疼痛可突然发作,反复无常。内伤致病,多与肝胆郁热、胃火炽盛、阴虚阳亢相关。风火攻冲头面,上扰清窍,而致头面疼痛,《证治准绳》有"面痛皆属火盛"之说;或因头面气血瘀滞,三阳经络阻滞不通所致。本病外感内伤常互为影响。外感致病,日久不愈,反复发作,可入里化热伤阴而成内伤;病久则血行迟涩,血瘀络痹而成顽疾,诚如《临证指南医案》所云:"初为气结在经,久则血伤入络。"而内伤致病亦多易感受外邪,使病情加重。

（2）病机

本病虽以风、火二邪为主因,亦常与寒、痰、瘀等兼夹为病。病机要点为三阳经闭塞,不通则痛。病位主要在面部经络,与肝、胆、胃等脏腑密切相关。初发、暴痛为实,病缠绵不愈则多虚、多瘀。

（二）临床表现

主要是对称性的肢体运动、感觉和自主神经功能障碍。

①感觉症状:病初多为肢端麻木或疼痛,也可有感觉过敏或异常,如蚁走感,以后感觉减退甚至消失,典型者呈手套、袜套型感觉障碍。

②运动症状:四肢远端为主的弛缓型不全瘫痪,肌张力减低,腱反对减少或消失,稍后可有肌肉萎缩。

③自主神经功能障碍:如手足部血管舒缩、出汗、皮肤苍白、变冷或发红发热、变嫩或角化过度、干燥易裂等;另外因病因不同,临床表现有其特点,如呋喃类药物中毒时运动障碍不明显,而疼痛和自主神经症状突出。如系单一颅神经病变,则常见周围性面神经炎（Bell面瘫）:半侧颜面部肌肉瘫痪,额纹消失,眼闭合不全,病侧鼻唇沟变浅,口角下垂,露齿时口角歪向健侧。

（三）治疗

1.治疗思路

多数患者病情较严重,因中枢神经调节功能障碍,可引起全身各器官功能紊乱,导致营养素吸收明显减少,以及大量营养素被消耗。由于营养不足,则必然影响到神经细胞的恢复。食物营养治疗的目的是保证足够的营养补充,以利于组织修复和功能恢复。

2.西医营养学治疗

热能供给。病初,患者的食欲较差,热能供给每天宜3.35~5.02MJ（800~1200kcal）,病情改善或在恢复期,宜给予高热能饮食。

碳水化合物。要供给足够的碳水化合物,每天供给的总量可为350~500g。

蛋白质。给予高蛋白质饮食,最初每天供给50~60g蛋白质,要以适合患者的胃口佳;病情稳定后,每天可供给蛋白质80~100g,生理价值高,并易于消化的食物为佳,如奶、豆浆、蛋类等。

脂肪。需要供给足够量的脂肪，但应给予容易消化、易吸收的脂类，以满足机体代谢的需要。

维生素。要保证各种维生素的供应，多食富含维生素的食物，如B族维生素和维生素A、维生素C等，必要时也可口服或静脉注射，静脉注射或肌注B族维生素需注意患者是否有B族维生素过敏史，必要时予以皮试。

水与电解质。应摄入足够的水，每天不少于2000mL。适量供给食盐，并补充丢失的钠、钾、氯化物等矿物质。

少量多餐。根据患者情况，可饮用流质饮食、软食、普通饮食，坚持少量多餐的原则。昏迷或不能进食者，应及早应用鼻饲，给予易消化的流质饮食，以保证营养供给。

3.中医膳食治疗

早在《黄帝内经》中就记载了有关于麻木的病机，认为麻木的病机与气血亏虚，与肌肤得不到濡养有关。麻木乃本虚标实之证，其中气血阴阳亏虚为发病之本，痰瘀为发病之标，气虚失运，血虚失荣，阴虚失润，阳虚失温，肌肤经络得不到气血阴阳的温煦濡养，则生麻木；痰瘀为麻木发展过程中的病理产物，痰瘀痹阻于经脉，荣卫不通导致麻木，且痰瘀致麻，病程迁延难愈。另外，《素问·血气形志》篇中有提到惊恐易致经脉不通，不仁乃生，说明情志因素亦可导致麻木的发生[1]。

双仁煲鹅肉

【原料】薏苡仁30g，桃仁10g，鹅肉400g，胡萝卜150g，绍酒10g，酱油20g，姜10g，葱15g，素油30g。

【制作】薏苡仁洗净，除去杂质，桃仁洗净，鹅肉洗净，用沸水焯去血水，切40cm方的块，葱切段，姜切片，薏苡仁放入碗内，加水50mL，置蒸笼内蒸熟待用。锅置武火上烧热，加入素油烧六成热时，下入姜、葱爆香，随即加入鹅肉、绍酒、酱油、胡萝卜、桃仁、熟薏米（连同薏苡仁汁液）炒匀，注入清水300mL，用文火煲45分钟即成。

【功效】健脾利湿、除痹缓急。用于多发性神经炎患者。

牛膝炖凤爪

【原料】牛膝10g，黄芪20g，大枣6枚，鸡爪250g，姜10g，葱15g，盐4g。

【制作】牛膝洗净切段，黄芪润透切片；大枣去核切片；鸡爪洗净去甲尖，姜切片，葱切段。牛膝、黄芪、大枣、鸡爪，同放炖锅内，放入姜、葱、盐，注入清水500mL。用武火烧沸，文火炖熬1小时即成。

【功效】补气血，通经脉。用于多发性神经炎患者。

---

[1]李红梅.麻木（多发性神经炎）中医证素特征及证型分布规律研究[D].湖南中医药大学，2019.

党参麦芽茶

【原料】党参20g，麦芽15g，大枣6枚。

【制作】党参洗净切片；麦芽洗净去杂质；红枣洗净去核，切片。党参、麦芽、大枣，同放炖杯内。加水200mL，置武火上烧沸，用文火煎煮15分钟即可。

【功效】补气血，益脾胃。用于多发性神经炎患者。

第四节　消化系统

消化系统由消化道和消化腺两部分组成。消化系统疾病（Diseases of the Digestive System）主要包括食管、胃、肠、肝、胆、胰等器质性和功能性疾病。多表现为消化系统本身的症状或体征，但这些表现特异性不强，其他系统器官的疾病也会产生类似表现，而消化系统疾病也可出现其他系统或全身性的临床表现。常见消化系统疾病可能是由饮食、急慢性胃炎或急慢性肠炎等疾病引起的。消化道疾病非常广泛，从食道到胃和十二指肠，到小肠、结肠、直肠，任何部位的疾病都属于消化系统疾病。中医里将消化系统疾病称为"脾胃病"。古代名医李东垣有"有胃气则生，无胃气则死"的说法，脾胃的重要性是与其功能密切相关的。脾主运化，又主统血，胃主受纳腐熟，两者相互协调，共同完成水谷的消化、吸收和输布，被称为"后天之本""气血生化之源"。通俗地说，人体后天生长发育所需要的一切营养物质都由脾胃消化吸收而来，人体五脏六腑要保持正常的功能都需要脾胃消化吸收的营养物质作为能源和动力。中医理论认为，脾胃病的发生与饮食不节、情绪失调、气候变化关系密切。不好的饮食习惯可能引起呕吐、腹泻、腹胀、胃痛等脾胃病。五脏六腑是一个整体，肝和脾胃的关系尤为密切，情绪失调常常引起肝气不舒，出现胸闷、两胁胀满、常太息等症状，肝气不舒影响脾胃，则会出现不想吃饭，饭后胃胀、打嗝等表现。而气候变化也容易引起或诱发脾胃病。在生活中拥有良好的饮食习惯和心理状态，同时注意防寒保暖等，对于预防脾胃病的发生很有意义。

消化系统常见的慢性疾病包括慢性胃炎、消化性溃疡、肠结核、慢性肠炎、慢性腹泻、慢性肝炎、肝硬化、慢性胰腺炎、慢性胆囊炎等。本小节将重点讨论肝硬化、肝炎、慢性胃炎、消化性溃疡、胆囊炎、慢性胰腺炎等疾病。

一、肝硬化

肝硬化（Cirrhosiso Fliver）是由不同病因所致的肝脏慢性、进行性、弥漫性病变，病理分为小结节性肝硬化和大结节性肝硬化，是一种不可逆的严重性肝脏疾病。肝硬化治疗包括一般治疗、饮食治疗和药物治疗，其中营养治疗是十分重要的基础治疗。

（一）病因病理

1.西医病因病理

（1）病因与发病机制

引起肝硬化的病因很多，不同地区的主要病因也不相同。欧美以酒精性肝硬化为主，我国以病毒性肝炎性肝硬化多见，其次为血吸虫病肝纤维化，酒精性肝硬化亦逐年增加。研究证实，两种病因先后或同时作用于肝脏，更易产生肝硬化。如血吸虫病或长期大量饮酒者合并乙型病毒性肝炎等。肝硬化的主要发病机制是进行性纤维化。正常肝组织间质的胶原（Ⅰ和Ⅲ型）主要分布在门管区和中央静脉周围。肝硬化时Ⅰ型和Ⅲ型胶原蛋白明显增多并沉着于小叶各处。随着窦状隙内胶原蛋白的不断沉积，内皮细胞窗孔明显减少，使肝窦逐渐演变为毛细血管，导致血液与肝细胞间物质交换障碍。肝硬化的大量胶原来自位于窦状隙（Disse腔）的贮脂细胞（Ito细胞），该细胞增生活跃，可转化成纤维母细胞样细胞。初期增生的纤维组织虽形成小的条索但尚未互相连接形成间隔而改建肝小叶结构时，称为肝纤维化。如果继续发展，小叶中央区和门管区等处的纤维间隔将互相连接，使肝小叶结构和血液循环改建而形成肝硬化。

（2）病理

肝硬化的形成是一种损伤后的修复反应，发生在慢性肝脏损伤的病人。在这一过程中，肝脏星状细胞活化是中心环节，还包括了正常肝细胞外基质的降解，纤维瘢痕组织的聚集、血管扭曲变形以及细胞因子的释放等。代偿期肝硬化无明显病理生理特征，失代偿期主要出现门静脉高压和肝功能减退两大类病理生理变化。

2.中医学对肝硬化的认识

（1）病因

肝硬化可分为代偿期和失代偿期，前者可无明显症状，后者可出现腹部膨胀如鼓，伴有小便短少，腹壁青筋暴露等表现，与中医的"水臌"相类似，可归属于"单腹胀""鼓胀"等范畴。肝硬化的中医病机中医认为本病的病因主要由于酒食不节、情志所伤、血吸虫感染，以及黄疸、积聚迁延日久所致。

肝硬化的病因主要是情志所伤，饮食不节，嗜酒无度，感染黄疸，积聚失治及感染血吸虫等。其病位在肝，根据中医五脏理论，肝硬化的发病机理与肝、脾、肾三脏功能障碍，导致气滞、血瘀、水停积于腹内而成。现将病因病机归纳分述如下：

① 气滞湿阻：多因五志过极，饮食所伤，肝脾不和，升降失司，浊气充塞；或肝失条达，经气痹阻，气壅湿阻；或气滞中满，脾胃运化失职，致水湿停留，积久不化，痞塞中焦而成本病。

② 湿热蕴结：嗜酒过度，饮食不节，滋生湿热。脾胃损伤，久积阻衰，脾虚则运

化失职，酒湿与热毒蕴滞不行；或脾不健运，升降失常，清浊相混，隧道壅塞，郁而化热，热留为湿，湿热壅结而成本病。

③瘀血阻滞：黄疸积聚失治，湿热蕴积肝胆，治疗不当，日久湿热伤脾，水湿停滞，肝失疏泄，气血瘀阻而成本病。

④脾肾阳虚：感染血吸虫等，治疗不及时，内伤肝脾，脉络瘀阻，清浊不分；或饮食不节，脾阳虚衰。脾败则不能制水，水湿泛滥，损伤肾阳，肾阳不足则气化不利而成本病；慢性肝病日久，内伤肝脾，累及肾脏，肾与膀胱相为表里，肾虚则气化不利，水浊血瘀壅结而成本病。

⑤肝肾阴虚：饮食失节，损伤脾胃；或房劳过度，损伤肾阴，致元气亏虚，清浊相混，气道壅塞；或病久不愈，肝脾两伤，累及肾阴，以致水气停留不化，瘀血不行；或攻下逐水太过，伤津耗液，以致肝肾阴虚。

（2）病机

其中，嗜酒过度，或饮食不节，使脾胃受损，运化失职，升降失司，酒湿浊气蕴结中焦，以致清浊相混，壅塞中焦，土壅木郁，肝失疏泄，气滞血瘀，水湿停聚而致腹部胀大。

情志抑郁，肝气郁结，可致肝之脉络为瘀血阻滞，而肝气郁结，横逆克脾，运化失职，以致气滞血瘀与水湿交结渐成本病。

遭受血吸虫感染，治疗不及时，晚期内伤肝脾，伤肝则气滞血瘀，伤脾则升降失常，水湿停聚，而见腹部胀大。

黄疸属湿邪致病，湿邪困脾，土壅木郁，肝脾受损，日久及肾，导致腹部胀大。

积证日久，积块增大，影响气血运行，气血瘀阻，水湿停聚不化成为本病。

总之，肝硬化的病变脏腑在肝，与脾、肾密切相关，初起在肝、脾，久则及肾。基本病机为肝、脾、肾三脏功能失调，气滞、血瘀、水停腹中，正如《医门法律·胀病论》中所说："胀病亦不外水裹、气结、血瘀。"其特点为本虚标实。本病晚期水湿郁而化热，蒙蔽心神，引动肝风，迫血妄行，导致患者出现神昏、惊厥、出血等危象。

（二）临床表现

目前临床上将肝硬化分为肝功能代偿期和失代偿期，但两期界限常不清楚。

1.代偿期

代偿期的症状不典型，一般在劳累或感染后出现乏力、食欲不振、恶心、恶油腻、腹胀、腹泻、上腹隐痛等，体格检查没有或仅有肝脾轻度肿大、轻压痛，肝功能一般在正常范围内或轻度异常。

2.失代偿期

①全身症状：由于肝脏的代谢功能降低，患者可能有乏力、消瘦等负氮平衡的表现，以及皮肤粗糙、口角炎等维生素缺乏的表现。患者面色灰暗黝黑，称为肝病面容。

② 消化道症状：进食后即感到上腹不适、饱胀、恶心，甚至呕吐。肝硬化晚期，对脂肪和蛋白质的耐受性差，进油腻食物易引起腹泻，若肝细胞广泛坏死还会有黄疸出现。

③ 门静脉高压：表现为食道静脉曲张，脾大和腹水，尤以食道静脉曲张最危险，易出现消化道大出血。

④ 肝硬化腹水形成：肝硬化晚期，腹水出现前常有腹胀。大量腹水使腹部膨隆，腹壁绷紧发亮，状如蛙腹，患者行走困难。

⑤ 出血倾向及贫血：肝硬化晚期常有鼻衄、牙龈出血、黏膜下出血、皮下瘀点瘀斑、胃肠黏膜糜烂出血、鼻腔出血、呕血与黑粪，女性常有月经过多等症状。长期的出血会导致贫血。

⑥ 内分泌失调症状：由于肝硬化的早期雌激素增加，雄激素减少，男性可见乳房增大、胀痛，睾丸萎缩；女性可见月经紊乱、乳房缩小，阴毛稀少等。

除此之外，肝硬化患者还有上消化道出血、感染、肝性脑病、功能性肾衰竭、电解质和酸碱平衡紊乱等并发症。

（三）治疗

1.治疗思路

肝硬化是因组织结构紊乱而致肝功能障碍。目前尚无根治办法。主要在于早期发现和阻止病程进展，延长生命和保持劳动力。肝硬化诊断确定后，注意劳逸结合，合理治疗及饮食，应以高热量，高蛋白、维生素丰富易消化的食物为宜，严禁饮酒。避免应用有肝损害的药物。一般可参加轻工作。定期随访。一般病情较重，需休息或住院治疗。以易消化，富营养的饮食为宜，适当高蛋白，按1.0~1.5g/（kg·d），适当的高糖、低脂，脂肪相当于热量的1/3左右，总热量每天8000~10000J左右。有肝性脑病时，应限制蛋白，每天0.5~1.0g/（kg·d）。防止食管静脉曲张破裂出血，应免用刺激性及硬的食物。有腹水及水肿时应限钠和水的摄入。

2.西医营养学治疗

（1）营养治疗

肝硬化患者做好合理的营养搭配，促进肝脏的修复与肝功能好转，能使病情逐渐得到有效缓解，改善临床症状，减少患者痛苦，提高生命质量。

①保持高能量摄入。患者的病情不尽相同，原则上要以患者的标准体重来核定其日能量的需求标准，在此基础上可适当增加10%~20%。关键是做好主食的种类与数量及其早、中、晚三餐的分配比例。原则上以谷类食物，如大米、麦类为主，配上适量的优质蛋白类食物。每天三餐能量可按各1/3 或可按1/5、2/5、2/5 比例提供。要结合患者的个体情况而定。避免患者处于饥饿或半饥饿状态。

②足量的碳水化合物提供。碳水化合物是确保能量的主要营养素之一，不仅能增加糖原的储备，还可预防患者低血糖的发生。足量的碳水化合物可保持蛋白质的正常代谢，对低蛋白血症有防治作用。每日碳水化合物供给量约为300~400g，具体需

结合患者病情而定。每天的主食内容可以替换，可选大米饭、面条、馒头、饺子、米粉等。

③优质蛋白质摄入。为避免出现患者负氮平衡或低蛋白血症，蛋白质的供给量保持在60~70g/d，注意优质蛋白需占1/3~2/3。鼓励多用鱼类、瘦肉类、大豆类与奶类的摄入补充蛋白质，必要时可适量选用蛋白粉。

④提供适量脂肪。患者肝功能减退可以影响到脂肪的消化能力，脂肪摄入过多会加重肝功能的负担。原则上供给量40~50g/d。多选用植物油且可以多种植物油交替选用。不用或少用动物油。每天胆固醇摄入量保持的标准以＜300mg为宜。

⑤及时补充矿物质。患者可有不同程度的电解质紊乱，应注意钾、钠、锌、铁、镁等矿物质的补充。尤其是钾和钠需注意及时补充，避免低钾血症和低钠症。在选择副食时多选富含钾的食物，如蚕豆、黑豆、豌豆、葫芦、春笋、枣、桂圆、杏、枣等。在肝硬化伴腹水患者要关注利尿药的特性，在低钠或无盐饮食下，注意有无低钠血症的症状与血钠水平，必要时要给以静脉补充。

⑥全面补充维生素。患者常有多种维生素缺乏，水溶性维生素以维生素B_1、维生素B_6、维生素B_{12}、叶酸为多，脂溶性维生素以维生素A、维生素D、维生素K为多，要常选谷类、豆类、畜禽肉类等，以补充人体必需的维生素。注意适当日光浴补充维生素D，这是最经济的方法。

（2）营养护理

①开展肝病健康教育。肝硬化属于慢性病，帮助患者充分认识饮食习惯与肝病的关联，如嗜酒者要戒酒；饮食无规律、暴饮暴食者要学会规律进餐和营养搭配，预防非酒精性肝硬化。协助制定注重个性的营养促进计划且长期执行，必要时要严格按医嘱正确服药等。

②加强与营养师的沟通。针对患者的饮食现状与存在问题，认真给以细心指导。做好营养师的助手，教育患者要虚心接受营养师的专业咨询。鉴于肝硬化患者病情比较复杂，临床表现不一，辅助检查较多，要努力学习医学与营养相关知识，努力做好患者的个性化营养指导。

③重视营养评估。对患者的病情和营养状况进行分析，根据各项营养指标做出客观评价，为营养师的营养支持方案提供参考。根据患者临床表现和实验室指标，先作入院时的基础营养评估，然后在临床营养支持后的2周、1个月、2个月或更长时间作评估前、后的数据比较，不仅能提供临床治疗参考，还可积营养干预经验与撰写营养研究总结或论文。

④食物的选择。

a.宜选食物：含蛋白质的食物，如牛奶、面筋、豆腐、小黄鱼、扁鱼、草鱼、鲫鱼、基围虾、白虾、河虾、瘦猪肉、牛肉、鸭肉、鸡肉等；富含维生素B，如米饭、面条、饺子等；维生素丰富膳食纤维低的新鲜瓜菜类食物，如冬瓜、丝瓜、菜瓜、黄瓜、茄子、菜花等。

b.少选或忌选食物：黄酒、红酒、白酒、啤酒等酒类及含酒精的饮料芥末、辣椒等各种辛辣食物;油条、炸鸡、炸鱼等油煎或油炸食品;韭芽、韭菜、竹笋、芹菜、豆芽等含粗纤维多的食物。

3.中医膳食治疗

鲤鱼赤豆陈皮汤（《食疗百病》）

【原料】鲤鱼1条（约500g），赤小豆120g，陈皮6g。

【制作】以上三味放砂锅内共煲至烂熟。佐餐食服用。

【功效】此方具有健脾行水，利水祛湿，消胀除肿的功效。其中陈皮味辛苦、性温，具有脾和胃、行气宽中的作用，主治脾胃气滞、恶心呕吐、食欲不振;鲤鱼利水，消肿，下气通乳;赤小豆具有利水消肿、解毒排脓的作用，用于水肿胀满、脚气肢肿、黄疸尿赤、风湿热痹、痈肿疮毒、肠痈腹痛。

茴香粥（《寿世青编》）

【原料】小茴香10g，粳米100g。

【制作】小茴香煎汤，去滓取汁，与粳米煮粥食之。空腹食用，每日2次。

【功效】健脾理气，和胃止痛。

糖橘饼（《本草纲目拾遗》）

【原料】橘子500g，白糖200g。

【制作】橘子去皮、核，放在锅中，加白糖腌渍1日，待橘肉浸透糖后，熬至汁液干，停火待冷，把每瓣橘肉用勺压扁成饼，再拌入白糖，放盘中装瓶备用。做零食服用。

【功效】理气化痰，健胃消食。

二、肝炎

肝炎（Hepatitis）是肝脏炎症的统称。通常是指由多种致病因素，如病毒、细菌、寄生虫、化学毒物、药物、酒精、自身免疫因素等使肝脏细胞受到破坏，肝脏的功能受到损害，引起身体一系列不适症状，以及肝功能指标的异常。

需要注意的是，通常我们生活中所说的肝炎，多数指的是由甲型、乙型、丙型等肝炎病毒引起的病毒性肝炎。

（一）病因病理

1.西医对肝炎的认识与病因病理

（1）病因

① 基本病因，即各种致病因素侵袭人体后引起肝细胞损伤，肝脏发生炎症反应。

② 病毒性肝炎的病因，即肝炎病毒感染人体后，引起病毒血症，肝炎病毒

进入肝脏并复制和释放病毒，导致机体免疫活化，杀伤病毒感染的肝细胞，诱导细胞死亡或凋亡，从而引起肝脏炎症、坏死，进一步导致肝纤维化、肝硬化和肝癌。

③ 酒精性肝炎的病因，即人体摄入酒精（乙醇）后，乙醇及其中间产物引起血流动力学改变、肝细胞脂肪变性、缺氧及免疫介导的损害等，从而导致肝炎。

④ 脂肪性肝炎的病因，主要是超重和肥胖所致，少部分可能是药物、代谢等因素所致。脂肪肝炎与高热量饮食、含糖饮料摄入、久坐少动等生活方式密切相关。肥胖、2型糖尿病、高脂血症、代谢综合征等可单独或共同作为其易患因素，致脂质代谢紊乱，过量脂质在肝脏沉积并最终导致肝损伤。

⑤ 自身免疫性肝炎的病因，由于免疫紊乱，导致机体出现针对肝细胞的免疫攻击，引起肝炎。表现为转氨酶升高，自身抗体阳性，免疫球蛋白升高等。

⑥ 药物性肝炎的病因，因药物及其代谢产物的直接或间接肝毒性，也可通过活化机体免疫导致肝细胞损伤。

（2）病理

① 急性肝炎也就是普通性肝炎，病理特点是广泛的肝细胞变性，以胞浆疏松化和气球样变最为普遍。坏死轻微，肝小叶内可有散在的点状坏死和嗜酸性小体。

② 慢性肝炎，病理特点：桥接坏死、碎片状坏死、间质胶原纤维增生。

a.轻度慢性肝炎：最常见点状坏死，汇管区慢性炎细胞浸润，少量纤维组织增生；肝小叶界板无破坏，小叶结构清楚。

b.中度慢性肝炎：肝细胞变性、坏死明显，中度碎片状坏死、特征性桥接坏死，小叶内有纤维间隔形成，但小叶结构大部分保存。

c.重度慢性肝炎：重度碎片状坏死、大范围桥接坏死，肝细胞不规则再生，纤维间隔分割肝小叶结构。

③ 重型病毒性肝炎。

a.急性重型肝炎：肝细胞坏死严重且广泛。肉眼观肝体积明显缩小，以左叶明显。重量减轻，质地柔软。

b.亚急性重型肝炎：既有肝细胞大片坏死，又有肝细胞结节性再生。肉眼观肝不同程度的缩小肝体积缩小，被膜、纵隔呈黄绿色，即亚急性黄绿色肝萎缩，可见小岛屿状再生结节。

2.中医对肝炎的认识与病因病机

（1）病因

中医学认为，肝炎形成是由湿热疫毒隐伏，正气不能抗邪所致，其病变不仅涉及肝，且多乘胃、克脾、累肾，其病初期为肝病郁结，血行缓滞，气机受阻，脏腑功能失调，病变日久脾胃亦受损；然湿热瘀结，又使病深难解，亦可因肝脾功能失调，运化失职，呈现肝阴不足、肾阴亦亏，肾阴不足，肝阴亦虚，如此反复，气郁而湿滞，湿滞郁久化热，热郁而生痰，痰结而血不行。

（2）病机

肝胆热毒炽盛，或湿毒壅盛，毒瘀胶着，肝胆俱损，脾肾气阴或阴阳两伤。

（二）临床表现

肝病的表现是很隐晦的，最突出的症状就是疲倦乏力和不思饮食。常见症状有胀痛或不适，恶心，厌油腻，食后胀满或有黄疸，口干，大便或干或溏，小便黄，或有低烧，头昏耳鸣，面色萎黄，无华等。如果是肝硬化，除有肝炎的临床表现之外，还有腹水，腹壁血管突出，周身水肿，尿少，有肝掌、蜘蛛痣，严重者还可能大出血。

（三）治疗

1. 治疗思路

① 气滞者宜疏肝解郁，宜食用金橘、绿萼梅茉莉花、佛手柑等；瘀血者宜活血通络，宜食用山楂、木耳、玫瑰花、甜瓜子等；湿热者宜清热利湿，宜食用田螺、蚌肉等。虚证治以濡润之法荣之，宜食用猪肝、黑芝麻、桑葚、蜂蜜等。

② 饮食宜多食新鲜的蔬菜和水果，食易消化之品。

③ 忌食油腻、辛辣、腥臭、温燥之品。

2. 西医营养学治疗

良好的营养和休息是病毒性肝炎治疗的基础。摄入充足的能量和营养素有利于促进肝脏细胞的修复和再生，改善体质，增强机体免疫力，降低感染、腹水贫血、电解质平衡紊乱、肝性脑病等的发病风险。

（1）适量的能量。能量摄入过高可引起肥胖、脂肪肝、糖尿病等并发症，加重肝脏负担，影响疾病的治疗和预后；能量摄入过低也不利于肝细胞的修复和再生，还会增加蛋白质的消耗。病毒性肝炎患者强调休息和营养，容易导致营养过剩，应注意摄入能量要适量，以维持理想体重为宜。食欲极差的重型肝炎患者等可通过静脉输注葡萄糖补充热能。

（2）酌情调整蛋白质供给量。肝细胞修复和再生需要蛋白质，病毒性肝炎患者蛋白质供给量要充足，以维持正氮平衡、血容量和血浆胶体渗透压，预防脑水肿和腹水的发生。慢性肝炎平稳期、肝硬化合并感染、腹水、消化道出血等患者可适当增加蛋白质摄入；重型肝炎等患者为减少肠内氨的产生，应尽可能减少饮食中的蛋白质供给量，机体所需蛋白质可通过静脉输入白蛋白补足；肝性脑病起病数日内禁食蛋白质，Ⅰ~Ⅱ期肝性脑病蛋白质限制在20g/d 以内，神志清楚后可逐渐增加至1g/（kg·d），而且应以含支链氨基酸相对较多的植物蛋白质为主，植物性食物所含纤维被肠菌酵解产酸后也有利于氨的排出。对于不能耐受蛋白质的营养不良患者，可静脉注射L–鸟氨酸–L门冬氨酸、鸟氨酸–α酮戊酸，促进鸟氨酸循环以降低血氨，也可补充由亮氨酸、异亮氨酸、缬氨酸等支链氨基酸组成的复合支链氨基酸制剂，改善氮平衡。

（3）控制脂肪摄入。患者饮食宜清淡、易消化，不应过于油腻。脂肪摄入过多，会加重肝脏负担，发生脂肪肝，不利于肝细胞的修复和再生；另一方面，患者也常常不能耐受高脂饮食，摄入后容易引起脂肪肝。但是由于患者常伴有食谷减退、厌油，有可能存在脂肪摄入不足的情况。

（4）高碳水化合物饮食。患者能量供给应以碳水化合物为主。碳水化合物不但有节氮作用，还可促进肝脏利用氨基酸修复肝细胞。碳水化合物摄入量以维持理想体重为宜。必要时可口服一定量的乳果糖和乳梨醇。乳果糖在小肠内不会被分解，到达结肠后被乳酸杆菌、粪肠杆菌等分解为乳酸、醋酸而降低肠道pH，肠道酸化对产尿酸氧化酶的细菌生长不利，但有利于不产尿酸氧化酶的乳酸杆菌生长，使肠道细菌产氨减少；酸性的肠道环境还可减少氨的吸收，并促进血液中氨渗入肠道排出；乳梨醇可经结肠的细菌分解为醋酸、丙酸而酸化肠道，而且口感好，不良反应少。另外，病毒性肝炎易合并糖尿病的患者，应注意食物摄入对血糖的影响，控制血糖，延缓糖尿病并发症的发生发展。重型肝炎等患者还要注意避免低血糖的发生，并鉴别低血糖昏迷和肝性脑病。

（5）充足的维生素、矿物质和液体。维生素和矿物质可以调节免疫功能，有利于改善体质。肝脏病变时易出现维生素和铁、锌等微量元素的缺乏，可根据病情适当补充B族维生素、维生素C、维生素K、维生素D和矿物质。病毒性肝炎患者常因摄入不足、大量放腹水、利尿、呕吐、腹泻等原因，容易导致水、电解质及酸碱平衡紊乱，必要时可通过静脉补液纠正，但同时应注意监测血钾、血钠、血氯等，并保持出入量平衡。尿量多时可适当增加补液量。合并腹水时应限制钠和水的摄入，钠摄入量限制在60~90mmol/d（相当于食盐1.5~2.0g/d）。限钠饮食和卧床休息是治疗腹水的基础，部分轻、中度腹水患者经此治疗可发生自发性利尿，腹水消退。应用利尿剂时，可适当放宽钠的摄入量。有稀释性低钠血症（＜125mmol/L）者，应同时限制水摄入量，约500~1000mL/d。

3.中医膳食治疗

（1）肝气郁结

糖渍金橘

【原料】金橘500g，白糖适量。

【制作】金橘洗净，放在锅内，用勺将每个金橘压扁，去核，加白糖腌渍1日，待金橘浸透糖后，再用文火煨熬至汁干，停火待冷，拌入白糖，放盘中风干数日，装瓶备用。做零食服用。

【功效】疏肝理气，化痰解郁。

梅花茶

【原料】绿萼梅6g，蜂蜜适量。

【制作】将绿萼梅洗净，放入茶杯中，用开水冲泡，盖严温浸15分钟，加入适量蜂蜜，即可饮用。做茶饮服用，一日两次。

【功效】疏肝解郁。

丹参绞股蓝茶

【原料】丹参，绞股蓝，黄芪，桑椹，罗汉果，蒲公英，绿茶。

【制作】将丹参、绞股蓝、黄芪、桑椹、罗汉果、蒲公英研磨为细粉，同绿茶放入茶杯中，用开水冲泡，盖严温浸15分钟，即可饮用。做茶饮服用，一日两次。

【功效】疏肝利胆、活血通络、降脂祛湿、清热解毒。

（2）瘀血阻络

瓜子茴香散

【原料】甜瓜子200g，小茴香50g。

【制作】将甜瓜子、小茴香微炒，研为细末，装瓶，收储。每次6g，黄酒送服，每日两次。

【功效】活血化瘀，通络止痛。

山楂散

【原料】干山楂100g，向日葵50g，红糖适量。

【制作】将干山楂和向日葵焙干研末，加入红糖拌匀即成，每日两次。

【功效】活血化瘀，通络止痛。

（3）肝胆湿热

田螺蚌肉汤

【原料】田螺300g，蚌肉150g，食盐适量。

【制作】先用清水养田螺1~2日，并勤换水，除去泥污后，用水略煮，挑取田螺肉。与蚌肉一起加水煮汤，以食盐调味即成，佐餐食服用。

【功效】清热利湿，退黄止痛。

蛏肉刺瓜汤

【原料】蛏肉150g，刺瓜150g，生姜、食盐各适量。

【制作】将鲜蛏肉冲洗干净，切段备用;刺瓜冲洗干净，切片一同放入锅内，加清水、生姜、食盐，武火煮沸后再略煮即成。

【功效】清热，利湿，退黄。

（4）肝阴不足

芝麻蜂蜜饮

【原料】黑芝麻粉50g，蜂蜜适量。

【制作】黑芝麻粉、蜂蜜拌匀倒入杯中，用沸水冲泡，温浸10~15分钟，即可饮用。一日两次。

【功效】养血滋阴，补益肝肾。

枸杞叶猪肝汤

【原料】鲜枸杞叶100g，猪肝200g，食盐适量。

【制作】将鲜枸杞叶洗净，备用；猪肝切成薄片，放入锅内，加水适量，武火烧开后，撇去血沫，放入枸杞叶、食盐，稍煮几沸，即成。佐餐食服用。

【功效】滋阴养肝。

三、慢性胃炎

慢性胃炎在临床上为常见病、多发病，主要特征是慢性上腹部疼痛，消化不良等症状。慢性胃炎通常又可分为浅表性胃炎、萎缩性胃炎和特殊类型胃炎。慢性胃炎病程迁延，大多无明显症状和体征，一般仅见饭后饱胀、泛酸、嗳气、无规律性腹痛等消化不良症状。

如果能够在药物治疗的同时，采用食疗药膳，既达到了治疗的目的，又可加强病人的营养，增强机体的抗病能力。

（一）病因病理

1.西医病因病理

（1）病因与发病机制

慢性胃炎发病原因尚未完全明确，一般认为与H.pylori感染、理化因素和自身免疫有关。

① 幽门螺杆菌感染、H.pylori感染与消化系疾病关系的明确是近年来研究的成果。H.pylori是一种革兰阴性微需氧菌，呈弯曲螺旋状，有鞭毛。业已证实H.pylori感染是慢性胃炎的重要原因：研究表明所有H.pylori阳性者都存在胃窦炎；H.pylori感染者根除病菌后胃炎可以消除；在一些动物模型中，将从患者胃内分离的H.pylori接种动物体内可以复制出慢性浅表性胃炎；健康志愿者吞食H.pylori可引起胃黏膜的损伤。其致病机理包括以下几方面：H.pylori产生尿素酶，尿毒酶分解尿素产生氨和其他酶（如蛋白酶等），直接损伤黏膜上皮细胞；分泌空泡毒素等导致胃黏膜上皮细胞的变性与坏死；诱导上皮细胞分泌炎症因子，介导炎症反应；抗原抗体反应引起自身免疫损伤。

② 免疫因素是慢性胃炎的主要原因。患者血清中含壁细胞抗体和内因子抗体，壁细胞抗体与抗原形成抗原抗体复合物，在补体参与下，使壁细胞数目减少，导致胃酸分泌不足，严重者可出现泌酸腺完全萎缩，使胃酸缺乏。内因子是壁细胞分泌的一种糖蛋白，食物中的维生素B_{12}必须与内因子结合才能被吸收，内因子抗体与内因子结

合可导致维生素B_{12}吸收障碍，通常伴有其他自身免疫疾病。

③理化因素长期饮用烈酒，进食过冷过热、过于粗糙食物，直接损伤胃黏膜；长期服用非甾体类抗炎药，抑制前列腺素合成，破坏胃黏膜屏障。

④其他幽门括约肌功能不全可导致大量十二指肠液反流，胃黏膜受到酶的消化而产生炎症、糜烂、出血；慢性右心衰竭、肝硬化门脉高压引起胃黏膜淤血缺氧导致黏膜损伤。

（2）病理

在慢性胃炎的病理过程中，病变由黏膜表浅部向腺区发展，由灶性病变逐渐联合成片，最终腺体萎缩或破坏。其组织学改变不外乎炎症、萎缩和化生。

①炎症是一种慢性非特异性炎症，表现为黏膜固有层淋巴细胞和浆细胞浸润为主，可有少数嗜酸性粒细胞存在。如有较多的中性粒细胞浸润在表层上皮及小凹皮细胞之间，提示活动性炎症存在。

②萎缩长期慢性炎症损伤导致胃固有腺体数目减少，黏膜层变薄，胃镜下黏膜血管网显露，常伴有化生和纤维组织、淋巴滤泡等的增生。

③化生慢性炎症的长期存在，导致胃黏膜产生不完全性再生，包括肠化生和假幽门腺化生。肠化生是指肠腺样腺体代替胃固有腺体，当胃底腺黏膜内出现幽门腺样结构时则称为假幽门腺化生，是胃底萎缩的标志。此外有异型增生，又称不典型增生，是指细胞在再生过程中过度增生和丧失正常形态的分化，在结构和功能上偏离正常轨道，形态上出现异型性和腺体结构的紊乱，是胃癌前期病变，目前对轻重分级尚未统一。

2.中医病因病机

慢性胃炎属中医学的"痞满""胃脘痛"等范畴。痞满是由表邪内陷、饮食不节、痰湿阻滞、情志失调、脾胃虚弱等原因导致脾胃功能失调，升降失司，胃气壅塞而成的以胸脘痞闷不舒，按之柔软，压之不痛，视之无胀大之形为主要临床特征的一种脾胃病证。痞满的病因有如下几类：外邪侵犯、饮食不节、情志不舒、误治失治等。如饮食不节易损伤脾胃，脾胃不健又易为饮食所伤。多食肥甘厚味或膏粱之品容易酿湿生热，湿热内聚即易转化为痰浊，而脾浊最能阻滞气机等等。痞满有虚实之分，实痞以邪实为主，多由外感六淫，或因食、气、血、湿等所致；痞瘤正虚为主，常常可由实痞转化而来。其多为脾胃虚弱、阳衰阴伤所致。在临床上多为虚实夹杂，寒热错杂，治疗起来相对复杂。胃痛是由于脾胃受损、气血失调所引起的胃脘部疼痛，又称胃脘痛。胃痛的病位在胃，且与肝、脾密切相关。随着病情的发展病因病机也存在一个演变的过程。胃痛早期多为外邪、饮食、情志所伤，胃实证为主。疾病后期常见脾胃虚弱、不思饮食等等正气虚弱的表现，病变由实转虚。如寒邪日久损伤脾阳；或因虚致实，如脾胃虚弱，运化失司，水湿内停，湿郁化热，最终导致虚实错杂之证。胃痛的病因为感受外邪，饮食不节，情志不畅，劳倦过度和素体虚弱。

基本病机为胃气失和导致气机不畅，不通则痛；胃失濡养，不荣则痛。其基本证型可分为肝郁气滞证、肝胃郁热证、脾胃湿热证、胃络瘀阻证、脾胃虚寒证、胃阴不足证。

（二）临床表现

本病临床表现缺乏特异性，且症状轻重与病变程度不一致。多数病人无任何症状，部分病人表现为上腹胀满不适、隐痛、嗳气、反酸、纳呆等症状，一般无明显规律性，进食后加重。胃黏膜糜烂时出现大便潜血阳性、黑便甚至血便，可伴有消瘦、贫血等表现。临床体征多不明显，可有上腹部压痛，腹部叩诊呈鼓音，肠鸣音活跃。

慢性胃炎时，由于病程较长，大多数患者的营养状况会受到影响。一方面是因上腹部不适症状影响了进食量，另一方面是胃黏膜损伤，尤其是胃液分泌的改变、内因子的缺乏，在一定程度上影响到蛋白质的消化及维生素B_{12}的吸收，引起蛋白质营养不良和贫血的发生。

（三）治疗

1.治疗思路

（1）营养护理

① 营养筛查和评估。

运用NRS2002进行营养风险筛查，若NRS2002总分 ≥ 3分，提示营养风险存在，可请营养师会诊，进一步评估患者的营养状况，制订并实施营养支持计划。若NRS2002总分 < 3分，可一周后再次进行筛查。

② 营养护理计划实施。

不同类型的慢性胃炎、胃炎的不同阶段，营养治疗原则都是有差异的，医护人员首先应了解患者病情，有针对性地予以营养干预。鼓励患者进食易消化，富含蛋白质、维生素，能量充足的饮食，避免辛辣或粗糙的食物。

③ 宜用食物。

发作期以流食和少渣半流食为主，可给予新鲜果汁、藕粉、米汤、鸡蛋汤等；大米粥、小米粥、鸡蓉粥、瘦肉粥、蛋花粥、细挂面、薄面片、薄皮馄饨等；营养均衡型肠内营养剂。进入恢复期，可给予软米饭、馒头、花卷、面片、馄饨、包子，肌纤维较细的瘦肉、鱼肉、虾肉，含纤维较少的蔬菜，如黄瓜、番茄、嫩茄子、冬瓜、角瓜、甘蓝、白菜心等；对于胃酸分泌过少或缺乏，如萎缩性胃炎患者，可给予浓肉汤、浓鱼汤及适量的糖醋食品，以刺激胃酸分泌，促进消化；胃酸分泌过多者，应禁用浓肉汤、浓鱼汤、或酸性食品以及大量的蛋白质等；萎缩性胃炎患者宜多进食含铁丰富的食物，如动物肝脏、瘦肉、花生、大枣、核桃、红小豆等。

④ 忌（少）用食物：急性发作期，应禁用牛奶、豆浆，并减少蔗糖等容易导致腹胀的食品的摄入；避免含粗纤维多的蔬菜、水果，如韭菜、芹菜、豆芽、蕨菜和未成熟的水果；禁用油煎、油炸、腌、熏、腊、酱的食物；禁食糯米饭、年糕、春饼等不易消化的食物；避免食用生冷、酸辣食物，如冷饮、凉拌菜、辣椒、芥末、胡椒粉、咖喱粉等；禁用各种酒及含酒精的饮料、碳酸饮料等。

（2）营养监测

主观方面：了解患者的食物选择与制作、营养干预的执行情况，观察患者的胃肠道反应（如恶心、呕吐、腹痛、腹胀、腹泻，有无胃出血等）。客观方面：包括膳食调查（评价能量和营养素的摄入水平），体格测量（体重、人体成分分析、基础代谢率测定等），实验室检查（血常规、肝功、肾功、贫血系列等）。密切关注患者的病情变化，对饮食方案随时予以调整。

（3）营养健康教育

积极开展营养教育，指导患者在日常生活中养成良好的饮食习惯，避免食用易造成胃黏膜损伤的食品和药物，饮食要规律，戒烟酒，并注意腹部保暖。根据每个患者的具体病情和饮食习惯给予个性化的指导，并教育患者学会自我护理。

2.西医营养学治疗

（1）营养治疗目的

慢性胃炎的治疗主要是通过调整膳食成分、质地和餐次，减少食物对胃黏膜的机械和化学性刺激，促进胃黏膜的修复，防止或减少慢性胃炎发作。

（2）营养治疗原则

急性发作期应禁食，间歇期可遵循如下营养治疗原则。

①充足的能量：摄取量可略高于正常人。

②充足的蛋白质：供给量标准为1~1.5g/（kg·d），应适当增加优质蛋白质的比例，如鱼、虾、鸡肉、嫩牛肉、瘦猪肉等，以改善患者的营养状态。

③适当控制脂肪：尤其是动物脂肪的摄入，脂肪能够刺激胆囊收缩素分泌，导致胃排空延缓和胆汁反流，故应适量。供能比占总能量的20%~25%为宜。

④减少膳食纤维的摄入：以减轻对胃黏膜的机械性刺激。蔬菜可多选用嫩黄瓜、西红柿（去皮籽）、去皮嫩茄子、冬瓜、西葫芦、嫩白菜、菠菜叶、土豆、胡萝卜等，烹制时应切细丝、小丁、薄片、煮熟，有的制成泥，如土豆泥等，以利于消化。水果可多选用香蕉、苹果、梨等，食时要去皮籽，要嚼碎与唾液充分混合。禁用坚硬、多纤维、易产气的食物。

⑤禁用过凉、过热、过酸、过甜和过咸的食物。

⑥禁用烟、酒、浓茶、咖啡和辛辣刺激性的食品或调味品，以减少对胃黏膜的不良刺激。

⑦注意烹调方法，宜采用蒸、煮、氽、烩、炖、焖和加碱、发酵等烹调方式，少用油煎、油炸及未经发酵的食品。

⑧进食规律、忌过饥过饱，每日进餐5~6次，养成细嚼慢咽的进餐习惯。

3.中医膳食治疗

慢性胃炎的药膳治疗在临床上的报道较少，不过仍有相应的论述见刊。李玉梅[1]认

---

[1]中华中医药学会．中医内科常见病诊疗指南西医疾病部分[M]．北京，中国中医药出版社，2008：93-96.

为药膳能够提高慢性胃炎的治愈率，同时还能增加患者的营养摄入，增强抗病能力。根据不同中医证型可按如下药膳方剂辨证施膳：脾胃虚寒可用猪肚姜桂汤、脾胃虚弱可用萝卜山药内金汤、脾胃阳虚可用洋参灵芝香菇散、胃阴不足可用童参石斛玉竹汤、气机壅滞可用蜜饯萝卜或枳壳砂仁肚片。何国兴认为胡椒30g、砂仁10g、猪肚1具、大枣5枚、生姜15g、盐适量，一同烹饪，可治疗老年人慢性胃炎，主要适用于脾胃虚寒型的慢性胃炎。

仙人掌猪肚汤

【原料】仙人掌30~60 g，猪肚1具。

【制作】将仙人掌装入猪肚内，入锅加适量水，以文火炖至软烂。饮汤，食猪肚。

【功效】行气活血，健脾益胃。适用于气滞血瘀，胃痛年久不愈等症。

桂皮山楂汤

【原料】桂皮6 g，山楂肉10 g，红糖30 g。

【制作】先用水煎山楂肉15分钟，后入桂皮，待山楂肉将熟熄火，滤汁入红糖，调匀即可，趁热饮服。

【功效】温胃消食止痛，适用于胃脘痛症。

猪肚姜桂汤

【原料】猪肚150g，生姜15g，肉桂15g。

【制作】将猪肚洗净，放于碗内或陶瓷器皿内，加生姜、肉桂，放少许盐及水，隔水炖，肚熟后，分2次饮汤食肚。

【功效】猪肚补益脾胃；生姜、肉桂温中散寒。三味同用可温中健脾养胃，用于治疗脾胃虚寒的胃痛、吐清水等症。

胡萝卜淮山药内金汤

【原料】胡萝卜250g，怀山药20~30g，鸡内金10~15g。

【制作】将胡萝卜洗净，切块，与怀山药、鸡内金同煮，30分钟后加入少许红糖，服汤。

【功效】胡萝卜、怀山药益气健脾；鸡内金开胃消食；均可健脾胃助消化。用于治疗脾胃虚弱所致的纳少、消化不良等症。

洋参灵芝香菇散

【原料】西洋参30g，灵芝30g，香菇30g，石斛30g，白木耳30g，怀山药30g。

【制作】将上药焙干，共研细末，每服2~3g，每天2次，温开水送服。

【功效】西洋参益气养阴；灵芝健脾益胃，增强体质；香菇益气和血；石斛、白木耳养阴益胃；淮山药益气健脾。诸味同用益气滋阴，补益脾胃和血。用于治疗胃阴虚所致胃痛，食欲不振的萎缩性胃炎。

四、消化性溃疡

消化性溃疡病是指发生在胃与十二指肠溃疡的慢性溃疡。因为其形成和发展与酸性胃液和胃蛋白酶的消化作用有密切关系，所以称为消化性溃疡。此病属中医学"胃脘痛"范畴。认为与寒邪客胃，饮食不节，肝气犯胃，劳倦内伤，脾胃虚弱等有关，其症状主要为上腹部疼痛不适、嗳气、反酸、恶心、呕吐等。疼痛呈周期性、节律性发作，胃镜检查可确诊。目前，治疗药物种类繁多，复发率高。在避免精神紧张，忌食刺激性食物和少吃多餐的同时，宜选用对胃或十二指肠有治疗作用的食物和药物配制药膳，其效将等同药物治疗。

（一）病因病理

1.西医病因病理

（1）病因

消化性溃疡是多种病因所致疾病，尽管目前尚未完全明确，但总缘于胃、十二指肠黏膜损伤因子与其自身防御因素失去平衡。胃、十二指肠黏膜除经常接触高浓度胃酸、胃蛋白酶外，还常与酒精、药物、食物等接触，它们均有可能损伤黏膜；而正常情况下胃肠黏膜可通过表面的黏液/碳酸氢盐屏障、黏膜屏障、生长因子等防止这些因素损伤黏膜或促进黏膜修复。GU和DU在发病机制上有不同之处，GU以防御/修复因素减弱为主，DU主要是侵袭因素增强。

① 幽门螺杆菌。幽门螺杆菌（Helicobacterpylori，Hp）感染是消化性溃疡的主要原因。据报道，DU患者Hp感染率为95%~100%，GU为70%~85%；H.pylori感染者中发生消化性溃疡的危险性显著增加。H.pylori能定植在胃黏膜，一方面通过产生的尿素酶水解尿素成为氨和二氧化碳，另一方面能诱发局部炎症和直接损伤黏膜。

② 药物。长期服用非甾体类抗炎药（NSAIDS），糖皮质激素，化疗药物等药物的患者可以发生溃疡。其中NSAIDS是导致消化性溃疡的第二主因，据西方资料表明，5% DU和25% GU与长期服用非甾体类抗炎药有关。我国长期服用非甾体类抗炎药比例较低，其在消化性溃疡致病作用相对较小。非甾体类抗炎药的致病率与药物种类、剂量和疗程有关。其作用机制除直接损伤黏膜外，还通过抑制环氧合酶，使胃肠黏膜中具有细胞保护作用的内源性前列腺素合成减少，从而削弱防御因素有关。

③ 胃酸与胃蛋白酶。消化性溃疡是胃酸/胃蛋白酶对黏膜消化和损伤的结果，因此胃酸/胃蛋白酶是溃疡形成的直接原因。胃蛋白酶是主细胞分泌的胃蛋白酶原经盐酸激活转化而来，能降解蛋白质分子，对黏膜有侵袭作用。其生物活性与pH有关，当胃内pH＞4时，胃蛋白酶就失去活性。由于胃蛋白酶活性受胃酸制约，因此胃酸的高低是溃疡发生的决定因素。

④ 遗传因素。消化性溃疡存在家族聚集性现象，现已认为部分消化性溃疡患者具

有该病的遗传易感性，十二指肠球部溃疡患者的壁细胞总数及盐酸分泌量比正常人高出1倍，但是，个体间壁细胞数量存在很大的差异。

⑤胃、十二指肠运动异常。不少研究表明，DU患者胃排空加快，液体排空加快可导致十二指肠酸负荷增加，损伤黏膜；而且胃排空加快还可使胃窦张力增高，刺激G细胞分泌胃泌素而使胃酸分泌增加。而部分GU存在胃排空延缓和胆汁反流，主要由于胃窦-十二指肠运动失调和幽门括约肌功能障碍所致，反流液中的蛋白酶、胆汁等可损伤黏膜。

⑥精神因素。急性应激引起应激性溃疡已是不争的事实。慢性应激的致病作用尚存在争议，但临床发现长期精神紧张者易患消化性溃疡，DU愈合后在精神刺激下，溃疡易复发。

⑦其他因素。吸烟不仅可影响溃疡愈合，促进溃疡复发，还可能促进溃疡的发生，其可能机制与影响幽门括约肌运动、增加胃酸分泌、抑制前列腺素合成有关。此外长期饮用烈酒、浓茶、咖啡也可能促进溃疡发生。

（2）病理

DU多发生于十二指肠球部，前壁较常见，偶有发于球部以下者，称为球后溃疡；GU可发生于胃的任何部位，以胃角和胃窦小弯常见。溃疡一般为单发，也可多发，在胃或十二指肠发生2个或2个以上溃疡称为多发性溃疡。溃疡直径一般小于10mm，GU稍大于DU，偶可见到大于20mm的巨大溃疡。溃疡典型形状呈圆形或椭圆形，边缘光整，底部洁净，覆有灰白色纤维渗出物。活动性溃疡周围黏膜常有水肿。溃疡损伤深浅不一，但均已累及黏膜肌层，深者甚至穿透浆膜层而引起穿孔，可见瘢痕形成和瘢痕收缩引起的局部畸形。显微镜下慢性溃疡基底部可分为急性炎性渗出物、嗜酸性坏死层、肉芽组织和瘢痕组织四层。

2.中医病因病机

（1）病因

中医均可以"胃痛""吞酸""嘈杂"等进行临床辨证，现代医学[1]认为胃黏膜屏障受损，使胃黏膜抵御各种侵袭因素的能力削弱，是导致胃溃疡的主要原因。而幽门括约肌异常，可引起十二指肠液反流入胃腔，反流液中的胆汁等可引起胃黏膜损伤和炎症反应，并可改变胃黏液的性质，使表面黏液分泌减少，而导致胃黏液黏膜屏障的破坏。遭到破坏的胃黏膜屏障，在胃酸和胃蛋白酶等因素的共同作用下，易发生溃疡。神经调节系统[2]表现为交感神经兴奋占优势，临床上多见口干、恶热、喜冷饮、舌红苔黄等脾胃实热症状。在阳媚[3]所进行的病例统计中，胃溃疡患者多伴有胆汁反流性胃炎或幽门不全梗阻，临床上均有气滞或气郁化热、湿热的表现。十二指肠溃疡

[1]郑芝田.胃肠病学[M].2版.北京：人民卫生出版社，1993:277-298.

[2]李冀，高青竹，柴剑波，等.胃溃疡中医寒（热）辨证与儿茶酚胺的关系[J].中医药信息，2009，26（1）:13-14.

[3]葛均波，徐永健，王辰.内科学（第九版）[M]北京：人民卫生出版社，2019.

的发病基础[1]现代医学则认为是对黏膜有损害作用的攻击因子增强的缘故，胃酸在其中占有重要意义。迷走神经张力增高，是导致胃酸过多的原因之一。另外，十二指肠溃疡患者十二指肠黏膜前列腺素E较正常对照组为低，而前列腺素E具有抑制胃酸分泌，保护胃黏膜的作用。神经调节系统[2]表现为迷走神经张力增高，副交感神经功能亢进所出现的泛吐清涎，空腹痛甚，得食痛减，喜暖喜按，舌淡脉迟等临床症状，属于中医辨证中的脾胃虚寒的表现。临床上用温胃健脾益气之剂，可使上述症状得到改善。药理学研究证明[3]，健脾益气之品如黄芪、党参、白术等，具有抗胃黏膜损伤，增加胃黏膜血流量和前列腺素E等作用。并可降低迷走神经张力，从而减少胃酸分泌和抑制攻击因子，增强防御因子两方面作用，减少溃疡的发生，促进溃疡愈合。

（2）病机

中医认为："脾胃为后天之本，气血生化之源，五脏六腑，四肢百骸皆赖其所养……若脾胃病变，则百病皆可生。"在《黄帝内经·五藏别论》中曰"胃者，水谷之海，六府之大源也。五味入口，藏于胃，以养五藏气"。关于胃痛的病因，总结历代医家的论述，认为胃痛是多种因素导致的，主要是外邪犯胃、饮食伤胃、情志不畅和脾胃虚弱等。在胃痛起病之初，多为单一病因，病变比较单纯，日久常多种病因相互作用，而其发病除却胃自身病变外，多与肝、脾有密切关系。总之，古今医家多认为是"不通则痛"及"不荣则痛"两个病机。

①外邪犯胃。《黄帝内经》中认为外感风、寒、暑、湿等诸邪，邪传入里，内客于胃，导致胃脘气机阻滞，气血不畅则致痛。如《素问·至真要大论》云："寒厥入胃，则生心痛""少阳之胜，热客于胃，烦心心痛""太阴司天，湿气下临……心下痞痛"。古时医家多认为风、寒邪客胃为本病发病常见的外邪，如《素问·风论》中曰"风者，百病之长也"，指出风邪常常与诸邪相兼致病，故而引发本病；而《素问·举痛论》中云："寒气客于肠胃之间，膜原之下，血不得散，小络急引，故痛""寒气客于肠胃，厥逆上出，故痛而呕也"，这是关于寒邪致病的最早记载。宋代陈无择在《三因极一病证方论·九痛叙论》中云"若十二经络外感六淫，则其气闭塞，郁于中焦，气与邪争，发为疼痛，属外所因[4]"，表明其观点：六淫之邪皆可导致胃脘痛。金元时期的朱丹溪、李东垣等认为寒邪为本病的主要外因。历数众多医家观点，多各有不同，但仍在一定方面达成共识：即认为外感六淫皆为胃痛发病的因素，但以风、寒、暑、湿为最常见，可单一致病，亦可相兼他邪而致病。

②饮食伤胃。胃主受纳，脾主运化，饮食失宜主要损伤脾胃运化功能，故称"饮食内伤"。因此饮食失宜是临床中引起胃痛的常见病因或诱因之一，其中包括饮食不节、饮食不洁及饮食偏嗜，三者均可致脾胃损伤，胃失和降而发生胃痛。饮食不节，

[1]让蔚清，于康.临床营养学[M]北京:人民卫生出版社，2019.

[2]郑芝田.胃肠病学[M].2版.北京:人民卫生出版社，1993:277-298.

[3]阳媚.胃与十二指肠溃疡中医证治特点探讨[J].桂林医学院学报，1997，10(1):85-86.

[4]潘同宗，曹世植.现代胃肠病学[M].北京:科学技术出版社，1994:907-908，902-904.

或过饥或过饱，皆可致胃痛，如《灵枢·五味》曰"谷不入，半日则气衰，一日则气少"；《素问·痹论》中云"饮食自倍，脾胃乃伤"，过食则使饮食停滞，故发胃脘痛；再者，《素问·太阴阳明论》中曰"食饮不节，起居不时者，阴受之"。然而饮食偏嗜，久之则导致人体阴阳失调，脾胃功能活动失调而致胃痛，故饮食不可寒热偏嗜，五味不可偏废，亦不可偏嗜某类食物。如《灵枢·师传》曰"食饮者，热无灼灼，寒无沧沧。寒温中适，故气将持，乃不致邪僻也"；《素问·至真要大论》曰"久而增气，物化之常也。气增日久，夭之由也"。李东垣的《脾胃论》中曰"胃乃脾之刚，脾乃胃之柔，表里之谓也。饮食不节，则胃先病，脾无所禀而后病"，指出由于饮食不节所致胃痛多有脾胃先后发病之顺序，即为胃本身先发病，因为脾胃互为表里，故胃病则致脾病。总之，饮食失宜是胃痛发作的内在因素。

③情志内伤。在历代医家看来，情志不畅往往是导致胃痛的重要因素，既是直接原因，亦是主要诱因。最早关于情志伤胃的记录见于《素问·阴阳应象大论》，其中说道"怒伤肝……思伤脾……"，《素问·举痛论》云"百病生于气也，怒则气上……思则气结……"，《素问·六元正纪大论》曰"……木郁之发，民病胃脘当心而痛"，说明肝气郁结、失于疏泄可导致胃痛。宋代陈无择在《三因极一病证方论·九痛叙论》中云"若五脏内动，汨以七情，则其气瘀结，聚于中脘，气与血搏，发为疼痛，属内所因……"[1]。忧思恼怒，每每损伤肝脾，肝失疏泄，致肝郁气结，郁结日久，横逆犯胃，胃络不通而痛。如《沈氏尊生书·胃痛》所说"胃痛，邪干胃脘病也……唯肝气相乘为尤甚，以木性暴，且正客也[2]"，叶天士认为"肝为起病之源，胃为传病之所""肝藏厥气，乘胃入府"。总结历代医家观点，七情过激皆可致使肝失疏泄，肝气横逆而致胃痛，其中以怒、思、忧最常诱发。

④脾胃虚弱。《黄帝内经》所言："脾胃者，仓廪之官，五味出焉。"脾胃主受纳及运化水谷，为后天之本，气血生化之源，若后天失养，如饮食不节，或过饥过饱，偏食寒凉，劳倦过度，或胃病日久，致使脾胃虚弱，运化失常，气机不畅，或客寒犯胃、中焦虚寒，失其温养而胃痛发生。诸多医家认为外邪袭胃多是由于脾胃虚弱所致，李东垣也认为胃痛的发病基础在于"内伤脾胃，生气不足"。由于临床上脾胃虚弱之胃痛者多由素体虚寒、久病未愈、用药不当渐渐发展而来，若平素饮食起居不慎，往往导致其病情反复发作。

⑤胃络瘀血。较早记载血瘀致痛的书籍是内经，《素问》中曰"寒气入经而稽迟……若血不得散，小络引急，其痛猝发"，就认识到寒凝胃脘日久成瘀而发胃脘痛。中医认为"气为血之帅，血为气之母"，气行则血行，若气行不畅，则血瘀不行。众多医家认为胃痛的发生与肝、脾密切相关，肝主疏泄，主藏血，故肝可调畅气机，对于血液的运行密切相关，若肝气郁结，疏泄失常，致气机阻滞，血液运行不畅，则可形成血瘀；肝郁日久化热，则耗伤津液，津血同源，致使阴血耗伤，瘀血内停；而脾

[1]潘同宗，曹世植.现代胃肠病学[M].北京：科学技术出版社，1994:907-908，902-904.

[2]董明国.抗溃疡方药实验研究进展[J].中国医药学报，1993，8（2）:49.

主运化，主统血，为"气血生化之源"，如《素问·厥论》中曰"脾主为胃行其津液者也"。沈自南的《金匮要略注·卷十二》说"五脏六腑之血，全赖脾之统摄"，若脾虚，则气血生化乏源，统血失常，致瘀血内生。清代叶天士继承《黄帝内经》络病之说、仲景络病论治的用药经验，提出"久病入络""久痛入络"之理论，《临证指南医案》提到"胃痛久而屡发，必有凝痰聚瘀[1]"，当瘀血停滞于胃，阻滞气机，致使胃气阻滞，不通则痛。

⑥胃阴不足。胃的生理特性是喜润恶湿，只有胃中阴津充足，方能维持其生理功能，即当胃中阴津耗伤，其受纳、腐熟水谷功能受损，则发为胃病。由于脾、胃两者生理特性的不同，脾喜燥恶湿，而胃喜润恶湿，当脾胃同病时，有些医家未能做到分而治之，"俗医不究其源，例以辛香燥热之剂治之，以火济火，遂成危剧，良可痛哉"。关于胃阴不足致病，在明清之前的医家较少谈及，在《素问·玄机原病式》中曰"五脏六腑、四肢百骸受气皆在于脾胃，土润而已"，北宋刘完素认为濡养胃阴是治疗胃脘痛的一大关键性措施，他反对当时众多医者滥用温燥之法。李东垣在《脾胃论》中提到"温能除大热，大忌苦寒之药，损其脾胃。脾胃之证，始得则热中，今立治始得之证"，意在治疗热中脾胃的病证多以温性药物治之，被后世医家推崇，却被一些"俗医"滥用之，未能做到辨证论治，使胃阴不足者胃阴更伤。到了清代，叶天士在《临证指南医案》中指出"以脾喜刚燥，胃喜柔润故也[2]……"，脾、胃分治应有途，故异于当时滥用温燥药物的之风，而别立养胃阴之法，主张"若肝阴胃汁已虚，木火炽盛，风阳扰胃，用药忌刚用柔"。故从此可见，胃阴不足是胃脘痛发病的重要病机之一。

⑦痰湿中阻。痰湿中阻多因纵恣口腹，喜好辛酸，恣饮热酒煎，复寒凉、生冷，朝伤暮损，日积月深，造成脾胃为湿邪所困，是胃脘痛的常见病机之一。当湿邪困于脾胃，致使运化水液功能减退，产生痰饮及水湿等病理产物，痰饮、水湿停于胃，久而化瘀，阻滞中焦气机，而成痰湿中阻。较早记载痰湿导致胃脘痛的是见于《黄帝内经》中，即"饮积心痛"，此处的心痛即是指胃脘痛；另有《类证活人书》曰"亦有痰涎停伏，滞碍不通而痛"，亦指出痰湿内停而致胃脘痛。明代虞传《医学正传》中云"自积成痰，痰火煎熬，血亦妄行，痰血相杂，妨碍升降，故胃脘疼痛[3]"，指出痰饮湿浊久结不去，郁而化热，导致痰火积瘀，更伤脾胃，胶着难解，故致其病程缠绵难愈，正如吴塘的《温病条辨》曰"其性氤氲黏腻，非若寒邪之一汗即解，温热之一凉即退，故难速已"。综上所述，胃痛的病机虽阐述为以上种种，但不外乎外所因、内所因。外因方面：主要因感受风、寒、暑、湿等诸邪，外邪可单一致病，亦可相兼他邪而病，其中以风、寒两邪最为多见，风为百病之长，易与他邪相兼致病。内因方

[1]宋·陈言.三因极一病证方论[M].第一版.北京:人民卫生出版社，2007:125.

[2]庞嘉言，陈斌.杨贵荣治疗胃痛经验[J].实用中医内科杂志，2006，20（1）:22.

[3]陈立梅，路广晃.路广晃教授从瘀论治慢性胃痛经验[J].杏林中医药杂志，2013，33（2）:131.

面：多为饮食不节、情志不畅、素体虚弱等因素，一是不通则痛，主要是指有各种原因造成胃气郁滞，胃失和降，阻于中焦，气机升降失调，以致胃脘经络不通，故不通而痛；二是不荣则痛，主要指由于先天禀赋不足，或者尽管先天禀赋充足，若后天调理失当，如过饥或过饱，饮食偏嗜，劳倦过度及久病未愈等，导致人体阴阳失调，以脾胃虚弱、气机升降失调为基础，脾气不升，胃气不降，运化水谷精微无力，发为胃痛。胃痛起病，初发多为实证，且多为单一病因，病变比较单纯，其病位多在胃；病久则多为虚证，常为多种病因相互作用，而其发病除胃自身病变外，多与肝、脾有密切关系。

（二）临床表现

多数消化性溃疡以上腹疼痛为主要表现，有以下特点：慢性反复发作，发作呈周期性，与缓解期相互交替，发作有季节性，多在冬春和秋冬之交发病；病程长，几年到几十年不等；上腹疼痛有节律性，多与进食有关。

1.症状

本病临床表现不一，少数患者无任何症状，部分以出血、穿孔等并发症为首发症状。上腹疼痛为主要症状，可表现为钝痛、灼痛、胀痛、饥饿痛，一般能忍受，部位多位于中上腹，也可出现在胸骨剑突后，甚或放射至背部，能被制酸药或进食所缓解。节律性疼痛是消化性溃疡的特征之一，大多数DU患者疼痛好发于两餐之间，持续不减，直至下次进食后缓解，有午夜痛；GU节律性不如DU有规律，常在餐后1小时内发生疼痛。疼痛常持续数天或数月后缓解，继而又复发。可伴有胃灼热、反胃、反酸、嗳气、恶心等非特异性症状。

缺乏特异性体征。在溃疡活动期，多数有上腹部局限性压痛，主要并发症为出血、穿孔和幽门梗阻，极少部分发生癌变。

2.营养代谢

消化性溃疡患者由于反酸、嗳气、腹部疼痛等症状，常常食欲下降，进食减少，造成能量和各种营养素的摄入不足；此外，患者的胃肠动力障碍引起营养物质吸收不良，肠黏膜病变影响营养物质吸收利用，易发生水、电解质失衡。因而，消化性溃疡患者容易发生各种营养不良。

3.膳食因素与消化性溃疡的关系

消化性溃疡的发生、发展与膳食因素密切相关。

（1）脂类

膳食脂肪能强烈刺激胆囊收缩素的分泌，延缓胃排空，使食物在胃内停留时间延长，促进胃酸分泌，增加胃酸对胃黏膜的损伤；同时，脂肪也能加剧胆汁反流，加重对胃黏膜的腐蚀作用。

（2）蛋白质

仅有微弱的中和胃酸作用，而随着蛋白质在体内的代谢，其分解产物反而是胃酸分泌的强烈刺激剂。

（3）碳水化合物

复合碳水化合物对胃酸分泌无明显影响，但单糖和双糖等简单糖类可刺激胃酸分泌。

（4）其他膳食

①酒精：高浓度酒精可损伤胃黏膜屏障，造成急性胃黏膜损伤。但酒精对胃酸分泌的影响具有双向性剂量反应。当酒精浓度为1%~4%时，对胃酸分泌呈刺激反应，高浓度时则无刺激反应或呈现抑制作用。葡萄酒与啤酒对胃酸分泌具有极其明显的刺激作用，而白酒则无此作用。

②咖啡：咖啡是胃酸分泌的强烈刺激剂，易造成胃食管反流，使许多个体发生消化不良。

③牛奶：牛奶中的蛋白质有促进胃酸分泌的作用，同时也有中和胃酸的作用，一般认为前者作用强于后者；但有些研究证实，牛奶中有某些抗溃疡因子对胃黏膜具有保护作用。

④食盐：消化性溃疡患者对钠的代谢能力差，高盐饮食将造成钠盐在体内潴留，而后者能增加胃酸分泌。

（5）食物的理化性质

过分粗糙的食物，过咸食物，过冷、过热饮食及饮料可引起胃黏膜物理和化学性的损伤，引发溃疡。

（6）进餐习惯与心情

不良的饮食习惯，如进食过快、暴饮暴食和不规律进食可破坏胃酸分泌的节律性；进餐时的情绪变化会导致胃肠功能紊乱。

（三）治疗

1.治疗思路

胃溃疡患者应忌食不利于溃疡愈合的食物。主要有以下几类：具有机械性刺激的食物，如芹菜、莴笋、韭菜等；具有化学性刺激的食物，如酒、咖啡、浓茶等；能产酸的食物，如土豆、白薯、过甜的点心、糖醋食品；能产气的食物，如生葱、生蒜、生萝卜等以及一些辛辣刺激性食物。

胃溃疡患者应以温、熟、松、软、易消化的食物为主，如松软的饭、麦片粥、面包、豆腐、白肉鱼、红肉、蛋、牛奶、酸乳酪、油菜、菠菜、南瓜、芋头等。要养成良好的饮食习惯，定时定量，避免过饥过饱和暴饮暴食。烹调应以清淡为主，油炸、油煎食物因质硬，不易咀嚼，在胃内停留时间长，增加胃的负担，不宜食用。

此外，要注意摄入足够的维生素。特别是维生素C，可促进机体的氧化还原反应及再生过程，加速溃疡面的愈合；维生素B_1对于胃分泌功能的神经系统有良好的影响；维生素A能刺激黏膜缺损处的上皮生长，应有充足的供应。药膳治疗对于胃溃疡患者来说也有很好的疗效。

（1）营养筛查和评估

患者入院24小时内应进行营养风险筛查，48小时内应进行营养评估，由护士营养师或医师配合实施。NRS2002和SGA是较为常用的两种营养筛查和评估工具。SGA优点为操作简单，多采用询问法，易于医务人员掌握。NBS2002法的优点是能预测营养风险及其动态变化，并且简单易行，容易在临床推广。NRS2002总分≥3分可视为有营养风险。

（2）营养护理计划实施

①制订个体化营养治疗方案。针对病情的不同时期以及并发症的发生情况，根据上述营养治疗原则制订相应的营养干预措施，以缓解病情。在急性发作期应采用流质饮食，因传统的流食能量低，故一旦病情好转，应尽早改成半流食，并逐步过渡到软食或普食，也可口服营养补充全营养制剂。发生严重并发症时需要禁食，给予肠外营养支持；病情好转后，逐步过渡到肠内营养。

②食物选择。宜用食物：鸡蛋、发酵的面食、藕粉、瘦肉、鸡肉、鱼肉、冬瓜、黄瓜、甘蓝等刺激性弱的食物。各种食物在加工时应切细煮软。忌用或少用的食物：芥末、胡椒、咖喱粉、浓茶、咖啡等刺激性食物；粗粮、芹菜、韭菜、豆芽、藕等含粗纤维多或粗加工的食物；油炸、油煎、生拌、烟熏、腌、腊等不易消化的食物；生葱、生蒜、生萝卜、蔗糖、大豆等易产气的食物；烟酒。

（3）营养监测

在营养治疗过程中，需定期对营养治疗效果进行监测和评价。密切观察患者的病情和营养状况，定期复查相关生化指标：如血常规、肝功、肾功、贫血系列等；经常为患者测量体重、皮褶厚度、握力、体成分等，询问患者的日常饮食内容和结构，观察患者的胃肠道反应，如恶心、呕吐、腹痛、腹胀、腹泻，有无出血等，根据患者的具体情况及时调整营养方案，同时建议患者定期到营养门诊就诊。

（4）营养健康教育

深入病房全面了解患者的饮食习惯，与患者家属共同探讨发生疼痛的诱因和饮食注意事项，及时给予相应的膳食指导，增强患者营养调理的理念，使患者自觉养成良好的饮食习惯，预防并发症发生。

2.西医营养学治疗

（1）营养治疗目的

营养治疗的目的是通过合理的膳食调配和科学的烹调方法，减轻胃肠道负担，保护胃与十二指肠黏膜，促进溃疡面的愈合，防止或减少并发症的发生。

（2）营养治疗原则

① 营养全面、合理有足够的能量，适量的蛋白质、脂肪、碳水化合物和充足的维生素。要求：质好、量少、平衡。能量供给按126kJ（30kcal）/（kg·d），蛋白质可按1g/（kg·d），脂肪占总能量的20%~25%。

② 饮食规律，定时定量 可根据病情每日进食5~7次。急性发作期宜少量多餐，每餐不宜过饱；病情稳定后应尽快恢复一日三餐的饮食习惯，以避免因进餐次数过多所造成的胃酸分泌增加。

③ 避免一切机械性和化学性刺激，保护胃黏膜。禁用具有强烈刺激胃酸分泌的食品和调味品，如肉汤、甜饮料和刺激性食品；禁用含粗纤维多的食品，如芹菜、韭菜

和粗粮等；禁用易产酸的食品，如马铃薯、红薯等；禁用易产气的食品，如生萝卜、豆类等；禁用生冷及坚硬的食品，如冷饮、凉拌菜、腌肉、火腿、腊肠等；食物不宜过冷或过热，任何过凉和过热的食品都将对胃黏膜造成损害。

④适当控制一般调味品的使用，食品不宜过酸、过甜或过咸。

⑤细嚼慢咽，以减少对消化道过强的机械性刺激，并能增加唾液的分泌，以中和胃酸。

⑥避免精神紧张，保持良好的进餐心态。

⑦选用细软、易消化、刺激性弱的食品，并注意烹调方法的选择。

（3）消化性溃疡的并发症处理

①出血。大便外观基本正常，但经大便隐血试验阳性者，证明有小量出血。一般不需禁食，应采用低脂、低盐、无渣的半流食，可给予冷米汤和冷牛奶等温凉的流质食物，以中和胃酸、抑制胃饥饿性收缩，对止血有利。疼痛加剧、黑便者，应禁食，给予肠外营养支持。贫血者应增加富含铁的食物，如猪肝、瘦肉、猪血、大枣、花生、木耳、豆制品、红小豆、扁豆等。

②幽门梗阻。当食物通过幽门部受阻时，可发生恶心、呕吐、疼痛等症状。若完全梗阻时应禁食，给予肠外营养；不完全梗阻可进清流质饮食。

③急性穿孔。急性穿孔是溃疡病的严重并发症，此时应严格禁食，可经肠外营养提供机体所需营养。

3.中医膳食治疗

包心菜粥

【原料】包心菜500g，粳米50g。

【制作】先将包心菜水煮半小时，捞出菜后，入米煮粥。日服2次，温热服。

【功效】能缓急止痛。适用于胃脘拘急疼痛，对胃及十二指肠溃疡有止痛和促进溃疡愈合的作用。

白及粥

【原料】白及粉15g，糯米100g，大枣5枚，蜂蜜25g。

【制作】用糯米、大枣、蜂蜜加水煮至粥将熟时，将白及粉倒入粥中，改文火稍煮片刻，待粥汤稠黏时即可。每日2次，温热食，10天为一疗程。

【功效】能补肺止血，养胃生肌。适用于肺、胃出血病，包括肺结核、支气管扩张、肾及十二指肠溃疡出血等。

土豆粥

【原料】新鲜土豆（马铃薯）250g（不去皮），蜂蜜适量。

【制作】将土豆切碎，用水煮至土豆成粥，加蜂蜜调匀即可。每日清晨空腹时食用，连服半月。

【功效】能缓急止痛。适用于胃溃疡患者胃脘隐痛不适者。

姜韭牛奶汤

【原料】韭菜250g，生姜20g，牛奶250g（或奶粉2匙加水溶化）。

【制作】将韭菜、生姜切碎，捣烂，以洁净纱布绞取汁液，倾入锅内，再加入牛奶，加热煮沸即成。每日早晚趁热顿服。能温胃健脾。

【功效】适用于胃寒型胃溃疡，慢性胃炎胃脘痛、呕吐等。

陈草蜜膏

【原料】陈皮、甘草各100g，蜂蜜适量。

【制作】将陈皮、甘草洗净，加水适量浸泡透发，再加热煎煮，每20分钟取煎液1次，加水再煎蜂蜜1次，共煎取3次；然后合并煎液，再以小火煎熬浓缩，至成膏时，加蜂蜜1倍再煎，至沸停火，待冷，装瓶备用。每日2次，每次1匙。

【功效】能补中益气，行气健脾。适用于溃疡病。

红茶蜂蜜饮

【原料】红茶5g，蜂蜜、红糖各适量。

【制作】将红茶放入保温杯中，以沸水冲泡，盖上盖温浸10分钟，再调入蜂蜜与红糖，趁热饮服。

【功效】能温中健胃，助消化，适用于溃疡病。

旱莲草红枣汤

【原料】鲜旱莲草50g，红枣3枚。

【制作】将旱莲草与红枣加清水2碗煎至1碗。每日1次，去渣温服。

【功效】能补肝肾，滋阴血，止血。适用于胃、十二指肠溃疡出血，失血性贫血等症，有较好的辅助治疗作用。

黄鱼鱼肚汤

【原料】黄鱼肉250g，干黄鱼肚150g，熟火腿末25g，熟猪肥膘30g，葱末、猪油、香油、植物油、肉汤、料酒、精盐、味精、胡椒粉各适量。

【制作】将黄鱼肉洗净，斜刀切片；熟猪肥膘切片，备用。锅中下植物油烧热，放入干黄鱼肚，炸约2分钟捞起（能折断即可），入冷水中浸至回软，再入沸水锅中略氽片刻，洗净切块备用；锅内下猪油，放入黄鱼片，略爆片刻，加葱、料酒、肉汤和精盐，再把干黄鱼肚、猪肥膘倒入，煮沸，加入味精，淋下香油，盛入汤盆，撒上熟火腿末、葱末和胡椒粉即可。

【功效】填精补肾，大补元气，调理气血，熄风，抗癌。适用于消化性溃疡，肺结核，肾结核，再生障碍性贫血，肿瘤等。

鱼肚炖双鸽

【原料】鱼肚500g，白鸽2只，火腿、猪瘦肉各50g，葱、姜、料酒、精盐、味精、白糖、高汤、精炼油等各适量。

【制作】将白鸽去毛杂，洗净，入沸水锅中氽透；猪肉洗净切片，氽透；火腿切细，同鸽肉、猪肉同入炖盅，加味精、精盐、白糖、料酒、葱、姜及高汤适量调味，煮约半小时，去葱、姜，取出鸽子待用；将鱼肚发开，洗净，切块，先下锅用冷水煮沸5分钟倒出；起油锅将葱、姜用油煸炒，入料酒及沸水，将鱼肚下锅再煮沸约3分钟，取出沥干水分，放入炖盅内，鸽子放在鱼肚上面，煮沸即成。

【功效】温中健脾。适用于胃痛隐隐，泛吐清水，喜暖喜按，神疲乏力，大便稀薄，脾胃虚寒等症。

五、胆囊炎

慢性胆囊炎平时表现为轻重不一的腹胀，上腹部或右上腹部感到不适，持续钝痛或右肩胛区疼痛，胃有灼热，恶心，嗳气，反酸等消化不良症状。中医认为，通降下行为顺，凡情志不畅、饮食不节、寒湿不当、虫积均可导致肝气郁结、脾失健运、湿热壅阻，影响胆的疏泄，从而产生以上证候。

（一）病因病理

1.西医病因病理

（1）病因

胆囊内结石突然梗阻或嵌顿胆囊管导致急性胆囊炎，胆囊管扭转、狭窄和胆道蛔虫或胆道肿瘤阻塞也可引起急性胆囊炎。此外，增龄老化过程中，胆囊壁逐渐变得肥厚或萎缩，收缩功能减退，造成胆汁淤滞、浓缩并形成胆酸盐；胆总管末端及Oddi括约肌变得松弛，容易发生逆行性感染；全身动脉粥样硬化，血液黏滞度增加可加重胆囊动脉缺血。胆囊管或胆囊颈梗阻后，胆囊内淤滞的胆汁浓缩形成胆酸盐，后者刺激胆囊黏膜引起化学性胆囊炎（早期）；与此同时胆汁潴留使胆囊内压力不断增高，膨胀的胆囊首先影响胆囊壁的静脉和淋巴回流，胆囊出现充血水肿，当胆囊内压 > 5.39kPa（55cmH$_2$O）时，胆囊壁动脉血流阻断，胆囊发生缺血性损伤，缺血的胆囊容易继发细菌感染，加重胆囊炎进程，最终并发胆囊坏疽或穿孔。若胆囊管梗阻而没有胆囊壁的血液循环障碍和细菌感染，则发展为胆囊积液。近年的研究表明，磷脂酶A可因胆汁淤滞或结石嵌顿从损伤的胆囊黏膜上皮释放，使胆汁中卵磷脂水解成溶血卵磷脂，后者进而使黏膜上皮细胞的完整性发生变化引起急性胆囊炎。

2.中医病因病机

现代医学认为的慢性胆囊炎的发病机制为胆囊结石、细菌感染、胆囊动力学异常、胆囊缺血和病毒、寄生虫感染[1]。祖国医学将慢性胆囊炎归属于"胁痛""胆胀"，病因主要是情志不遂、饮食失节、感受外邪、虫蚀阻滞、劳伤过度，病机不外虚实两端。实者多因邪实阻滞，胆腑不通，不通则痛；虚者多因精血亏损，肝络失养，不荣则痛；亦可虚实夹杂[2]。《灵枢·胀论》曰："胆胀者，胁下胀痛，口中苦，喜太息。成冬生认为肝气郁结，日久化火，酒食蒸蕴，阻滞中焦，则胆腑郁热，肝失疏泄，脉络瘀滞，气机不利而发病[3]。"郁惠兴老中医认为胆为"中精之府"，内藏胆汁，与肝相依，助肝疏泄。邪伤肝胆，疏泄失职，气机阻滞，胆失通降，气血瘀滞，"不通则痛"引起胆系痛证[4]。《素问·血气形志篇》描述了少阳胆经多气少血的基本生理状态。本病病位在胆，与肝、脾、胃关系密切，病情迁延难愈，病久耗伤肝阴，阴虚不荣脉络，发为虚证，故"不荣则痛"[5]。肝胆相表里，肝藏血，主疏泄，体阴用阳。肝之阴血，滋养本脏，涵敛肝阳，则气机疏利，疏泄条达[6]。一旦阴血不荣，气机疏利不佳，胆汁排泄不畅，则见虚实夹杂之证。

（1）辨证分型

胆囊炎中医诊疗规范专家共识意见中将慢性胆囊炎分为肝胆气滞证、肝胆湿热证、胆热脾寒证、气滞血瘀证、肝郁脾虚证和肝阴不足证[7]。刘敏等[8]采用流行病学的调查方法将本病分为肝胃郁热证、肝胃气滞证、肝气郁滞证、肝胆湿热证和肝阴不足证，以前两种为主。胡明卫[9]认为："凡诸胁痛，肝火盛，木气实也。"热郁为本，气滞为标，将本病根据临床表现不同分为郁滞型和湿热型两种。而郝守山[10]根据临床症状分为肝胆实热型和气滞血瘀型。张尊敬和郑小伟[11]则根据病因病机分为肝气郁结、肝胆湿热、肝郁脾虚、脾胃气滞、气滞血瘀和寒气凝结6种症型。

[1]中华消化杂志编辑委员会.中国慢性胆囊炎、胆囊结石内科诊疗共识意见（2014年，上海）[J].临床肝胆病杂志，2015，31（1）:7-11.

[2]中华中医药学会脾胃病分会.胆囊炎中医诊疗规范专家共识意见[J].北京中医药，2012，31（12）:944-948.

[3]葛均波，徐永健，王辰.内科学（第九版）[M]北京：人民卫生出版社，2019.

[4]让蔚清，于康.临床营养学[M]:北京：人民卫生出版社，2019.

[5]、[6]高风琴，刘瑞.成冬生运用"辛开苦降法"治疗慢性胆囊炎的临床经验[J].现代中医药，2013，33（4）:6-8.

[7]彦秋，吴勃力.养阴利胆汤治疗肝阴不足型慢性胆囊炎30例临床观察[J].中医药信息，2011，28（6）:92-93.

[8]石林阶，欧阳兵长.肝阴虚证研究概况[J].湖南中医学院学报，1997，17（4）:69-72.

[9]让蔚清，于康.临床营养学[M]北京:人民卫生出版社，2019.

[10]中华中医药学会脾胃病分会.胆囊炎中医诊疗规范专家共识意见[J].北京中医药，2012，31（12）:944-948.

[11]刘敏，赵亚伟，高星亮.慢性胆囊炎中医证候研究[J].中国中医药信息杂志，2010，17（4）:22-24.

（二）临床表现

1.症状

持续性右上腹钝痛或不适感；有恶心、嗳气、反酸、腹胀和胃部灼热等消化不良症状；右下肩胛区疼痛；进食高脂或油腻食物后症状加重；病程长，病情经过有急性发作和缓解相交替的特点，急性发作时与急性胆囊炎症状不同，缓解期有时可无任何症状。

2.体征

胆囊区可有轻度压痛和叩击痛，但无反跳痛；胆汁淤积病例可扪到胀大的胆囊；急性发作时右上腹可有肌紧张，体温正常或有低热，偶可出现黄疸。胆囊压痛点在右腹直肌外缘与肋弓的交点，胸椎压痛点在8~10胸椎旁，右膈神经压痛点在颈部右侧胸锁乳突肌两下角之间。

（三）治疗

1.西医营养学治疗

（1）营养治疗目的

胆囊炎患者适当限制脂肪和胆固醇类食物的摄入，保持每天足量摄入水和膳食纤维，可以减轻与缓解胆囊炎病情发展，健康人可以做好胆囊炎的预防。

（2）营养治疗原则

① 适宜的能量。供给标准依患者的病情及一般状况而定，可略低于正常量，以每日7.56~8.40MJ（1800~2000kcal）为宜，肥胖者可低于此标准，以减轻体重。

② 适量的蛋白质。适宜的蛋白质摄入对于维持氮平衡、修复受损的胆道组织、恢复其正常生理功能具有重要作用。应摄取适量的蛋白质，尤其是富含大豆磷脂、具有较好消石作用的大豆制品。每日蛋白质供给量以1~1.2g/kg为宜。宜多选用含脂肪低的高生物价优质蛋白食物，其中优选大豆制品和鱼虾类。

③ 严格限制脂肪和胆固醇的摄入、适当增加磷脂的摄入。高脂肪饮食刺激胆囊收缩素的分泌，使胆囊收缩，腹痛加剧，易形成胆固醇结石。每日脂肪适宜摄入量为20~40g，每日胆固醇适宜摄入量应＜300mg，若合并严重高胆固醇血症，则应控制在200mg以内，对动物类食物，如猪油、肥猪肉、动物内脏等胆固醇含量较高的食物应该不用或少用。增加磷脂的摄入，选择磷脂含量丰富的食品或口服卵磷脂予以补充。

④ 适量的碳水化合物。碳水化合物对胆囊的刺激作用较脂肪和蛋白质弱，适量摄取能增加糖原储备，具有节约蛋白质和保护肝脏功能的作用。但高碳水化合物，尤其是简单糖类摄取过多将引起超重或肥胖，致葡萄糖转化为胆固醇及脂肪酸的过程增强，易形成胆红素结石。每日摄入300~500g为宜。其来源应以复合糖类为主，减少简单糖类的摄入，尤其是合并高脂血症、冠心病、肥胖者更应加以限制。多选用富含膳食纤维的多糖类，膳食纤维不仅能吸附肠道内的胆酸，具有利胆的作用，同时可刺激肠道蠕动，及时排泄出人体内各类代谢废物。

⑤ 充足的维生素。合理补充维生素患者因限制脂肪的摄入，可能会影响脂溶性维生素的吸收与贮存，平时可适量提供富含β–胡萝卜素类食物。注意提供维生素K，因其对胆囊有一定的解痉作用，不仅可解除疼痛，还可促进胆汁排泄。坚持每日摄入富含维生素B族、维生素C的蔬菜、水果类，有利于胆道的功能康复。

⑥ 大量饮水。补充适量水鼓励胆囊炎患者每日及时适量补充温开水，只有坚持间断补水才能稀释体液与胆汁浓度，胆囊能保持正常的收缩功能，排泄胆汁进入肠道，这是预防胆囊炎的关键。每天喝水至少1200mL，每隔2小时要及时补充150mL左右的温开水或茶水。

⑦ 注意烹调方法的选择。烹调油宜选植物油，不用动物油，每日用油量比健康人适当减少10%左右，每日20~25g。烹调时宜采用蒸、煮、氽、烩、炖等，禁用油煎、油炸、爆炒、滑溜等烹调方式。如鸡蛋可选水蒸蛋或煮蛋，而不能选油煎荷包蛋。

近年来，人类流行病学调查和临床观察资料表明，草酸和肉类蛋白是导致胆结石的重要潜伏因子，而膳食纤维可与胆汁酸结合，使胆汁中胆固醇溶解度增加，减少胆石形成。

2.中医膳食治疗

（1）肝胆气郁型

表现为胁痛、胁胀或胁肋窜痛，可常引至肩背部，胃脘胀痛或胀满，口苦，喜叹息，舌红、苔薄白，脉弦，宜用舒肝利胆的药膳。

茴香饼

【原料】鲜茴香250g，面粉、花生油、盐、调味料各适量。

【制作】将茴香洗净、切碎，放入花生油及盐、调味料拌匀，和面烙成茴香馅饼。

【功效】茴香可行气止痛、解毒消痈，常用来治疗肾气冲胁、肝胆气郁而引起的窜痛。本品有疏肝理气、利胆、和胃、降逆的功效。

炒萝卜缨

【原料】小红萝卜缨100g，鸡内金10g，佛手5g，生姜5g，油、盐各适量。

【制作】将鸡内金、佛手、生姜煎汁浓缩，再将萝卜缨洗净、切碎，并用盐拌后略挤，去涩味。在锅中放入油，入萝卜缨煸炒，烹入药汁，调味，再略炒后出锅。

【功效】萝卜缨有开胃下气、利湿解毒之功，民间常用治黄疸、食积不化；鸡内金消食导滞；佛手疏肝理气和中。三者配伍作用加强，适合于腹胀、食欲减退的患者食用。

（2）肝胆湿热型

表现为胁痛胁胀、口苦恶心、脘腹胀满、大便秘结、小便黄赤、面黄目黄，舌红苔黄厚腻，脉弦、滑、数，应选用疏肝利湿、清热化湿的药膳。

金香茅根饮

【原料】金钱草25 g，香附15 g，玉米须40 g，白茅根15 g，红枣8枚。

【制作】将以上原料用冷水浸泡1小时，用武火煮沸后，改用文火煎30分钟，得汁400mL，一天分两次服用。

【功效】玉米须可利尿泄热、平肝利胆，配以除湿退黄、利尿通淋的金钱草，和清热、利尿祛湿的白茅根，加之疏肝理气止痛的香附，在补中益气的大枣推动下，共同达到清热、祛湿、利胆的功效。

三金炖肉

【原料】金钱草30 g，金银花30 g，郁金10 g，瘦猪肉250 g，葱、姜、黄酒、盐各适量。

【制作】将金钱草、金银花、郁金洗净，用纱布包好放入锅中，并放洗净切块的猪肉，加水及葱、姜、黄酒，用小火炖至肉烂，再放入盐调味食用。

【功效】金钱草能清热除湿利尿，郁金可行气、舒肝解郁、利胆退黄，二者均有加强胆囊收缩作用，金银花能清热解毒，有助于炎症的消退，配以滋阴润燥的瘦猪肉，对于体虚，有湿热黄疸、口苦、尿黄症状的慢性胆囊炎患者最为适宜。

（3）瘀血阻络型

表现为胁痛如刺、痛位固定、夜间尤甚，舌质暗紫、有瘀点，脉沉、涩，多因脾失健运而成瘀滞，应选用健脾通络、活血行气的药膳。

化瘀丹参蜜

【原料】丹参150 g，郁金50 g，鸡内金100 g，茵陈50 g，蜂蜜适量。

【制作】将丹参、郁金、鸡内金、茵陈加水煎煮，弃渣取汁，浓缩成500mL，再加入500mL蜂蜜，拌匀，待凉后放入冰箱保存，每次服用50mL，每天两次。

【功效】丹参能清热活血；郁金可行气活血，鸡内金健脾消食，并可促进胆囊收缩，增加胆汁排泄；茵陈清热利湿，疏肝利胆，可和中润体。诸味配合，起到健脾、通络、活血的作用，对于慢性胆囊炎胁肋胀痛、固定不移者适用。慢性胆囊炎患者需少吃油腻食物，以防引起胆绞痛，也要少吃动物内脏、鱼卵等高胆固醇食物。多吃绿叶菜、番茄、萝卜、豆制品、菌藻类及水果。

六、慢性胰腺炎

慢性胰腺炎多由急性胰腺炎反复发作引起。临床发现，胆囊炎、胆石症患者多兼有慢性胰腺炎，特别是在节假日人们多吃高油脂饮食；再加上过量饮酒，是胆囊炎、胆石症和胰腺炎齐发的最常见因素。慢性胰腺炎急性发作阶段应以西医治疗为主，进入慢性阶段后则主要靠饮食调理，食疗药膳不失为一个不错的选择。

（一）病因病理

1.西医病因病理

（1）病因与发病机制

在我国胆道疾病（结石、炎症、蛔虫）长期存在为主要原因，其发病机制尚不清楚，可能由于炎症感染或结石引起胆总管开口部或胰胆管交界处狭窄或梗阻，使胰管液体流出受阻，胰管内压力增高，导致胰腺腺泡、胰腺小导管破裂，损伤胰腺组织及胰管系统。西方国家中3/4的慢性胰腺炎与长期嗜酒有关，酒精本身及其代谢产物对胰腺细胞的毒性作用，导致胰腺实质进行性损害和纤维化；酒精可使胰酶分泌多于胰液分泌，高浓度的胰酶能破坏胰管上皮细胞，引起胰液中蛋白质和钙含量增加，易形成蛋白栓子，使胰管阻塞，胰液引流不畅，导致胰腺腺泡、胰腺小导管破裂，损伤胰腺组织及胰管系统。此外，高钙血症、高脂血症、遗传因素、重度营养不良、胰腺外伤、急性胰腺炎等，也可发生慢性胰腺炎。

（2）病理

慢性胰腺炎病变程度轻重不一，炎症范围可累及部分或整个胰腺，胰头部病变较多见。胰腺可略增大或缩小，质硬，被膜增厚，表面苍白，呈斑块状或结节状。胰泡、胰岛组织萎缩或消失，有慢性纤维化或钙化。腺管有多发性狭窄与囊性扩张，管内常有结石或钙化。腺管阻塞区可见局灶性炎症、水肿与坏死，有时可见到假性囊肿形成。间质有淋巴细胞、浆细胞浸润。

2.中医病因病机

中医古代文献中虽从未出现过"胰腺"这一说法，但各个医家对其有详细的记载。李东垣描述"脾长一尺，掩太仓;太仓者，胃之上口，即中脘穴也"，这里的"脾长"即指胰腺。王清任在《医林改错》中指出"脾中有一管，体像玲珑，易于出水，故名珑管，脾之长短与胃相等"，认为胰腺为脾之珑管。明代李时珍把人之命门认作胰，《本草纲目》记载"生于两肾之间，似脂非脂，似肉非肉乃人物之命门，三焦发源处也……盖颐养赖之，故称之颐……亦作胰"。胰腺分泌胰酶促进机体对蛋白质、糖、脂肪等营养物质的吸收，分泌胰岛素参与人体能量代谢，这些生理功能的发挥与中医学中"脾胃为后天之本，气血生化之源""脾主肌肉""主裹血，温五脏"等理论颇相符合，故现多认为胰腺的生理功能可体现在"脾主运化"里。CP在古代文献中没有明确的病名，多属于"腹痛""胃脘痛""胁痛""泄泻""症瘕积聚"等病症范畴，有些学者据胰腺生理功能与脾脏密不可分的原因，将胰腺炎定名为"脾心痛"。本病多归因于饮食不节、不洁、长期嗜酒、情志不畅以及外邪侵扰等因素，而致肝失疏泄，脾失健运，升降失司，或致脾胃损伤，脾气虚弱，运化失职。二者都可使中焦气机不畅，湿不得化，郁久生热，湿热蕴结，煎熬成痰;气机郁滞日久则血脉不行，气滞血瘀，不通则痛，发为腹痛，痰瘀交阻，结为症积。脾胃虚弱，运化失权，水谷不化，精浊不分，则大便溏泄。脾阳不振，虚寒内生，纳呆脘闷，渐至气血生成不足，甚则病久及肾，相火失于温煦，久泻不止，伴见面色萎黄，肢倦乏力。本病属虚实夹杂为患，本为脾胃虚弱、肝脾不调；标为湿热、食积、气滞、血瘀、痰浊。本标相互作用，致胰腺出现持久性炎性病变，耗伤肝脾正气，进一步损伤其他脏腑功能，病深难愈[1]。本病发病早期以湿热、气滞为主，后期则多表现为脾虚、血瘀。脾气亏虚，脾失健运，而脾主运化是脾在人体气化中起主导作用的重要体现，所以在CP的治疗中健脾、运脾非常重要。

关于CP的中医辨证分型目前尚无统一的标准。一方面，CP在中医角度可因主要症状的不同归属于多种疾病；另一方面，中医强调辨证施治，各个医家对疾病病因病机的认识和临床经验并不能完全统一，故辨证分型也有所不同。高志伟[2]将CP的诊疗分为急性发作期和缓解期，急性发作期包括寒凝阻滞证、实热结滞证、气血结实证，缓解期主要是脾胃虚弱，积滞不化证。余在先等[3]根据自己的临床实践将CP分为3型：湿热内蕴，气机阻滞型、脾虚湿阻，气滞血瘀型、气阴两虚，瘀血阻滞型。袁建辉等[4]将CP分为太阳少阳兼证（肝气郁结证）、少阳阳明兼病、气滞血瘀证、湿热证、脾胃虚弱证5个证型。陈瑜等[5]总结多个医家的经验报道，将CP归纳出7个证型：寒实结滞型、热实结滞型、脾胃虚弱型、脾虚食积型、肝气郁滞型、肝胆湿热型、气滞血瘀型。

（二）临床表现

发病年龄多见于40岁以上者，男性多于女性。病程常在数年或十数年，表现为无症状期与症状轻重不等的发作期的交替出现。晚期以胰功能不全的表现为主。典型者可出现五联征，即上腹疼痛、胰腺钙化、胰腺假性囊肿、糖尿病及脂肪泻，但同时出现五联征者不多，常以某些症状为主。

1.腹痛

为最常见的症状，60%~100%的患者有程度不等的腹痛。初为间歇性，后转为持续性，多位于上腹正中，或左、右上腹，可放射至后背部、双侧季肋部，性质可为隐痛、钝痛、钻痛甚至剧痛，饮酒或饱餐可诱发。疼痛和体位变换有关，仰卧位时加重，前倾、坐位或侧卧蜷腿时减轻。慢性复发性胰腺炎发作时上腹痛与急性胰腺炎相似，可伴发热或黄疸。间歇期可无症状，或仅有消化不良表现。

2.胰腺功能不全表现

胰腺外分泌不足，可见食后上腹饱胀不适，食欲减退，恶心，嗳气，乏力。大便次数频繁、量多、色淡，甚至脂肪泻，系由于蛋白质、脂肪消化酶分泌减少或缺乏所

---

[1]林长春，杨淑莉，林瑞新.中药治疗慢性胰腺炎42例临床分析[J].吉林中医药，2003，23（6）:21.

[2]高志伟.慢性胰腺炎的中西医结合治疗体会[J].中国继续医学教育，2015，7（10）:262-263.

[3]葛均波，徐永健，王辰.内科学（第九版）[M].北京：人民卫生出版社，2019.

[4]让蔚清，于康.临床营养学[M].北京：人民卫生出版社，2019.

[5]余在先，贾丽丽.中医辨证分型治疗慢性胰腺炎[J].中医中药，2011，1（16）:100-101.

致。常伴消瘦、营养不良及维生素（A、D、E、K）缺乏等症状。胰腺内分泌不足，可见10%~20%患者有显性糖尿病症状，如多饮、多食、多尿、体重减轻等，6%~46%患者发生糖尿病，糖耐量试验结果异常。

上腹可有轻度压痛。并发假性囊肿时，腹部可扪及表面光整包块。当胰头肿大和纤维化或假性囊肿压迫胆总管，可出现持续或逐渐加深的黄疸。

（三）治疗

1.治疗思路

对于急性发作期患者应禁食，静脉输液，不要过早进食。24~48小时后，在患者能耐受的情况下，给予不含脂肪的流食如米汤、果汁、蔬菜汁等；2~3天后如无不适，病情没有加重，说明患者对饮食已经适应，可以在流食的基础上适当加量；随病情好转，可以改用无脂肪的半流食，适当增加食物种类和数量，如挂面、面包、少量碎软蔬菜，并逐步过渡到低脂肪、高维生素、适量蛋白质的半流质饮食。对于静止期患者，采用低脂肪、高碳水化合物饮食，脂肪供给量应加以限制，食物的烹调以蒸、煮、烩等方式为主。

（1）食物选择

①宜用食物：米汤、米粉、藕粉、糊精、各种新鲜的菜汁与果汁、红豆汤与绿豆汤、素面条、素面片等低脂肪、高碳水化合物或高维生素、低纤维饮食。豆浆、豆腐、蛋清、鱼、虾、嫩的畜禽瘦肉等低脂肪、高蛋白食物。

②忌用或少用食物：肥肉、动物油脂、各种油炸食品、奶油、油酥点心等高脂肪食物；凉拌菜、芹菜等生、冷、硬和过于粗糙的食物；辣椒、芥末、胡椒、咖喱粉等辛辣刺激性的食物或调味品；酒及含酒精的饮料。

（2）营养监测

患者的胃肠道反应（如恶心、呕吐、腹痛、腹胀、腹泻等），相关生化指标（如血常规、肝功能、血糖、血浆运铁蛋白、血脂、血氨等）；体格检查指标（体重、皮褶厚度，体成分分析等）。定期营养门诊复诊。

（3）营养健康教育

胰腺炎的发生及后续治疗，与营养密切相关，做好饮食指导，提高患者依从性，使患者真正认识到合理营养对防治本病的重要性。出院时要制订详细的出院饮食医嘱，告知患者及家属待病情稳定后，饮食应从流食–半流食–软食–普食逐步过渡，养成定时定量，少食多餐的饮食习惯，避免暴饮暴食、高脂肪餐、辛辣刺激性食物和酗酒，并要持之以恒。

2.西医营养学治疗

（1）营养治疗目的

通过合理的营养支持，降低对胰腺的刺激，缓解疼痛，防止或纠正并发症，改善预后，提高生命质量。

（2）原则

慢性胰腺炎的营养治疗方案在病程的不同阶段应区别对待。急性发作期，腹痛、厌食明显，饮食调理难以解决问题时，应考虑胃肠外营养或肠内营养；缓解期，腹痛等症状基本消失后，可给予高碳水化合物、无脂或低脂、高维生素、少渣饮食；待病情逐渐稳定后，可增加饮食量并调整种类。

① 充足的能量：慢性胰腺炎时，能量的摄入与消耗呈现负平衡状态。本病的高分解代谢状态与体重下降、瘦体组织群的丢失呈明显正相关。推荐每日能量摄入量为126~146kJ/kg（30~35kcal/kg）。

② 适宜的蛋白质：由于长期蛋白酶缺乏，导致蛋白质消化与吸收不良，表现为消瘦、浮肿等蛋白质-能量营养不良。推荐每日蛋白质供给量为1.0~1.5g/kg。应选用脂肪含量低的优质蛋白质，以减轻胰腺负担。

③ 限制脂肪的摄入：慢性胰腺炎最显著的变化是对脂肪的消化不良和吸收障碍，临床表现为脂肪泻。每日脂肪摄入量应控制在20~30g，病情好转后可逐渐增至40~50g。由于慢性胰腺炎多伴有胆道疾病或胰腺动脉硬化，应限制胆固醇的摄入，每日＜300mg，避免食用高胆固醇食物。如果患者存在明显的消化、吸收不良，需采用胰酶替代治疗，使患者能最大限度地耐受经口进食。

④ 充足的碳水化合物：慢性胰腺炎后期，胰岛细胞严重受损，患者常因胰岛素分泌不足而并发糖尿病或糖耐量异常。供给量应在300g/d以上，以满足机体对能量的需求。对于存在糖尿病或葡萄糖耐量明显异常者，应按糖尿病营养治疗原则控制总能量和碳水化合物的摄入，并注意减少简单糖类的摄入。由于膳食纤维可吸收胰酶，延缓营养物质吸收，慢性胰腺炎患者应采用低纤维膳食。

⑤ 充足的维生素和适宜的矿物质：胰腺功能不全时，由于脂肪吸收不良可造成脂溶性维生素缺乏，还可能存在矿物质缺乏。宜多选用含维生素A、维生素C和B族维生素丰富的食物，尤其需注意维生素C的补给，每日应补给300mg以上，必要时口服维生素C片剂。除非患者有明显的缺乏表现或脂肪泻，否则，不提倡对慢性胰腺炎患者常规补充脂溶性维生素和矿物质。

⑥ 选食要得当、烹调适宜、进餐规律。食物应清淡、细软、易消化、少刺激。少量多餐、避免暴饮暴食和大量摄取高脂肪膳食，以减轻胰腺负担，避免病情复发。忌酒和含酒精的饮料。在烹调时宜选择蒸、煮、氽、烩、炖，不用油煎、油炸、滑溜等含脂肪多的烹调方法。

3.中医膳食治疗

红葛薏米汤

【原料】红藤60 g，葛花15 g，薏苡仁50 g。

【制作】先将薏米洗净，入砂锅加水800mL，煮成稀粥样；红藤、葛花洗净，入薏米粥中，再煮至薏米软烂，捞出红藤、葛花，吃薏米喝汤。

【功效】本汤活血凉血、排湿解酒毒。适宜于长期酗酒所致的慢性胰腺炎。

柴胡冰糖茶

【原料】柴胡10 g，栀子10 g，柠檬汁5 g。

【制作】将柴胡、栀子洗净，入砂锅加水500mL，大火煮沸后，再小火煎10分钟；去药渣，药汁中加入冰糖适量，再加入柠檬汁5mL，搅匀后代茶频饮，上下午各饮1剂。

【功效】本茶有疏肝利胆、和中解毒，防止胆囊炎、胆石症诱发胰腺炎的功效。

土豆柠檬汁

【原料】鲜土豆500 g，柠檬10 g。

【制作】将无发芽的新鲜土豆洗净切块，放入榨汁机中榨取汁液；将土豆汁盛入杯中用开水烫温，加入柠檬汁，调匀后饮用。每次饮200mL，现榨现饮，每日2~3次。

【功效】本品有扶正祛邪、提高免疫力、促进慢性胰腺炎康复的功效。

橘砂鱼

【原料】活鲫鱼100 g，橘皮10 g，砂仁6 g。

【制作】将活鲫鱼去内脏，橘皮切细与砂仁用纱布包好，填入鱼腹中；鱼放入砂锅，加料酒、生姜、清水适量，炖半小时，去药包，撒上葱花少许，吃鱼肉喝汤。禁加辣椒、花椒等刺激性调料。

【功效】本品有健脾和中、理气消胀的功效。适宜于慢性胰腺炎患者胃纳不佳、腹部胀满者佐餐食用。

莱菔山楂粥

【原料】生山楂15 g，莱菔子30 g，粳米50 g。

【制作】将生山楂片洗净，莱菔子淘洗净后炒香，一同入锅，加清水800mL，煮成莱菔山楂汁500mL；将粳米淘洗净后入锅，加入莱菔山楂汁，煮成粥。代早、晚餐主食食用。

【功效】本粥有活血化瘀、行气消滞，解油腻、化内积的功效。适宜于因吃油腻食物致慢性胰腺炎反复发作、经久不愈者。

杞枣鸡蛋

【原料】枸杞子20 g，大枣30 g，陈皮10 g，鲜鸡蛋1枚。

【制作】枸杞、大枣洗净，同入砂锅中，加水500mL，煎至300mL；将鲜鸡蛋打入杞枣汤中，煮至蛋熟即成。吃枣蛋饮汤。

【功效】本品有补肾健脾、益气养血、和中缓急、促进慢性胰腺炎康复的功效。适宜慢性胰腺炎患者恢复期食用。

第五节　呼吸系统

呼吸系统（Respiratory System）是执行机体和外界进行气体交换的器官的总称。呼吸系统的机能主要是与外界的进行气体交换，呼出二氧化碳，吸进氧气，进行新陈代谢。呼吸系统包括呼吸道（鼻腔、咽、喉、气管、支气管）和肺等器官。呼吸系统疾病是一种常见病、多发病，主要病变在气管、支气管、肺部及胸腔，病变轻者多咳嗽、胸痛、呼吸受影响，重者呼吸困难、缺氧，甚至呼吸衰竭而致死。中医学认为肺具有主气、司呼吸，主治节，调节血脉，通调水道，布散精液，维持喉、鼻等气道畅通等功能，而这些功能主要通过肺的宣发和肃降来实现。所以无论外邪或内伤伤及于肺，均可导致肺之宣降失常，从而引起气道受阻、呼吸不利、气血和精液运行失常等病理改变，同时也会影响到其他脏腑的功能。

呼吸系统疾病慢性病作为多发病、常见病，严重危害人们的身体健康和生命安全，临床各个学科的医师在工作中都经常会碰到呼吸系统疾病问题，因而都需要具备相关的呼吸系统疾病的知识。呼吸系统在临床当中常见的慢性疾病有慢性支气管炎、支气管扩展、哮喘、慢性阻塞性肺病、慢性鼻窦炎及过敏性鼻炎、慢性咽炎等，本节将以慢性支气管炎、支气管扩张症、支气管哮喘、慢性咽炎展开讨论。

一、慢性支气管炎

慢性支气管炎是指气管、支气管黏膜以及周围组织的慢性非特异性炎症。临床上患者每年咳嗽、咳痰达三个月以上，连续两年或以上，并且排除有咳嗽咳痰喘息症状的其他疾病，如肺结核、尘肺，肺脓肿、心脏病、心功能不全、支气管扩张、支气管哮喘、慢性鼻炎、食管反流综合征等疾患可以诊断为慢性支气管炎，它是一种严重危害人民健康的常见病，尤以老年人多见，病情进展缓慢，常并发阻塞性肺气肿，甚至肺动脉高压、肺源性心脏病。慢性支气管炎初起秋冬等寒冷季节，出现咳嗽、咳痰的症状，清晨最为明显，痰呈白色黏液泡沫状，黏稠不易咯出，受寒或感染后症状迅速加剧，痰量增多，黏度增大或呈黄色脓性，有时痰中带血，随着病情发展，终年均有咳嗽、咳痰，秋冬等寒冷季节加重。本病早期多无特殊体征，大多数在肺底部可听到湿性和干性啰音，有时咳嗽或咳痰后消失，长期发作者可导致肺气肿。

（一）病因病理

1.西医对慢性支气管炎的认识与病因病理

（1）病因

慢性支气管炎的病因较为复杂，往往是多种因素长期相互作用的结果。

① 吸烟。吸烟是最重要的环境发病因素，据调查，吸烟者慢性支气管炎的发病率较不吸烟者高2~8倍。烟草中的焦油、尼古丁和氢氰酸等化学物质具有多种损伤效应，如损伤气道上皮细胞和纤毛运动，使气道净化能力下降；促使支气管黏液腺和杯状细胞增生肥大，黏液分泌增多；刺激副交感神经而使支气管平滑肌收缩，气道阻力增加；使氧自由基产生增多，诱导中性粒细胞释放蛋白酶，破坏肺弹力纤维，诱发肺气肿形成等。

② 感染因素。感染是慢性支气管炎发生发展的重要因素，主要为病毒和细菌感染。病毒感染以流感病毒、鼻病毒、腺病毒和呼吸道合胞病毒为常见。病毒感染后，导致呼吸道柱状上皮细胞损伤，免疫功能低下，为细菌继发感染创造条件。细菌感染常继发于病毒感染，常见的病原体有奈瑟球菌、肺炎链球菌及流感嗜血杆菌等。

③ 职业粉尘和化学物质。接触职业粉尘及化学物质，如烟雾、变应原、工业废气及室内空气污染等，浓度过高或时间过长，均可能促进慢性支气管炎的发病。

④ 空气污染。大气污染中有害气体如二氧化硫、二氧化氮、氯气、臭氧等可损伤气道黏膜上皮，使纤毛清除功能下降，黏液分泌增加，为细菌感染增加条件。

⑤ 其他因素。如自主神经功能紊乱，呼吸道副交感神经反应增高，交感神经功能低下，支气管分泌亢进；全身或呼吸道局部的防御及免疫功能减弱，可为慢性支气管炎发病提供内在的条件，如老年人常因肾上腺皮质功能减退，细胞免疫功能下降，溶菌酶活性降低，容易造成呼吸道的反复感染；维生素C、维生素A的缺乏，使支气管黏膜上皮修复受影响，溶菌活力受影响；遗传也可能是慢性支气管炎易患的因素。

（2）病理

慢性支气管炎早期主要累及管径小于2mm的小气道，表现为不同程度的上皮细胞变性、坏死、增生，鳞状上皮化生，杯状细胞增生，黏膜及黏膜下层炎症细胞浸润，管壁黏膜水肿，分泌物增多，管壁有不同程度的炎性改变。

病变继续发展，气管、支气管腺体由正常浆液腺泡占多数逐渐发展成黏液腺泡占多数，甚至全为黏液腺泡，浆液腺泡及混合腺泡所占比例甚少。支气管黏膜上皮表面的纤毛被炎症反复刺激而受到破坏，纤毛变短，其修复功能下降，失去了正常的清除功能，从而使痰液不易排出。支气管壁被炎症细胞反复浸润，导致充血、水肿，纤维组织增生，支气管平滑肌增厚，弹力纤维遭破坏，管腔狭窄，支气管软骨萎缩变性，部分被结缔组织所取代。

电镜检查可见Ⅰ型细胞肿胀、变厚，其中线粒体肿胀，内质网扩张呈空泡状。Ⅱ

型细胞增生，肺泡纤维组织弥漫性增生，毛细血管基底膜增厚，内皮细胞损伤，血栓形成和管腔纤维化闭塞。

2.中医对慢性支气管炎的认识与病因病机

早在两千多年前的《黄帝内经》当中，就已经把咳嗽作为一个病名列出来，认为这种疾病主要的病变部位是在肺，但同时与其他的脏器牵连，故而有"五脏六腑皆令人咳"的说法。东汉时期的《伤寒论》和《金匮要略》中，也对咳嗽进行了详细的描述，有咳嗽、气喘、咳痰时，甚至胸痹之病，咳唾喘息，胸背痛，都可用瓜蒌、薤白、白酒汤进行治疗的记载。而后在《景岳全书》中记载道"咳证虽多，无非肺病"，到了明朝有一些医典中将肺病分为外感和内伤两大类。中医对慢性支气管炎的探索及认识，从东汉时期开始到明清达到高峰。现代中医临床上一般也会将慢性支气管炎分为外感和内伤两类来进行治疗[1、2、3]。

（1）病因

中医认为"风为百病之长"，所以在风邪的侵袭，是引起慢性支气管炎的一个原因，另外风邪可以兼夹寒邪、热邪、燥邪等，因此咳嗽的临床表现并不一致[4、5、6]。另一种引起慢性支气管炎的病因是内伤，内伤产生的痰饮、痰热、痰浊，或者是肺虚、脾虚、肾虚都可以导致咳嗽。无论是外感或内伤，都会导致肺气上逆，继而引起慢性支气管炎。

（2）病机

慢性支气管炎反复发作，气阴耗损导致肺、脾、肾诸脏俱虚。有研究认为慢性支气管炎病机以肺、脾、肾不足，痰饮伏肺为主，有研究学者从气血论治慢性支气管炎认为气虚血瘀是其主要病机[7、8、9]。

（二）临床表现

1.症状

多数起病缓慢病程较长反复急性发作而加重。

[1] 王军虎.中医内科治疗慢性支气管炎的临床分析[J].医学食疗与健康，2020（13）：52–53.

[2] 商柯，程东仙.中医辨证治疗慢性支气管炎的疗效探讨[J].基层医学论坛，2020（8）：1133–1134.

[3] 陈光.探讨慢性支气管炎肺气肿中医综合治疗的疗效[J].中国医药指南，2020（1）：167.

[4] 宋显赫.探讨慢性支气管炎肺气肿的中医综合治疗疗效[J].世界最新医学信息文摘，2020（44）：150–151.

[5] 赵桂峰.中医内科治疗慢性支气管炎43例临床效果分析[J].中国保健营养，2020（30）：369–370.

[6] 张聪慧，刘君肖.中医内科治疗慢性支气管炎的效果探讨[J].健康大视野，2020（17）：114.

[7] 母颖.中医内科治疗慢性支气管炎的临床效果探讨[J].医药前沿，2020（1）：28–29.

[8] 朱兰明.中医内科治疗慢性支气管炎的临床效果探讨[J].家有孕宝，2020（15）：198.

[9] 柯益寿.中医内科治疗慢性支气管炎的临床效果分析[J].健康必读，2020（6）：173，175.

咳嗽：支气管黏膜充血、水肿管腔内分泌物聚集可引起咳嗽。

咯痰：清晨排痰较多，一般为白色黏液或浆液泡沫性痰，急性发作伴细菌感染时咯黏液脓性痰痰量增多。

喘息：喘息型慢性支气管炎有支气管痉挛可引起喘息。反复发作，并发阻塞性肺气肿时，可有气急，先有活动后气急，严重时稍活动即气急加重。总之慢性支气管炎的主要症状为咳嗽、咯痰、喘息[1]。

2.体征

早期可无体征，急性发作期可有散在的干、湿啰音。喘息性支气管炎可听到哮鸣音。

（三）治疗

1.治疗思路

慢性支气管炎的治疗，目前多采用中西医综合治疗。急性发作期主要选择有效抗菌药物治疗，在控制感染的同时，应配合应用祛痰、镇咳药物改善症状；缓解期可应用免疫制剂，提高机体抗病能力，减少发作。中医本着急则治其标、缓则治其本的原则，在急性加重期应着重于祛痰宣肺，缓解期重在补益肺脾肾，慢性迁延期多属正虚邪恋，治宜止咳化痰，标本兼顾。

注意起居有节，劳逸结合，搞好个人卫生，保持室内空气流通。不宜过食辛辣、香燥、肥甘厚味及寒凉之品。保持心情舒畅，避免性情急躁、郁怒化火伤肺。慢性支气管炎患者发病后应注意休息，以清淡饮食为宜，多饮水以补充消耗过多的水分，有利排痰。

2.西医营养学治疗

慢性支气管炎除了药物治疗和戒烟，营养也很重要。摄入充足的能量和营养素，可以提高机体免疫力，促进疾病康复。支气管炎的营养治疗是高能量、高蛋白、高维生素饮食。

（1）高能量和高蛋白饮食

慢性支气管炎是一种营养消耗较大的疾病，特别在反复发作时，这种消耗就更为明显。其消耗的量与发病时机体缺氧的程度密切相关。氧对于整个机体以至每个细胞都是不可缺少的。本病发作时，由于呼吸困难导致缺氧，可对机体各系统及其物质代谢产生一系列的影响。由于肺部反复发生炎症，大多数患者因营养不良而消瘦、抵抗力下降。因此应补充足够的优质蛋白质，以满足炎症修复和营养补充的需要。适用于慢性支气管炎患者的蛋白质有瘦猪肉、鸡肉、猪肝、鲫鱼及豆制品等。

（2）适宜的矿物质和充足的维生素

在缺氧状态下，慢性支气管炎患者的机体为了提高对氧的摄取量以减轻组织缺氧状态，会出现代偿性反应，使作为运输工具的红细胞和血红蛋白量增高。为了有利于

---

[1] 陈灏珠.实用内科学[M].北京：人民卫生出版社，2001，1449-1453.

这种代偿作用的发挥，作为血红蛋白主要组成成分之一的铁，其每日供给量必须相应增加。含铁量较高的食物有蘑菇、黑木耳、芝麻、猪肝、猪血和羊肾等。

（3）维生素

维生素 A 具有维持人体正常发育和增强机体抗病能力等作用；维生素 B 和维生素 C 是参与各种代谢的重要物质，并有增加食欲减轻肺部炎症的作用。适用于慢性支气管炎患者的富含这三种维生素的食物有动物肝脏、胡萝卜、菠菜、荠菜、菜花、小白菜及四季豆等。

（4）充足的碳水化合物

慢性支气管炎患者发病时，特别是在严重发作时，因为肺过度通气，张口呼吸，出汗多，饮食少，常使患者失水，并导致痰液黏稠不易咳出。要使痰液容易咳出，要纠正失水。只有在纠正失水的基础上，祛痰剂才能发挥应有的作用。因此，要鼓励慢性支气管炎患者多饮汤水，同时根据病情的需要增加液体摄入量。

（5）清淡的饮食

饮食清淡，即以素食为主，俗称"粗茶淡饭"。具体地说，就是以五谷杂粮为主食，辅以豆类、蔬菜、瓜果及植物油之类，尽量少食酒肉肥甘之物。但有的慢性支气管炎患者喜欢肥腻的饮食，一天不吃肉都不行，日积月累，伤胃碍脾，影响脾的运化功能，酿湿成痰，痰若阻于气管则加重病情。此外，慢性支气管炎患者饮食还宜温暖及稀软。

3.中医膳食治疗

秋冬季节是慢性支气管炎的高发季节。如果患者能选用一些药膳食疗方进行调养，有助于预防支气管炎的发作，起到辅助治疗的作用。中医治病讲求辨证施治，在"辨证"阶段，中医多采用望闻问切的诊断手法，结合患者舌脉，对疾病的病因、病机、发病症状及病情严重程度进行全面的了解。中医根据慢性支气管炎的发病机制将其分为肺脾气虚、痰浊闭肺、气阴两虚、脾肾阳虚等类型。

（1）肺脾气虚型

该型慢性支气管炎患者的临床表现是咳嗽、咳痰，痰白而稀或呈泡沫样，自汗，气短，纳差，大便溏泻，神疲乏力，声低懒言，每遇风寒则咳痰或喘息加重，舌质淡，苔白，脉虚。治疗该症应以健脾、益气、补肺为原则。

人参汤

【原料】白人参 10 g，橘皮 6 g，茶叶 6 g，砂糖 15 g。

【制作】取白人参 10 g，橘皮、茶叶各 6 g，砂糖 15 g。将上述药料一同放入锅内，加水 300 mL，煎汤，去渣取汁，每日代茶饮。

【功效】补气健脾、生精养血。

柿饼山药粥

【原料】山药 60 g，薏苡仁 50 g，柿饼霜 20 g。

【制作】取生山药 60 g，薏米 50 g，柿饼霜 20 g。先将山药、薏米捣成粗末，加水煮至烂熟，再将柿饼切碎，放入粥中，煮至柿饼融化即成。每日早晚各食1次。

【功效】补益脾肺之气，对于久咳，虚热等症有效。

（2）痰浊闭肺型

该型慢性支气管炎患者的临床表现是咳嗽痰多，痰白而稀，胸闷纳呆，神疲乏力，大便溏薄，舌苔白腻，脉濡滑等。治疗该症应以健脾燥湿、化痰止咳为原则。该症患者可采用以下药膳方。

柚子鸡肉汤

【原料】柚子1个，鸡1只（约500 g）。

【制作】取柚子一个，小母鸡一只（约500 g）。先将柚子去皮，将鸡去毛、内脏及头脚，洗净。然后，将柚子肉填入鸡膛内，加水少许，隔水蒸熟，食鸡饮汤。每7天制作此鸡肉汤一次，连服食3次为一个疗程。

【功效】温中益气、补肺下气、消痰止咳。

百合蜂蜜汁

【原料】百合100 g，蜂蜜150 g。

【制作】取百合100 g，蜂蜜150 g。将百合洗净，放入一搪瓷碗内，加入蜂蜜，上锅蒸1小时，趁热调均匀，晾凉后，装入瓶内备用。每日早晚各服5~10mL。

【功效】益气养阴，补脾润肺。

（3）气阴两虚型

该型慢性支气管炎患者的临床表现是咳嗽气短，自汗盗汗，口干鼻燥，疲乏烦躁或五心烦热，大便干结，心悸失眠等。治疗该症应以益气养阴、润肺止咳为原则。该症患者可采用以下药膳方。

白及冰糖燕窝汤

【原料】白及20 g，冰糖50 g，燕窝10 g。

【制作】取白及20 g，冰糖50 g，燕窝10 g。先将燕窝去毛杂，然后与白及一同放入锅内，加水适量煎汤，熟后捞出白及，加入冰糖，煮至糖溶化即成。每日一剂，早晚各服1次。

【功效】补肺养阴，止嗽止血。

冬花冰糖饮

【原料】取款冬花10 g，冰糖15g。

【制作】将二者一同放入锅内，加水适量，煎煮20分钟，去药渣饮糖水。每日1剂，每日饮服3~5次，连服3~5天为1个疗程。

【功效】润肺下气，止咳化痰。

（4）脾肾阳虚型

该型慢性支气管炎患者的临床表现是以咳嗽、气喘为主，遇冷咳喘加重，动则喘甚，痰稀白，四肢不温，食欲不振，小便清长，舌质淡苔白，脉弱。治疗该症应以温补脾肾、止咳定喘为原则。该症患者可采用以下药膳方。

珠玉八宝粥

【原料】山药10 g，薏苡仁10 g，核桃仁10 g，枸杞10 g，松仁10 g、桑葚10 g，莲米10 g，大枣5枚，粳米200 g。

【制作】取山药、薏苡仁、核桃仁、枸杞、松仁、桑葚、莲米各10 g，大枣5枚，粳米200 g。将淮山药、薏苡仁、松仁、桑葚碾成细末，拌匀，备用。将粳米、莲米淘洗干净，与大枣、枸杞、核桃仁一同放入锅内，加水煮粥，待粥煮至浓稠时，加入药粉，再煮10分钟即成。每日1剂，早晚各食1次。

【功效】健脾养胃，消滞行气，益气安神。

姜枣散

【原料】黑枣数枚、姜汁过量、蜂蜜适量。

【制作】在伏天时取黑枣数枚，放入姜汁中浸泡，数日后将其取出，再放到烈日下曝晒，晒至干硬后，碾成末，放入玻璃瓶内密封保存。到冬至那天启开，取出适量姜枣末用蜂蜜水或冰糖水调服。每日服3次，7天为1个疗程。

【功效】祛风散寒、温补气血、活血暖宫。

二、支气管扩张症

支气管扩张症（Bronchiectasis）是指继发于急、慢性呼吸道感染和支气管阻塞后，反复发生支气管炎症，导致支气管壁破坏，引起支气管异常和持久性扩张的疾病。支气管扩张症是一种慢性支气管疾病。患者以慢性咳嗽，反复继发细菌感染，咯大量脓痰为主要特征，部分病人反复咯血。采用药膳调理，常可收到良好效果。

（一）病因病理

1.西医对支气管扩张症的认识与病因病理

（1）病因

本病分先天性和继发性两类。先天性者指由支气管先天发育不全所致，继发性者的主要发病因素是因支气管–肺组织的感染和支气管阻塞，两者相互影响，促进支气管扩张症的发生和发展。

① 感染。支气管扩张症的主要病因为支气管–肺组织的感染和支气管阻塞。支气管–肺组织的感染使支气管黏膜充血、水肿，分泌物增多，阻塞管腔，使管腔狭窄，痰液引流不畅又加重感染，二者相互影响，使支气管扩张久治难愈。另外，支气管

内外的肿瘤、异物、支气管内黏液痰栓、支气管周围肿大淋巴结压迫、支气管内膜结核等引起管腔狭窄和阻塞，也可导致支气管扩张症。支气管内膜结核由于多发生在上叶，引流较好，痰量少或无痰，故称为"干性"支气管扩张症。

② 全身性疾病。目前已发现类风湿关节炎、系统性红斑狼疮、溃疡性结肠炎、人免疫缺陷病毒（HIV）感染、支气管哮喘和泛细支气管炎等疾病可同时伴有支气管扩张症。丙种球蛋白缺乏和低蛋白血症患者因免疫功能低下，易伴发支气管炎症，从而导致支气管扩张症。

③ 支气管外部的牵拉。因各种疾病引起支气管周围纤维（如肺结核）增生，广泛胸膜增厚、粘连以及肺不张等造成牵拉，也是导致支气管扩张症的重要原因。

④ 变态反应。变态反应性支气管肺曲菌病，由于曲菌感染损害支气管壁，也可导致肺段支气管近端的扩张。

⑤ 先天因素。支气管扩张症也可为先天性发育不全和遗传因素引起，但较少见。

（2）病理

支气管扩张症常常是位于段或亚段支气管管壁的破坏和炎性改变，受累管壁的结构（包括软骨、肌肉和弹性组织破坏）被纤维组织替代。扩张的支气管内可积聚稠厚脓性分泌物，其外周气道也往往被分泌物阻塞或被纤维组织闭塞所替代。

扩张的支气管包括三种不同类型。

①柱状扩张：支气管呈均一管形扩张且突然在一处变细，远处的小气道往往被分泌物阻塞。

②囊状扩张：扩张的支气管腔呈囊状改变，支气管末端的盲端也呈无法辨认的囊状结构。

③不规则扩张：病变支气管腔呈不规则改变或呈串珠样改变。

典型的病理改变：支气管弹性组织、肌层和软骨等的破坏所造成的管腔变形扩大，扩张的管腔内充满分泌物。黏膜表面呈急、慢性炎症和慢性溃疡改变，柱状纤毛上皮常被鳞状上皮所替代，杯状细胞和黏液腺增生。支气管周围结缔组织常受损或丢失，并有微小脓肿。常伴毛细血管扩张，或支气管动脉与肺动脉的终末支的扩张相吻合，形成血管瘤，导致病人反复咯血。支气管扩张反复感染，炎症蔓延到邻近的肺实质，引起不同程度的肺炎、小脓肿或小叶肺不张。常伴有慢性支气管炎的病理改变。

2.中医对支气管扩张症的病因病机

中医学中并无支气管扩张症的病名，多根据临床表现归属于"咳嗽""咯血""肺痈"等范畴[1]，东汉张仲景《金匮要略·肺痿肺痈咳嗽上气病脉证治》有云"咳而胸满，振寒，脉数，咽干不渴，时出浊唾腥臭，久久吐脓如米粥者，为肺痈"，清代李用粹《证治汇补·胸膈门》曰"久咳不已，浊吐腥臭，咳则胸中隐隐痛，口中辟辟燥"，与支气管扩张症急性加重期的临床表现十分相符。

---

[1]王玲，王至婉. 中医药治疗支气管扩张症的研究现状与展望[J].中医研究，2019，32（4）:70-73.

（1）病因

支气管扩张症病位在肺，尚涉及脾胃、肝脏、肾脏等脏腑，病因主要包括内因和外因两大方面[1]，外因多指外感风、湿、燥、火（热）之淫邪，内因多指肺体亏损，饮食不当及七情内伤等，内外因互为因果而致病情恶性循环，正气不足容易感受外邪，饮食不当，痰湿内生，久之化热，外邪入侵，入里化热，使痰热更盛，在正邪相争中正气消耗，使正气更虚，卫外功能不足，导致支气管扩张症迁延难愈。

（2）病机

支气管扩张症病机主要强调痰、热、虚、瘀四大环节，以肺虚为本，本病初期多属实证，中后期以虚实夹杂为主，同时会出现脾、肾等脏腑不足之候。姜良铎认为支气管扩张症病机为本虚标实，整体亏虚与局部实邪共存[2]，国医大师洪广祥同样认为本症基本病机是本虚标实，气阳虚为本，痰、热、瘀为标[3]，武蕾认为痰热壅肺是支气管扩张症之源，外邪侵袭为支扩病之标，气阴两虚为支扩病之果，支气管扩张症缠绵不愈，反复发病导致气阴两伤[4]，国医大师朱良春指出支气管扩张症基本病机为肺脾肾不足为本，痰、热、风、火、瘀等实邪为标[5]。

（二）临床表现

1.主要症状

① 慢性咳嗽、咳大量脓痰。咳嗽是支气管扩张症最常见的症状（＞90%），且多伴有咳痰（75%～100%），痰液可为黏液性、黏液脓性或脓性。合并感染时咳嗽和咳痰量明显增多，可呈黄绿色脓痰，重症患者痰量可达每日数百毫升。引起感染的常见病原体为铜绿假单胞菌、金黄色葡萄球菌、流感嗜血杆菌、肺炎链球菌和卡他莫拉菌等。

② 呼吸困难。72%～83%患者伴有呼吸困难，这与支气管扩张的严重程度相关，且与FEV 1下降及高分辨率CT显示的支气管扩张程度及痰量相关。

③ 咯血。50%～70%的患者有反复咯血，咯血量差异大，可仅有痰中带血或有大量咯血，有时咯血量与病情严重程度、病变范围不一致。有部分患者以反复咯血为唯一症状，临床上称为干性支气管扩张，病变多位于引流良好的上叶支气管，约1/3的

[1] 高媛. 支气管扩张症中医治疗研究进展[J].江西中医药，2014，45（3）:72-73.

[2] 王玲，王至婉. 中医药治疗支气管扩张症的研究现状与展望[J].中医研究，2019，32（4）:70-73.

[3] 莫丽莎，朱伟，兰智慧，等. 国医大师洪广祥治疗支气管扩张症经验探析[J].中华中医药杂志，2020，35（12）:6105-6107.

[4] 王令敏，杨真卿，冯天骄，等. 武蕾治疗支气管扩张经验[J].辽宁中医杂志，2021，48（1）:44-47.

[5] 吴坚，蒋熙，姜丹，等. 国医大师朱良春支气管扩张症辨治实录及经验撷菁[J].江苏中医药，2014，46（3）:1-3.

患者可出现非胸膜性胸痛。

④反复肺部感染。由于扩张的支气管清除分泌物的功能丧失，引流差，易于在同一肺段反复发生肺炎并迁延不愈。患者可出现发热、食欲减退、贫血、乏力、消瘦、焦虑等，严重者可出现气促与发绀。

2.体征

早期或干性支气管扩张症患者可无异常体征，病变重或继发感染时下胸部、背部可听到固定而持久的局限性粗湿啰音，有时可闻及哮鸣音。随着并发症如支气管肺炎、肺纤维化、胸膜增厚、肺气肿等的发生，可有相应体征。病变严重尤其是有慢性缺氧、肺源性心脏病和右心衰竭的患者可出现杵状指。并发肺气肿、肺心病等有相应的体征。

（三）治疗

1.治疗思路

支气管扩张症是支气管的慢性疾病，其病理改变为不可逆性。西医治疗主要是治疗基础疾病、控制感染、充分引流排痰。对反复呼吸道感染或大咯血危及生命，经药物治疗不能控制，且病变范围比较局限的患者，可做肺段或肺叶切除术。

当支气管扩张症急性发作时，最常见的症状为咳嗽，痰量增多，多为脓痰，常伴有咯血、发热、口干、胸痛等症状，其发病多与感染有关，因此西医的主要措施是控制感染、痰液引流、止血等对症治疗。中医认为上述症状主要属于"热"和"痰"的证候范畴，结合西医的发病机制和病理改变，其基本病机为痰热互结、热伤肺络。因此，治疗上予以清热解毒、排痰止咳、凉血止血。

当支气管扩张症病情相对稳定时，由于病情迁延日久，支气管壁破坏，易造成患者长期咳痰，病情反复发作和肺功能受损等状况。上述改变，多属于中医"虚"和"痰"的证候范畴，其基本病机为肺脾气虚、痰湿阻肺。因此，治疗上予以健脾益气、化痰止咳。

2.西医营养学治疗

（1）高蛋白

蛋白质食物有助于加强肌肉，应该每天至少两次吃高蛋白的食物，包括肉类、鱼类、蛋类、奶酪、牛奶、坚果、豆类等。

（2）碳水化合物

碳水化合物是身体能量的主要来源，这包括淀粉和糖类食物。每餐都要吃淀粉类食物，包括面包、土豆、大米、面条、谷物等。

（3）糖

糖类食物包括蛋糕、小饼干、糖和汽水，这些能够提供过剩的能量，如果超重了，则应该控制。

（4）脂类

脂肪能够供应超多能量，包括黄油、奶油、蔬菜油类和乳酪等。

（5）液体

使患者肺里面的分泌物，并且容易咳出非常重要，所以需要保持肺内分泌物较小浓度。如果喝的液体不够，分泌物就会变得浓稠并且有黏性，这会增加感染风险。一天最好喝7~8杯水。"液体"最好是白开水，或者绿茶，按中医的理论，绿茶性质是凉的，而痰是内热所致。

3.支气管扩张症的食疗药膳

川贝杏仁粥

【原料】川贝、杏仁各10 g，百合20 g，大米100 g，蜂蜜30 g，梨3个。

【制作】将川贝、杏仁、百合捣碎，梨捣烂挤汁，共放于锅内，和大米一起加水煮粥，粥将熟时，加入蜂蜜，再煮片刻，空腹服用。每日1次，10天为1个疗程。

【功效】该方可清肺化痰，益气生津，扶正强身。

猪肺薏米粥

【原料】猪肺1叶，生薏米、粳米各50 g。

【制作】将猪肺洗净切成条状，加生薏米、粳米，水煮成粥，再加蜂蜜适量，早晨代早餐食，每日1次，7天为1个疗程。

【功效】该方有清肺化痰，扶正祛邪之功。

白鸭煨虫草

【原料】白鸭1只，冬虫夏草60 g。

【制作】宰杀白鸭，去内脏及毛，洗净。冬虫夏草包在纱布里，用线扎好，放入鸭腹中，加水煨煮，至肉烂为度，放盐少许。食肉饮汤，分6次3天内服完。5只鸭1个疗程。

【功效】该方有滋肺益肾，宁嗽化痰的功效。

阿胶粳米粥

【原料】阿胶30 g，粳米100 g，红糖适量。

【制作】将粳米加水煮粥，粥将熟时，放入捣碎的阿胶，文火炖煮，边煮边搅拌，稍煮片刻加入红糖调味，空腹食，每日1次，半个月为1个疗程。

【功效】该方对支气管扩张症之咯血有良效。

猪肺白及散

【原料】猪肺1具，白及300 g。

【制作】将猪肺洗净，切块，和白及一同放入锅内，另取一只稍小的铁锅盖紧，以泥封口，锅顶放粳米几粒，文火焙烧至米黄为度，取出猪肺及白及冷却后研末。每次服10 g，每日3次，粳米汤送服。

【功效】该方用于支气管扩张症咯血者，有收敛止血作用。

猪肺薏仁粥

【原料】猪肺1叶，生薏苡仁、粳米各50g。

【制作】先将猪肺洗净，挤去血水，切成条状，用麻油炒熟，再放入锅内，加入薏苡仁、粳米和适量的清水煮成稀粥。早晚分食，每天1剂，连食10剂。

【功效】本方具有清肺化痰、排脓的作用。适用于支气管扩张症咯痰黄稠或有脓痰、发热、易感冒等症。可作为支气管扩张症患者的日常饮食，扶正祛邪以预防支气管扩张症的急性发作。

川贝雪梨羹

【原料】雪梨1个，川贝6g，冰糖适量。

【制作】先将雪梨洗净，切碎，加川贝和冰糖水炖。早晚饮服，每日2次，最好早饭前和晚间临睡前服用。

【功效】本方润肺，止咳化痰。适用于慢性气管炎，支气管扩张，咯痰咳喘等症。

三七鸡血饮

【原料】鸡血30mL，三七粉5g。

【制作】取健康无病的小公鸡，拔除翅膀下的羽毛，露出静脉，以消毒注射器取鲜血30mL，与三七粉调和均匀即可。空腹趁热温开水送服，每天1次，3天为1疗程。

【功效】本方具有止血活血的作用。适用于多种疾病所致的出血证。常用于支气管扩张，上消化道出血，功能性子宫出血，肺结核咯血，外伤出血。

阿胶粳米粥

【原料】阿胶30g，粳米100g，红糖适量。

【制作】将粳米淘净，加适量水常法煮粥，粥将熟时，放入捣碎的阿胶，文火炖煮，边煮边搅，稍煮3~4沸，加入红糖调味。空腹食，每日1次，半个月为1疗程。

【功效】有健脾活血之功效，常用于支气管扩张之咯血，颇为有效。支扩病久，正气已虚，疲乏无力，动则气短。

乌贼骨散

【原料】乌贼骨50g，童尿、鲜藕汁各适量。

【制作】将乌贼骨放入新鲜的童尿中，低温浸泡1天，取出后烘干，研为细末备用；鲜藕去节，去皮，切碎榨汁。乌贼骨末5g，每日3次，用鲜藕汁调匀，温开水送服。

【功效】本方具有滋阴清热，凉血止血的功能。适用于支气管扩张咯血，血色鲜红，咳嗽，骨蒸潮热。此外，对消化道溃疡出血、肺结核咯血、鼻出血也有较好的疗效。

猪肺白及散

【原料】猪肺1具，白及300g，粳米几粒。

【制作】将猪肺洗净，挤出血水，切成块状，和白及一同放入锅内，另取一只稍小的铁锅盖紧，以泥封口，锅顶放粳米几粒，文火焙烧至米黄为度，取出猪肺和白及，冷却后研末。每次5~10g，1日3次，粳米汤送服。

【功效】本方具有滋阴补肺，收敛止血的功能。适用于阴虚内热，灼伤肺络所致的咯血，干咳无痰，低热气短，自汗盗汗，大便干结等症。可用于支气管扩张、肺结核、肺脓疡缓解期。

白鸭煨虫草

【原料】白鸭1只，冬虫夏草20g，食盐少许。

【制作】将白鸭去毛及内脏，洗净;冬虫夏草装入纱布袋中，放入鸭腹内，加水煨煮，至肉烂为度，加食盐调味，煮沸即成。食肉饮汤，半个月为1疗程。

【功效】本方滋肾润肺，宁嗽化痰。适用于潮热盗汗，咳嗽痰少等症，是支气管扩张、肺结核缓解期的调补佳膳。

海蜇胡萝卜汤

【原料】海蜇皮15g，胡萝卜100g，精盐、味精、麻油各适量。

【制作】海蜇皮洗净，切片;胡萝卜洗净切薄片，同放于砂锅中，注入清水400mL，小火煮熟，下精盐、味精，淋麻油。分1~2次服。

【功效】本方清热润燥，适用于支气管扩张、肺脓肿肺痈、咳嗽痰多等。

羊胆獭肝散

【原料】羊胆10只，獭肝1具。

【制作】宰羊时割取胆囊，将胆管用线扎紧悬挂于通风干燥处晾干，和獭肝共研为细末。每次3g，每日3次，温开水送服，1个月为1疗程。

【功效】本方具有滋阴润肺、清化痰热的功能。适用于支气管扩张、肺结核所致的咯血、干咳无痰、骨蒸潮热、盗汗等症。

鲫鱼甜杏汤

【原料】鲫鱼1条（约500g），甜杏仁9g，红糖适量。

【制作】鲫鱼去鳞，除内脏、鳃，洗净，与甜杏仁、红糖一起放入砂锅内，加水适量，用小火炖煮至鱼肉烂熟即可上桌。吃鱼饮汤，每天1剂，连食7~10剂。

【功效】本方具有补气养阴，化痰止咳的作用。适用于支气管扩张症反复发作、日久不愈，神疲气短，口干咽燥，咳嗽痰少等症。

三、支气管哮喘

支气管哮喘（Bronchialasthma）是一种常见的发作性的肺部过敏性疾病。由于发病时细支气管平滑肌的痉挛、黏膜充血、水肿和分泌增加，故患者有胸闷、气急、哮鸣、咳嗽和咳痰等症状。

（一）病因病理

1.西医对支气管哮喘的认识及病因病理

哮喘是一种常见的、慢性呼吸系统疾病，在不同的国家中占的比例从1%~18%不等。哮喘以可变的症状如喘息、气短、胸部紧迫感和（或）咳嗽为特征，伴有可逆的气流受限，症状和气流受限均随时间和强度改变，这些改变通常由锻炼、过敏原和刺激因素、天气改变或者病毒性呼吸道感染所诱发。

（1）病因

目前认为哮喘多数是在遗传的基础上受到体内、外某些因素激发而产生。

① 遗传因素。哮喘的发病因素较复杂，现在还不十分清楚，大多认为与多基因（IgE调节基因和特异性反应相关的基因）遗传有关，其中以患者对环境中某些激发因素具有高反应性为重要特征。

② 激发因素。

a.吸入物：吸入物包括特异性和非特异性两类。前者如花粉、尘螨、动物毛屑、真菌等；后者包括硫酸、氨气、氯气、工业粉尘、油烟、甲醛、甲酸、煤气、二氧化硫等。

b.感染：细菌、病毒、支原体、寄生虫、原虫等感染。

c.食物：鱼、虾、蟹、牛奶、蛋类等。

d.药物：阿司匹林（阿司匹林诱发哮喘，如患者有鼻息肉或慢性鼻窦炎，又对阿司匹林耐受低下，称为阿司匹林三联征）、普萘洛尔（心得安，可阻断 β_2 受体而引起哮喘）等。

e.其他：剧烈运动、气候骤然变化、妊娠、月经、精神因素、接触工业染料、农药等也可诱发哮喘。

（2）病理

哮喘疾病早期，很少有器质性改变。随着疾病的发展肉眼可见肺膨胀及肺气肿，肺柔软疏松有弹性，支气管和细支气管内有黏稠痰液及黏液栓。支气管壁增厚（各种细胞外基质成分在气道壁沉积增多是慢性哮喘气道壁增厚的原因之一），黏膜充血肿胀形成皱襞，黏液栓塞，致局部肺不张。显微镜下见气道上皮下有嗜酸性粒细胞、中性粒细胞、淋巴细胞、肥大细胞、肺泡巨噬细胞浸润。支气管内分泌物潴留，气道黏膜下组织水肿，微血管扩张，通透性增加，纤毛上皮剥离，基底膜露出，杯状细胞增生等。支气管哮喘长期反复发作，致支气管平滑肌细胞增生肥厚，气道上皮细胞下纤维化，基底膜增厚，导致气道重构和周围肺组织对气道的支持作用消失。

2.中医对支气管哮喘的认识及病因病机

本病属于中医学的"喘鸣""喘嗽""哮吼""哮证"等范畴。早在《黄帝内经·素问》中就有记载:"起则熏肺,使之喘鸣。"《金匮要略》中提出了治则:"咳而上气,喉中水鸣声,射干麻黄汤主治。"关于"哮喘"之病名由金元时朱丹溪首先提出,随后清代李用粹在其《证治汇补·哮病》中阐述:"哮即痰喘之久而常发者,因内有壅塞之气,外有非时之感,膈有胶固之痰,三者相合,闭拒气道,搏击有声,发为哮病。"以上概括了本病的病因病机所在。

支气管哮喘对药膳的需求运用药膳食疗来治疗疾病,要对病者的病因、病机、证型及其演变情况加以深入了解,掌握其规律,有的放矢,才能达到疗效。

(1)中医的病因病机

本病形成多因先天禀赋不足,肾阳亏虚,失于温化致使肺脾水津不布,三焦气化失司,痰邪内生,伏留体内,复被外感、饮食、情志、劳倦等因素所伤,以致触发伏痰,痰随气升,气因痰阻而发病。故要求药膳食疗补肾阳、补肺阴、健脾及防治外感、调理情志、健体强身之品,可以防止或减轻本病发生和发展。

(2)本病往往病程长、病根深、长期反复发作

早期病轻,后期病重,五脏皆受累,心肾、肺肾尤衰,心阳也弱,酿成本虚难复,病根难除。笔者认为应以补肾为主要之法。当未发时,法当扶正固本,审阴阳、分脏腑,采用补脾、健脾、益肾的药膳。发作时,法当攻邪治标,兼顾其本,辨其寒热、邪之微甚,精选不同药膳,温其寒、散其热、清其痰等方法。

(二)临床表现

1.主要症状

本病呈发作性。典型的支气管哮喘,发作前有先兆症状(打喷嚏、流涕、鼻痒、咳嗽、胸闷等),发作时病人突感胸闷窒息,咳嗽,迅即出现伴有哮鸣音的呼气性呼吸困难,严重者被迫采取坐位或呈端坐呼吸,甚则出现发绀,烦躁汗出。临床症状可持续数分钟或数小时自行或用支气管扩张药治疗后缓解,具有在夜间及凌晨发作或加重的特点。哮喘严重发作,持续24小时以上,经治疗不缓解者,称为"哮喘持续状态",患者呼吸困难加重,发绀,大汗淋漓,面色苍白,四肢厥冷,因严重缺氧、二氧化碳潴留而致呼吸衰竭。缓解期无任何症状或异常体征。某些患者在缓解数小时后可再次发作。

2.体征

哮喘发作时胸部呈过度充气状态,双肺广泛哮鸣音,呼气音延长。轻度哮喘或哮喘发作严重时,肺部可无哮鸣音。哮喘发作严重时出现心率增快、奇脉、胸腹部反常运动和发绀。合并呼吸道感染时,肺部可听到湿啰音。非发作期体检可无阳性体征。

（三）治疗

1.治疗思路

轻症哮喘患者一般不伴有严重的代谢紊乱，重症哮喘患者易出现营养不良。

①当进食受限哮喘发作时，呼吸道阻塞引起患者呼吸短促，进食行为将加重其呼吸困难，难以正常进食，同时胃肠蠕动减慢引起患者食欲缺乏，进食量减少。

②消化吸收障碍缺氧、二氧化碳潴留、低氧血症等因素刺激胃黏膜，胃肠蠕动减慢，致消化功能紊乱，营养素吸收与利用率降低。

③高代谢状态患者长期处于焦虑、恐惧状态，加上气道阻力增加、呼吸道反复感染等因素导致患者高度应激代谢状态，能量消耗量增加，且尿氮排出增加。

④药物和激素作用长期服用皮质激素、抗生素或茶碱类药物对患者胃肠道有刺激作用，或导致患者菌群失调，且对骨代谢有影响可导致骨质疏松发生率增加。

目前尚无特效治疗办法，但长期规范化治疗可使哮喘症状得到控制，减少复发甚至不发作。治疗原则:脱离变应原，舒张支气管，治疗气道炎症，以缓解哮喘发作及控制或预防哮喘发作。

中医治疗当宗朱丹溪"未发以扶正气为主，既发以攻邪气为急"之说，以"发时治标，平时治本"为基本原则。缓解期中医治疗具有优势，通过补益肺脾肾，可提高机体免疫力，预防和减少复发。

部分中药可减少炎性介质对气道的浸润，拮抗炎性细胞释放炎性介质，改善气道黏液高分泌。中西医结合治疗能有效减少哮喘发作频率，改善临床症状，提高患者生活质量。

2.西医营养学治疗

（1）营养治疗原则

① 充足的能量。由于哮喘患者能量消耗增加，应给予其充足的能量，不低于30kcal/（kg·d）。采用低碳水化合物高脂肪膳食。高碳水化合物膳食会增加呼吸商，增大呼吸负荷，而高脂肪膳食则减少二氧化碳生成，降低呼吸量。碳水化合物供能比例不宜超过50%，适当限制饱和脂肪的供给量，以植物脂肪为主。

② 充足的水分。张口呼吸、大量出汗将导致患者体内水分丢失，同时进食减少将导致食物来源的水分摄入减少。需及时补充水分，增加液体摄入量，纠正或防止出血，有利于稀释痰液、促进黏稠痰液的排出。

③ 适量摄入蛋白质。蛋白质供能比为15%~20%。蛋白质的食物特殊动力作用会增加氧消耗，应减少低生物效价蛋白质的摄入，增加优质蛋白质比例。研究证实，动物蛋白具有一定致敏作用，如蛋类、牛奶、海鲜等均可能引起哮喘发作，应避免食用此类食物，而多摄入植物蛋白。

④ 少量多餐。由于患者存在进食受限，宜减少单次进食量、增加进食次数以减轻患者呼吸困难。

⑤ 食物选择。对于存在咀嚼和吞咽困难的哮喘患者，给予软食或半流质饮食，

防止食物反流。对某些已知会引起过敏、诱发哮喘的食物，应避免食用。膳食应清淡、避免刺激性食物，忌烟忌酒。母乳中含有分泌型免疫蛋白抗体，可增加婴儿呼吸道抵抗力。2017 GINA 全球哮喘处理和预防策略推荐母乳喂养以减少早期哮喘发作。

⑥ 增加抗氧化营养素供给。应特别增加抗氧化营养素如 β 胡萝卜素、维生素C、维生素E及微量元素硒等的供给。

（2）营养治疗方法与路径

首推膳食营养，如患者胃肠道功能正常，但摄入不足或不能摄入者，可考虑进行肠内营养支持治疗。当患者哮喘发作持续时间较长，严重影响进食或胃肠道功能弱，单纯肠内营养无法满足患者需求，可辅以肠外营养支持治疗，防止加重营养不良。

（3）食物禁忌

哮喘常与食物过敏相关，特别是高蛋白食物易致变态反应。营养治疗过程中应找出引起哮喘的致敏食物，避免食用，根据自己的实际情况，合理地忌口。少吃花椒、辣椒、咖啡等刺激性食物以免加重症状；少摄入过甜、咸、油腻、生冷的食物及饮料。

3.支气管哮喘的食疗

辨证施膳是中医药膳食疗的重要法则。哮喘之病症，在发作期分寒哮、热哮、实喘、虚喘，施以治表、治痰、治标为法；在缓解期可分肺虚、脾虚、肾虚，用以补肺、健脾、补肾、治本为主，标本结合。兹举要如下，供临证参考。

（1）寒喘

呼吸急促，哮鸣有声，胸闷如窒，面青肢冷，口不渴或渴喜热饮，感寒易发，形寒怕冷，咳痰清稀色白，呈泡沫状，舌淡苔白滑或腻，脉沉滑或浮紧。治宜温肺散寒，化痰利窍。

甘草干姜粥

【原料】甘草、干姜各6g，白茯苓、怀山药各15g，粳米100g。

【制作】先煎上面四味中药，取汁（去渣），再与粳米同煮为稀粥。

【功效】温中祛寒，温经止痛。

姜葱豆豉黄酒汤

【原料】连须葱30g，生姜15g，淡豆豉20g，黄酒60g。

【制作】先将豆豉、生姜放入铝锅内，加水1小碗，煎煮15分钟，再把洗净的连须葱放入，再煮5分钟后加黄酒，立即出锅，趁热温服，1日两次。本方对哮喘感寒邪患者有效。

【功效】发散风寒，理气和中。

柚皮炖牛胎盘

【原料】干柚皮15~30g，牛胎盘半个到1个。

【制作】先把牛胎盘洗净，切成小块，与柚皮一并，加清水适量，煎汤。酌量饮汤食胎盘。

【功效】脾虚、下气化痰、止咳平喘、中老年哮喘等症状。

麻雀大米粥

【原料】麻雀4只，大米100g。

【制作】先将麻雀去毛、除内脏、洗净，切块，与大米共煮成稀粥，每日食粥及其肉，连服1周。民间习以麻雀2~3只，去毛及内脏，洗净，加冰糖适量（20~25g），放入碗内，隔水炖熟后，喝汤食肉。

【功效】壮阳暖肾益精，补虚和胃。

（2）热哮

呼吸急促，喉间哮鸣声，胸闷息粗，张口抬肩，咳呛阵作，痰黄黏稠，不易咯出，心烦口渴，身热汗出，或头痛口苦，舌红苔黄腻，脉滑数。治宜清热宣肺，化痰定喘。

桑叶芦根粥

【原料】冬桑叶15g，新鲜芦根150g，淡竹茹20g，粳米100g，生姜3片。

【制作】取活芦根（鲜芦根）洗净，切段，与桑叶、竹茹同煎取汁，去药渣，再与粳米同煮为稀粥，当粥欲熟之时，加入生姜，再煮片刻即成。每日2次，连服5日。

【功效】清热泻火，生津止渴。

萝卜枇叶猪肺汤

【原料】新鲜萝卜400g，枇杷叶15g，苦杏仁15g，猪肺300g。

【制作】先将两味中药煎取汁去渣，加入洗净的萝卜和切块的猪肺，同煮熟烂，调味后服食。每日1次，连服2周。

【功效】治久咳不止，痰多气促。

银花石膏杏仁饮

【原料】金银花30g，生石膏30g，苦杏仁15g，冬瓜仁25g，鲜竹沥30mL（各药店有售的"鲜竹沥"系中成药）。

【制作】先将前四味中药共入砂锅内煎汁，去药渣，分3次，每次调入市售"鲜竹沥"30mL（1安瓶）饮之。

【功效】辛凉解表，清热解毒。

川贝石膏炖雪梨

【原料】贝母12g，生石膏60g，鲜竹叶、竹心各60g，北杏仁15g，雪梨2个，蜂蜜适量。

【制作】先将雪梨洗净，切皮（皮也用），加上述诸中药，置于盅内，加清水1碗，隔水炖1小时，食梨饮汤。每日1次，连服4~5次。

【功效】润肺去燥，止咳化痰。

（3）肺虚

畏风自汗，常易外感，多因气候变化而诱发，流清涕，咳嗽清稀，气短乏力，面白声低，舌淡苔薄白，脉细弱或虚大。治宜补肺固表。

参苓粥

【原料】人参3~5g（或党参30g），白茯苓15~20g，生姜6g，粳米100g。

【制作】先将参、姜切成薄片，茯苓捣碎，浸泡半小时，煎取药汁，后再煎取药汁1次，把两次药汁合并，分早晚与粳米同煮粥，食用。可常服，达到调理的目的。

【功效】健脾、祛湿、调肾。

党参银耳虫草羹

【原料】潞党参30g，银耳25g，冬虫夏草5g，冰糖40g。

【制作】以文火炖化银耳，分2次食用。

【功效】养阴润肺，清心安神。

蛤蚧羊肺粥

【原料】羊肺250g，蛤蚧粉6g，大米100g。

【制作】羊肺洗净切块，与大米同煮熟后加入蛤蚧粉调匀，调味食用。

【功效】补虚润肺、健脾化痰、止咳平喘。

黄芪双菇炖鹌鹑

【原料】黄芪30g，鲜蘑菇30g，香菇30g，鹌鹑2只。

【制作】鹌鹑去毛洗净，去内脏，切块，先在油锅内略爆时加入蘑菇、香菇，再爆一下，加入用布包黄芪，加水适量清炖至肉熟烂，取出黄芪袋，可食肉喝汤，隔日1次，连服食5~6次。

【功效】补益中气，健脾止泻。

（4）脾虚

食少脱痞，倦怠乏力，大便不实，食油腻则溏泻，平素痰多，喉间闻哮鸣音，或有四肢浮肿，舌淡苔薄腻，或白滑，脉缓而弱。治宜健脾化痰。

薯蓣半夏粥

【原料】怀山药60g，半夏15g。

【制作】先将半夏煎汁，去渣，再与怀山药同煮为粥。酌量缓缓食用。

【功效】主治胃气上逆，胃气上冲，以致呕吐不止，闻药气则呕吐益甚，诸药皆不能下咽者。

灵芝茯苓大枣粥

【原料】灵芝20g，白茯苓60g，大红枣9枚，粳米100g。

【制作】先将灵芝煎汁、去渣，取其汁加入茯苓粉、大枣与粳米同煮成粥，再加白糖适量调味，常食有效。

【功效】利水渗湿、益脾和胃、宁心安神。

参芪陈皮粥

【原料】潞党参30g，炙黄芪30g，陈皮6g，制半夏9g，大米100g。

【制作】先将四味中药用清水浸泡半小时，进行2次煎煮取汁混合，分早晚同大米，再加水适量，煮粥食，隔日1剂，连服5~6剂。

【功效】健脾养胃、止吐、镇静安神。

百合淮山花生粥

【原料】百合20g，淮山30g，花生仁50g，粳米100g。

【制作】花生仁洗净捣碎，加入诸品及粳米，煮熟成粥，加白糖调味，患有糖尿病者不加糖，改加盐适量调味后食用。

【功效】养阴润肺、镇咳祛痰。

（5）肾虚

平素短气息促，动则尤甚，腰膝酸软，自汗或盗汗，脑转耳鸣，形寒肢冷，劳累后易发哮喘，五心烦热，男子遗精早泄，舌质红少苔，脉细数而弱。宜补肾纳气。

水晶桃

【原料】核桃肉、去蒂柿霜饼各500g。

【制作】先蒸核桃至熟，加柿霜饼再蒸，混合一体，凉凉即成，装入瓷器内，每取30g每日2~3次，当糕点食之。

【功效】补肺肾，止咳喘。

茱萸淮山粥

【原料】山茱萸肉20g，怀山药30g，粳米100g。

【制作】先将山萸肉洗净，去核，与怀山粉、粳米同煮熟成粥，适量加白糖调味，可食用。

【功效】健脾补肺，益肾固精。

虫草核桃炖胎盘

【原料】冬虫夏草10支，核桃肉30g，鲜胎盘半个至1个。

【制作】将上述三品洗净，置锅内隔水炖熟。分次酌量食之。

【功效】补肾益精、益气养血。

虫草炖老鸭

【原料】冬虫夏草15g，3年老鸭1只。

【制作】先将老鸭去毛、除内脏、洗净。把虫草置入鸭腹内，加酒、少量花椒、盐、炖熟烂后，食肉、喝汤、吃虫草。每周吃2只鸭。

【功效】滋阴清热，培补肺肾。

四、慢性咽炎

慢性咽炎（Chronic Pharyngitis，CP）是一种常见病、多发病，是咽部黏膜和淋巴组织的弥漫性炎症。常见症状有咽部异物感、发痒、灼热、干燥、微痛、干咳、痰多不易咳净等。

（一）病因病理

1.西医对慢性咽炎的病因病理

（1）病因

主要有急性咽炎反复发作转为慢性、上呼吸道慢性炎症刺激、长期物理及化学因素刺激、职业原因造成用嗓过度、气候及地域环境变化等因素以及过敏因素等。慢性咽炎（Chronic Pharyngitis，CP）为咽部黏膜、黏膜下及淋巴组织的慢性炎症，根据病理分为慢性单纯性咽炎（Simple Catarrhal Phatyngitis）和慢性肥厚性咽炎（Hypertrophic Pharyngitis），萎缩性咽炎已与慢性咽炎平行归类。该病属上呼吸道慢性炎症，多见于成人，症状顽固，不易治愈。慢性咽炎症状因人而异，通常咽部可有各种不适感，如异物感、烧灼感、干燥感、痒感、刺激感和轻微的疼痛等。

（2）病理

慢性咽炎主要分为慢性单纯性咽炎、慢性肥厚性咽炎、慢性干燥性咽炎、慢性萎缩性咽炎、慢性过敏性咽炎、慢性反流性咽炎，其中慢性单纯性咽炎常见症状有咽部灼热感、干痒感以及异物感等，局部检查以咽后壁慢性充血、小血管紊乱、扩张为多见；慢性肥厚性咽喉炎是慢性单纯性咽喉炎的继发病变，多因上呼吸道感染所致，患者咽喉部逼仄或有压迫、异物感，以咽后壁淋巴滤泡充血、增生，咽侧索肥厚为主；

干燥性及萎缩性咽炎的咽后壁黏膜苍白、发亮，萎缩变薄；慢性过敏性咽炎又称慢性变应性咽炎，主要是由于变应原刺激咽部黏膜引起的过敏反应；而慢性反流性咽炎与胃食管反流相关。

2.中医对慢性咽炎的认识

中医称为喉痹，多由热郁化火，耗伤肺肾之阴，虚火上炎，咽喉失养所致。治以滋养肺肾、清热利咽为主。若在治疗的同时，配合药膳调理，可收到事半功倍的效果。现精选几款取材方便，制作简单，无副作用，且疗效颇佳的药膳方，中医认为慢性咽炎是由于阴虚火旺、津液不足，或是痰热蕴积、肺阴受损，或是肾阴不足、虚阳上浮所致。治疗时以滋阴补肾、清热利咽为主。由于该病病程较长，民间多采用药膳食疗来缓解症状。

（1）病理

关于慢性咽炎的致病因素可归纳为以下几点：

①外邪久恋。《名医指掌》中记载有："少阴伤寒，不传太阳，寒邪抑郁，上行于咽门经会之处，寒热相搏，而成咽痹。"《太平圣惠方·卷之十五》认为："风邪热气，搏于脾肺，则经络阻塞不通利，邪热攻冲，上焦壅滞，故令咽喉疼痛也。"说明风寒、风热侵袭人体是导致咽喉疼痛的重要因素之一，而临床上的失治误治，易导致邪气不散，久滞咽喉而生痹痛。

②肺胃热盛。《圣济总录》载有："咽喉中妨闷，如有物者，乃肺胃风热客搏，结于咽喉使然。"外邪不解，入里化热，或过食辛辣，肺胃蕴热，致使外邪内热搏结，蒸灼咽喉，而成肺胃热盛之证。

③痰浊壅盛。古医家多认为"百病皆由痰作祟""顽痰生怪症"，痰是导致慢性咽炎的病理因素之一，《丹溪心法·卷三》也认为"喉痹大概多是痰热"，《尤氏喉科秘书》对于喉痹的治疗提出了"要去风痰、解毒，其症自愈"，《干祖望中医五官经验集》中认为本病为"风邪外袭，侵入肺胃，循经犯及咽喉，致风热蕴结，炼热为痰，终致风热痰三者作祟而致病"。

④阴虚内热。脏腑阴津不足，虚火上炎，循经上扰，熏蒸咽喉，发为喉痹。《证治心得》云："若阴虚而水不制火，必尺脉无神，或细数无力，谓之阴虚喉痹。其证亦内热口渴喉干，或唇红颊赤，痰涎壅盛者。"

⑤瘀血阻滞。喉痹属久病顽疾，清代名医王清任有"顽病从瘀论治"之说，清代叶天士亦有"久病入络"之说，《临证指南医案》多次提出："百日久恙，血络必伤""经年宿病，病必在络"。外邪留滞咽喉不去，入里化为热毒，热毒内蕴，津枯血阻，脉络痹阻，滞而成瘀。

⑥气虚气陷。久病耗伤肺脾之气，中气不足，表现为咽黏膜干燥，萎缩变薄，色苍白发亮，喉底或会厌表面可有痂皮附着，悬雍垂变细缩短，咽干隐痛，有异物感、紧缩感，胸闷嗳气，肩背酸沉，遇劳加重，全身见气虚或中气下陷症状。

（2）病机

病机表现为邪、虚、瘀三邪交杂致气机不利，气滞血瘀，痰凝火郁，发而为病。

慢性咽炎的神经生理学机制Bathala指出咽后壁的神经末梢主要来自舌咽神经分支，这些神经末梢裸露在外起着传感器的作用，可以感知咽后壁黏膜受到的各种物理、化学刺激，尤其是炎症刺激；这些作用都离不开瞬时受体电位离子通道（Transient Receptor Potentialion Channels）的调节，而这些离子通道与P物质的释放相关，其中最主要的受体有辣椒素受体（Transient Receptor Potential Vanilloid 1）和M 8受体（Transient Receptor Potential Melastin 8）等，前者可被超过4 3 ℃的热刺激和辣椒素激活，而缓激肽作为重要炎症介质则可在正常体温下敏化辣椒素受体从而引起咽部不适。M 8受体与辣椒素受体作用不同，当它被激活时可以引起凉快感抑制疼痛，然而国内学者对有关慢性咽炎的神经生理学的机制研究目前仍是空白。细菌L型机制A组链球菌属革兰阳性菌，它在抗生素（尤其是β－内酰胺类）、高渗环境、溶菌酶、抗体等多种因素作用下可失去细胞壁而形成细菌细胞壁缺陷型，即细菌L型（L-form or L-phase），与细菌型相对应。L型细菌在宿主细胞内生长繁殖并不断带来慢性损伤，与多种慢性疾病的发生密切相关。L型细菌的返祖性又使得它在抑制细菌细胞壁合成的因素去除后，恢复完整的细胞壁成为亲本菌株，故推测细菌L型侵入组织并在宿主细胞内生长的特性可能是慢性咽炎反复发作、迁延不愈的根本原因。

（二）临床表现

慢性咽炎多见于成年人，儿童也可出现。全身症状均不明显，以局部症状为主。各型慢性咽炎症状大致相似且多种多样，如咽部不适感、异物感、咽部分泌物不易咯出、咽部痒感、烧灼感、干燥感或刺激感，还可有微痛感。由于咽后壁通常因咽部慢性炎症造成较黏稠分泌物黏附，以及由于鼻、鼻窦、鼻咽部病变造成夜间张口呼吸，常在晨起时出现刺激性咳嗽及恶心。由于咽部异物感可表现为频繁吞咽。咽部分泌物少且不易咳出者常表现为习惯性的干咳及清嗓子咳痰动作，若用力咳嗽或清嗓子可引起咽部黏膜出血，造成分泌物中带血。

（三）治疗

1.治疗思路
戒烟酒，积极治疗引起慢性咽炎的原发病（急性咽炎、鼻和鼻咽部慢性炎症、反流性胃食管疾病），改善工作及生活环境。进行适当体育锻炼，坚持正常作息、清淡饮食，保持良好的心理状态，以通过增强自身整体免疫功能状态来提高咽部黏膜局部功能状态。

慢性咽炎的食物疗法，要清淡饮食，避免辛辣、刺激、油腻的食物，禁烟、酒，保持口腔黏膜的清洁，多吃新鲜的蔬菜、水果，多吃蛋白含量高的食物，可以有效增强机体抵抗力。在平时的饮食方面多吃维生素B_2、维生素C、维生素E、维生素A含量比较高的食物，比如胡萝卜、香蕉、柑橘、坚果等，可以促使鼻腔黏膜上皮生长。

在饮食方面，不要吃过于油腻的食物，增强抵抗力，平时注意要有良好的睡眠习惯，作息规律，适当地锻炼身体，增强体质，抵抗力增强以后不容易感冒，咽腔黏膜也不容易遭受细菌、病毒的侵袭，可以有效预防慢性咽炎的发作。

2.西医营养治疗学

①宜吃富含优质蛋白的食物，优质蛋白和多种人体必需的矿物质元素有利于患者的肠道吸收，以及增强免疫力，提高抗病能力。

②要注意多饮水，因为水可以帮助体内进行排毒，让身体各个部位都运行顺畅。

③咽炎患者应吃富含胶原蛋白和弹性蛋白的食物，如猪蹄、猪皮、蹄筋、鱼类、豆类、海产品等，有利于慢性咽炎损伤部位的修复。

④咽炎患者多摄入富含B族维生素的食物，如动物肝脏、瘦肉、鱼类、新鲜水果、绿色蔬菜、奶类、豆类等，有利于促进损伤咽部的修复，并消除呼吸道黏膜的炎症。

3.中医膳食治疗学

（1）阴虚火旺型

表现为口咽干燥，咽部有灼热感，有时咽部有微痛，吞咽时明显，患者往往形体瘦而皮毛干枯，舌干红、少苔，脉虚、数。多由于烟酒过度、粉尘等刺激、喜食刺激性食物，或患有全身性疾病，使阴阳失衡，阴气不足，阳气过剩，灼伤津液而成。药膳宜养阴清热生津。

玄冬茶

【原料】玄参15 g，麦门冬10 g，桔梗6 g，芦根6 g，绿茶10 g。

【制作】将玄参、麦门冬、桔梗、芦根放入壶中，加水煮沸，用煮沸的药汁冲泡绿茶。1000mL，一日分次频服。

【功效】玄参有清热解毒养阴作用，用于热病伤阴。麦门冬甘、寒，可润肺、养阴生津。桔梗可宣肺祛痰，提高机体免疫力。芦根、绿茶清热生津。各味相互配合，可缓解慢性咽炎的咽干、咽痒、咽灼热症状。

鸭蛋薄荷汤

【原料】鸭蛋1~2枚，鲜薄荷30 g，食盐、味精各适量。

【制作】先将锅内加适量水，烧开后打入鸭蛋，煮到半熟时，放入薄荷、食盐、味精，煮沸片刻即可，食蛋喝汤，每日1剂，连服5~7天，可见效果。

【功效】鸭蛋甘、凉，可滋阴、清肺、止咳。薄荷辛、凉，可疏肝利咽。食盐咸、寒，可软坚散结。因此常食本品，对咽部干燥、发痒、充血疗效较好。

（2）痰热壅滞型

除咽部干、痒外，总感到咽部有异物，咯吐不出，吞之不下，咽中有痰涎，舌苔薄而黄腻，舌质红，脉滑数。多由于情志不遂，使肝气郁结，肺胃宣降不利，以致津聚为痰，因此宜采用清热化痰的药膳。

雪羹汤

【原料】海蜇（或海蜇皮）30 g，荸荠60 g。

【制作】将海蜇及洗净去皮的荸荠放入锅中，加水同煮，不加盐，数沸之后即成。食荸荠并饮汤。

【功效】本方为《古方选注》中所载食疗方。方中以海蜇为主，荸荠为辅，清热化痰。海蜇咸、平，可软坚散结，养阴止咳，平肝。荸荠甘、寒，可治咽喉肿痛。二者配伍，清热化痰而润肺不伤正气，对痰热咳嗽、素体阴虚者尤为适宜

（3）气虚精亏型

表现为咽干而痒，干咳无力，头晕乏力，晨起恶心，长期饮食不下，气短懒言，舌质红，脉细数。由于慢性咽炎长期迁延不愈，反复发作，以致损气伤精，需益气养血补肾。

鱼胶粳米粥

【原料】鱼胶30 g，瘦猪肉末30 g，白木耳10 g，粳米50 g。

【制作】将白木耳泡发，鱼胶浸泡一天后切细丝，瘦肉放锅中用油略煸，粳米淘洗干净待用。将白木耳加水与粳米入锅煮至六成熟，再加鱼胶及肉末继续文火煮至烂熟后，略加盐少许即可。

【功效】鱼胶营养丰富，富含胶原蛋白、弹性蛋白，可益气养阴，利于慢性咽炎损伤部位的修复。瘦猪肉末滋阴补虚。粳米可和中养胃。白木耳可补中益气润肺。慢性咽炎患者饮用此粥，可达到滋肾益精补血作用，提高机体免疫功能，使病情得到改善。

（4）其他药膳

麦冬竹叶饮

【原料】麦冬10 g，淡竹叶6 g，莲子心3 g，冰糖或蜂蜜适量。

【制作】同入保温杯中，冲入沸水，盖闷5分钟左右，滤汁留渣，加冰糖或蜂蜜适量，凉后随意饮用，可多次续水冲泡，全天代茶饮，每天1剂。

【功效】麦冬有养阴生津，益肺清心，润燥止咳的功效。淡竹叶有清肺去火，解热止渴，消痰利咽的作用。莲子心可清心安神，补肾益肺，利咽润喉。此饮适用于肺肾阴虚之津少口渴、咽干咽痒、干咳无痰、频繁清嗓、小便不利、大便燥结等。

沙参银耳羹

【原料】南沙参10 g，银耳25 g，鸡蛋1枚，冰糖适量。

【制作】将银耳泡发、撕成小片，南沙参加水适量熬2次，药汁合并，放入锅内，加入银耳，煮沸，打入鸡蛋，加入适量冰糖融化后，即可服用。每日 1 剂。

【功效】南沙参有养阴清肺，益胃生津，祛痰止咳的作用。银耳能补脾开胃，益气清热，滋阴润肺，增强人体免疫力。鸡蛋可清热解毒，润燥止咳，对咽喉部有良好的湿润和消炎作用。此羹适用于咽燥微痛、咽部有痒感、干咳不断等。

百合绿豆汤

【原料】百合20 g，海带30 g，绿豆60 g，冰糖适量。

【制作】将海带泡发、切丝，百合、绿豆洗净，同入锅中，加清水适量，煮至烂熟，冰糖调味，早晚分食，每日1剂。

【功效】百合有滋阴润肺，安心养神，止咳祛痰的功效。海带可润肺消痰，化痰散结，利水消肿。绿豆有清热去火，解毒消炎，养阴润燥的功效。冰糖可清热除火，解除咽部痒感，从而阻断咳嗽反射。并能稀释呼吸道炎症和分泌物的黏稠度，使之易咳出，有利于止咳和祛痰。此汤适用于阴虚火炎，肺燥干咳，咽干口渴。

桔梗荆芥粥

【原料】桔梗12 g，荆芥9 g，甘草6 g，粳米60 g，白糖适量（亦可不用）。

【制作】将前三味药用布包好，水煎2次，取汁弃渣，加粳米煮成稀粥服食。每日1剂，连服数剂。

【功效】桔梗有宣肺，利咽，祛痰，止咳的功效。荆芥有解表利咽，抗炎镇痛，生津止渴的作用。甘草能清热解毒，抗菌消炎，祛痰止咳。粳米可补中气、健脾胃、除烦止渴、养阴生津。此粥适用于咽部热痛、干痒、咳痰不爽，口干咽燥，慢性咽炎久治不愈。

洋参川贝蒸雪梨

【原料】西洋参3 g，川贝母5 g，雪梨1个，冰糖15 g。

【制作】将雪梨去皮去核切块，同其他材料一同放入炖盅，加热水50 g，盖上盖子，蒸锅水开后放入炖盅，小火炖约45分钟，关火后闷约15分钟即可服食。

【功效】西洋参、雪梨和汤汁应同时饮用，川贝母可丢弃不要。西洋参有补气养阴，清热生津的功效。川贝母有清热润肺，化痰止咳的作用。雪梨可生津润燥、清热化痰。此药膳适用于咽喉肿痛、口燥咽干、干咳少痰等。

芦根橄榄莲藕

【原料】芦根25 g（鲜品60 g），橄榄3枚，莲藕100 g，胡萝卜60 g，食盐或白糖适量。

【制作】将芦根用纱布包好，橄榄用刀划开，莲藕及胡萝卜洗净、切块，同入锅内，加水适量，慢火煲半小时，取出芦根包，加入食盐或白糖调味（不加亦可），便可食用。每日1次。

【功效】芦根有清热生津，除烦止咳的功效。橄榄有清热止渴，利咽化痰的作用。

莲藕能益胃健脾，清热凉血。胡萝卜可补肝明目、降气止咳。此汤适用于咽干口渴、咽喉部干痒、异物感、咳嗽等。

炖雪梨豆根

【原料】雪梨1个，山豆根粉1 g。

【制作】先将雪梨洗净去皮，切成片状，放入锅中，加水100mL，煎至50 g时，加入白糖调味，然后在雪梨水中调入山豆根粉，每日送服3次。

【功效】清热解毒，生津润燥。方中雪梨性味甘微酸凉，入肺、胃经，生津润燥，清热化痰；山豆根性味苦寒，入肺、胃经，清热解毒，利咽喉。

沙参生地糖

【原料】北沙参、生地各20 g，鲜萝卜汁适量，麦芽糖30~50 g。

【制作】北沙参、生地加水适量，用文火煎熬，去渣留汁，与适量鲜萝卜汁、麦芽糖一同隔水炖熟，热饮。每日煎2次，分数次口服。

【功效】清热润燥解毒。方中生地性味甘苦寒入心、肝、肾经，清热凉血，养阴生津；北沙参性味微甘，入肺、胃经，养阴生津，利咽喉；萝卜化痰，防滋阴之腻：麦芽糖味甘，入脾、胃、肺经，补虚生津润燥。

双根大海饮

【原料】板蓝根、山豆各15 g，甘草10 g，胖大海5 g。

【制作】共置保温瓶中，用沸水冲泡，闷盖20分钟后当茶水频饮，也可加水煎煮后，取汤置保温瓶中慢慢饮用。

【功效】散风热，解毒清音。

桑菊杏仁茶

【原料】菊花、杏仁各10 g，冰糖适量。

【制作】将杏仁捣碎后与桑叶、菊花、冰糖共置保温瓶中，加沸水冲泡，闷盖15分钟后当茶频饮，每日1剂。

【功效】疏散风热，宣肺止咳。

马鞭草绿豆蜜饮

【原料】鲜马鞭草50 g，绿豆、蜂蜜各30 g。

【制作】将绿豆、马鞭草洗净，将马鞭草用线扎成两小捆，与绿豆一起入锅，加水用文火炖1小时左右，待绿豆酥烂时离火，捞出马鞭草，趁热加入蜂蜜，搅匀后喝汤食豆，每日1剂，连服数日即可。

【功效】清热解毒，活血散瘀，利水消肿。

第六节 泌尿生殖系统

泌尿生殖系统（Genitourinary System）是泌尿系统和生殖系统的统称。某些疾病往往会同时涉及两者，比如性传播疾病等。泌尿系统由肾脏、输尿管、肾小球、膀胱及尿道组成，其主要功能为排泄。生殖系统是生物体内的和生殖密切相关的器官成分的总称。生殖系统的功能是产生生殖细胞，繁殖新个体，分泌性激素和维持副性征。生殖系统有男性和女性两类。按生殖器所在部位，又分为内生殖器和外生殖器两部分。

在该系统中，肾脏的功能尤为重要，它不仅是一个排泄器官，还是一个很重要的内分泌器官，对调节和维持机体内环境的稳定起着相当重要的作用。中医认为肾是先天之本，肾具有藏精、主生长发育与生殖、主水、主纳气以及主骨生髓化血等生理功能，其功能之含义甚广，举凡泌尿、生殖以及生长发育皆属肾之所司。

泌尿生殖系统在临床上常见的疾病包括急慢性肾炎、肾病综合征、慢性肾衰竭、间质性肾炎、慢性膀胱炎、前列腺炎、尿路感染、尿路结石、外阴炎、阴道炎、宫颈炎、子宫内膜炎、宫体炎、前列腺增生、尿道损伤、睾丸损伤、阴茎损伤、阴囊损伤等，本节将对慢性肾炎、慢性肾盂肾炎、慢性膀胱炎、前列腺炎、肾病综合征、子宫肌瘤、前列腺增生进行分析与讨论。

一、慢性肾炎

慢性肾小球肾炎（Chronic Glomerulo Nephritis，CGN）简称慢性肾炎，为内科常见病。以蛋白尿、血尿、高血压、水肿为基本临床表现，其发病机制复杂，容易引起全身各系统受累，病变缓慢进展，反复发作，可迁延数十年不愈，造成不同程度的肾功能减退，最终可导致慢性肾功能衰竭而死亡。肾炎在西医上属于肾脏炎症性疾病，我国传统医学中虽没有肾炎这种提法的病症，但有与肾炎相似的症状和辨证的治疗及药膳食疗方法。

（一）病因病理

1.西医病因病理

慢性肾小球肾炎是由多种原因引起的以肾小球损害为主的疾病。绝大多数慢性肾炎的病因不确切，只有少数是由急性肾炎发展而来。其营养代谢特点主要包括以下两点：

（1）蛋白质

慢性肾炎病程长，病情迁延不愈。一方面，由于长期蛋白尿导致蛋白质丢失过多，加之蛋白质摄入不足，患者常出现低蛋白血症，导致血浆胶体渗透压下降，有效循环血量减少，液体潴留在组织间隙引发水肿。另一方面，当患者出现肾功能下降时，体内蛋白质代谢产物，如尿素、尿酸、肌酐等不能随尿液顺利排泄，如此时对蛋白质的摄入不加限制，氮质代谢产物将在体内蓄积，出现氮质血症。

（2）水与矿物质

肾缺血会使机体肾素分泌增多，引起继发性醛固酮增多，使肾小管对钠和水的重吸收增多，导致水肿和高血压的发生。

（3）病因及发病机制

急性链球菌感染后肾炎迁延不愈，病程超过1年以上者可转为慢性肾炎，但仅占15%~20%。大部分慢性肾炎并非由急性肾炎迁延所致。慢性肾炎不是一个独立的疾病，发病机制各不相同。大部分是免疫介导性疾病，可由循环中可溶性免疫复合物沉积于肾小球，或者由抗原（肾小球固有抗原或外来植入性抗原）与抗体在肾小球原位形成免疫复合物，而激活补体，引起组织损伤。也可以不通过免疫复合物，而由沉积于肾小球局部的细菌毒素、代谢产物等通过"旁路系统"激活补体，从而引起一系列炎症反应而发生肾小球肾炎。

另外，非免疫介导的肾脏损害在慢性肾炎的发生与发展中亦可能起很重要的作用。肾小球病变可引起肾内动脉硬化，加重肾实质缺血性损害；肾血流动力学代偿性改变引起的肾小球损害。肾性高血压可引起肾小球结构及功能的改变。肾小球系膜的超负荷状态可引起系膜区（基质及细胞）增殖，终至硬化。

（4）病理

慢性肾炎病理改变是双肾一致性的肾小球改变。由于病因、病程及发病机制不同，其病理改变也不同。常见的病理类型有系膜增生性肾小球肾炎（包括IgA和非IgA系膜增生性肾小球肾炎）、膜增生性肾小球肾炎、膜性肾病及局灶性节段性肾小球硬化。慢性肾炎进展至后期，上述不同病理类型改变均可转化为程度不等的肾小球硬化，相应肾单位的肾小管萎缩，肾间质纤维化。晚期肾体积缩小，肾皮质变薄，各病理类型均可转化为硬化性肾小球肾炎。

2.慢性肾炎中医病因病机

（1）三脏亏虚，引发水肿

中医对慢性肾炎的认识，最早集中在"水肿"这一症状上，并将此病划入"阴水"症的范畴"[1]。肺、脾、肾三脏虚损是发病基础，肺、脾、肾气虚必然导致三脏气化功能障碍，引起水液代谢失常。可见水肿其根本应是肺脾肾三脏的虚损。另外，肾气不足则精关不固，封藏功能受损，脾气亏虚，中气下陷，气失固摄，蛋白精微失守导致精气外泄，则发为尿浊，即为蛋白尿。外因的主要影响因素为外感风邪，若肺感风

---

[1]康路，马济佩.慢性肾炎中医病因病机研究回顾[J].河南中医，2012，32（4）：520–521.

邪，则不能通调水道，水液泛于肌肤，则发为水肿。许多医家也提出了自己的见解：谌运甫[1]认为水肿的发生不仅与三脏功能失调有关，也与肾脏实质的病理变化有关。徐嵩年[2]教授认为肾病的病机与辨证均以肺、脾、肾三脏相互影响为根本。邵朝弟[3]提出肾病其多因天生禀赋不足，久病不愈导致正气亏虚，再加上外感六淫而发病。

（2）本虚之上

外加标实随着中医学的发展，对慢性肾炎的标实也有了相关研究。湿热、阴虚及瘀血等表现，引起众多肾病中医家的关注，王铁良[4]提出慢性肾炎多由气阴两虚、湿热内蕴所致，其中，湿热内蕴为标，气阴两虚为本。另外，急性肾炎演变成慢性肾炎且反复发作，病久不愈，长期精微物质的损耗，久则耗气伤阴；慢性肾炎则脾肾两虚，脾虚则不能正常运化水谷来化生气阴，又可加重气虚、阴虚，气阴两虚，由此反复[5]。

（二）临床表现

慢性肾炎多数起病隐匿，进展缓慢，病程较长。其临床表现呈多样性，但以蛋白尿、血尿、高血压、水肿为其基本临床表现，可有不同程度的肾功能减退。病情时轻时重，迁延难愈，渐进性发展为慢性肾衰竭。

1.症状

早期患者可有疲倦乏力、腰部酸痛、食欲不振等，多数患者有水肿，一般不严重，有的患者无明显临床症状。

2.体征

在慢性肾炎的整个病程中，大多数患者有不同程度的水肿，轻者仅有面部、眼睑等组织松弛部位水肿，晨起比较明显，进而可发展至足踝、下肢，重者则全身水肿，甚至有胸（腹）水。尿量变化与水肿和肾功能情况有关，水肿期间尿量减少，部分肾功能明显减退，浓缩功能障碍者常有多尿或夜尿增多。实验室检查多为轻度尿异常，尿蛋白常在1~3g/d之间，尿沉渣镜检红细胞可增多，可见管型。

（1）高血压

血压可正常或轻度升高，有些患者以高血压为首发症状，血压升高可呈持续性，

---

[1]孙珊玲.谌运甫诊治慢性肾炎临床经验[J].四川中医.1997（6）：6-7.

[2]刘慰祖.徐嵩年教授诊治慢性肾炎经验[J].中国中西医结合肾病杂志，2003（11）：626-628.

[3]金劲松.邵朝弟治疗慢性肾炎的经验[J].湖北中医杂志.2007（5）：16-17.

[4]卜庆丰，方红伟，王铁良.王铁良教授治疗慢性肾小球肾炎的临床经验[J].黑龙江医药，2011（1）：139-140.

[5]王世岩，周杰.慢性肾炎脾肾亏虚湿浊内蕴证治疗体会[J].中国中医急症，2011，20（6）：140-141.

亦可呈间歇性，以舒张压升高为特点，可有眼底出血、渗出，甚至视神经盘水肿。持续高血压的程度与预后密切相关，易导致心、肾功能不全。

（2）贫血

慢性肾炎患者在水肿明显时，有轻度贫血，若肾功能损害，可呈中度以上贫血。

（三）治疗

1.慢性肾炎的营养治疗原则

肾脏疾病与机体营养密切相关，饮食治疗对慢性肾炎的治疗具有重要作用，可以使病情得到缓解，延长生命。

（1）控制蛋白质的摄入

根据患者肾功能的状况来确定蛋白质的摄入量，于病程长，肾功能损害不严重者，蛋白质的供给量为 0.8~1.0 g/（kg·d），其中优质蛋白质应占 50% 以上，可多选用鸡蛋、牛奶、瘦肉和鱼类等。如患者病情恶化或急性发作时，蛋白质供给量为 0.5 ~0.8 g/（kg·d）。当出现氮质血症时，蛋白质的摄入量应 < 0.5 g/（kg·d），借以保护残存肾单位，必要时可在低蛋白饮食的前提下，口服肾用必需氨基酸或 α－酮酸。

（2）限制钠盐的摄入

水肿及高血压的患者应在基本饮食基础上限制食盐的用量，根据尿量的多少，水肿的情况和体重变化选择低盐、无盐或者少钠饮食。低盐饮食每天盐摄入量不超过3g，约含钠800~1200mg/d[1]；无盐饮食即每天不食用食盐或含盐食物，但食物中含钠量应不超过500mg；少钠饮食即每天不食用食盐或其他含盐食物外，还要计算食物含钠量不超过250~500mg[2]。如持续少尿、严重氮质血症，或发生高血钾，应避免含钾量高的食物，如马铃薯、山药、菠菜、苋菜、海带、香蕉、核桃、花生等，定期检查血钾、血钠水平，因慢性肾炎长期限钠会造成体内钠含量不足。

（3）控制液体量

应严密观测患者的水肿情况及尿量，水肿严重者应严格记录出入液量，饮水量应该用前一日的尿量加上500~1000mL来计算[3]。少尿的病人每天饮水量限于500~700mL。但对于尿量 > 1000mL/d 而又无水肿者，则不宜过于限制水的摄入，以利于体内代谢产物的排泄。

（4）保证充足能量的摄入

慢性肾炎病程较长，如果能量供给不足，可使体内脂肪及蛋白质分解增加以提供能量，从而加剧负氮平衡及发生酮症。能量补充一般建议为病程长，肾功能损害不严重者，蛋白质的供给量为 0.8~1.0 g/（kg·d），其中优质蛋白质应占 50% 以上，可

---

[1]、[3]顾景范，杜寿玢，郭长江，等．现代临床营养学[M]．北京：科学出版社，2013：601-603．

[2]穆文涛．肾病患者的饮食原则及健康指导[J]．中外妇儿健康，2011，8（19）：50-54．

多选用鸡蛋、牛奶、瘦肉和鱼类等。如患者病情恶化或急性发作时，蛋白质供给量为0.5~0.8 g/（kg·d）。当出现氮质血症时，蛋白质的摄入量应 < 0.5 g/（kg·d），借以保护残存肾单位，必要时可在低蛋白饮食的前提下，口服肾用必需氨基酸或 α – 酮酸。126~146 kJ（30~35 kcal）/（kg·d）。每El总能量为9.21~10.88MJ（2200~2600kcal）/d[1]。适当增加饮食中糖类及植物油的量，提供足够能量以保证摄入的蛋白质能被机体充分利用[2]。

（5）保证充足矿物质及维生素

充分供给各种富含维生素的食物，尤其是B族维生素及维生素C的补充，维生素C的每日摄入量应大于300mg/d[3]，因为血尿和久病不愈而出现贫血的患者应注重补充富含铁及叶酸的食物[4]。慢性肾炎除了缺铁，还会出现缺锌的症状，因此除口服锌制剂外，应多吃含锌高的食物，如牛肉、羊肉、蛋黄、动物胎盘、鱼类、大豆、黄豆、枸杞等[5]。如出现贫血，应增加叶酸和含铁丰富食物的摄入。但血钾高时，对蔬菜和水果的选择应慎重，避免含钾丰富的食品。

（6）忌辛辣、刺激性食物

辣椒、姜、蒜等辛辣调味品，以及烟、酒、咖啡等，这些辛辣之品性热，属阳，进入人体后会使得炎症加重，不利于炎症的消退和病情的恢复。

2.慢性肾炎的药膳食疗

食疗是将食物作为药物或配入中药对某些疾病进行治疗或对机体进行调整的医疗方法。它可以分为三个层次：一是"食养论"，即注重日常饮食，使之有利于身体健康；二是"食疗方"，即以食入药，将日常食物作为药用；三是"药膳"，取一味或数味药物加入膳食之中[6]。药膳是总结前两个层次发展形成的，现在也将食疗与药膳统称为食疗药膳或药膳食疗，是中医治疗学中的重要组成部分，在治疗过程中应根据患者中医辨证分型选用药食同源之品，采用合理的烹调方法，起到独特的治疗作用。

（1）肾阳虚衰，水湿泛滥型

食疗原则：控制蛋白量摄入，补充维生素。

黑鱼冬瓜汤

【原料】黑鱼一条，冬瓜适量。

【制作】黑鱼一条，去内脏，与冬瓜一起煮汤服。连服1周。

【功效】利水消肿。黑鱼可祛风、利水消肿，内含丰富蛋白质，每100g含蛋白质

[1]黄承钰. 医学营养学[M]. 北京：人民卫生出版社，2003：396-398.

[2]、[5]孙秀发. 临床营养学[M]. 北京：科学出版社，2009：181-182.

[3]顾景范，杜寿玢，郭长江，等. 现代临床营养学[M]. 北京：科学出版社.2013：601-603.

[4]何福乐. 慢性肾炎病人的饮食疗法[J]. 健康博览，2012（7）：12-15.

[5]谷艳辉. 肾小球肾炎中医临床治疗分析与饮食治疗原则[J]. 医药信息，2011（9）：4959-4960.

13.66g，富含18种氨基酸，钙、磷、铁及多种维生素，脂肪含量低；冬瓜味甘，性微寒，有利尿消肿、清热解毒，维生素C的含量高达14.4mg/100g，且钠含量较低。二者合为汤品能满足肾炎患者对优质蛋白质及维生素要求。肾功能不全者尽量少吃鱼肉，多喝鱼汤，鱼汤的摄入量应严格按照排出液体量计算。

复元汤

【原料】淮山药50g，粳米100g，菟丝子15g，肉苁蓉15g，核桃仁2个，瘦羊肉500g，羊脊骨一具，食盐适量。

【制作】将羊脊骨剁成节，羊肉去血水，切成条块；将淮山药、肉苁蓉、菟丝子、核桃仁等用纱布袋装好；将中药及食物同时放入砂锅内，注适量清水，武火烧沸后改文火炖至肉烂。

【功效】淮山药归脾、肺、肾经，可温补肾阳；羊肉具有温补功效，辅以具有补肾功效的肉苁蓉、菟丝子等药材制成此膳，能够温补肾阳，适用于肾阳不足引起的病症，多用于肾炎早期的治疗。

（2）脾阳亏虚，水湿逗留型

食疗原则：补充能量，限制水分摄入。

黄芪粥

【原料】黄芪65g，粳米100g，红糖5g。

【制作】黄芪切成薄片放入锅中，加清水，用中火煮沸，取药汁。粳米加药汁及清水适量，用武火烧沸后转用文火煮至米烂成粥，使粥尽量浓稠，控制水分的摄入。

【功效】黄芪有补气固表、利水消肿之效，可补肾脏元气，补益中土，并可有效缓解因脾气亏虚、气失固摄而引起的精微物质丢失。粳米的加入，可为肾炎患者提供充足能量，每100g粳米粥约可提供80kcal热量。但对于肥胖患者应适当降低能量摄入。

茯苓饼

【原料】茯苓20g，粳米粉20g，白糖10g，适量水。

【制作】茯苓磨成粉状，加等量的粳米粉和白糖，用水调成稠糊状，烙成薄饼，作为点心食用。

【功效】茯苓为药食同源的食物，入心、肺、脾经，能利水渗湿、健脾补中、养心安神。茯苓含有茯苓酸，能够增强机体的免疫力，扶正祛邪，每100g茯苓饼大约可提供140kcal热量。

玉米须粥

【原料】玉米须30g，车前叶30g，葱白1根，粳米100g。

【制作】将车前叶切碎后放入砂锅，然后放入玉米须和葱白，加水用小火煮60分钟，去渣，再加入洗好的米，熬成粥，早晚各服一次，七日为一个疗程。

【功效】玉米须归膀胱、肝、胆经，多用于急、慢性肾炎，水肿等症状的治疗；粳米能够为肾炎患者提供充足的能量，佐以治疗湿热内郁之水肿的车前叶，利水消肿之功效较为明显。

（3）肝肾阴虚，阴阳失调型

食疗原则：清淡饮食，补充矿物质。

清蒸甲鱼

【原料】甲鱼一只，冰糖5g。

【制作】清蒸，空腹吃或佐餐吃均可。

【功效】甲鱼肉性平、味甘，归肝经，有补虚养肾、补血补肝、补益调中之功效，一定程度上缓解本虚之症。甲鱼中除了优质蛋白外，钙、磷、钾等矿物质含量也非常丰富。

（4）脾肾两虚，气血不足

食疗原则：限制钠盐，补充优质蛋白。

当归炖母鸡

【原料】当归、党参各15g，母鸡1只，葱、生姜、料酒、食盐各少量。

【制作】鸡杀后去毛和内脏，洗净。将当归、党参放入砂锅中，加入配料和清水适量，先以武火烧沸。改用温和煨炖，直至鸡肉炖烂为止。但胆固醇较高，为了防止脂肪的过多摄入，饮汤时应去除汤中漂浮的油脂。

【功效】当归的性味归肝、心、脾经，可补血、活血；党参归脾经，为补气健脾之要药，所含皂苷、菊糖、微量生物碱、淀粉等对人体脏器有不同程度的强壮作用，鸡肉含有丰富优质蛋白，每百克鸡肉含蛋白质12.74g。

中医治疗慢性肾炎等肾脏疾病的作用越来越得到人们的广泛关注，许多专家学者也在对更好的中医疗法进行反复的研究和实践，不断总结，不断深化，力求形成一个完整的理论体系，其中药膳食疗更是有着广阔的发展前景。

二、慢性肾盂肾炎

慢性肾盂肾炎是一种常见的临床病症，易反复发作，病情缠绵，治愈困难。在发病初期，主要临床症状是蛋白尿、腰酸、夜尿增多，并伴有低热；晚期逐渐发展成尿毒症。常规西医治疗因长期用药容易产生耐药性及不良反应，效果不佳[1]。慢性肾盂肾炎属于中医学"虚劳""劳淋""腰痛"等范畴，主要是因肾气不足，久病伤肾。临床治疗以温补肾阳、滋补肾阴、疏肝泄热、清热利湿、补益脾肾为主，效果满意[2]。

[1]王波. 慢性肾盂肾炎的中医治疗体会[J]. 中国现代药物应用，2013, 7（18）：170－171.

[1]吴丽. 中医治疗72例慢性肾盂肾炎病人的临床疗效观察[J]. 健康必读（下旬刊），2012, 12（5）：374.

肾盂肾炎患者除了配合医护人员进行积极治疗外，还可辅助以药膳粥疗。

（一）病因病理

1.西医病因病理

（1）病因

慢性肾盂肾炎是细菌感染肾脏引起的慢性炎症，由于炎症的持续进行或反复发生导致肾间质，肾盂、肾盏的损害，形成疤痕，以至肾发生萎缩和出现功能障碍。慢性肾盂肾炎的主要原因如下：急性肾盂肾炎没有完全治愈，迁延不愈，最后变成慢性肾盂肾炎；上尿路感染或下尿路感染，如膀胱炎、尿道炎没有治愈，反复发作，细菌逆行进入肾，引起肾盂肾炎。

（2）病理

慢性肾盂肾炎双侧肾脏病变通常不一致，肾脏体积缩小，表面不光滑，肾盂肾盏粘连变形，肾乳头瘢痕形成，肾小管萎缩及肾间质淋巴单核细胞浸润的慢性炎症表现。

2.中医病因病机

（1）病因

中医认为肾虚是发病的关键。肾脏不仅是重要的排泄器官也是内分泌器官，并且也合成促红细胞生成素及前列腺素，同时还参与整体的免疫调节功能。如果肾脏衰弱，必然影响它的功能发挥，还会导致其他脏腑功能紊乱。从而发生或加重病情。因此，肾虚在其发病过程中占有重要地位。迁延日久，久病入络，常伴有血瘀。血瘀的形成与湿热久稽下焦、气虚无力行血密切相关。湿热可造成多种病理损害。但主要有两个方面：一是热盛血壅，湿阻气滞，导致血行不畅，血液瘀阻；二是热盛伤阴，导致正气不足。瘀血一旦形成，又易与湿热互结，使湿热之邪更难祛除这是迁延不愈的又一原因。瘀血在病程中，往往不单独出现常于湿热、正虚兼夹出现。临床上既可见于急性发作时，亦可见于隐匿时。症以小便、尿道刺痛，腰痛固定不移，疼痛较剧，舌质紫暗，脉涩为常见。

（2）病机

现代医学认为肾盂肾炎的病理变化主要是肾脏出现的弥漫性的间质浸润现象，肾实质有大小不等的脓肿以及日久形成瘢痕萎缩和纤维增生。这些病理变化为瘀滞的实质。它阻滞血流，加重病情，使疾病迁延不愈。正如薛氏[1]所云"瘀血不去，疾病不愈"，因此"瘀血"是肾盂肾炎慢性化的重要因素[2]。

（二）临床表现

慢性肾盂肾炎临床表现复杂，容易反复发作，病程隐蔽，有时可表现为无症状性菌尿和（或）间歇性的尿频、尿急、尿痛。可有慢性间质性肾炎的表现，包括尿浓缩

---

[2]薛朝霞.中药治疗泌尿系感染的几种用药方法浅析[J].云南中医杂志，1991，12（4）：25.

[3]叶任高.尿路感染诊治现状[J].中华肾脏病杂志，1990，6（3）：17

功能减退，低渗、低比重尿，夜尿增多及肾小管性酸中毒等。至晚期，可出现肾小球功能损害，氮质血症直至尿毒症。

（三）治疗

1.西医营养学治疗

（1）积极控制高血压和减少尿蛋白

高血压和蛋白尿是加速肾小球硬化、促进肾功能恶化的重要因素，积极控制高血压和减少蛋白尿是两个重要的环节。高血压的治疗目标：力争把血压控制在理想水平（＜130/80mmHg）。尿蛋白的治疗目标：争取减少至＜1g/d。

（2）蛋白质

肾功能不全患者应限制蛋白质及磷的摄入量，蛋白质摄入量应视肾功能的情况而定。若病人出现少尿、水肿、高血压和氮质滞留时，应采用优质低蛋白饮食（＜0.6g/（kg·d））。以减轻肾脏的负担，避免非蛋白氮在体内的积存。

（3）钠盐

肾盂肾炎患者如果出现水肿时，饮食会和和血容量、钠盐的关系极大。每1g盐可带进110mL左右的水，肾炎患者如进食过量的食盐，而排尿功能又受损，常会加重水肿症状，血容量增大，造成心力衰竭，故必须限制食盐，给予低盐饮食。每日盐的摄入量应控制在2~4g以下，以防水肿加重和血容量增加，发生意外。

（4）油脂

慢性肾炎患者有高血压和贫血的症状，动物脂肪对高血压和贫血是不利因素，因为脂肪能加重动脉硬化和抑制造血功能，故慢性肾炎病人不宜过多食用。但慢性肾炎如没有脂肪摄入，机体会变得更加虚弱，故在日常生活中可用植物油代替，每日60g左右。

（5）液体量

慢性肾盂肾炎患者有高血压及水肿时，要限制液体的摄入。每日的摄入量应控制在1200~1500mL，其中包括饮料及菜肴中的含水量800mL。若水肿严重，则进水量更要严格控制。在排尿的情况下，则可适当放宽。

（6）高碳水化合物和高维生素

充分供给各种富含维生素的食物，尤其是B族维生素及维生素C的补充。

2.中医膳食治疗

车前杞叶粥

【原料】车前叶60g，枸杞叶30g，大米50g，葱白1茎。

【制作】将二叶、葱白水煎取汁，加大米煮粥服食，每日2次。

【功效】可清热利湿通淋，适用于湿热腰痛，小便淋涩，灼热刺痛，或伴发热，便秘等。

竹叶薏米粥

【原料】竹叶30g，薏米20g，石膏50g，大米50g，白糖适量。

【制作】将竹叶，石膏水煎取汁，同薏米，大米煮粥，待熟时白糖调服，每日1~2剂。

【功效】可清热泻火，适用于寒热往来，小便淋涩，腰膝疼痛，尿黄而灼热疼痛等。

芡实猪肚粥

【原料】芡实30g，猪肚500g，大米100g，调料适量。

【制作】将猪肚洗净，加清水适量煮熟后，去猪肚，加芡实，大米煮粥，葱、姜、食盐、味精调味服食，每日1剂，猪肚可佐餐服食。

【功效】可健脾益肾，适用于脾肾亏虚，面足浮肿，纳呆腹胀，神疲乏力，腰脊酸软，头晕耳鸣，大便溏薄，小便频数，淋沥不尽等。

栗子茯苓枣粥

【原料】栗子、大枣各10枚，茯苓16g，大米50g。

【制作】将茯苓研细，大枣去核，先将大米煮沸后，下大枣、茯苓、栗子等，煮至粥熟服食，每日1剂。

【功效】同上方。

竹叶薏苡仁粥

【原料】石膏、大米各50 g，竹叶30 g，薏苡仁20 g，白糖适量。

【制作】将薏苡仁用清水浸泡1小时。将竹叶、石膏用水煎好后去渣取汁。将此药汁与薏苡仁和大米一起熬煮至烂熟，调入白糖即成，可每日服1剂，分2次服完。

【功效】此方具有清热去火的功效，适合有小便淋漓涩痛、腰膝疼痛、尿黄且灼热等症状的肾盂肾炎患者服用。

双仁葡萄粥

【原料】桑葚、薏苡仁各20 g，葡萄干10 g，大米60 g，葱、姜、精盐、味精各适量。

【制作】将大米淘洗干净。将薏苡仁用清水浸泡1小时。将大米入锅加适量的清水用大火煮沸，再将桑葚、薏苡仁和葡萄干一起倒入锅中，熬煮至粥熟即成，可每日服1剂，分2次服完。

【功效】此方具有益肾利湿的功效，适合有腰膝酸痛、尿频、尿痛、头晕、耳鸣等症状的慢性肾盂肾炎患者服用。

西瓜皮绿豆汤

【原料】鲜西瓜皮500 g，绿豆100 g。

【制作】将西瓜皮洗净，切成小块。将绿豆入锅加适量的清水用大火煮沸，再用小火熬煮10分钟，滤出绿豆汤待用。将西瓜皮块入锅加适量的绿豆汤煮沸即成，可每日服1剂，分2次服完。

【功效】此方具有清热解毒、利水生津的功效，适合有小便频数、淋漓不尽、灼热刺痛、急迫不爽、尿色黄赤混浊、发热、口苦、腰痛、便秘等症状的慢性肾盂肾炎患者服用。

二瓜茅根汤

【原料】黄瓜、冬瓜肉各300 g，白茅根30 g，生甘草10 g，精盐、味精各适量。

【制作】将黄瓜、冬瓜肉分别切成小块。将白茅根、生甘草用水煎好后，去渣取汁。将冬瓜块入锅加适量的此药汁煮熟，再加入黄瓜一起煮至烂熟，调入精盐、味精即成，可每日服1剂，分2次服完。

【功效】此方具有清热除烦、利尿消肿的功效，适合有小便涩痛、水肿等症状的慢性肾盂肾炎患者服用。

二豆沙

【原料】红小豆、扁豆各30 g，红糖适量。

【制作】将红小豆和扁豆一起入锅加适量的清水煮至熟透，捞出压碎，用红糖拌匀即成，可每日服1剂，分2次服完。

【功效】此方具有清热解毒、健脾益气的功效，适合有小便频数、淋漓不尽、灼热刺痛、急迫不爽、尿色黄赤混浊、发热、口苦、便秘等症状的慢性肾盂肾炎患者服用。

三、慢性膀胱炎

慢性膀胱炎，是一种主要由革兰阴性杆菌如大肠埃希菌引起的尿路感染性疾病。大多数继发于上尿路慢性炎症或泌尿生殖系统的其他原发疾病，少部分是由急性膀胱炎未彻底治疗转为慢性所致。

膀胱炎包括由特异性和非特异性细菌感染引起的膀胱炎症，以及其他特殊类型的膀胱炎。特异性膀胱炎由于结核杆菌引起，非特异性膀胱炎致病菌包括大肠埃希菌、变形杆菌等可分为急性膀胱炎和慢性膀胱炎两种。

中医认为膀胱的病机主要是由肾虚、膀胱湿热、气化失司所导致的，因此需要分型辨证进行治疗。

（一）病因病理

1.西医的病因病理

（1）病因

慢性膀胱炎常由上尿路急性感染迁延不愈或慢性感染所致，也可继发于泌尿生殖系统的其他原发疾病。

因细菌感染而引起：主要是大肠埃希菌，其他还有粪肠球菌、链球菌等。大肠埃希菌通常生活在肠道内，容易进入尿道或迁移到膀胱，继而进行繁殖，产生感染。

继发于泌尿系统其他原发疾病：如尿道狭窄、膀胱异物或结石、慢性前列腺炎、良性前列腺增生等。若不消除引起慢性膀胱炎的原发疾病，膀胱炎的症状也不会消失。

（2）病理

慢性膀胱炎在膀胱镜观察，可以看到膀胱颈及膀胱三角区有水肿性炎症，整个膀胱呈现片状红肿黏膜，易出血，严重者出现黏膜溃疡，有时被渗出物所覆盖。炎症细胞侵及黏膜及肌层，伴有纤维性变，使膀胱弹性和容量减少。

2.中医的认识与病因病机

在中医，慢性膀胱炎属于中医的"淋症""癃闭"范畴，认为该病肾虚为本，膀胱积热为标，也明确提出其病位在膀胱和肾。历代医家对淋证论述多有记载认为淋证病因病机多为标实本虚，虚实夹杂，多因过劳所致下焦虚损，因虚生热，如血淋、膏淋、气淋、劳淋、石淋都因虚或过劳致病，首次将花柳毒淋归为淋证范畴，认为毒淋因感受污浊秽气所致。亦有医家将卒淋、冷淋、热淋归为淋证辨证分型，其病因病机都以本虚标实为纲。

中医基础理论中肾与膀胱相表里，膀胱湿热或肾虚导致气化功能不利，发生淋证。多以邪实湿热为标，日久可伤及脾、肝，逐步发展为虚实夹杂病症。

（1）阴虚湿热型

阴虚湿热型膀胱炎的临床表现：尿频不畅，解时刺痛，腰酸乏力，午后低热，手足烦热，口干口苦，舌质红，苔薄黄，脉细数。

治法：滋阴清热，利湿通淋。

用药：常用知柏地黄汤加减：知母、熟地黄、山药、泽泻、牡丹皮、茯苓、黄檗、山茱萸、蒲公英、石韦。每日1剂，7剂为1疗程。膀胱炎患者如有阳虚表现可加附子、肉桂等药，如有血尿等则可用小蓟饮子加减。如有口干，小便稍有不畅、尿有余沥，为湿热未尽，气阴亏虚。

（2）膀胱湿热型

膀胱湿热型膀胱炎的临床表现：小便频急不爽，尿道灼热刺痛，尿黄浑浊，腰痛，恶寒发热，大便干结，舌红苔黄腻，脉滑数。

治法：健脾利湿。

用药：常用八正散加减。药物组成：车前草、白花蛇舌草、滑石、荠菜、萹蓄、栀子、石韦、大黄、珍珠草、瞿麦、甘草。以上药方水煎服，1天1剂，7剂为1个疗程。

（二）临床症状

慢性尿路感染最主要症状为反复发作和持续存在的尿频、尿急、尿痛、血尿、腹部膀胱不适、神经衰弱等症状。

尿频：排尿次数白天多于4~6次，夜间多于0~2次。

尿急：一有尿意就迫不及待地需要排尿，不能控制。

尿痛：小便时尿道或伴会阴部疼痛，常为灼烧感。

血尿：尿液可为红色，甚至成洗肉水样或有血凝块。

腹部膀胱不适；腰背部、下腹部、会阴部有不舒适或隐痛。

排尿困难：多发生于尿路梗阻的患者。

神经衰弱：有时会出现头昏、眩晕等神经衰弱症状。

（三）治疗

1.西医营养学治疗

（1）液体

膀胱炎患者就要多排尿，多带出体内的细菌，才有利于病情的恢复。

（2）膳食纤维

膳食纤维有利于急性膀胱炎患者康复，可以使急性膀胱炎的尿频、尿急、尿痛的症状得以缓解。

（3）高蛋白、营养丰富的食物

鸡蛋中的蛋白质含量丰富，还含有其他多种营养物质，又物美价廉，是滋补身体的最佳选择，膀胱炎患者适宜每天食用1到2个鸡蛋。

（4）维生素、矿物质

膀胱炎患者每天应补充适量的维生素和矿物质，以提高机体的免疫力，加快病情的康复。各种水果蔬菜中的维生素和矿物质含量丰富，所以膀胱炎患者应在每天的两餐之间补充适量水果，一日三餐搭配不同的蔬菜。

（5）高热量

膀胱炎患者在治疗期间，宜食用易消化的食物，以减轻身体的负担。注意补充热量，维持机体的活力。

2.中医膳食治疗

灯芯草柿饼汤

【原料】灯芯草6 g，柿饼2个，白糖适量。

【制作】将灯芯草、柿饼和300 g清水一同放入锅中，煎煮至100 g后，加入白糖，吃柿饼饮汤。

【功效】此汤具有清热利尿、止血消炎的功效，可用于治疗慢性膀胱炎伴血尿的病症。

大麦姜汁

【原料】大麦100 g，生姜15 g，蜂蜜20 g。

【制作】将大麦、生姜洗净，用清水煎汁，弃渣取汁后加适量蜂蜜调味，分3次饭前服用。

【功效】此方具有解毒利尿的功效，可用于治疗慢性膀胱炎伴小便淋沥涩痛的病症。

车前子粥

【原料】车前子15 g，粳米50 g。

【制作】将车前子用布包裹后入砂锅中，将适量清水煎煮，煮好后去车前子、取汁，然后加入粳米，兑水，煮为稀粥。

【功效】此粥具有利水消肿、养肝明目和祛痰止咳的功效，适用于慢性膀胱炎患者的治疗。

粟米葫芦排骨汤

【原料】粟米心50 g，粟米须50 g，葫芦瓜1个，排骨100 g，陈皮、精盐各少许。

【制作】将粟米心、粟米须、排骨和陈皮分别洗净，排骨切段备用，取葫芦瓜1个，洗净，削去硬皮，切成块状，备用，然后在瓦煲内加适量清水，先用猛火煲滚，再将以上的食材全部放入瓦煲内，改用中火继续煲2小时，煲好后加少许精盐调味，即可饮用。

【功效】此汤具有清热祛湿、利尿消肿的功效，适用于慢性膀胱炎患者的治疗。

四、前列腺炎

慢性前列腺炎是由于前列腺受到微生物等病原体感染或某些非感染因素刺激而发生的慢性炎性反应，由此造成患者排尿异常、前列腺区域不适或疼痛并伴有一定程度的焦虑情绪等临床表现[1]，其在临床上症状复杂，病程较长，且疗效差、易复发[2]，目前国内报道慢性前列腺炎发病率为6.0%~32.9%，高发阶段为30~40岁和61~70岁的男性[3]。现代医学尚未完全阐明本病发病机制，缺乏特殊治疗方法，而中医药在治疗本病方面有独特优势[4]，本书将从本病的中医病因病机、治疗进展等方面进行论述。

---

[1]、[4]李海松，韩亮，袁彬.慢性前列腺炎的中医药研究进展与思考[J].环球中医药，2012，5（7）:481-484.

[2]李宪锐，张耀圣，商建伟，等.慢性前列腺炎的中西医治疗研究进展[J].中国性科学，2015，24（10）:67-70.

[3]米华，陈凯，莫曾南.中国慢性前列腺炎的流行病学特征[J].中华男科学杂志，2012，18（7）:579-582.

（一）病因病理

1.西医病因病理

（1）病因

Ⅰ型及Ⅱ型前列腺炎主要致病因素为病原体感染，致病菌以大肠埃希菌、克雷伯杆菌、变形杆菌及铜绿假单胞菌为主，病原体随尿液侵入前列腺，导致感染。病理解剖证实前列腺炎病变一般局限于外周带，此处腺管与尿流垂直线逆向开口于后尿道，易致尿液反流，而中央带及移行带腺管走向与尿流方向一致，不易发生感染。

前列腺有多达15~30条导管开口于精阜两侧，前列腺上皮又有很强的分泌功能。腺体较小而分泌功能较强，以及管道狭窄，使前列腺在多种因素影响下产生导管受压和闭塞，很容易引起充血和分泌物淤积，从而为感染的发生创造了条件，这也是导致前列腺炎容易复发的组织学基础。性生活过频、过多手淫，久坐，骑车、骑马、酗酒、过食辛辣、感冒受凉等都可以成为其诱发因素。

Ⅲ型前列腺炎发病机制未明，病因学十分复杂，存在广泛争议。多数学者认为其主要病因可能是病原体感染，排尿功能障碍，精神心理因素，神经内分泌因素，免疫反应异常，氧化应激学说，下尿路上皮功能障碍等。Ⅳ型前列腺炎缺少相关发病机制的研究，可能与Ⅲ型的部分病因与发病机制相同。

（2）病理

前列腺痛患者往往容易发生心率和血压的波动，表明可能与自主神经反应有关。其疼痛具有内脏器官疼痛的特点，前列腺、尿道的局部病理刺激，通过前列腺的传入神经触发脊髓反射，激活腰、骶髓的星形胶质细胞，神经冲动通过生殖股神经和髂腹股沟神经传出冲动，交感神经末梢释放去甲肾上腺素、前列腺素、降钙素基因相关肽、P物质等，引起膀胱尿道功能紊乱，并导致会阴、盆底肌肉异常活动，在前列腺以外的相应区域出现持续的疼痛和牵涉痛。

2.中医病因病机认识

（1）肾精亏虚

《素问·六节藏象论》曰："肾者，主蛰，封藏之本，精之处也。"本病因精离其位而发，故与肾关系密切，正如《诸病源候论》所载："虚劳尿精者，肾气衰弱故也。肾藏精，其气通于阴。劳伤肾虚，不能藏于精，故因小便而精液出也。"又《景岳全书》曰"有浊在精者……欲逆精，以致精离其经，不能闭藏，则源流相继，流溢而下"，都指出肾精亏虚这一重要致病因素。周智恒[1]认为，本病发病机制本、标、相三者互相交织，其中肾虚为本，本虚而邪入。徐福松认为，肾虚为发病之本，肾亏于下，封藏失职，精关不固，精离其位而发，其他各证型均可兼及肾虚，或两型相杂，或三型互兼[2]。笔者认为本病临证之时多见虚实夹杂之症，而肾虚这一致病病机为发病之核心要素。

---

[1]周智恒.对慢性前列腺炎的新认识[J].江苏中医药，2006，27（5）:6-7.

[2]卞廷松，徐福松.徐福松诊治慢性前列腺炎经验[J].辽宁中医杂志，2009，54（5）:21-22.

（2）中气不足

《灵枢·口问篇》云："中气不足，溲便为之变。"《类证治裁》据内经之义，进一步明确脾气不足这一致病因素，云："有浊在精者，久之则有脾气下陷，土不制湿，而水道不清者。"宾彬强调中气不足这一致病因素，指出本病多虚实夹杂，多因脾虚不健，湿浊内生，以致中气受损而发病[1]。黄建波等[2]认为，正气虚弱、脾失运化是慢性前列腺炎的发病基础，临证之际当用益气补脾法为基础辨治本病。常德贵认为，本病病位虽在前列腺，但与脾运失调密切相关，若脾气虚弱，运化失职，脾不健运，水湿不循其常道而流注精室，则发为本病。《景岳全书》载："有浊在精者以致精离其位……不能闭藏，则源流相继，淫溢而下，移热膀胱则溺孔涩痛，精浊并至，次皆白浊之因热证也。"《医宗金鉴》曰："浊病……赤热精竭不及化，白寒湿热败精成。"《医学心悟》亦是提出了相同的病因观——湿热下注。施汉章认为，本病初期多为实证，久病为虚中夹实，强调湿热蕴阻的致病机制[3]。李曰庆[4]认为，早中期慢性前列腺炎之病机以湿热夹瘀最为多见，湿热之邪易使膀胱气化功能失司，以致水道不利发为本病。陈志强[5]认为，慢性前列腺炎之病机多为湿、热、瘀、虚，强调湿热之邪在疾病发生发展中的作用。

（3）瘀阻为患

《临证指南医案·淋浊》曰"若房劳强忍精血之伤，乃有形败浊阻于隧道，故每溺而痛败……精宿于精关，宿腐因溺强出，新者又瘀在里"，又《医学衷中参西录》载："其人或纵欲太过而失于调摄……以致血室中血热妄动，与败精涵合为腐浊之物，或红，或白，成丝、成块，溺时堵塞牵引作痛"，都共同指出了瘀阻这一致病因素。王琦强调瘀浊阻滞是慢性前列腺炎的病机特点，临证之际多用化瘀通络之法治疗本病[6]。周俊杰等[7]认为，瘀阻既是慢性前列腺炎的病理产物，又是引起慢性前列腺炎的致病因素。作者认为，瘀阻是慢性前列腺炎发展的必然结果，正如《临证指南医案》中云："初病在经，久病入络，以经主气，络主血"。故重视虫类药在慢性前列腺炎中的运用。综上，慢性前列腺炎属于中医学"精浊""淋证""白浊""白淫"等范畴，其病变证机的核心在于本虚标实，本虚以脾肾亏虚为主，标实主要包括湿热、瘀阻

[1]陆海旺，王德胜，阮登统.宾彬教授治疗慢性前列腺炎经验[J].四川中医，2012，30（8）:7-8.

[2]黄建波，陈明显，周本初，等.补中益气汤加味治疗慢性前列腺炎的理论探讨[J].中华中医药杂志，2014，29（6）:2007-2009.

[3]邢国红.施汉章教授治疗慢性前列腺炎经验介绍[J].新中医，2005，36（5）:11-12.

[4]李曰庆.慢性前列腺炎综合征的诊治现状[J].继续医学教育，2006，19（19）:39-40.

[5]陈志强.治疗慢性前列腺炎经验介绍[J].新中医，2006，38（2）:11-12.

[6]盖海山.王琦对慢性前列腺炎症候群的论治思路[J].中国康复理论与实践，2005，11（12）:1033-1034.

[7]周俊杰，周爱珠.从瘀论治慢性前列腺炎180例疗效观察[J].时珍国医国药，2014，25（5）:1166-1167.

等。本病的发生发展是一个动态演变的进程，涉及多脏腑、多系统，尤以脾肾为关键，涉及多种病理产物，从而最终演变成为本虚标实，虚实夹杂之证[1][2]。

（二）临床表现

Ⅰ型前列腺炎常发病突然，表现为寒战，发热，疲乏无力等全身症状，伴有会阴部和耻骨上疼痛，可有尿频、尿急和直肠刺激症状，甚至急性尿潴留。

Ⅱ型和Ⅲ型前列腺炎临床症状相似，多有疼痛和排尿异常等。不论哪一类型慢性前列腺炎都可表现为相似临床症状，统称为前列腺炎症候群，包括盆骶疼痛，排尿异常和性功能障碍。盆骶疼痛表现极其复杂，疼痛一般位于耻骨上、腰骶部及会阴部，放射痛可表现为尿道、精索、睾丸、腹股沟、腹内侧部疼痛，向腹部放射酷似急腹症，沿尿路放射酷似肾绞痛，往往导致误诊。排尿异常表现为尿频、尿急、尿痛、排尿不畅、尿线分叉、尿后滴沥、夜尿次数增多，尿后或大便时尿道流出乳白色分泌物等。偶尔并发性功能障碍，包括性欲减退、早泄、射精痛、勃起减弱及阳痿。

Ⅳ型前列腺炎无临床症状，仅在有关前列腺方面的检查时发现炎症证据。

（三）治疗

1.西医营养学治疗

（1）锌

锌在前列腺中的含量远高于其他身体组织，也是前列腺中最主要的微量元素。锌还是前列腺液中抗菌物质的主要成分，其作用与青霉素相似。临床上常用含锌药物来治疗前列腺炎。另外，中药利尿消炎丸也有不错的效果。

（2）番茄红素

番茄红素是番茄所含的主要色素物质，属于类胡萝卜素中的一种，是一种脂溶性功能性色素，被认为具有极高的营养价值。番茄红素的主要食物来源有番茄、西瓜、木瓜、南瓜、葡萄柚、番石榴等成熟的红色植物果实中，以番茄的含量最高。要想提高人体对番茄红素的吸收率，最有效的方法是将含番茄红素的食物与含脂肪的食物一起吃。

（3）维生素

许多植物种子中含有的维生素E都可以防止前列腺疾病的恶化。多吃核桃、芝麻、玉米、南瓜子、葵花子、西瓜子等食物是获取维生素E的最佳来源，可有效预防前列腺炎。维生素C能提高自身的免疫力，增强抵抗力，对抗前列腺感染。富含维生

---

[1]朱勇，陈强，杨凯，等.精室理论在慢性前列腺炎临床治疗中的指导意义[J].中华中医药杂志，2017，32（3）:1224-1226.

[2]唐峰，叶新苗.叶新苗教授应用四妙丸加味经验[J].中华中医药杂志，2015，30（9）:3180-3182.

素C的食物有油菜、小白菜、菠菜、空心菜、莴笋、茼蒿、萝卜等绿色蔬菜，以及猕猴桃、橙子、草莓、柑橘、柠檬等水果。

（4）水

排尿能冲刷尿道，不仅可以帮助排出前列腺分泌物，也有助于预防前列腺重复感染。而勤排尿的最好办法，就是多喝水。每天至少喝2~3L水，能有效缓解前列腺炎带来的痛苦。多喝水还能保持大便通畅，避免发生便秘，对前列腺也有好处。

2. 中医膳食治疗

凤尾海带汤

【原料】凤尾草60 g，海带丝30 g。

【制作】取凤尾草60 g，洗净切碎装入纱布袋中扎紧袋口，海带丝30 g，同放锅中加水煮沸，小火维持30分钟，取出药袋，加精盐、味精少许即成。

【功效】适用于热毒壅盛所致的前列腺炎，高热恶寒、尿急、尿痛、血尿、坠胀、便秘等症状的患者可选用。

通草豆麦粥

【原料】通草10 g，赤豆80 g，小麦50 g，白糖适量。

【制作】取通草10 g加水煎汁，弃渣备用。另取赤豆80 g洗净，加水煮沸后，再加淘净的小麦50 g及通草药汁，继续用小火煮至成粥，食前加白糖适量调味。

【功效】适用于下述症状者尿频，排尿时有灼热或涩痛感，尿道口有米汤样淋浊溢出，阴茎隐痛，会阴坠胀。此药膳有清利湿热的作用，可治小便黄赤、口苦口渴、发热畏寒、舌红苔黄等症。

白兰花肉汤

【原料】猪瘦肉200 g，白兰花30 g。

【制作】取猪瘦肉200 g，洗净切成厚片，放入锅中加水煮沸后，投入鲜白兰花30 g，小火煮至猪肉熟烂，酌加精盐、味精少许即成。

【功效】适用于肝肾阴虚的前列腺炎，患者五心烦热，头晕眼花，多梦遗精，小便短赤。此药膳有滋补肝肾功效。

莲实乌鸡汤

【原料】乌骨鸡1只，莲子50 g，芡实50 g，糯米150 g，冰糖30 g。

【制作】取重800 g左右乌骨鸡1只宰杀洗净后入沸水锅中焯一下，出锅后将莲子50 g、芡实50 g与洗净的糯米150 g、冰糖30 g混合拌匀，填入鸡腹中，缝合后，放入砂锅中加水适量，煮沸后小火焖炖2小时即成。

【功效】用于治疗尿频不畅，尿后有精液溢出，会阴部隐痛、坠胀，畏寒肢冷，腰背酸痛。此药膳具有补肾健脾之功效。

五、肾病综合征

肾病综合征（nephrontic syndrome，NS）表现为较为严重的蛋白尿，发病后发生多种肾脏病理损害，具体表现为大量蛋白尿、低蛋白血症、水肿及高脂血症。最为基本的特征就是大量的蛋白尿，与低蛋白血症成为诊断该病的必要条件[1]。由于本病起病隐匿，若延误治疗会使其发展为终末期肾衰。以往临床上对该病给予西医治疗，容易反复发作且会产生依赖性。因此，寻求安全有效的治疗措施非常重要。随着中医的研究进展，其在疾病治疗中得到了广泛的应用。

（一）病因病机

1. 西医病因病理

（1）病因

NS根据病因可分为原发性和继发性两大类，可由多种病理类型的肾小球疾病所引起。原发性NS的病理类型以微小病变型肾病、系膜增生性肾炎、膜性肾病、系膜毛细血管性肾炎及肾小球局灶节段性硬化五种临床病理类型最为常见。按照目前国内临床分型，原发性肾小球疾病中的急性肾炎、急进性肾炎、慢性肾炎等均可在疾病过程中出现NS。继发性NS的病因很多，常见有糖尿病肾病、肾淀粉样变性、系统性红斑狼疮肾炎、过敏性紫癜性肾炎、肾肿瘤、药物及感染所致等。

（2）病理

① 大量蛋白尿 NS是蛋白尿产生的基本原因，包括电荷屏障和孔径屏障的变化，特别当电荷屏障受损时，肾小球滤过膜对血浆蛋白（多以白蛋白为主）的通透性增加，致使原尿中蛋白含量增多，当其增多明显超过近曲小管回吸收量时，形成大量蛋白尿。此外，还与肾小球滤过率、肾素-血管紧张素系统的活性以及血浆蛋白的浓度等因素有关。

② 低白蛋白血症 NS时尿中丢失大量蛋白，原尿中部分白蛋白在近曲小管上皮细胞中被分解（每日可达10g），胃肠道黏膜水肿时，蛋白质的摄入及吸收能力下降，同时肝脏合成白蛋白的增加程度不足以代偿尿蛋白的丢失而导致低蛋白血症。另外，血浆的某些免疫球蛋白（如IgG）和补体成分、抗凝及纤溶因子、金属结合蛋白及内分泌激素结合蛋白也可减少，致使血浆蛋白降低。

③ 水肿 NS时血浆白蛋白浓度下降，胶体渗透压降低，血管内的水分和电解质进入组织间隙，导致了水肿的形成。此外，部分患者因有效血容量减少，刺激肾素-血管紧张素-醛固酮活性增加和抗利尿激素分泌增加，进一步加重了水钠潴留，加重水肿。近年的研究表明，约50%患者血容量正常或增加，血浆肾素水平正常或下降，提示某些原发于肾内 钠、水潴留因素在NS水肿发生机制中起一定作用。

④高脂血症 NS患者血浆胆固醇、甘油三酯、低密度和极低密度脂蛋白浓度增加，

---

[1]王海燕.肾脏病学[M].3版.北京：人民卫生出版社，2008：940-960.

其发生与肝脏合成脂蛋白增加及脂蛋白分解减少有关，目前认为后者可能是形成高脂血症更重要的原因。

2.中医对肾病综合征的认识

祖国医学将本病归属为"水肿""腰痛""肾水""虚劳"等范畴。《黄帝内经》曾有对水肿的描述。本病的发生，多因风邪、疮毒、水湿等外邪侵袭，饮食不节，禀赋不足，久病劳倦。脾主运化，转输、布散水谷精微及津液；上输于肺，通过肺的宣发肃降将水谷精微布散全身；下输浊液于肾或膀胱，肾主开阖，经肾气的蒸化作用，浊中之清被再次利用，而浊中之浊则化为尿液被排到体外。本病的病位在肺、脾、肾，以肾为根本。脾虚则气血化源不足、运化失职，可见水肿、低蛋白血症等，肾虚则精气不固、开阖不利，精微下泄形成蛋白尿等，脾肾亏虚是本病的病机关键。水肿不愈，水湿日久，阻滞气机，血行不畅，则形成瘀血。明代杨仁斋创用活血利水法治疗瘀血水肿。中医治疗本病主张以活血利水、补气温阳为主。此外，风邪挟湿，泛滥皮肤，亦可见水肿，肾病综合征的治疗还应善用祛风药[1]。

（二）临床表现

肾病综合征的主要临床特征是大量蛋白尿、低蛋白血症、水肿、高脂血症。

1.大量蛋白尿

肾病综合征时，由于肾小球滤过膜的通透性增高，对血浆白蛋白的通透性增加，致使原尿中蛋白的含量大增，而肾小球近曲小管无法全部回收，造成大量白蛋白从尿液排出，形成大量蛋白尿。成人24小时尿蛋白定量测定常超过3.5g，甚至高达20g以上，小儿24小时尿蛋白＞50~100mg/kg。

2.低蛋白血症

尿液中丢失了大量的血浆白蛋白，加之体内蛋白分解代谢增加，导致低蛋白血症。此类患者常有感染，高凝，微量元素缺乏、内分泌紊乱和免疫功能低下，营养不良等并发症。

3.水肿

肾病综合征患者由于大量蛋白尿而致低蛋白血症，引起血浆胶体渗透压下降，使水分从血管腔内进入组织间隙，这是造成肾病综合征水肿的基本原因。同时、水分进入组织间隙又可引起血容量的减少，在压力感受器的作用下，刺激肾素－血管紧张素－醛固酮活性增加和抗利尿激素分泌增多，引起肾小管对钠和水的重吸收增加，进一步加重水钠潴留和水肿。水肿的程度轻重不等，轻者局限在眼睑、足踝，重者波及全身，可出现胸腹水。

4.高脂血症

因肾小球滤过膜受损，对血浆白蛋白的通透性增加，丢失了大量白蛋白，促使肝

---

[1]吴琼，张喜奎.张喜奎教授治疗肾病综合征经验采撷[J].中国民族民间医药，2021，30（1）：93-95.

脏代偿性地增加白蛋白的合成;同时，肝脏脂蛋白的合成也增加，使血中的脂蛋白升高，胆固醇、低密度脂蛋白和极低密度脂蛋白浓度增加，从而引起高脂血症。患者常表现为高胆固醇血症和高甘油三酯血症，并可伴有低密度脂蛋白和极低密度脂蛋白的升高。

（三）治疗

肾病综合征患者有大量的蛋白从尿中流失，导致低蛋白血症。由于血浆蛋白可引起血浆渗透压的改变，使有效血循环量降低，醛固酮及抗利尿激素代偿性增高，以及脂肪代谢紊乱等一系列病理生理改变。因此，在给予正确的药物治疗的同时，辅以符合生理需要的药膳食疗，对疾病的康复和转归都有其重要的意义。

肾病综合征病人在日常生活饮食中要忌盐、低纳，忌食一切含钠盐高的食物，给予适量的动物优质蛋白，进食蛋白量的多少，以流失的蛋白量来定，使进出平衡即可，适当食用一些有调血脂降血压作用的食物；多食些蔬菜水果。现介绍几种药膳食疗方，供肾病患者选择调养。

1.西医营养学治疗

肾病综合征的营养治疗以足够的能量、高蛋白质、适量的脂肪、少盐或无盐饮食为基本治疗原则。同时，应注意食物品种的多样化和色香味，以增进食欲。

（1）蛋白质

肾病综合征患者因尿中丢失了大量蛋白，引起低蛋白血症，使血浆胶体渗透压降低，水肿顽固难消。建议一般患者，每日蛋白质的摄入量=（0.8–1.0wkg）+24h尿蛋白丢失量（g）。血浆蛋白明显低下者（<20g/L，尿蛋白>10g/L/24h）供给量为1.2~1.5g/（kg·d）；伴有肾功能不全者，宜采用低蛋白饮食[0.6~0.8g/（kg·d）]或极低蛋白饮食[0.3g/（kg·d）]。摄入的优质蛋白占总蛋白的2/3以上。若患者出现氮潴留则应限制蛋白的摄入，可在低蛋白膳食的基础上适当补充，全天供给50g左右。若患者营养不良情况较重，尚可适当给予水解蛋白、复方氨基酸等予以补充。

小儿肾病综合征，每日膳食的蛋白质供给量应在2wkg的基础上再增加50%，作为生长发育的需要。

（2）能量

由于营养不良、产热不足等原因，可影响到机体对蛋白质等营养素的吸收和利用。给予的能量要充足，氮热比应保持1：200以上。患者需卧床休息，成人的能量供给每天0.13~0.15MJ（30~35kcal）/kg总量控制在8.37~10.46MJ（2000~2500kcal）。患者常食欲欠佳，故食物品种应多样化，色香味形好，可口美观，以增进食欲。

（3）钠盐

限钠是纠正水、纳潴留的一项有效治疗措施。根据患者水肿和高血压的不同程度，可给予低盐、无盐或低钠饮食。轻者，可摄入钠量为1000~1500mg/d，重症者则应限制在500mg/d以内。食盐应不超过2g/d，或酱油不超过10mL。应注意禁食含钠较高的食物及含碱的主食，如白萝卜、菠菜、小白菜、油菜等。

（4）水分

对水分的摄入要加以限制。严重水肿的患者应严格记录出入液量，以控制水分的摄入。进水量＝前一日尿量＋（500~800）mL/d。宜多选用冬瓜、西瓜、鲫鱼、鲤鱼等具有清热、解毒、消肿、利尿功效的食品。若使用利尿剂后水肿消退，则可适当放宽钠及水分的摄入量。

（5）脂肪

肾病综合征可导致高脂血症，故应降低胆固醇的摄取量，并控制脂肪摄取种类和摄取量。宜采用低胆固醇饮食，供给脂肪总量为50~70g/d，脂肪供热应占总热量的20%以内。胆固醇摄入量应在300 mg/d以内。由于脂肪的摄入往往和蛋白质的摄入相伴随，摄入过少不仅会影响食欲，还会影响蛋白质的摄入，故一般情况下不必严格限制膳食脂肪摄入量，但需注意脂肪种类，宜多选用富含多不饱和脂肪酸的植物油和鱼油，少用饱和脂肪酸丰富的动物油。

（6）维生素和矿物质

应选择富含铁及维生素A、B族维生素及维生素C的食物；同时，由于长期大量的蛋白尿，可使机体钙、磷缺乏，可导致骨质疏松或发生低钙血症，故应注意钙的补充。

2.中医膳食治疗

地胆草根煮猪瘦肉

【原料】干的地胆草根2~3头，猪瘦肉100 g。

【制作】猪肉切成厚片，地胆草根与猪肉放入铁锅内加清水2碗，先用猛火煮开，再用文火煮至1.5~1碗水起锅，温热时饮汤吃肉。

【功效】地胆草根辛平，有化气行水化瘀之功，猪瘦肉性平味甘咸，为优质蛋白，能直补津液。本方有良好的补充蛋白，利水消肿之功。

蚕蛹及僵蚕粉

【原料】蚕蛹适量。

【制作】用植物油炒食或炒后煮汤食。没有蚕蛹则用白僵蚕焙干研粉，每次3g，1日3次。

【功效】蚕蛹甘平，无毒，是高蛋白的营养佳品。它含蛋白质20种游离氨基酸、变态激素、维生素B_{12}，脂肪酸等。其中的游离氨基酸能直接被人体吸收，是良好的蛋白食物。特别适合于低蛋白血症者。没有白蚕蛹，用僵蚕粉亦可。白僵蚕味辛、咸，平，有熄风化痰，祛风止痛，解毒散结之功。现代研究证明含脂肪及蛋白质，其中的蛋白质有刺激肾上腺皮质的作用。本品有良好的降低尿蛋白的作用。

香菇冬瓜炖猪瘦肉

【原料】干香菇100 g，冬瓜300 g，猪瘦肉100 g。

【制作】三种原料均切片，一起放入瓷性碗中加适量的水，炖熟食用。

【功效】香菇甘平，益胃气，含蛋白质、维生素B族、维生素D、维生素A、原酶等，有预防身体衰弱，毛细血管破裂的作用，有治贫血的功能。

【功效】冬瓜性凉，味甘淡，有利湿去风，消肿止渴，解暑化热之功。猪瘦肉性平味甘咸，为优质蛋白，能直补津液，有引经的作用。本方能利水消肿，改善贫血。

芹菜煮鲫鱼

【原料】芹菜茎叶50 g，鲫鱼一条200 g以上，

【制作】鲫鱼除去内脏洗净。先在锅中放入清水和鱼，煮开后再放入芹菜煮沸片刻，起锅调味即可。常当菜食用。

【功效】鲫鱼性平味甘，无毒，含有丰富的蛋白质、脂肪、糖类、维生素A、维生素B$_1$、维生素B$_2$、维生素B$_{12}$，有健脾利湿，温中下气，补不足，治水肿之功。芹菜含几种维生素，磷钙的含量比较高，有镇静、保护血管的作用。《食治本草》言：芹菜甘、苦、凉，平肝清热，祛风利湿，有降血压、镇静、镇痉，健胃，利尿，调经的功能，对高血压，血管硬化，神经衰弱有一定的治疗作用。本方有良好的降压利水消肿之功。

空心菜煮猪腰

【原料】空心菜250 g，猪腰1副，茶油适量。

【制作】空心菜洗净切好，猪腰1副，对半剖开洗净，切成薄片，茶油适量放入锅中，猛火加热，放入猪腰翻炒几下，外表转熟色后，再放入空心菜，翻炒几下，加入少许清水，盖上锅盖，稍焖煮片刻，即起锅食用。

【功效】猪腰性平味咸，能治肾虚，《日华子本草》认为它能补水脏，治耳聋。空心菜性平味甘，有解毒，清热，利尿等作用。本方有补肾利水，清热消肿之功。

大蒜薏米炖猪肚

【原料】7个紫皮独头大蒜，薏苡仁250 g，猪肚1具。

【制作】洗净，将大蒜和薏苡仁纳入猪肚内，倒入少许清水，将猪肚开口扎紧，放入瓷碗中加入适量的清水，炖至烂熟食用。

【功效】大蒜辛温，有强烈的刺激性气味，有健胃止痢，杀菌止咳之功。薏苡仁性甘微寒，无毒，有健脾益胃，清热利湿之功。猪肚性温味甘，能补虚健脾，补中益气。本方有良好的杀菌，健脾胃，兼利水消肿之功。

红枣芡实炖花生党参

【原料】红枣7枚，芡实10~15 g，连衣花生米20 g，党参20 g，红糖适量。

【制作】洗净后一起放入碗中，加适量的清水，炖至烂熟，加入少许红糖食服。

【功效】芡实性平味甘涩，有补脾祛湿，益肾固精之功。现代研究证明，芡实有良好的降低尿蛋白的作用。红枣性平味甘，补中益气，和胃生津，调营卫，解药毒，它能改善血小板的数量和质量。花生甘平，无毒，有润肺和胃之功。现代

研究证明，花生衣有抗纤维蛋白溶解的作用，能促进骨髓制造血小板，提高血小板的质量和数量，加强毛细血管的收缩能力，改善凝血因子的缺陷，防治肾小球硬化。党参味甘性平，有补中益气，生津养血之功。红糖甘温无毒，补中缓肝，活血行瘀。本方能改善贫血，提高身体的免疫功能，消除尿蛋白，特别适合于虚不受补者。

六、子宫肌瘤

子宫肌瘤是妇科常见疑难病症，多发于中年妇女，由于社会发展，近年发病率有不断增高的趋势[1]。子宫肌瘤临床多表现为子宫异常增生、腺体分泌失调、月经量增多、占位性病变及继发不孕等，严重影响妇女的生活质量和生育能力。目前对于子宫肌瘤的诊疗，临床主要以手术切除和激素控制为主，但是因为病理因素仍然存在，所以经常见到子宫肌瘤患者复发的状况。中医根据致病因素辨治本病，主要分为肝郁肾虚、瘀血内阻、冲任失调，针对肌瘤予以消瘤散结，破瘀行血，对于改善患者的生活质量，防止肌瘤复发有着独特优势。本书探讨子宫肌瘤的病因病机和治则治法规律，希望对临床治疗起指导作用[2]。

（一）病因病理

1.西医病因病理

（1）病因

有关子宫肌瘤的病因迄今仍不十分清楚，可能涉及正常肌层的细胞突变、性激素及局部生长因子间的较为复杂的相互作用。

根据大量临床观察和实验结果表明子宫肌瘤是一种激素依赖性肿瘤。雌激素是促使肌瘤生长的主要因素，还有学者认为生长激素（GH）与肌瘤生长亦有关，GH能协同雌激素促进有丝分裂而促进肌瘤生长，并推测人胎盘催乳素（HPL）也能协同雌激素促有丝分裂作用，认为妊娠期子宫肌瘤生长加速除与妊娠期高激素环境有关外，可能HPL也参加了作用。

此外卵巢功能、激素代谢均受高级神经中枢的控制调节，故神经中枢活动对肌瘤的发病也可能起重要作用。因子宫肌瘤多见于育龄、丧偶及性生活不协调的妇女。长期性生活失调而引起盆腔慢性充血也可能是诱发子宫肌瘤的原因之一。

总之，子宫肌瘤的发生发展可能是多因素共同作用的结果。

（2）病理

肌瘤可生长于子宫任何部位，主要由增生的子宫平滑肌细胞及少量纤维结缔组

---

[1]乐杰.妇产科学[M].7版.北京：人民卫生出版社，2012：1.

[2]杨敏，李灿东，梁文娜，等.围绝经期综合征肝郁、肾虚病理与舌苔脱落细胞及性激素的相关性研究[J].中华中医药杂志，2011，26（9）：1984-1986.

织交叉组成。肌瘤多呈球形或融合成不规则形，质较硬，界限明显，无明显包膜，但其周围有一层被压缩的肌纤维所形成的假包膜（注：因其并非真正的纤维性包膜而称之为假包膜），手术时易于将肌瘤自假包膜内完整挖出。肌瘤多为实质性球形肿瘤，切面上瘤组织常呈灰白色，编织状或旋涡状，当肌瘤生长较快或供血不足时，可发生各种继发性改变，如玻璃样变、黏液变、囊性变、水肿及出血、坏死等。

子宫肌瘤大小不等，可单发或多发，常为多个，其数目多少不等，常见为数个，十数个或数十个，称多发性平滑肌瘤。肌瘤的大小可极为悬殊，小的在显微镜下才可检见，大的如成人拳大或更大，甚至可充满整个腹腔。

2.中医病因病机

（1）脏腑、冲任失调

子宫肌瘤是女性生殖器最常见的良性肿瘤，表现为有形之物盘结于子宫，大小不等的结块。在中医学中属癥瘕积聚范畴，为邪实伤正之病。首见于《素问·骨空论篇》："任脉为病，男子内结七疝，女子带下瘕聚"[1]文中指出女子冲任失调，可形成癥瘕痞块。《妇人大全良方》指出"冲为血海，任为胞脉，二脉流通，则月经渐盈，应时而下"，指出冲任与女子经事胞宫相互密切联系[2]。如果冲任二脉失调，见气虚血滞，气逆血溢或气弱不行，则会使瘀血内停，形成肿块[3]。奇经的气血乃脏腑气血有余出溢，而经带胎产诸疾是脏腑气血病变在冲任局部的具体反映，前人曾言"病在冲任二脉，责之肝脾肾三经""治肝、脾、肾即是治冲任"，因此冲任之病大都与肝脾肾紧密联系[4]。

（2）情志失调

《素问·阴阳应象大论》中提出：怒伤肝、喜伤心、思伤脾、忧伤肺、恐伤肾。表明情志与五脏致病有着明显的内在联系。现代医学研究表明异常情志活动可通过神经—内分泌功能紊乱和机体免疫功能降低而促使肿瘤发生或恶化，许多肿瘤患者在发病前都有过长期的情志失常，或重大精神打击，反之情志的舒畅则能预防肿瘤的发生或延长肿瘤患者的生命[5]。妇女尤以情志抑郁居多，加之现代社会生活压力与日俱增，造成心理负担加重，从而引起情志不畅，肝气郁结，疏泄失常，《金匮翼·积聚统论》云"凡忧思郁怒，久不得解者，多成此疾"，文中表明情志的失调多可加重子宫肌瘤的发生发展。

（3）瘀热痰阻胞宫

久病入络，久病成瘀，故气滞血瘀或气虚血瘀之象呈现。《校注妇人良方》指出

[1]王维.中国古典黄帝内经[M].北京：线装书局，2005（9）:218-219.

[2]段予，丛慧芳.论冲任与子宫肌瘤及乳腺增生的相关性[J].辽宁中医杂志，2010, 37:37-38.

[3]韩玉芬，侯丽辉，吴效科.脏腑经络对天癸的生理调控[J].陕西中医，2007, 28（11）:1557-1558.

[4]尹巧芝，郝星华，谷红苹.论女子之治冲任与治肝脾肾[J].四川中医，2010, 28(4):28-29.

[5]谭蕾.孟炜子宫肌瘤发生的情志因素探析[J].辽宁中医杂志，2005, 32（1）: 28-29.

"妇人腹中瘀血者，由月经闭积，或产后余血未尽，或风寒滞瘀久而不消，则为积聚癥瘕矣"[1]。瘀血长久停留于经络脏腑之间，则结为癥瘕痞块，甚者瘀久化热，热伤津血，以致津伤血虚，血为气之母，血虚则气滞，气滞、血瘀、瘀热，三者互为因果，则邪毒胶结[2]。疑难病症多痰瘀，《丹溪心法》指出"凡人身上、中、下有块，多是痰，百病多兼痰者，世所不知也"，说明在子宫肌瘤的诊疗中，痰的辨证论治不可忽视[3]。痰与瘀均为人体病理产物，胞宫阴阳失调，多有痰瘀阻滞，痰可生瘀，瘀可生痰，或痰浊瘀血交结于胞宫，以致瘤毒的产生[4]。

（二）临床表现

1.症状

多数患者无症状，仅在盆腔检查或超声检查时偶被发现。如有症状则与肌瘤生长部位、速度、有无变性及有无并发症关系密切，而与肌瘤大小、数目多少关系相对较小。患有多个浆膜下肌瘤者未必有症状，而一个较小的黏膜下肌瘤常可引起不规则阴道流血或月经过多。临床上常见的症状有：

（1）子宫出血

为子宫肌瘤最主要的症状，出现于半数以上的患者。其中以周期性出血为多，可表现为月经量增多、经期延长或周期缩短。亦可表现为不具有月经周期性的不规则阴道流血。子宫出血以黏膜下肌瘤及肌壁间肌瘤较多见，而浆膜下肌瘤很少引起子宫出血。

（2）腹部包块及压迫症状

肌瘤逐渐生长，当其使子宫增大超过3个月妊娠子宫大小或为位于宫底部的较大浆膜下肌瘤时，常能在腹部扪到包块，清晨膀胱充盈时更为明显。包块呈实性，可活动，无压痛。肌瘤长到一定大小时可引起周围器官压迫症状，子宫前壁肌瘤贴近膀胱者可产生尿频、尿急；巨大宫颈肌瘤压迫膀胱可引起排尿不畅甚至尿潴留；子宫后壁肌瘤特别是峡部或宫颈后唇肌瘤可压迫直肠，引起大便不畅、排便后不适感；巨大阔韧带肌瘤可压迫输尿管，甚至引起肾盂积水。

（3）疼痛

一般情况下子宫肌瘤不引起疼痛，但不少患者可诉有下腹坠胀感、腰背酸痛。当浆膜下肌瘤发生蒂扭转或子宫肌瘤发生红色变性时可产生急性腹痛，肌瘤合并子宫内膜异位症或子宫腺肌症者亦不少见，则可有痛经。

[1]裴红鸽，邓琳雯，陈红，等.绝经缩瘤法治疗围绝经期子宫肌瘤思路探讨[J].辽宁中医杂志，2008，36（8）:1171-1172.

[2]陈术梅，薛萍.子宫肌瘤从痰瘀辨证施护[J].辽宁中医杂志，2001，28（2）：121.

[3]明·张介宾.景岳全书[M].北京：人民卫生出版社，2007:423-426.

[4]陈颐，黄健玲，宋燕.中医古籍对子宫肌瘤的论述探要[J].辽宁中医杂志，2011，38（9）:1793-1794.

（4）白带增多

子宫腔增大，子宫内膜腺体增多，加之盆腔充血，可使白带增加。子宫或宫颈的黏膜下肌瘤发生溃疡、感染、坏死时，则产生血性或脓性白带。

（5）不孕与流产

有些子宫肌瘤患者伴不孕或易发生流产，对受孕及妊娠结局的影响可能与肌瘤的生长部位、大小及数目有关。巨大子宫肌瘤可引起宫腔变形，妨碍孕囊着床及胚胎生长发育；肌瘤压迫输卵管可导致管腔不通畅；黏膜下肌瘤可阻碍孕囊着床或影响精子进入宫腔。肌瘤患者自然流产率高于正常人群，其比约为4∶1。

（6）贫血

由于长期月经过多或不规则阴道流血可引起失血性贫血，较严重的贫血多见于黏膜下肌瘤患者。

（7）其他

极少数子宫肌瘤患者可产生红细胞增多症、低血糖，一般认为与肿瘤产生异位激素有关。

2.体征

（1）腹部检查

子宫增大超过3个月妊娠大小或较大宫底部浆膜下肌瘤，可在耻骨联合上方或下腹部正中扪及包块，实性，无压痛，若为多发性子宫肌瘤则肿块之外形呈不规则状。

（2）盆腔检查

妇科双合诊、三合诊检查，子宫呈不同程度增大，欠规则，子宫表面有不规则突起，呈实性，若有变性则质地较软。妇科检查时子宫肌瘤的体征根据其不同类型而异，带蒂浆膜下肌瘤若蒂较长，子宫旁可扪及实质性包块，活动自如，此种情况易与卵巢肿瘤混淆。黏膜下肌瘤下降至宫颈管口处，宫口松，检查者手指伸入宫颈口内可触及光滑球形的瘤体，若已脱出于宫颈口外则可见到肿瘤，表面呈暗红色，有时有溃疡，坏死。较大的宫颈肌瘤可使宫颈移位及变形，宫颈可被展平或上移至耻骨联合后方。

（三）治疗

1.西医营养学治疗

（1）微量元素

碘元素不但能抑制子宫肌瘤的产生，还能平衡体内血液酸碱度。丰富的钙、铁、钠、镁等矿物质也可以调节血液酸碱平衡，从而避免身体内因病情而导致的碱性元素过度消耗，可以很好地缓解子宫肌瘤增生。

（2）铁

子宫肌瘤可能造成贫血，应注重补充富含铁及叶酸的食物。

（3）高蛋白质、高能量和高纤维

这样可以促进病情的恢复，同时也可以保持营养吸收平衡，这是最为重要的一点，这类食物还可以减少体内雌激素水平。

（4）高脂肪、高胆固醇

摄入高脂肪、高胆固醇饮食，可以促进雌激素的生成和释放。

（5）清淡饮食 多吃水果、蔬菜

水果和蔬菜包含着类胡萝卜素、多酚、植物雌激素等多样的植物化学物，被证实有抑制肿瘤生长的作用。

（6）忌热性、刺激性、精细食物

出现贫血症状后，可能会选择多吃一些红枣、桂圆等补血的食物，但是如果患有肌瘤，则建议不要吃这类食物，否则会导致肌瘤的情况更加严重。刺激性食物都可能导致月经紊乱，会出现严重的月经失调症状，会使病情加重。

2.中医膳食治疗

三七木耳乌鸡汤

【原料】乌鸡150 g，三七5 g，黑木耳10 g，盐2 g。

【制作】乌鸡处理干净，斩件；三七浸泡，洗净，切成薄片；黑木耳泡发，洗净，撕成小朵。锅中注入适量清水烧沸，放入乌鸡汆去血水后捞出洗净。用瓦煲装适量清水，煮沸后加入乌鸡、三七、黑木耳，大火煲沸后改用小火煲2小时，加盐调味即可。

【功效】三七可化瘀定痛、活血止血，乌鸡可调补气血、滋阴补肾，黑木耳可补肾阴、凉血止血。三者搭配炖汤食用，对肾虚血瘀型子宫肌瘤的患者有较好的食疗效果，还可改善患者贫血症状。此汤也非常适合月经期的女性食用。

桂枝土茯苓鳝鱼汤

【原料】鳝鱼、蘑菇各100 g，土茯苓30 g，桂枝10 g，赤芍10 g，盐5 g，料酒10 mL。

【制作】将鳝鱼洗净，切小段；蘑菇洗净，撕成小块；桂枝、土茯苓、赤芍分别洗净。将桂枝、土茯苓、赤芍先放入锅中，以大火煮沸后转小火续煮20分钟。再下入鳝鱼煮5分钟，最后下入蘑菇炖煮3分钟，加盐、料酒调味即可。

【功效】土茯苓能除湿解毒、消肿敛疮，赤芍清热凉血、散淤止痛，桂枝可活血化瘀，蘑菇可益气补虚、防癌抗癌，鳝鱼能通络散结。以上几味搭配，可辅助治疗湿热瘀结型子宫肌瘤。

三术粥

【原料】莪术15 g，白术10 g，苍术10 g，三棱9 g，车前草8 g，大米100 g。

【制作】将莪术、白术、苍术、三棱、车前草均洗净，用纱布袋包成药包。先将药包入瓦煲中，加适量的水大火煮开后转小火煎煮30分钟，去渣取汁。再加入洗净的大米煮成粥即可。

【功效】三棱、莪术是行气破血、散结止痛的良药;莪术为破消之品,配合三棱治子宫肌瘤、盆腔包块、卵巢囊肿时,常需与等量党参或白术或黄芪等同用,以免破瘀时损伤元气。

红花木香饮

【原料】青皮10 g,红花10 g,木香10 g。

【制作】先将木香洗净入锅,加水700mL,大火将水烧开,转小火煎煮15分钟。再将青皮洗净晾干后切成丝,与红花同入木香锅中,再煮5分钟,最后过滤,去渣,取汁即成。当茶频频饮用,或早晚2次分服。

【功效】红花可活血化瘀、散结止痛;青皮、木香均可行气止痛,"气行则血行,血行则瘀易散"。因此,以上三味配伍同用,对气质血瘀型子宫肌瘤有较好的疗效。

七、前列腺增生

良性前列腺增生症(benign prostatic hyperplasia BPH)作为泌尿外科的常见多发疾病之一,它的发生概率与患者年龄呈正相关。男性至60岁时,其发病率可＞50%;80岁时,发病率可高达83%[1]。作为一种缓慢进展性疾病,BPH短时间内虽不足以危及患者生命,但是其引起的一系列临床症状,以下尿路症状为主,包括排尿次数频数、排尿急促及夜间排尿次数增多等储尿期症状,排尿踌躇、尿线变细、排尿无力等排尿期症状以及排尿不尽、尿后滴沥等排尿后症状,会严重影响患者的生活质量[2]。中医对本病的治疗经验丰富,疗效恳切,现将从中医病因病机、中医治疗进行综述。

(一)病因病理

1.西医病因病理

(1)病因

前列腺增生的发生必须具备年龄的增长及有功能的睾丸两个重要条件。但前列腺增生发生的具体机制尚不明确,可能是由于上皮和间质细胞的增殖和细胞凋亡的平衡性破坏引起。相关因素有雄激素及其与雌激素的相互作用、前列腺间质——腺上皮细胞的相互作用、生长因子、炎症细胞、神经递质及遗传因素等。

(2)病理

前列腺分内外两层:内层为尿道周围的黏膜和黏膜下腺体;外层为前列腺体。后

---

[1]叶章群、陈安民、徐永健、等.泌尿外科疾病诊疗指南第3版[M].科学出版社,2013.161.

[2]叶章群,周利群,黄翼然,等.外科学泌尿外科分册[M].人民卫生出版社,2016.104.

者构成前列腺的主体，两层之间有纤维膜隔开。前列腺增生主要发生在内层，在膀胱颈至精阜一段后尿道的腺体间质中，现称该部分为移行带镜检可见。腺体间质有轻度增生组织，结构以增生的结缔组织和平滑肌为主，并有增大的腺囊、增生腺管上皮呈乳头状向囊腔内突出，形成间质腺样组织的混合性结节。

2.中医的病因病机

属于中医"癃闭"范畴，中医古籍中既有许多对于癃闭的记载。《素问·五常政大论》称："其病癃闭，邪伤肾也。"《灵枢·本输》说："三焦者……实则闭癃，虚则遗溺。"《素问·宣明五气》记述："膀胱不利为癃，不约为遗溺。"《素问·标本病传论》认为："膀胱病，小便闭[1]。"综上，BPH的发病与肾、三焦、膀胱的功能密切相关。肾精不足、肾气亏虚，三焦气化失司，膀胱开合失司均能导致小便排泄的异常。

（1）肾虚气弱

肾者水脏，主津液，肾的气化功能正常，对于水液的正常代谢起着至关重要的作用。虽然《素问·灵兰秘典论》提到"膀胱者，州都之官，津液藏焉，气化则能出矣"，但膀胱气化则能出矣的功能还是通过肾中之气助其司开合完成的。祁公任、陈涛认为诚如《素问·上古天真论》中记载"丈夫七八……天癸竭，精少，肾脏衰，形体皆极"，随着年龄的增长，老年男性逐渐肾衰精少，而肾精亏虚，肺脾之气生成乏源，进一步导致三焦气化功能失司。肾虚气弱是BPH的发病基础。除此之外，肾虚气弱，排精泄浊的功能也随之降低，久而久之蓄血淤阻，此又为本病发病之关键。故小便不利，可责之于肾虚气弱。

（2）瘀血

患者异常增生的前列腺腺体造成尿道梗阻，通过肛门指诊可触及肿大的前列腺，此为瘀血阻滞，属于中医积聚范畴。清代医家王清任曾在《医林改错》里提到"无论何处，皆有气血，气无形不能结块，结块者必有形之血"。此处形态异常增大的前列腺腺体即为有形之血结块者。赵建业、何清湖通过列举古代文献及相关现代实验研究结果认为年老体衰，血气由盛转弱、由通畅到凝滞是一个自然的过程，因此大部分老年人均伴有血瘀体质。张亚大、卢子杰等通过对220名BPH患者进行临床研究，发现BPH证型中肾虚证占39.6%，血瘀下焦证占39.5%，故认为肾虚是BPH的主要病机，因肾虚所致血行无力，淤血阻滞瘀于下焦，从而经络堵塞，膀胱气化失司，故而发为BPH，为本病之标。

（3）湿热

舌红苔黄腻，小腹胀满，小便黄赤也是部分BPH患者常见的证候，此多源于湿性趋下，湿热下行膀胱，膀胱积热气化功能失常，故而小便不利。隋代医家巢元方曾在《诸病源候论·小便不通候》中记叙道："小便不通由膀胱与肾俱有热故也。"清代医家谢映庐也于《谢映庐医案·癃闭门》提道"……有湿热郁闭而气不化者……清热导

---

[1]张伯礼，薛博瑜，唐农，等.中医内科学第2版[M].人民卫生出版社，2012.248-249.

湿而化之"。除此之外，现代许多临床研究、报道例如韩旭、孙淑艳等根据对1052位BPH患者进行的临床调查，发现所有患者中，肾气亏虚型比例最高，达43.2%，湿热下注型达22.2%，分析得出：BPH的中医辨证分型呈一定规律分布，其中最常见的是肾气亏虚型和湿热下注型，年老体虚，肾气亏乏，是其发病之本，而过食肥甘厚味，导致湿热内生，缺乏运动，也是造成BPH的重要原因之一。范洪力通过观察120BPH患者，对其证型进行具体分析也得出：发病率最高、最常见的证型为肾气亏虚型及肾阳不足型，此外膀胱湿热亦为多发证型。由上不难看出，BPH的主要病机为肾气亏虚，老年男性，年老肾气虚衰，为BPH的发病之本，而瘀血、湿热亦为重要的发病因素，它们互为因果，导致膀胱气化不利，发而为病。

（二）临床表现

前列腺增生的症状可以分为两类；一类是因增生前列腺阻塞尿路产生的梗阻性症状；另一类是因尿路梗阻引起的并发症。

1.梗阻性症状

主要是由于前列腺增生阻塞尿路、压迫膀胱颈所引起，同时也包括了膀胱本身为克服梗阻产生的反应。

①尿频是前列腺增生的早期信号，尤其夜尿次数增多更有临床意义。一般来说，夜尿次数的多少往往与前列腺增生的程度平行。原来不起夜的老人出现夜间1~2次的排尿，常常反映早期梗阻的来临，而从每夜2次发展至每夜4~5次甚至更多，说明了病变的发展和加重。

②排尿无力、尿线变细和尿滴沥。由于增生前列腺的阻塞，患者排尿要使用更大的力量克服阻力，以至排尿费力；增生前列腺将尿道压瘪致尿线变细；随着病情的发展，还可能出现排尿中断，排尿后滴沥不尽等症状。

③血尿。

④尿潴留。前列腺增生较重的晚期患者，梗阻严重时可因受凉、饮酒、憋尿时间过长或感染等原因导致尿液无法排出而发生急性尿潴留。

2.并发症

主要有感染，肾盂积水，尿毒症等。

①感染正如不通畅的河流容易污染，膀胱颈部受阻的尿路非常容易合并发生急性尿路感染，表现出夜尿次数骤增，尿急、尿痛、血尿以及发热等。

②肾盂积水前列腺增生较重、时间较长后，由于膀胱和上尿路代偿功能不全，可导致输尿管和肾盂积水，积水严重时可以在腹部摸到"肿块"——胀大的肾脏，膀胱充盈时也可在下腹部摸到"肿块"——胀大的膀胱。

③尿毒症发展致肾盂积水的前列腺增生患者，由于肾脏实质受压，可引起肾功能不全而导致尿毒症。表现出食欲减退、恶心、呕吐、贫血等。由于此类症状起初相对隐蔽，缺乏特异性，容易被忽视或误诊为消化道疾病而延搁，甚至直到出现头痛、迟钝、嗜睡、甚至昏迷才被发现，值得警惕。

④其他：一些前列腺增生患者可出现性欲变化，有的性欲亢进，有的性欲低下，少数患者可有血精。

另外，由于前列腺增生致患者排尿困难，腹压增高，也可引起或加重痔疮、疝气等疾病。

（三）治疗

1.西医营养学治疗

（1）番茄红素

当患上前列腺增生时说明前列腺组织已经出现问题，这阶段应该好好的保护前列腺组织，防止再次受到损伤。诸多研究表明，番茄红素可改变前列腺中的信号传导，包括炎症信号传导、生长因子信号传导和类固醇激素信号传导，其通过不同机制发挥作用，包括抗氧化、抑制细胞周期进展、诱导细胞凋亡、增加缝隙连接通讯、抑制IGF-1信号转导、诱导Ⅱ期酶、抑制雄激素活化和信号传导，这些机制有可能协同延缓前列腺上皮细胞的细胞周期进程，减少DNA损伤，提高氧化应激防御能力，从而有助于预防和治疗前列腺增生。番茄红素营养剂能够跟随着血液循环进入到前列腺中，从而杀死对身体有害的自由基，防止前列腺组织受到伤害。番茄红素也能够促进前列腺组织细胞的修复以及再生，保持其健康状态。番茄红素能够增强细胞抵抗病毒的能力，维持淋巴细胞正常运转，增强了免疫系统。

（2）锯棕榈

锯棕榈能够抑制雄性激素的分泌，能减缓前列腺增生的病程，维持前列腺处于正常运转状态，让尿液排出变得更加通畅，减轻了尿痛尿频尿急等泌尿系统的症状。如果锯棕榈和南瓜子里面的提取物搭配在一起的话，能够缓解前列腺肿胀感，改善尿道功能。

（3）蜂胶

蜂胶具有一定的抗氧化功效，能够及时清除自由基，保持前列腺处于健康状态，同时也具有杀菌消炎的功效，及时消除前列腺里面的炎症。

（4）锌

锌元素能够缓解慢性前列腺炎，是必不可少的营养元素，能够恢复正常的生育能力。

2.中医膳食治疗

玉米须鲫鱼汤

【原料】鲫鱼450 g，玉米须150 g，莲子肉5 g，盐少许，葱段、姜片各5 g。

【制作】鲫鱼洗净，在鱼身上打上刀花。玉米须洗净；莲子洗净。油锅炝香葱段、姜片，下入鲫鱼略煎，加入水、玉米须、莲子肉煲至熟，调入盐即可。

【功效】玉米须具有清热利湿、利尿通淋的功效。因此，本品对湿热下注引起的前列腺增生有很好的食疗作用。

腰果糯米粥

【原料】腰果20 g，糯米80 g，白糖3 g，葱8 g。

【制作】糯米泡发洗净;腰果洗净;葱洗净，切葱花。锅置火上，倒入清水，放入糯米煮至米粒开花。加入腰果同煮至粥浓稠，调入白糖拌匀，撒上葱花即可。

【功效】腰果含有丰富的锌，能补脑养血、补肾健脾、止久渴。因此，本品对前列腺增生患者有很好的食疗作用。

葡萄蜂蜜饮

【原料】鲜葡萄250 g，蜂蜜适量，鲜百合少许。

【制作】将百合洗净，放入榨汁机内。将葡萄洗净去子，也放入榨汁机内。榨汁机中加入适量清水和蜂蜜，开机搅拌均匀即可。

【功效】新鲜的葡萄具有补气血、生津液、健脾开胃、利尿消肿等作用，蜂蜜可滋养五脏，百合有清热的作用，三者合用能缓解前列腺炎和前列腺增生导致的小便涩痛。

西红柿炖棒骨

【原料】棒骨300 g，西红柿100 g，盐4 g，白糖2 g，葱3 g。

【制作】棒骨洗净剁成块;西红柿洗净切块;葱洗净切碎。锅中倒少许油烧热，下入西红柿略炒，倒水烧开，下入棒骨煮熟。加盐和白糖调味，撒上葱末，即可出锅。

【功效】棒骨含丰富的骨髓，营养很高，是熬汤的最佳原料之一;西红柿所含的番茄红素具有独特的抗氧化能力，能清除自由基、保护细胞，对前列腺癌有很好的预防作用。此品适宜前列腺增生患者食用。

第七节 运动系统

运动系统疾病（diseases of locomotor system），发生于骨、关节、肌肉、韧带等部位，临床常见，可表现为局部疾病，也可表现为全身性疾病。而就中医而言，本系统疾病主要是对应肢体经络及其所累及的脏腑病症，与中医学的"痹症"相似，属于"顽痹""历节"等范畴。运动系统慢性损伤是临床常见病损，远较急性损伤多见。无论是骨、关节、肌、肌腱、韧带、筋膜、滑囊及其相关的血管、神经等，均可因慢性损伤而受到损害，表现出相应的临床征象。人体对长期、反复、持续的姿势或职业动作在局部产生的应力是以组织的肥大、增生为代偿，超越代偿能力即形成轻微损伤，累积、迁延而成慢性损伤。为各个年龄阶段的临床常见慢性疾病，是实际临床工作中必须了解的疾病。熟悉并掌握运动系统疾病的基本知识和营养学治疗是理论学习阶段的重要知识点，对于构建营养学临床知识体系、夯实理论基础具有重要意义。

运动系统慢性损伤在临床上常见的疾病包括肩周炎、肱骨外上髁炎、狭窄性腱鞘炎、成人骨头缺血性坏死、股骨头骨软骨病、髌骨软化症、类风湿关节炎、腰椎间盘突出、颈椎病等。本节将以类风湿关节炎、骨关节炎、腰椎间盘突出为重点，展开分析与讨论。

一、类风湿性关节炎

类风湿性关节炎是一种以对称性、多关节炎为主要表现的慢性、全身性自身免疫性疾病。类风湿性关节炎不仅可导致关节病变，还可累及全身脏器，具有发病率高、复发率高和致残率高的特点，对患者及家属的生活和工作造成严重的影响。类风湿性关节炎属中医学"痹病""尪痹""顽痹""历节风"等范畴[1]。

（一）病因病理

1.西医病因病理

（1）病因

本病病因至今尚未完全明确，可能与下列多种因素有关。

① 感染因素。尚未被证实有导致本病的直接感染因子，但目前认为一些感染因素（病毒、支原体、细菌等）可能通过分子模拟等机制导致自身免疫反应。

② 遗传因素。流行病学调查显示，RA的发病与遗传因素密切相关。家系调查发现RA患者的一级亲属发生RA的概率为11%，单卵双生子同时患RA的概率为12%~30%，而双卵孪生子同患RA的概率仅为4%。许多地区和国家研究发现HLA-DR4单倍型与RA的发病相关。

③ 免疫因素。免疫紊乱被认为是RA主要的发病机制，以活化的CD4＋T细胞和MHC-Ⅱ型阳性的抗原递呈细胞（antigen presenting cell，APC）浸润关节滑膜为特点。关节滑膜组织的某些特殊成分或体内产生的内源性物质也可能作为自身抗原被APC呈递给活化CD4＋T细胞，启动特异性免疫应答，T细胞、巨噬细胞活化产生大量细胞因子如TNF-α、IL-1、IL-6、IL-8等，促进炎症反应，破坏关节软骨和骨，造成关节畸形。IL-1是引起RA全身症状如低热、乏力、急性期蛋白合成增多的主要细胞因子，是造成c反应蛋白和血沉升高的主要因素。

另外，B细胞激活分化为浆细胞，分泌大量免疫球蛋白。免疫球蛋白与类风湿因

---

[1]吴闵，姚晓玲，姚血明，等.类风湿关节炎中医证候分型研究进展[J].风湿病与关节炎，2018，7（11）:4.

子（rheumatoid factor，RF）形成的免疫复合物，经补体激活后可以诱发炎症。RA患者中过量的Fas分子或Fas分子与Fas配体比值的失调都会影响到滑膜组织细胞的正常凋亡，使RA滑膜炎症得以持续。

（2）病理

类风湿性关节炎的基本病理改变是滑膜炎。急性期滑膜炎表现为渗出和细胞浸润，滑膜下层小血管扩张，内皮细胞肿胀，间质有水肿和中性粒细胞浸润。慢性期滑膜变得肥厚，形成绒毛样突起（又名血管翳，具有极大的破坏性，是造成关节破坏、畸形和功能障碍的病理基础），突向关节腔内或侵入到软骨和软骨下的骨质。滑膜下层有大量淋巴细胞，呈弥漫状分布或聚集成结节状，如同淋巴滤泡。还可出现新生血管和大量被激活的成纤维细胞以及随后形成的纤维组织。

血管炎可发生在类风湿性关节炎患者关节外的任何组织。它累及中、小动脉和（或）静脉，管壁有淋巴细胞浸润、纤维素沉着，内膜有增生，导致血管腔的狭窄或堵塞。类风湿结节为血管炎后的一种肉芽肿性反应，常见于关节伸侧受压部位的皮下组织。结节中心为纤维素样坏死组织，周围有上皮样细胞浸润，排列成环状，外被以肉芽组织，组织间含大量淋巴组织和浆细胞。

2.中医病因病机

类风湿性关节炎的病因病机较为复杂，正气不足为主导因素，《素问·刺法篇》云："正气存内，邪不可干。"《素问·评热病论篇》云："邪之所凑，其气必虚。"其发病条件为外邪侵袭。娄多峰认为，类风湿性关节炎的主要病因病机是"正虚、邪侵、痰瘀"，其病机的关键是痰浊血瘀，由于禀赋不足，劳逸过度，病后产后致正虚，风寒湿等邪气侵袭人体，痹阻筋骨肌肉。脾胃为气血生化之源，后天之本。李东垣《脾胃论》云："内伤脾胃，百病由生。"则脾胃亏虚也是类风湿性关节炎的重要病因病机。姜泉等认为，湿热瘀阻是类风湿性关节炎的核心病机，但是脾胃贯穿病程的始终。侯雷等认为，正虚为本，外感为标，痰瘀阻络日久、邪毒内阻筋骨关节肌肉而成痹病。"百病多由痰作祟""怪病生于痰"，感受外邪，损伤脾胃，脾胃不能运化水湿，痰浊内阻。张锦花等认为，情志不畅导致气机逆乱、郁结，久而化热，与风寒湿等外邪合而为痹[1]。

（二）临床表现

多数关节炎病程较长、缠绵难愈，治疗颇为棘手。因此，做到早期发现、早期诊断、早期治疗，有利于防止关节炎病情的进展，改善患者的预后。

1.分类

（1）关节疼痛

是关节炎最主要的表现。不同类型的关节炎可表现出不同的疼痛特点。

---

[1]吴闵，姚晓玲，姚血明，等.类风湿关节炎中医证候分型研究进展[J].风湿病与关节炎，2018，7（11）:4.

（2）关节肿胀

肿胀是关节炎症的常见表现，也是炎症进展的结果，与关节疼痛的程度不一定相关。一般与疾病成正比。

（3）关节功能障碍

关节疼痛及炎症引起的关节周围组织水肿，周围肌肉的保护性痉挛和关节结构被破坏，导致关节活动受限。慢性关节炎患者由于长期关节活动受限，可能导致永久性关节功能丧失。

2.体征

不同类型的关节炎体征也不同，可出现红斑、畸形、软组织肿胀、关节红肿、渗液、骨性肿胀、骨擦音、压痛、肌萎缩或肌无力、关节活动范围受限及神经根受压等体征。

（三）治疗

风湿性关节炎患者必须根据病情及脾胃运化功能的强弱来进行。如牛奶、豆浆、麦乳精、巧克力虽是营养佳品，但体内有湿热或舌苔黏腻者，多食反而腹胀不适，不思饮食；人参、白木耳、阿胶虽能补气养血，但脾胃不和或湿热内蕴者服之反而壅气助湿，非但病不能去，反添病痛均是风湿性关节炎的饮食注意点。饮食要定时、定量，食物的软、硬、冷、热均要适宜。不可因担心体质虚弱、营养不够而暴饮暴食，增加脾胃负担，伤及消化功能是风湿性关节炎的饮食需要注意的。

1.西医营养学治疗

（1）脂肪酸

脂肪酸（FAs）是体内重要的营养物质之一。根据各自的碳链长度，它们分为短链FA，中链FA和长链FA。此外，FA还可以根据各自的不饱和度进行分类：饱和脂肪酸（SFA），单不饱和脂肪酸（MUFA）和多不饱和脂肪酸（PUFA）。MUFA是在碳链中包含单双键的脂肪酸，并且包括在橄榄油中丰富的油酸。RA患者的MUFA摄入量显著低于健康个体，而MUFA摄入量高的RA患者往往具有较低的疾病活动性。MUFA可能对RA的疾病活动具有抑制作用。

（2）维生素

维生素D在体内的作用超过了钙吸收和骨代谢的调节。维生素D还具有抗炎和免疫调节功能。维生素D可以阻止单核细胞分化为树突状细胞，减少巨噬细胞的抗原呈递，并诱导调节性T（Treg）细胞的活化。此外，它抑制T辅助（Th）–1细胞的功能，干预白介素（IL）–12，IL–1，IL–6和肿瘤坏死因子（TNF）–α的合成，并抑制B的增殖细胞，浆细胞分化和抗体产生。

（3）植物化学物质

植物化学物质是存在于水果，蔬菜，谷物和其他植物食品中的生物活性化合物。已经鉴定出超过5000种植物化学物质，但大多数对人类的影响尚不清楚。

其他化学品，例如酚酸，类黄酮，二芳基庚烷和对苯二酚，也得到了充分研究。据报道具有抗炎作用、抗肿瘤和免疫调节功能。大量研究还报道了RA对T细胞和B细胞免疫反应的免疫调节作用以及其在NF-κB，MAPKs和Jak-Stat等信号通路中的抑制作用。这些化学物质的抑制作用因此减少了细胞因子，趋化因子和炎性细胞外基质酶的产生。此外，植物化学物质可能在RA的发生和发展中起保护作用。

（4）微量营养素

人体中的微量营养素含量极低，但它们在人体的生理状况中起着重要的作用。一些研究已经表明，在RA患者的锌和硒的血清水平下降显著与疾病活动呈负相关。另一方面，RA患者血清中的铜含量高于健康人，并且与疾病活动度呈正相关。一项研究表明，包括锌，硒，维生素A，C和E在内的抗氧化剂可以改善RA的氧化应激并降低患者的疾病活动性。此外，RA患者关节滑液中游离铁，乳铁蛋白和其他铁结合蛋白的含量高于健康人。补充铁可能对没有缺乏症的RA患者产生不良影响。

2.中医膳食治疗

中医认为，关节炎属于"闭证""历节风"等范畴，《素问·痹论》云："风寒湿三气杂至，合而为痹也。其风气胜者为行痹，寒气胜者为寒痹，湿气胜者也。"

该病主要是由于风寒湿邪，痹阻经脉，致使经脉不通，不通则痛。治疗主要以祛风散寒、解痉通络、活血化瘀为主，使僵硬的关节得到放松，解除肌肉痉挛，达到疏通经络、消肿止痛的作用。除了用药物进行辨证施治外，对症选用药膳食疗，也可收到事半功倍的效果[1]。

（1）行痹

紫苏煎（《饮膳正要》）

【原料】紫苏叶10g、干木瓜15g，粳米100g。

【制作】将以上各物洗净，放入锅内，加水适量，武火煮开后，改用文火继续煮至米熟烂即可。

【功效】祛风通络，散寒除湿。紫苏叶味辛、性温，辛温能散，气薄能通，味薄发泄，功效解肌发表、祛风散寒。木瓜味酸、性温，酸收可舒缓筋脉，温通可宣达寒湿之邪，功能舒筋活络、和胃化湿；粳米味甘、性平，能健脾益气。三者配伍则成祛风通络、散寒除湿之方。

---

[1]孟昭群.防治关节炎对症食药膳[J].家庭中医药，2020，27（12）:3.

鳗鲡鱼粥（《食疗本草》）

【原料】鳗鲡鱼50g，粳米100g。

【制作】将鳗鲡鱼去鱼鳞及内脏，冲洗干净，与洗净的粳米一同放入锅内，武火煮开后，改用文火继续煮至米熟烂即成。

【功效】祛风除湿。鳗鲡鱼味甘、性平，功用健脾补肺、益肾固冲、祛风除湿，《食疗本草》云本品善"疗湿脚气，腰肾间湿风痹"；辅以粳米健脾和胃。三者合用而成祛风除湿之方。

（2）寒痹

樱桃酒（《滇南本草》）

【原料】鲜樱桃250g，白酒1000mL。

【制作】将鲜樱桃洗净，放入细口瓶内，加入白酒，瓶口密封，浸泡14天，每日振摇1次。

【功效】温经散寒，祛风除湿。本方中樱桃味甘、性温，有祛风湿、补肝肾的作用；白酒味辛、性温，可助药力而行血脉、通经络，增强樱桃祛风湿的效果。全方共奏温经散寒、祛风除湿之功，可用于寒痹的治疗。

胡椒根炖蛇肉（《饮食疗法》）

【原料】胡椒树根50g，蛇肉250g。

【制作】将胡椒树根洗净，同蛇肉一同放入锅内，加水适量，武火煮开后，改用文火继续煮至肉熟烂即成。

【功效】散寒除湿，通络止痛。本方中蛇肉功用祛风湿、通经络，主治风湿顽痹、筋脉拘挛；胡椒树根功同胡椒，味辛、性热，为纯阳之物，善祛寒湿。二者配伍使用共成散寒除湿、通络止痛之方，可用于寒痹的治疗。

蛇肉汤（《民间验方》）

【原料】大白花蛇肉250g，胡椒30g，生姜5g，葱白、食盐、黄酒各适量。

【制作】将蛇肉切块，在油中略煸后放入砂锅，同时加入胡椒、生姜、葱白、黄酒等，再加清水，先用武火，煮沸后改用文火，炖至蛇肉将熟时加食盐适量，略煮即可。

【功效】温经散寒，祛风除湿。白花蛇肉功用祛风湿、通经络，主治风湿顽痹、筋脉拘挛。胡椒味辛、性热，为纯阳之物，善祛寒湿。二者伍用共成散寒除湿、通络止痛之方，可用于寒痹的治疗。

（3）湿痹

薏苡仁酒（《本草纲目》）

【原料】薏苡仁200g，白酒500mL。

【制作】将薏苡仁放在细口瓶内，加入白酒，密封瓶口，每日振摇1次，半月后即可饮用。

【功效】除湿通络，祛风散寒。薏苡仁味甘淡、性微寒，功用除湿舒筋、益脾渗湿，对湿滞经脉之湿痹拘挛有良好效果；并可借酒的辛温行散、活血行气之性，以增强效力和便于效力迅速到达全身经脉。

青鱼鲊（《本草蒙筌》）

【原料】青鱼1条，食盐、黄酒各适量。

【制作】将青鱼去鱼鳞及内脏，冲洗干净，用食盐、黄酒腌30分钟，入锅中煸熟。

【功效】化湿除痹，益气和中。青鱼味甘、性平，有化湿除痹、益气和中的作用，主治脚气湿痹，《本草蒙筌》记载"鲭鱼可取作鲊，治脚气痒，祛湿痹灵"；食盐味咸、性寒，可清热渗湿，又能调味。全方共奏化湿除痹之功，可用于湿痹的治疗。

（4）热痹

薏苡仁粥（《食医心镜》）

【原料】薏苡仁50g，粳米100g。

【制作】先将薏苡仁研成细末，同洗净的粳米一同放入锅内，加水适量，武火煮开后，改用文火继续熬煮，煮至米熟烂即成。

【功效】清热通络，祛风除湿。薏苡仁味甘淡、性微寒，功用清热除湿舒筋，对湿热壅滞之痹证有良好效果；辅以补中益气的粳米，全方共奏清热通络、祛风除湿之功，可用于热痹的治疗。

莼菜鲤鱼羹（《太平圣惠方》）

【原料】莼菜50g，鲤鱼1条（约500g），豆豉、食盐各适量。

【制作】将鲤鱼去鳞及内脏，洗净备用，与洗净的莼菜和豆豉一同放入锅内，加水适量，武火煮开后，改用文火，煮至肉熟烂即成。

【功效】清热通络，祛风除湿。莼菜味甘、性寒，有清热解毒、消肿利水的作用，《本草汇言》称莼菜为"散热痹之药"；鲤鱼味甘、性平，有利水消肿的作用，长于利小便而清湿热，可辅助莼菜；豆豉味咸、性平，有和胃除烦、去寒热的作用。全方共奏清热祛湿之功，可用于热痹的治疗。

（5）其他药膳

薏仁赤豆冬瓜汤

【原料】薏苡仁50 g，赤小豆30 g，冬瓜500 g。

【制作】将前两味洗净，放入锅内，加水适量浸泡 2 小时；冬瓜洗净、连皮切片入锅中。武火煮沸后转小火，煮至豆烂瓜熟为度，食时可酌加食盐调味。每日 1 剂，随意食用。

【功效】薏苡仁性凉，味甘淡，有清热去湿、舒筋除痹、抗炎镇痛等功效；赤小豆性平，味甘，有益气养血、清热宣痹、利水祛湿的作用；冬瓜性微寒，味甘淡，可健脾祛湿、清热解毒、利尿消肿。此汤适用于风湿热痹证，表现为关节红肿热痛，痛不可近，得冷则舒，特别是四肢小关节肿大，肌肉酸痛、麻木、重着，关节屈伸不利，湿热内蕴而湿邪偏盛者。

防风葱白生姜粥

【原料】防风15 g，葱白2根，姜3片，粳米60 g。

【制作】先将葱、姜洗净、切碎，与防风一起水煎 2 次，滤取药汁备用。再将粳米淘洗干净，放入锅中，加适量清水，按常法煮为粥。待粥将熟时加入药汁再煮沸即成。早晚服用，每日 1 剂。

【功效】防风性味辛、甘，温，为祛风解表要药，有祛风解痉、除湿止痛的作用。《本草纲目》载，葱白可除风湿、身疼、麻痹。生姜味辛，性温，是祛寒良药，可解表散寒、祛风利湿、回阳通脉。此粥最宜趁热食用，以利于发汗解表、温中止痛、祛风解痉。适用于风寒湿痹证，风、寒、湿三气外邪侵袭经络，气血闭阻不畅引起的骨节疼痛游走不定，得热稍缓，遇冷则剧，局部肌肉酸重麻木，肢体拘急，迁延日久等症状。

白芍桃仁大枣粥

【原料】白芍15g、桃仁9g，大枣 3~5 枚，粳米100g。

【制作】先将前两味药洗净，再把桃仁去皮弃尖，与大枣、粳米共入锅内，加水适量。先武火后文火煮为稀粥，早晚温热食用，每日 1 剂。

【功效】白芍性凉，味苦酸，有镇痛解痉的作用，可治经脉失于濡养而引起的手足挛急疼痛等。桃仁性味苦、甘，善泄血滞、祛瘀力强，为治疗各种气虚血瘀，阻滞关节的常用药物。大枣性味甘、温，有补虚益气、养血安神、健脾和胃等作用。粳米味甘，性平，能益脾和胃、祛瘀通经、活血止痛。此粥适用于证属瘀血阻滞的关节炎患者，表现为关节刺痛，位置固定不移，痛处惧怕按压、心悸不安、气短喘息、疼痛在夜里会明显加重等症状。

当归黄芪牛肉汤

【原料】当归12g，黄芪15g，党参9g，红枣10g，牛肉300g，姜、盐、料酒、鸡精等各适量。

【制作】将洗净的牛肉切成丁。锅中注入适量清水烧开，倒入牛肉丁，搅拌均匀。淋上少许料酒，煮沸约半分钟。余去血水后捞出，沥干水分。砂锅中注入适量清水烧开，倒入牛肉丁，放入洗净的上四味药，撒上姜片，再淋入少许料酒。盖上锅盖，大火煮沸后用小火煮约60分钟，至肉丁熟透。揭盖，按个人口味加入少许盐、鸡精，拌匀调味。用中火续煮片刻，至汤汁入味。关火后撒上葱花即成。早晚食用，隔日1剂。

【功效】当归既能补血，又能行血，补中有动，行中有补，为血中之要药，因而可以补血活血、通经活络、消肿止痛。黄芪是补气良药，有益气固表、补气养血、利水消肿等功效。党参有补中益气、健脾益肺、养血生津的功效。牛肉性味甘平，有补中益气、强筋健骨、补虚养血的作用此汤适用于气血虚痹证的患者，症状主要为胸闷气短、疲倦无力、畏寒肢冷，骨节疼痛，关节活动受限，入夜尤甚，关节变形，日久不愈等。

桑寄生连翘鸡爪汤

【原料】桑寄生30g，连翘15g，鸡爪400g，蜜枣2枚，盐5g。

【制作】桑寄生、连翘、蜜枣均洗净，鸡爪洗净，去爪甲，斩件，入沸水锅中余烫。将1600mL清水放入瓦煲内，煮沸后加入除盐以外的所有材料，大火煲开后，改用小火煲2小时，加盐调味即可。

【功效】桑寄生能补肝肾、强筋骨、除风湿、通经络、益气血，还可治疗风湿痹痛，适用于风湿性关节炎，风湿性心肌炎而有腰膝酸软、痛痹和其他血虚表现者，取其有舒筋活络、镇痛的作用。

土茯苓鳝鱼汤

【原料】鳝鱼、蘑菇各100g，当归8g，土茯苓、赤芍各10g，盐5g，料酒10g。

【制作】将鳝鱼洗净，切小段；当归、土茯苓、赤芍、蘑菇分别洗净。将原材料放入锅中，以大火煮沸后转小火续煮20分钟，加入盐、料酒调味即可。

【功效】土茯苓可祛风除湿、清热解毒；鳝鱼可祛风通络。二者合用，对湿热痹痛型风湿性关节炎有很好的疗效。

二、骨关节病

骨关节炎是中老年人最常见的慢性退行性骨关节疾病，是一种异质性疾病，发生率约为3%。骨关节炎是多因素包括遗传、代谢、生化和生物力学综合作用导致软骨细胞、软骨下骨和细胞外基质合成及降解失衡，出现关节代谢异常，进而引起关节软骨变性及负重处关节软骨面消失，软骨下骨变性，关节纤维增生，软骨下骨的骨质硬化，关节缘骨赘形成，滑膜非特异性炎症，由于慢性炎症的持续损害和关节组织渐进的结构改变，最后导致病情不断进展，滑膜关节损伤，包括关节软骨损伤、半月板损伤、韧带松弛、骨赘形成和软骨下骨损伤，关节功能不可逆性丧失和疼痛。随年龄增长骨关节炎发生率明显增加，除年龄外，其发病与肥胖、炎症、损伤和遗传等多种因素有关，无明显地域及种族差异，是生活能力下降及致残的常见病因之一。对膝关节骨性关节炎而言，肥胖是最重要的独立危险因素，比关节损伤、遗传易感性等其他因素更加重要[1]。

（一）病因病理

1.西医病因病理

（1）病因

骨关节炎的发病可能与患者自身易感性（即一般易感因素），以及导致特殊关节、部位的生物力学异常的环境因素（即机械因素）有关。

① 一般易感因素，包括遗传因素、肥胖、性激素、骨密度、过度运动以及存在的其他疾病。

② 机械因素，如创伤、关节形态异常、剧烈的竞技运动及长期从事反复使用某些关节的职业等。

骨关节炎的发病是多种外界因素对易感人群作用的结果，生物机械学、生物化学、炎症基因突变及免疫因素共同参与了本病的诱发，导致软骨下骨板损害使软骨失去缓冲作用、关节内局灶性炎症。

（2）病理

① 关节软骨。软骨变性为本病的特征性病理改变，也是OA最基本的病理改变。早期关节软骨变黄，失去光泽，表面出现不规则压迹、麻点样小窝或线状沟，或呈天鹅绒样改变。软骨逐渐变薄、破裂，可自表面脱落于滑液中。显微镜下可见软骨裂隙沿基质中胶原纤维走向，软骨细胞肿胀、裂解或增生。

② 骨质改变。软骨糜烂变薄，甚或部分剥脱后，软骨下骨组织暴露。关节运动时，摩擦与刺激使骨小梁增厚，髓腔变窄，骨质逐渐变为致密、坚硬，称为"象牙质性变"。软骨边缘骨膜过度增生，产生新的软骨，形成软骨性骨赘。骨赘可破裂进入关节腔，形成关节内游离体。晚期关节间隙日益狭窄，甚或近于闭合，软骨下骨板出现大小不等的囊性变，实质为骨的侵蚀性破坏。

③ 滑膜改变。轻微的滑膜炎一般为继发性，由滑膜细胞吞噬了落入滑液的软骨小碎片所引起。早期可有充血、局限性淋巴细胞及浆细胞浸润。后期由于软骨及骨质病

[1]郑晓芬.骨关节炎发病机制和治疗的最新进展[J].中国组织工程研究，2017，21（20）:8.

变严重，滑膜呈绒毛样增生并失去弹性，其内可见破碎软骨或骨质小块，并可引起异物巨细胞反应。

2.中医病因病机

骨关节病从临床表现来看属于中医学之"痹症""骨痹"等范畴。《黄帝内经》云："病在骨，骨重不可举，骨髓酸痛，寒气至，名曰骨痹。"《金匮要略》记载的"中风历节病"与膝关节骨关节病临床表现极其相似，并创制了甘草附子汤、桂枝附子汤等方剂治疗本病。近现代中医家对骨关节病的病因病机认识与古代基本一致，多认为"本虚标实"，故多以补肝肾，强筋骨，补益气血以治其本，祛风散寒胜湿，活血通络止痛治其标[1]。

寒湿痹阻。李俊宇[2]等认为，该证型多因久居湿地，涉水淋雨，气候剧变，冷热交错以致风寒湿邪乘虚侵入机体，流注筋骨关节而成痹症。正如《素问·痹论》所言"风寒湿三气杂至，合而为痹"，同时《儒门事亲》记载"风寒暑湿燥火是天之邪；雾露雨雹水逆是地之邪，最易致人于病"。

气滞血瘀。丁铜等[3]认为，该证型多因扭闪挫伤致关节内外组织损伤，年老体衰，功能下降，致使脉络退化血溢脉外，阻滞经络，致气滞血瘀。正如《类证治裁·痹证》所言"痹久必有瘀血。"《医林改错》也有"瘀血致痹"之说。可见，瘀血既是骨关节病的病理产物，也是病因。

肝肾亏虚。李念虎[4]认为，肝肾亏虚、筋脉瘀滞是本病早中期的主要症型，主要由于肝肾亏虚、气血闭阻不通所致。《中藏经》云"骨痹者，乃嗜欲不节，伤于肾也"，阐明了骨关节病与肾脏有关。《黄帝内经》记载"肝主筋，肾主骨"，肝藏血，血养筋，故肝之合筋也。肾主储藏精气，骨髓生于精气，故肾之合于骨。诸筋者，皆属于节，筋能约束骨节。由于中年以后，肝肾亏损，肝虚则血不能养筋，筋不能维持骨节之张弛，关节失滑利，肾虚而髓减，致使筋骨均失所养。

（二）临床表现

起病隐匿，进展缓慢。症状多见于40岁以后，随年龄增长而发病增多，但也有青年发病者。女性患病率高于男性。

1.主要症状

（1）疼痛

特点为隐匿发作，持续钝痛，多于关节活动以后发生，负重时疼痛加重，休息后

---

[1]邢鹏，董平.骨关节病中西医诊疗进展[J].医学综述，2013，19（12）:3.

[2]李俊宇，沈海彪，李春峰. 独活寄生汤治疗寒湿痹阻型膝关节病骨性关节病60例[J].河南中医，2012，32（3）:367-368.

[3]丁铜，曹向阳.活血化瘀膏治疗膝骨性关节炎临床研究[J].中医学报，2012，27（4）:506-507.

[4]李念虎. 补肾活血中药治疗早中期膝骨性关节炎临床观察[J].中医正骨，2006，18(10)：11-12.

可以缓解。

（2）晨僵和黏着感

本病晨僵时间较短暂，一般不超过30分钟。黏着感指大关节静止一段时间后，关节活动时感到僵硬，如黏着一般。多见于老年人的负重关节，活动后症状可逐渐改善。

（3）活动障碍

随着病情进展，可出现关节畸形、活动障碍。

2.体征

（1）压痛和被动痛

受累关节可有压痛，伴滑膜炎性渗出时，则压痛更甚。关节被动运动时可发生疼痛。

（2）关节活动弹响（骨摩擦音）

以膝关节多见。检查方法：患者坐位，检查者一手活动踝关节，另一手按在膝关节上，膝关节活动时可听到咔嗒声或触及摩擦感。可能为软骨缺失或关节面欠光滑所致。

（3）关节肿胀和畸形

可因局部的骨性肥大或渗出性滑膜炎引起，严重者可见关节畸形、半脱位等。

（三）治疗

中老年人患骨关节病在所难免，但应采取积极的综合措施防治。如从年轻时加强骨质营养，减轻体重，尽量少做登高运动，减少膝关节所承受的压力等。纠正不正确或过度的锻炼，防止增加关节扭伤和负荷；主张参加有益的运动，如游泳、散步、骑自行车、仰卧直腿抬高，或抗阻力训练，及不负重的关节屈伸活动等，都可预防及延缓骨关节炎的发生发展。

1.西医营养学治疗

只要骨性关节炎患者没有食物过敏史，则不需要忌口。因为骨性关节炎是由于随着年龄增加导致骨骼系统、关节系统退变所引起的疾病，其与食物因素无关。从营养学角度而言，提倡骨性关节炎患者保持食物种类多样化，进而使营养更加全面。如果患者伴有肥胖，最好积极减肥。

①适当食用富含维生素C、维生素D、维生素E的食物，如新鲜蔬菜和水果，因为抗氧化作用可以减少软骨的损伤。

②适当食用奶类、蛋白质等食物，如豆制品等，可以强健骨骼。

③宜吃富含钙磷的食物。富含钙磷等矿物质元素的食物，可促进骨关节炎患者钙磷的吸收，预防骨质疏松，缺钙等情况，利于患者的恢复。

④宜吃清热解毒的食物。具有清热解毒的作用，可以促进骨性关节炎患者身体的刺激因子的排出，抑制分泌等功效，对患者的恢复是有帮助的。

⑤宜吃活血的食物。具有活血化瘀缓解骨性关节炎引起的肿胀，疼痛等症状，可

以提高患者的生活质量的作用。

2.中医膳食治疗

姜醋煲猪手

【原料】猪手1个，嫩鲜姜、好米醋、红糖各适量。

【制作】将猪手去毛刮净水洗，顺骨缝劈两瓣，再斩成两截，放入开水锅氽10分钟，捞出控去水分；姜切成稍厚片，同猪手、醋、红糖一起放入砂锅拌匀；倒入温开水加盖，慢火煲2小时，至酥烂常食。

【功效】猪手富含胶原蛋白，它是构成肌腱、韧带及骨骼中最重要的蛋白质，同类食品还有牛羊蹄、牛马筋腱、猪尾及肉皮等。其水解后所产生的胱氨酸、精氨酸等11种氨基酸的含量可与熊掌相比。如胶原蛋白缺乏，就会引起"胶原性疾病"，因成骨时必先由胶原蛋白纤维组成骨骼的框架，故它又叫"骨骼中的骨骼"。鲜姜是食药两用调味品，属热性食物，能发表散寒，加快血液循环，使骨关节活动灵活，减轻关节疼痛，增加疗效。食醋有消食健胃、散瘀止痛和消炎等功效，用来溶解无机盐，保护维生素。红糖中维生素和无机盐远高于白糖，在此用于调色调味，糖尿病患者可用酱油代替。猪手胆固醇较高，故高血脂、高胆固醇患者慎用。

马齿苋羊肉灌汤蒸包

【原料】荞麦多味营养粉1kg，马齿苋、羊肉、猪皮冻各适量，芝麻、虾皮各50g，葱姜调味料适量。

【制作】荤素馅灌汤发面蒸包，常规做法。

【功效】马齿苋是维生素及无机盐等都很丰富的食药两用野菜的代表，含有多种保健成分，值得中老年人重视。古书早记载其消炎止痛、生肌和疗伤之功效。羊肉是畜肉的代表，其钙铁含量高于猪牛肉，具有补精血、益虚劳、暖脾胃之功，对寒证、腰膝冷痛、畏寒肢冷有益。芝麻是美味强身祛病的优质油料的代表，富含必需脂肪酸、蛋白质及抗氧化物，尤其钙质较多，还有卵磷脂等抗衰老物质。虾皮是含钙最高的食品，为肉类含钙量的100倍以上，为河虾及对虾的10~50倍，含有多种无机盐和维生素等壮骨强筋成分，很适于腰膝酸软、倦怠无力者常用。猪皮冻富含胶原蛋白和弹性蛋白，前者约占85%，能改善人的皮肤、黏膜的贮水功能，滑润关节腔；弹性蛋白可使皮肤、骨骼及软骨保持弹性。该方有胃病者慎用，可将荞麦面换成小麦面，将虾皮换成鲜虾仁。

红薯胡萝卜大枣枸杞糯米粥

【原料】红薯50g，胡萝卜30g，大枣5~7枚，枸杞10g，糯米100g。

【制作】将红薯胡萝卜切成方块，糯米用水泡发后，用适量水煮开加入其他调料煮熟，常食。

【功效】红薯营养丰富，有健脾胃、益气力、补益虚弱、强筋壮骨之效；尤其富含黏液蛋白，能抑制胆固醇在动脉壁上沉积，保持血管，肌肉及骨骼的弹性，保护关节面及浆膜腔的滑润，防止细菌侵入和关节腔干燥变形。胡萝卜含大量胡萝卜素，在体内可转变为维生素A，常食对骨关节病大有裨益。大枣为食品中佼佼者，其维生素C含量比苹果、桃高100倍；维生素D含量名列前茅，有"活维生素丸"之称；还同人参一样富含环磷腺苷活性物，能调节细胞的分裂繁殖；提高人体免疫力，促进新陈代谢，强筋壮骨。枸杞营养丰富，含多种保健成分，用于体弱肾虚、腰膝酸软、关节不灵活等。有内热者慎用。

三、椎间盘突出

腰椎间盘突出症是临床上的常见疾病，中老年人多发，也好发于青壮年，主要是由于腰椎间盘各组成部分发生退行性改变或受到暴力外伤的作用，使椎间盘的纤维环部分或者全部破裂，致使髓核单独或连同终板一起从破裂处向外突起，刺激或压迫到脊髓、窦椎神经或者神经根而表现出的一种临床综合征[1]。

腰椎间盘突出的主要临床表现为腰部局限性疼痛，双侧或单侧下肢沿坐骨神经走行部位呈放射性疼痛，当腹压增高时，常出现疼痛加重，可伴有间歇性跛行、下肢皮肤感觉异常、肌力减退甚至肌肉瘫痪、出现马尾综合征等。X线显示病变椎间隙变窄，腰椎生理前凸减小、骨质增生等，脊髓造影、腰椎CT、腰椎磁共振提示有腰椎间盘突出改变。腰椎间盘突出应与腰肌劳损、急性腰扭伤、第三腰椎横突综合征、梨状肌综合征、骶髂关节病变、腰椎管狭窄、腰椎滑脱症、腰椎肿瘤、结核等疾病相鉴别[2]。

（一）病因病理

1.西医病因病理

（1）病因

① 腰椎间盘的退行性改变是基本因素。髓核的退变主要表现为含水量的降低，并可因失水引起椎节失稳、松动等小范围的病理改变；纤维环的退变主要表现为坚韧度降低。

② 损伤。长期反复的外力造成轻微损害，加重了退变的程度。

③ 椎间盘自身解剖因素的弱点。椎间盘在成年之后逐渐缺乏血液循环，修复能力差。在上述因素作用的基础上，某种可导致椎间盘所承受压力突然升高的诱发因素，即可能使弹性较差的髓核穿过已变得不太坚韧的纤维环，造成髓核突出。

④ 遗传因素。腰椎间盘突出症有家族性发病的报道。

---

[1]刘焱，鲍自立.腰椎间盘突出症的非手术治疗现状[J].中医临床研究，2018，10（36）:4.
[2]陈任武.中医传统康复治疗腰椎间盘突出症[J].中医临床研究，2017，9（19）:52-53.

⑤腰骶先天异常。包括腰椎骶化、骶椎腰化、半椎体畸形、小关节畸形和关节突不对称等。上述因素可使下腰椎承受的应力发生改变，从而构成椎间盘内压升高和易发生退变和损伤。

⑥诱发因素。在椎间盘退行性变的基础上，某种可诱发椎间隙压力突然升高的因素可致髓核突出。常见的诱发因素有增加腹压、腰姿不正、突然负重、妊娠、受寒和受潮等。

（2）病理

①膨隆型。纤维环部分破裂，而表层尚完整，此时髓核因压力而向椎管内局限性隆起，但表面光滑。这一类型经保守治疗大多可缓解或治愈。

②突出型。纤维环完全破裂，髓核突向椎管，仅有后纵韧带或一层纤维膜覆盖，表面高低不平或呈菜花状，常需手术治疗。

③脱垂游离型。破裂突出的椎间盘组织或碎块脱入椎管内或完全游离。此型不但可引起神经根症状，还容易导致马尾神经症状，非手术治疗往往无效。

④Schmorl结节。髓核经上下终板软骨的裂隙进入椎体松质骨内，一般仅有腰痛，无神经根症状，多不需要手术治疗。

2.中医病因病机

本病属于中医学"腰痛""痹症"之范畴，关于此病之病因病机，首先，《素问》指出"肾主骨生髓，肝主筋而藏血"，可见此病的发生与肾脏的虚实密不可分。再者，中医学认为，肝肾同源，精血同源，肝血虚则必会导致肾精虚损，精血亏虚，则会导致骨骼不能濡养，从而导致骨病的[1]。《灵枢·五癃津液别》提道："五谷之津液，和合而为膏者，内渗于骨空，补益脑髓而下流于阴股。"五谷入于胃，赖于脾之运化，从而内充于骨，保证了骨骼的正常生长发育，故而一旦脾胃功能失常，则会因而髓海不足，骨骼失于滋养，导致骨病的发生。无疑，肾、肝、脾三脏亏虚，腰椎及其相关组织将不可避免地出现退化、变性，从而造成此病的发生[2]。而后隋代巢元方在《诸病源候论·腰背病诸侯》中总结性地指出"凡腰痛病有五：一曰少阴，少阴肾也，十月万物阳气伤，是以腰痛。二曰风，风寒着腰，是以痛。三曰肾虚，头痛伤肾，是以痛。四曰肾腰，坠堕伤腰，是以痛。五曰寝卧湿地，是以痛"[3]。王焘又在《外台秘要·腰脚疼痛方》中指出：肾气不足，同时感受风、寒、湿之气，风寒湿三气与正气相争此病出现。或久感外邪而不得愈，导致风寒湿三邪痹阻于筋脉，从而导致此病发生。"病源肾气不足。受风邪之所为也。劳伤则肾虚。虚则受于风冷。风冷与真气交争。故腰脚疼痛也"又"卧冷湿地，当风所得……冷痹疼弱重滞。"而后王寿又指出

---

[1]曹盼举，于海洋，张晓刚，等.腰椎间盘突出症的中医病因病机及其治疗思想[J].中医药临床杂志，2018，30（11）:4.

[2]牛兵占.黄帝内经[M].石家庄：河北科学技术出版社.1996.

[3]巢元方.诸病源候论[M].沈阳：辽宁科学技术出版社，1997：25.

外伤瘀血阻滞可导致此病的发生[1]。

（二）临床表现

1.症状

（1）腰痛

腰痛是大多数患者最先出现的症状，发生率约91%。由于纤维环外层及后纵韧带受到髓核刺激，经窦椎神经而产生下腰部感应痛，有时可伴有臀部疼痛。

（2）下肢放射痛

虽然高位腰椎间盘突出（腰2~3、腰3~4）可引起股神经痛，但临床少见，不足5%。绝大多数患者是腰4~5、腰5~骶1间隙突出，表现为坐骨神经痛。典型坐骨神经痛是从下腰部向臀部、大腿后方、小腿外侧直到足部的放射痛，在喷嚏和咳嗽等腹压增高的情况下疼痛会加剧。放射痛的肢体多为一侧，仅极少数中央型或中央旁型髓核突出者表现为双下肢症状。坐骨神经痛的原因有三：破裂的椎间盘产生化学物质的刺激及自身免疫反应使神经根发生化学性炎症；突出的髓核压迫或牵张已有炎症的神经根，使其静脉回流受阻，进一步加重水肿，使得对疼痛的敏感性增高；受压的神经根缺血。上述三种因素相互关联，互为加重因素。

（3）马尾神经症状

向正后方突出的髓核或脱垂、游离椎间盘组织压迫马尾神经，其主要表现为大、小便障碍，会阴和肛周感觉异常。严重者可出现大小便失控及双下肢不完全性瘫痪等症状，临床上少见。

2.体征

①腰椎侧凸是一种为减轻疼痛的姿势性代偿畸形，具有辅助诊断价值。如髓核突出在神经根的肩部，上身向健侧弯曲，腰椎凸向病侧可松弛受压的神经根；当突出髓核在神经根腋部时，上身向病侧弯曲，腰椎凸向健侧可缓解疼痛。

②腰部活动受限大部分患者都有不同程度的腰部活动受限，急性期尤为明显，其中以前屈受限最明显，因为前屈位时可进一步促使髓核向后移位，并增加对受压神经根的牵拉。

③压痛、叩痛及骶棘肌痉挛压痛及叩痛的部位基本上与病变的椎间隙相一致，80%~90%的病例呈阳性。叩痛以棘突处为明显，系叩击震动病变部位所致。压痛点主要位于椎旁1cm处，可出现沿坐骨神经放射痛。约1/3患者有腰部骶棘肌痉挛。

（三）治疗

腰椎间盘突出患者，每日饮食应少量多餐，富于营养，易消化而又可口。特别要

---

[1]（唐）王焘撰.外台秘要[M].北京：人民卫生出版社，1955.

注意多吃蔬菜及水果，使人体摄取丰富的维生素，并使肠道内有较多纤维素而保持水分，促进肠蠕动，防止便秘。因便秘面临入厕努挣，腹压增加，会使症状加重。每日睡前、晨起饮用蜂蜜水、淡盐水可有效地防止便秘。

腰椎间盘突出患者要加强营养，适当补充钙、维生素、蛋白质等物质能达到增强腰椎骨骼的强度、提高肌肉力量的效果。

1.西医营养学治疗

患者每日补充蛋白质的量最好保证在150 g左右，最好选择优质蛋白质的食物最佳，比如说奶及奶制品（上了年纪的患者最好选用脱脂鲜奶和脱脂奶粉）、蛋类、大豆粉、动物的肝肾、瘦肉、鱼、鸡肉、酸奶等。补充蛋白质的时候要注意少量多餐的方法。

钙是骨的主要成分，所以要充分摄取。成长期自不必说，成年以后骨也要不断进行新陈代谢。另外，钙还有使精神安定的作用可以起到缓解疼痛的作用。钙含量多的食品有：鱼、牛奶、酸奶、芝麻、浓绿蔬菜、海藻类。维生素B含量多的食品：粗米、精米、大豆、花生米、芝麻、浓绿蔬菜。

蛋白质是形成肌肉、韧带、骨不可缺少的营养素。蛋白质含量多的食品有猪肉、鸡肉、牛肉、肝脏、鱼类、贝类、干酪、鸡蛋、大豆、大豆制品。

维生素E有扩张血管、促进血流、消除肌肉紧张的作用，用于缓解疼痛。维生素E含量多的食品：鳝鱼、大豆、花生米、芝麻、杏仁、粗米、植物油。

椎间盘的纤维环是由结缔组织形成的，结缔组织的形成离不开维生素C要形成结实强健的纤维环，维生素C是不可缺少的。维生素C含量多的食品：红薯、马铃薯、油菜花、青椒、青白萝卜叶、油菜、菜花、卷心菜、芹菜、草莓、甜柿子、柠檬、橘子。

2.中医膳食治疗

《金匮翼》载："瘀血腰痛者，闪挫及强立举重得之。盖腰者一身之要，屈伸俯仰，无不由之。若一有损伤，则血脉凝涩，经络壅滞，令人卒痛，不能转侧，其脉涩，日轻夜重者是也[1]。"瘀血腰痛与现代临床青年人群之发病特点颇为相似。通过以上论述可以看出，此病发生总以肾、肝、脾三脏亏虚为主，同时又兼有外感风寒湿邪或瘀血为辅。因此在现代临床治疗此病过程中须注意其病因的辨证从而对症论治，切不可盲目下药[2]。

（1）气滞血瘀型

腰椎间盘突出症血瘀证的临床表现：腰腿痛如刺，痛有定处，坐卧不宁，并可向下肢放射，日轻夜重，腰部板硬，仰俯旋转受限，痛楚拒按，便秘。舌质暗红，或有瘀斑，苔薄黄，脉弦紧或涩。饮食宜清淡、易消化，多食蔬菜、水果，忌油腻、辛辣刺激性食物。

---

[1]（清）尤怡.许有玲校注.金匮翼[M].北京：中国中医药出版社，1996.

[2]曹盼举，于海洋，张晓刚，等.腰椎间盘突出症的中医病因病机及其治疗思想[J].中医药临床杂志，2018，30（11）:4.

祛瘀生新汤

【原料】三七片12g，生地黄30g，大枣4枚，瘦猪肉300g，葱、盐各适量。

【制作】瘦猪肉剔除脂肪、筋膜，洗净，共入砂锅，加水1200mL，武火煮沸15分钟，改文火煮60分钟至瘦肉熟烂，加葱盐，饮汤吃肉。早晚各温服1小碗。

【功效】祛瘀活血、化瘀行血。

（2）风寒湿阻型

临床表现：腰腿冷痛困重，或麻木不仁，受寒阴雨加重，得温减轻。舌质淡，苔白或腻，脉沉紧或濡缓。宜温热饮食，忌肥甘厚腻、生冷，以免化湿生痰、寒湿凝滞。多食黄芪、宽筋藤炖猪蹄、当归四逆汤加吴茱萸生姜汤，宜饭后温服。

川芎白芷炖鱼头

【原料】川芎15g，白芷15g，鱼头1个，生姜、葱、盐、料酒各适量。

【制作】将川芎、白芷分别切片，与洗净的鱼头一起放入锅内，加姜葱盐料酒水适量，先用武火烧沸后，改用文火炖熟。饮汤，每日1剂。

【功效】活血行气止痛。

（3）湿热阻络型

腰椎间盘突出的湿热证的临床表现：腰部疼痛，腿软无力，遇热或雨天痛增，活动后痛减、恶热、口渴、小便短赤。舌质淡，苔薄白或黄腻，脉濡数或弦数。饮食宜清淡、清热利湿。多食豆浆、小米粥、藕汁、番茄，待湿热清后，给予清补之品，如薏米仁冬瓜粥，绿豆粥、山药粥、黑木耳等。可适量饮蛇酒、五加皮酒以散热通络。

枸杞杜仲炖鹌鹑

【原料】枸杞子10g、杜仲20g、鹌鹑1只约80~100g。

【制作】将鹌鹑宰杀后去毛（不放血），再放入75℃热水中烫湿去毛，斩去爪尖，剖开去内脏（只保留心、肝脏），洗净。将药材及鹌鹑放入炖盅内，注入清水250mL，武火煮沸15分钟后，改用文火炖90分钟至鹌鹑熟烂，食时放盐调味，饮汤吃肉。

【功效】补中益气，补五脏。

冬瓜苡仁粥

【原料】冬瓜（连皮）500g，薏苡仁100g，精盐适量。

【制作】把薏苡仁用清水泡20分钟，冬瓜连皮切成块儿，一起放入砂锅，加适量水煮到薏米熟烂，放精盐，拌匀。一天两次分食。

【功效】除湿风、清热排脓、除痹止痛。

（4）肝肾亏虚型

腰椎间盘突出症肝肾亏虚证的临床表现：腰腿酸痛，绵绵不休，膝乏力，伸屈不利，劳累后疼痛加剧，休息后减轻，常伴头昏耳鸣，视物模糊。偏阳虚者面色白，手足不温，腰腿发凉，或有男子阳痿、早泄，妇女带下清稀，舌质淡，脉沉细。偏阴虚者咽干口渴，面色潮红，倦怠乏力，心烦失眠，多梦，或有遗精，妇女带下色黄味臭，舌质红，少苔，脉弦细数。宜食温性暖性食物，多食核桃、动物内脏、猪肉、狗肉、鳝鱼、贝类、蟹类等补益肝肾、补益气血之品，如猪腰煲杜仲、牛筋炖黑豆、羊肉炖黑豆、羊肝炖熟地枸杞、清炖甲鱼等。

猪腰煲杜仲

【原料】杜仲15~30g、猪腰1具。

【制作】杜仲先置锅里，微火小炒，并撒上盐水炒至微黄，然后与洗干净的猪腰一起放进瓦煲内，加入清水1000mL（约4碗水量），先武火煲沸，后改文火煲至1.5小时，调入适量食盐便可。饮汤吃肉，每日1剂。

【功效】补肝肾，强筋骨。

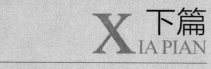

下篇
XIA PIAN

规范化的临床、生产与管理办法

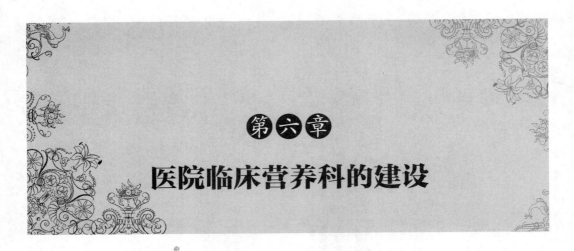

第六章
医院临床营养科的建设

第一节　硬件系统实施

一、场地设置

临床营养科应拥有完成相应临床营养诊疗工作所需的场所和仪器设施。科室地址与病区相邻，有封闭的送餐专用通道，方便平常工作，各功能区光线明亮、通风、干燥。

（一）营养门诊

营养门诊应当设于医院门诊地域，有专用的房间。有条件的门诊还应有进行人体测量等检测以及放置营养治疗产品的地域。

（二）营养代谢实验室

营养代谢实验室可单独设置于临床营养科内，总面积不低于$50m^2$，也可在医院检验科内设置。由称量室、精密仪器室、毒气室及操作室四部分组成。室内墙壁为铝塑板，地面耐磨、防滑、防静电。

（三）治疗饮食配制室

治疗饮食配制室分为准备间、治疗间、特别间、主食制作及蒸制间、食品库房、餐具消毒间、洗漱间、饮食发散厅、管理办公室、统计室。室内墙壁为白色瓷砖，地面耐磨、防滑、防静电，排水系统完善，室内不得有明沟，符合卫生、防火要求。

（四）肠内营养配制室

肠内营养配制室与治疗饮食配制室周边，总面积不低于60m²，分为洗漱消毒区、配制区、制熟区及发放区，其中配制区为组合式三十万级净化区；有条件的医院可按GMP要求成立面积在60m²以上的十万级净化区。室内墙壁为白色瓷砖，地面耐磨、防滑、防静电。

（五）肠外营养配制室

有静脉药物配置中心（PIVAS）的医院，肠外营养配置应当在静脉药物配置中心进行。没有静脉药物配置中心的医院，可成立肠外营养配置室。肠外营养配制室可单独设置于临床营养科内，总面积不低于40m²，分为前办理间、换衣间、摆药准备间及配制间，其中配制间为组合式百级净化配制间，有条件的医院可按GMP要求成立面积在40m²以上的百级净化配制间。室内墙壁为白色瓷砖，地面耐磨、防滑、防静电。

二、科室设置

临床营养科的建设应与医院级别和规模相适应，具有与功能和任务相匹配的场所、设备、设施和人员，以保障各项工作及时有效开展。

临床营养科包括四个区域设置：营养咨询门诊、肠外营养配制室（可参与药剂科共建）、肠内营养配制室和治疗膳食配制室。条件不成熟的医院其设置至少应具备其中两项以上。

临床营养科（咨询）门诊负责诊断和治疗具有营养代谢相关性疾病的门诊患者，包括经本院营养诊疗后出院随访患者。

①临床营养科（咨询）门诊应设置在医疗机构门诊区域。临床营养科（咨询）门诊承担疾病营养诊断和营养治疗。出诊医（技、护）师应具有中级及以上专业技术职称；条件不成熟的医院可适当降低条件，如本科毕业任初级职称5年以上，硕士3年以上，博士毕业1年以上等。临床营养科（咨询）门诊的基本设备主要包括能够进行营养状况评估的设备和用具，如身高体重计、握力计、皮褶厚度计、标准测量软尺、人体成分分析仪、间接能量测试系统等，并具有营养治疗系统软件应用条件。

②肠外营养配制室负责肠外营养治疗液体的配制工作。应配备具备护士技术职称以上专职人员规范操作与核对。房间内部布局划分和基本设备应符合配制流程和消毒隔离要求，建立室内空气、净化台等细菌学监测指标和肠外营养液体pH、渗透压等液体监测指标的质量控制。

③肠内营养配制室负责肠内营养治疗液体的配制工作。应配备医学营养专业、食品专业或护理专业并接受相关培训的人员规范操作与核对。房间内部布局划分、环境和基本设备应符合配制流程、消毒隔离和食品安全要求，建立室内空气、净化台等细菌学监测指标和肠内液体pH、渗透压等液体监测指标的质量控制。

④医疗膳食配制室其建筑面积应与医院住院床位规模相适应。应配备专职医疗膳食配制员等专业技术人员。医疗膳食配制室区域布局划分、环境和基本设备应符合医院医疗膳食配制流程和食品安全要求。

三、人员设置

关于临床营养医师、临床营养技师、临床营养护士等人员的岗位配置。

四、设备设置

临床营养科应具有完成相应临床营养诊疗工作所需的场所和仪器设备。科室位置与病区相邻，有封闭的送餐专用通道，方便日常工作，各功能区光线明亮、通风、干燥。

（一）营养门诊

营养门诊应配备包括安装相应营养软件的计算机、身高体重计、握力器、皮褶厚度计、测量软尺、听诊器、血压计、代谢车、人体成分分析仪、食物营养成分分析秤等仪器设备。

（二）营养代谢实验室

营养代谢实验室中称量室应配备相关的称量天平等；精密仪器室应配备荧光、紫外可见光分光光度计、原子吸收光谱仪、凯式定氮仪等；毒气室应设置排风设施及通风柜等；操作室应配备恒温箱、干燥箱、水浴箱、离心机、混合器、电冰箱、石英亚沸纯水器等常规仪器。

（三）治疗膳食配制室

治疗膳食配制室应配备食品加工、制作、冷藏、冷冻、储存、运送的各种炊具及设备，以及配备天平、量杯、专用治疗盘等称量器具。

（四）肠内营养配制室

肠内营养配制室应配备匀浆机（胶体磨）、捣碎机、微波炉、电磁炉、冰箱、净化工作台、操作台、药品柜、清洗消毒设备、蒸锅、天平、量杯量筒及各种配制容器等设备。有条件的医院还可配备自动灌装设备等。

（五）肠外营养配制室

肠外营养配制室应配备百级净化工作台、操作台、药品车和药品柜、电冰箱、清洁消毒设备（紫外线灯或空气消毒器、隔离衣）、小型水处理设备（无菌净化水也可从医院肾病透析中心接入或用简易方法取得）等。有条件的医院还可配备独立的水处理系统以及天平（1/1000感量）等精密仪器。

第二节 软件系统设计

一、操作规范

（一）临床营养医师应掌握的基本技术和技能

①掌握各种营养代谢病（包括营养失调）的病因和发病机制、营养失调或代谢障碍的分类、临床表现以及营养诊断和营养治疗的原则。

②掌握常用的营养检测和营养状况评价的方法及诊断意义；人体测量、人体成分分析、人体代谢率测定等；营养素水平测定（如维生素、矿物质等）、快速反应蛋白测定、淋巴细胞计数、代谢试验（如氮平衡试验等）、食物不耐受等生化测定；骨密度测定等影像学检查；营养素摄入量测算等营养换算。

③掌握营养素种类、理化性质、营养治疗作用、缺乏与过量的临床表现以及不同人群营养素需要量的标准和个体化差异调整。

（二）临床营养技师应掌握的基本技术和技能

①熟练操作常用的营养检测方法：人体物理测量、实验室生化检测；营养换算等。

②熟悉营养素种类、营养素食物来源及营养价值，能熟练地根据营养治疗医嘱配制肠内营养制剂及编制治疗膳食食谱等，完成对营养治疗产品及食材进行加工处理。

③掌握营养检测和评价、营养治疗制备所需的各种仪器设备及营养治疗产品的管理维护。

④掌握食品安全及卫生相关制度。

（三）临床营养护士应掌握的基本技术和技能

1.掌握临床营养护理工作内涵及流程，营养治疗医嘱汇总录入及分发至营养治疗各制备部门。

2.掌握临床营养科内的医院感染预防与控制原则。

3.掌握肠外营养制剂的配制方法和操作规范。

二、管理标准

实行科主任负责制，科主任具体负责科室行政管理、业务引领和学科发展工作。

①临床营养科需要建立完善的管理规章制度，明确岗位人员目标责任，制定系统的诊疗规范；从事疾病营养诊治时，必须严格遵守《中华人民共和国执业医师法》，《食品安全法》等相关法规。

②临床营养科门诊纳入医院门诊体系管理与考评。

③医院住院病区营养查房要严格执行主诊营养医（技）师负责制，根据工作需要可与临床同时查房。

④临床营养科副高（含）以上医（技）师负责院外营养会诊。

⑤临床营养科医（技）师应参与全院用于营养治疗药物、特殊医学用途食品合理使用的指导、培训与管理工作。

⑥临床营养科应充分发挥学科优势指导医疗机构的营养风险筛查执行和质量控制，指导营养代谢性疾病的预防和随访等工作。

⑦临床营养科具有一定公共卫生职责，应认真制定食源性疾病等突发、不良事件的处理流程和处置预案，并严格执行相关法规和制度。出现突发事件时，应及时上报医院主管部门和疾病预防控制主管单位，并协调各科室、部门，共同完成涉及患者的救治和调查工作。

⑧医疗机构应充分认识临床营养科工作内涵，着眼于其对维护医疗机构整体利益和大众健康的贡献，逐步建立以医院整体诊疗水平、规范营养治疗、降低医疗费用等为考评的绩效考核机制。

三、培训系统

制定内外部培训体系机制，组织内部培训和学习提升业务能力。

四、信息化系统

专业的临床营养诊疗系统应提供门诊及住院十大功能模块：营养筛查、营养评估、营养治疗、复诊跟踪、配置管理、食谱管理、仓储管理、收费管理、数据统计、质控数据等建设内容。目前需要临床营养诊疗系统应达到以下目标。

（一）诊疗管理标准化

系统应按营养筛查—评价—诊断—治疗的标准流程进行管理，所有记录纳入营养病例。

　　营养筛查：系统应支持但不限于NRS2002、MNA、MNA-SF、STAMP、PG-SGA等营养筛查量表，并在院内进行电子表单存档，支持打印。

　　营养评估：系统应支持人体测量、体格检查、临床检查、饮食爱好调查、饮食频率调查、膳食回顾、婴幼儿体格评估、孕妇体格评估、实验室指标检测等营养评估记录表，并在院内进行电子表单存档，支持打印。

　　营养诊断：系统应支持营养诊断下达及记录，并支持日常营养查房记录的电子化存档。

　　营养治疗：系统应可支持配制室配制工作，对所有肠内营养制剂方案应进行热量、三大营养素及微量元素的自动计算，并对所有预包装及配制制剂生成营养标签，肠内营养制剂的治疗方案需进行电子化存档。

（二）收费管理标准化

　　系统应支持多种支付方式（微信、支付宝等）进行便捷付款/退款，对所有收费记录应保留记录并可随时查询。

（三）库存管理标准化

　　系统应支持营养产品入库、出库、盘点、仓库管理。

（四）质控指标可量化

　　系统应支持营养科工作量统计，院内营养筛查率，肠内营养干预率等指标的实时跟踪，便于营养科按国家要求进行临床营养质量控制。

　　临床营养诊疗系统主要参数应包括如下内容

1.门诊部分

待诊工作台	
待诊工作台	·可支持与医院系统对接读取指定的挂号病人信息 ·可支持手动添加病人，通过手工填写门诊病人信息生成门诊病人 ·待诊病人列表，可根据门诊号或姓名快速查到病人
体格评估	
体格评估	·身高、体重、近期体重改变、BMI、理想体重、占理想体重百分比、腰围、臀围、腰臀比、上臂围、皮褶厚度、上臂肌围、握力、小腿围 ·对体重变化、BMI变化的数据进行趋势检测，自动生成折线图，便于营养医生观察指标变化情况
婴幼儿体格评估（WHO）	·根据Z评分和P评分进行评价

营养筛评	
NRS2002	·标准 NRS2002 量表 ·系统自动评分并生成系统标准的报告，并可打印
MUST	·标准 MUST 量表 ·系统自动评分并生成系统标准的报告，并可打印
儿童营养风险筛查	·标准儿童营养风险筛查量表 ·系统自动评分并生成系统标准的报告，并可打印
PG-SGA	·标准 PG-SGA 量表 ·系统自动评分并生成系统标准的报告，并可打印
SGA	·标准 SGA 量表 ·系统自动评分并生成系统标准的报告，并可打印
MNA	·标准 MNA 量表 ·系统自动评分并生成系统标准的报告，并可打印
MNA-SF	·标准 MNA-SF 量表 ·系统自动评分并生成系统标准的报告，并可打印
膳调工具	
营养素推荐	·可计算出患者个体化的营养素推荐值
24h 膳调	·根据患者一日多餐的菜肴、食物摄入量，自动计算出营养素摄入量、三餐供能比、能量来源、蛋白质来源 ·可将计算值与推荐量对比分析，将有差距的营养素重点标记出来 出具系统标准的膳调报告，可单独打印出来提供给病人
营养治疗	
营养配餐	·可给患者配 1~7 日的营养食谱，系统包含中国最新的食物成分表2002、2004 和 2009，提供最新的食物和菜谱库资源 ·经典食谱库含有多种疾病多套不同能量段食谱便于调用。最后形成食谱清单指导患者饮食 ·可打印系统标准的营养配餐表

肠内干预	·营养科可开具成品及需配制的食字号肠内医嘱 ·可维护常用制剂和经典处方，方便快速下达医嘱 肠内医嘱单打印 ·历次肠内医嘱查询，可清晰查看到历次门诊开具了哪些肠内制剂 ·可以查看肠内制剂的营养成分表
营养分析	·营养素计算：合计食字号肠内、膳食的实际营养摄入量，营养素及三大能量来源比的自动计算 ·食字号肠内风险预警：从营养素、人群禁忌、浓度等多维度自动化实时分析，系统发现食字号肠内处方风险后自动预警 ·可将计算值与推荐量对比分析，将有差距的营养素重点标记出来
运动处方	·根据患者信息，系统自动测评运动体制状况 ·结合膳食摄入分析，通过运动能量消耗的方式改善患者的营养状况系统能够提供全面的能量消耗评价 ·系统包含走路、跑步、体育运动、核心运动、调节运动、孕期运动等运动种类 ·每种运动项目都有标准的运动消耗模板，在进行运动干预时，方便营养师实时查看
门诊报告	
门诊报告	·自动化生成系统标准的营养门诊报告，涵盖病人基本信息、体格评估报告、营养筛评报告、膳食调查报告、肠内处方，可供营养医师自由勾选需要打印的模块，打印出报告提供给病人 ·可记录与存档历次的门诊报告
系统管理	
制剂管理	·食字号肠内制剂信息维护 ·可设置常用食字号肠内制剂
食材管理	·可实现增加和删减食材
菜谱管理	·可以增加菜谱，或者修改菜谱食材搭配
餐次管理	·可自由维护餐次
疾病管理	·可勾选疾病的营养素推荐规则
人群管理	·可勾选人群的营养素推荐规则
互联互通	·营养系统可支持与 HIS、LIS 接口互通

2.住院部分

病人管理	
在院病人	·全院在院病人列表，可查看病人信息，如入院时间、科室、床号、姓名、住院号、饮食医嘱 ·可设置高度关注的病人，方便集中管理 ·可根据入院时间、饮食医嘱、营养风险等条件查询特定病人 ·可按入院时间、科室、住院号等条件排序
会诊病人	·可以进行营养会诊 ·会诊结束可生成营养会诊报告并打印
出院病人	·可以按条件查询到符合条件的出院病人
营养筛评	
NRS2002	·标准 NRS2002 量表 ·系统自动评分并生成系统标准的报告，并可打印
MUST	·标准 MUST 量表 ·系统自动评分并生成系统标准的报告，并可打印
儿童营养风险筛查	·标准儿童营养风险筛查量表 ·系统自动评分并生成系统标准的报告，并可打印
PG-SGA	·标准 PG-SGA 量表 ·系统自动评分并生成系统标准的报告，并可打印
SGA	·标准 SGA 量表 ·系统自动评分并生成系统标准的报告，并可打印
MNA-SF	·标准 MNA-SF 量表 ·系统自动评分并生成系统标准的报告，并可打印
筛查标记	·系统自动将全院病人以不同颜色标记为未筛查病人、有营养风险病人及无营养风险病人
营养评估	·营养摄入评估：当前营养摄入途径、经口营养摄入量、影响经口摄入因素 ·体格评估：目前身高、目前体重、近期体重、腰围、臀围、腰臀比、上臂围、皮褶厚度、小腿围、握力 ·临床体征：意识、呼吸、体温、水肿、皮肤弹性、黏膜、胸腔积液、腹水 ·营养诊断：根据患者多维度的评价信息，可自动得出多维度的营养诊断结果，营养科可根据实际情况进行个性化的补充 ·评估小结：可由营养（医）师自由输入 ·ERAS 评估：可支持围手术期的营养支持
复筛管理	·可以对已筛查患者设置下次筛查时间 ·可以查看当日需要复筛的病人及需要对其复筛的量表，并快速完成复筛工作

筛评监控	·可以集中查看全院病人筛查记录及对应的筛评结果 ·可按筛评方式、筛评得分、筛评日期等多种条件查询病人 ·可按筛评得分、筛评时间等排序
营养治疗	
肠内干预	·肠内 MDT 协作：可与临床系统对接，读取临床下达的常规食字号肠内医嘱，营养科可开具个性化食字号肠内医嘱 ·可维护常用制剂和经典处方，方便快速下达医嘱 ·历次肠内医嘱查询，可清晰查看到已作废、已停用和正在生效的肠内医嘱 ·可查看肠内制剂的适应证与禁忌证说明书 ·可查看肠内制剂的营养成分表
膳食干预	·可给患者配 1~7 日的营养食谱，系统包含中国最新的食物成分表 2002、2004 和 2009，提供最新的食物和菜谱库资源 ·经典食谱库含有多种疾病多套不同能量段食谱便于调用。最后形成食谱清单指导患者饮食 ·可打印系统标准的营养配餐表 ·膳食食谱 AI 推荐，可根据患者疾病状况智能推荐相关食谱满足膳食种类多样性、搭配合理性，确保食谱准确合理 ·历次配餐记录查询
营养素分析	·营养素计算：合计食字号肠内、膳食的营养摄入量，达数十种营养素及三大能量来源比的自动计算 ·食字号肠内风险预警：从营养素、浓度等多维度自动化实时分析，系统发现食字号肠内处方风险后自动预警 ·可将计算值与推荐量对比分析，将有差距的营养素重点标记出来
营养素推荐	·可计算出患者个体化的营养素推荐值，推荐范围涵盖宏量及微量营养素
查房工具	
查房表	·可根据条件来检索出查房病人清单 ·查房病人清单可打印，包含查房需要了解的信息，如科室、床号、姓名、住院号、饮食医嘱，帮助营养（医）师更便捷地开展查房工作
查房记录	·营养（医）师查房后，持续性地记录患者的情况，把控患者的营养状况变化，为及时调整方案提供基础 ·历次查房记录查询
监测中心	
筛查监测	·可查看患者历次筛查得分表
体重 /BMI 监测	·可查看入院期间体重 /BMI 及多种生化指标的变化曲线图

食字号肠内监测	·可查看每日使用的食字号肠内制剂及用量 ·可查看患者每日食字号肠内营养素摄入量
营养报告	
营养报告	·自动生成系统标准报告，含营养风险筛查记录、营养评估记录、肠内医嘱记录、营养查房记录 ·可记录与存档历次住院的营养报告 ·可按住院号、姓名、科室等不同条件查询营养报告 ·营养报告支持打印
食字号肠内医嘱执行	
肠内标签打印	·自动化生成食字号肠内营养标签 ·根据多种查询条件查询医嘱，并实现批量选择打印肠内营养标签
食字号肠内报表	·需要配制的医嘱自动生成配制清单，方便制剂配制员快速完成配制工作 ·需要配送的医嘱自动生成配送单，方便配送员高效准确配送制剂 ·可统计一段时间内各肠内制剂及材料容器的消耗量
系统管理	
营养病例	·营养病例模板，可根据营养支持的种类、病种名称等关键词检索
质控数据统计	·每月出院人数，平均住院日，营养筛查率，患者满意度（通过二维码填报），营养师工作量表统计（门诊量、筛查评估、病例书写等），不良事件上报、处理和统计
食字号肠内制剂管理	·食字号肠内制剂信息维护 ·可设置常用食字号肠内制剂
食材管理	·可实现增加和删减食材，充分体现了库的开放和可拓展性
菜谱管理	·可以增加菜谱，或者修改菜谱食材搭配
科室管理	·可自由维护需要营养管理的科室及科室简称
餐次管理	·可由营养科自由维护餐次
互联互通	营养系统可支持与 HIS、LIS、EMR 接口互通
收费模块	营养系统可支持银联及钱包等多种线上 / 线下支付方式
院外跟踪模块	营养系统可支持患者出院后健康状态的跟踪
互联互通	营养系统可支持与 HIS、LIS 接口互通

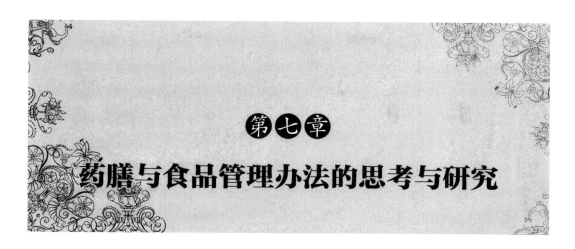

第一节　药膳厨房管理办法

在《中国药膳制作及从业资质基本要求》ZGYS/T 001—2010的基础上，制定《药膳厨房管理办法》。

一、药膳原料

其中中药材、饮片应属中华人民共和国药典所载。应使用卫法监发〔2002〕51号文件所规定的"既是食品又是药品的物品"和"可用于保健食品的物品"；使用"可用于保健食品的物品"中的药材，药膳企业须按有关规定履行报批手续，餐饮业使用须在药膳指导师指导下配制和使用；若使用不属于上述范围所规定的药材，应在药膳指导师指导下配制和使用；不得使用"保健食品禁用物品"及《中华人民共和国药典》标示有毒性的药材。所用单味中药饮片人均每次量应不超过《中华人民共和国药典》规定的每日最大剂量。应来源于合法经营企业。

二、药膳配方

①应由药膳指导师或药膳师指导和制作。
②配方的组成、作用应符合中医药理论，不得有配伍禁忌。

三、制作要求

①保证药膳原料清洁卫生、在粗加工中必须认真仔细地对药膳原料进行挑拣，然后冲洗干净；

②保持药膳原料的营养部分，加工中应尽量保持药膳原料的新鲜程度，减少营养成分损失，缩短鲜活药膳原料的存放时间，药膳的加工中应先洗净后切；

③按标准药膳的要求加工：药膳原料粗加工应根据各种药膳制作要求，合理使用原料，物尽其用，既保证药膳质量，又提高药膳原料的综合毛利率。要按照各种药膳的烹饪要求，使用刀法，保持原料的形状完整、整齐均匀、大小、粗细、长短、厚薄都标准一致。

④指定使用标准药膳：厨房对每款药膳都应制订详细的投料标准说明书，具体规定药膳烹饪所需的主料、配料、调味品及其用量、烹饪方法、拼摆要求、制作时间等；在制作中严格要求按标准制作、保证药膳成品色、香、味、形、器的一致。

⑤药膳制作质量检查：药膳制作师对每道药膳成品的工序认真检查，抓好工序、成品、全员检查三个环节；药膳厨房了解医生与患者对药膳成品质量的意见及时填写《意见反馈单》由药膳制作师及时整改。

四、药膳产品

包装物应有标签，标签上应标注有"药膳"字样以及产品的作用；标签上的其他内容按GB7718（《预包装食品标签通则》）的规定执行。如果产品由两种或两种以上食材制作而成，应按其主要作用的大小顺序标示。批量生产的药膳产品应符合卫生、质量有关要求，提供包装、贮运要求和标签、检验合格证及说明书。说明书应包括有以中医药理论为指导的作用配伍说明。如果产品的保质期或保存期与贮藏条件有关，应在标签上标示产品的特定贮藏条件。标签、说明书、菜谱及广告等不得标注与宣传治疗作用，不得代替药物。

五、药膳制作机构资质

药膳制作的机构（主要是二级医院营养厨房，还包括饭店、餐馆、企业等）应具有有效的商业执照。应具有直接管辖权的卫生行政部门核发的有效食品生产或经营许可证。应具有符合资质的专门药膳从业人员。

六、药膳从业人员资质

药膳从业人员分为药膳指导师、药膳制作师和药膳制作士，均需专门机构认证。

药膳指导师应具备主治中医医师、主管中药师以上专业技术职称；应具备较好的中医药理论知识，掌握药膳原料的性味、功效、配伍、炮制等较全面的专业知识；应具备能够辨证施膳，指导药膳使用者选择药膳的能力；应具备对药膳原料进行识别的专业知识和能力；应具备监督、指导、规范药膳制作的能力；应熟悉国家有关食品卫生、安全的法律、法规和相关规定。药膳制作师应具备中级以上厨师资格；应具备与药膳相关的中医药知识；应具备严格按照药膳配方制作药膳的能力；应具备在药膳制作过程中对药膳原料、制作工艺、技术水平以及成品质量的监督、指导、规范的能力；应熟悉国家有关食品卫生、安全的法律、法规和相关规定；须持证上岗。药膳制作士应具备初级以上厨师资格；应具备一定的药膳相关知识；应具备能够按照药膳配方或者在药膳指导师、药膳师指导下的实际操作能力；应了解国家有关食品卫生、安全的法律、法规和相关规定。

七、药膳厨房现场的SOP

①药膳厨房的配置、卫生及管理要求，药膳与餐具的卫生要求以及对从业人员的管理要求，都必须严格执行《中华人民共和国食品卫生法》和《餐饮业和集体用餐配送单位卫生规范》的规定。

②药膳厨房布局合理，设置专用的交通通道和出入口，设置有洗涤、消毒、更衣、通风、冷藏、防蝇、防尘、防鼠、污水排放和废弃物存放等设施。操作间、厨房入口必须设置洗手装置。

③从业人员每年必须进行健康检查，取得健康证后方可从事该职业。科室必须建立健康档案。

④从业人员必须注意个人卫生。工作人员穿好工作服，戴好工作帽，洗净双手后方可进入操作间，外出不得穿工作服。非药膳厨房工作人员不得随意进入工作间。

⑤随时保持室内卫生，操作台、各种物表及地面，每日必须进行常规清洁，必要时用消毒液消毒，有污染时立即消毒。

⑥包装区、成品临时贮藏区以紫外线灯作为空气消毒装置，专间内紫外线灯应分布均匀。每天上班前后用紫外线消毒30分钟。

⑦餐具清洗消毒要严格执行"一洗、二清、三消毒、四保洁"的工作程序。使用消毒液浸泡消毒。消毒后的餐具立即放入消毒保洁柜内，用餐前30分钟才能摆上餐桌。

⑧食品加工必须做到清洁、无毒，严格执行"四分开"。必须注意常温药膳加工环节的管理，防止食源性疾病的发生。

⑨每月对药膳厨房工作人员的手、物表、餐具以及常温药膳制作间的空气等环境进行微生物监测，不得检出致病菌。

第二节 食品（医疗食品）质量管理体系

一、医疗机构营养厨房质量管理体系

（一）场地标准体系

场所标准主要根据安全、卫生、配置合理等要求设计和布局。

1.设计与布局

①根据生产工艺合理布局，避免迂回往返。

②设有换鞋更衣间、缓冲间、配制间、清洗消毒间、原料库房、成品库房等设施。

③划分作业区洁净级别：一般作业区、准清洁作业区和清洁作业区，并分离或分隔，避免交叉污染。

④制备场所面积和空间与生产能力相匹配。

2.结构与材料

（1）结构

①材料坚固耐用，并易于维护。

②燃烧性能等级和耐火极限满足《建筑设计防火规范》的有关要求，尽量与所在建筑相适应。

③采用如轻钢龙骨复合墙体或洁净复合板墙体等易于改造的轻质材料建造。

（2）内表面

平整、光滑、无裂缝、不起尘、接口严密、易清洁、耐消毒。

①凡有构造缝隙及施工缝隙处采取密封措施。凡面交界处成弧形，踢脚不突出墙面。

②材料宜具有良好的防霉抗菌性能。

（3）门窗

①门的尺寸满足生产运输、设备安装维修、人员消防疏散的要求。

②门的表面平滑、防吸附、不渗透，并易于清洁、消毒，使用不透水的坚固、不变形的材料。

③窗台结构避免灰尘积存且易于清洁。

④设有双层玻璃视窗，表面与门扇面齐平。

⑤设封闭窗，非封闭窗装有活动的和易于清洁的防蚊蝇设施。

⑥区域入口应有合理的限制或控制措施。

（4）地面

①楼地面满足生产工艺要求；整体性好、平整、不开裂、耐磨、耐撞击、防潮。

②地面设防潮层。

3.设施

（1）水的供排设施

①供水系统水质、水压、水量及其他符合配制需要。

②排水系统畅通、便于清洗维护，固体废弃物堵塞排水管道。

③排水系统保证食品及生产、清洁用水不受污染，能适应废水排放高峰的需要。入口处防止固体废弃物进入及浊气逸出产生异味，排水系统内及其下方不应有食品制备用水的供水管路。

（2）清洁设施

匹配相应的清洁食品器具和设备的专用设施。鼓励使用原位清洗系统（CIP），并定期对清洗系统的清洗效果进行评估。

（3）废弃物存放设施

配备专用设施，且标识清晰并及时清理，配有盖子或可封闭，防止污染食品。

（4）个人卫生设施

①设置员工更衣间。工作服与其他私人物品分开放置，必要时设置风淋设施。

②在配制室入口处、清洁作业区入口处适当位置设置洗手、干燥、消毒设施。

③洗手设施的开关采用非手动式，洗手池为光滑、不透水、易清洗的材质制成，其设计及构造易于清洁消毒。

④制备区内不得设置卫生间。

（5）通风空调

①制备场所保持合适的温度、湿度。

②清洁作业区安装具有过滤装置的独立空气净化系统，并保持正压。

③不同空气洁净度级别的房间之间的空气静压差不小于10Pa，洁净室与室外大气的静压差不小于10Pa。

④空气清洁度满足空气洁净度8级标准，安装除尘设施。

（6）照明设施

①有充足的自然采光或人工照明，宜采用气密洁净灯具。

②在暴露食品和原料的正上方使用安全型照明设施或采取防护设施。

（7）仓储设施

①匹配相适的仓储设施。

②建筑材料无毒、坚固，地面平整，便于通风换气，仓库有防止虫害侵入的装置。

③原料、半成品、成品、包装材料等依据性质的分类贮藏、分区域码放，并标识明确。必要时设有温、湿度控制设施，并对温、湿度进行监控。

④确保贮存物品便于搬运与空气流通。

⑤非食用化学物质如清洁剂、消毒剂、杀虫剂、润滑剂、燃料等应有独立而安全的包装，并与原料、半成品、成品、包装材料等分隔放置。

⑥通风系统的室外取风口应远离污染源，并有防止昆虫和小动物进入的措施。

（二）制作标准体系

（1）原料采购

①定点采购，并与供应商签订食品安全保障协议。定期对供应商的食品安全状况进行评价考核，及时更换不符合要求的供应商。

②建立食品安全电子追溯体系，如实、准确、完整记录并保存食品进货查验等信息，确保各环节有效追溯。

（2）具体制作粗加工分类安放

①动物性食品、植物性食品、水产品三类场所分开设置，用具分开使用，标识明显。

②配备相应的清洗池与功能间；原料应有相应的清洗水池和操作台，动物性、植物性、水产品原料清洗池分开设置，并保持适当距离。各类水池和不同场所（功能间）、区域有明显的区分标识。

③易腐食品原料的场所配备温度控制显示装置。食品原料解冻采取流水解冻或冷藏解冻。

④设置独立洁具清洗间。其位置与食品清洗池之间保持适当的距离，并有明显标识。

（3）烹饪（热加工）

（4）专间和专用操作区操作（要求）

①设置食品冷却间和包装间，设有自动闭门器。

②设置工用具专用的清洗消毒场所。

③配备独立空调设施、空气消毒设施。

④配送集体用餐的分装专间配备热藏设施。

⑤定期对专间内的操作人员体表、手部卫生及空气质量洁净度进行监测。

（5）食品添加剂的使用

不得使用防腐剂；定期进行校验食品添加剂的称量工具。

（6）冷却

熟制后的食品在2小时内将中心温度降至10℃及以下；专间方式冷却，配备降温、杀菌、温度显示装置等设施。

（7）检验与留样

①设置相应的检验室，检验室的面积和布局应匹配。

②微生物检验应设有不少于4m²的无菌室。

③配备相应的仪器设备，并定期进行校验。

④开展第三方检验机构对食品、加工环节进行检验。

⑤每日开展快速检测食品原料和产品，包括感官检验与农药残留或兽药残留等。

⑥定期抽样检验，消除隐患。

⑦每批食品均有留样。

（8）产品贮存与配送

①定期检查贮存场所中的食品，包括温度检测并做好记录。

②待配送食品包装后低温冷藏或冷冻贮存，热加工即食产品保温贮存。

③根据产品品种、配送范围和数量配备相适的封闭式专用配送车辆，车辆内部结构便于清洗和消毒。

④每次配送食品前必须对配送工具进行清洗消毒，配送过程避免日光直射，配送后配送工具进行清洗，防止食品在配送过程中受到污染。

⑤配送和装卸食品的容器、工具和设备当安全、无害，保持清洁，不得将食品与有毒、有害物品一同运输，防止食品污染。

⑥冷链食品在配送过程中，食品配送温度低于8℃。冷冻食品配送过程最高温度不得高于–12℃。热链食品在配送过程中，食品中心温度不得低于60℃。

⑦配送集体用餐的车辆配备符合条件的冷藏装置或保温设备，使配送过程中食品的中心温度保持在8℃以下或60℃以上。

（9）其他

清洁维护与废弃物管理、有害生物防治、人员健康与卫生、培训。

（三）成品标准体系

根据临床营养师的诊疗意见，在营养师的指导下加工并经营养师复核方可配送，不得违反临床营养师的诊疗要求，尤其对限制性的能量、碳水化合物、蛋白质、脂类、维生素、矿物质、水、膳食纤维等物质重点关注，不得随意加工与供给。

（四）管理制度体系和执行考核

国家对食品管理法规齐全，建议在机构人员中健全临床营养师和营养师的设置，充分发挥营养治疗作用。根据病人病情的需要针对性地提供医疗食品达到治疗作用。医疗食品充分观察营养疗效，初步形成临床路径，使之标准化精准化。

（1）机构与人员

①机构齐全，特别成立食品安全管理机构：负责食品安全管理、全流程食品安全质量的监控。

②配备专职食品安全管理人员，要求具有食品安全管理能力和2年以上食品安全工作经历，并定期培训与考核。

③配备相应的检验人员，负责食品与环境的检测。

（2）管理制度和事故处置

（3）食品安全自查

（4）信息公示

①建立食品安全信息公开制度，公示食品经营许可证、从业人员健康证明、主要

食品原材料进货来源、日常监督检查要点表等信息。

②公示食品添加剂的品种、使用范围和量。

③通过"明厨亮灶"公示食品加工制作的全过程，接受食品安全监管部门的监管。

（5）包材（容器）管理

①包装材料符合国家相关安全标准的规定，清洁、无毒。

②内包装材料在贮存、配送中避免食品污染，防止损坏。

③彻底清洗与消毒重复使用的包装材料（容器）。

④外包装脱去消毒后，专间管理一次性内包装材料。

⑤用于盛装食品的容器禁止直接放置于地面。

（6）标签管理

①标签应标明食品名称、加工单位、食品经营许可证号、制作日期及时间、保存条件、保质期、加工方法与要求、食品添加剂等。

②非即食食品标签上明示"食用前彻底加热"，热加工即食食品加贴"食安封签"，标注制作时间、食用时限、加工单位、联系方式等。

（7）有效期管理

①严格制定原料、生制半成品、热制半成品保质期。

②严格执行保质期规定，即食食品控制在2小时内食用。

（8）有毒有害物品管理

①杀虫剂、杀鼠剂及其他有毒有害物品应专人专管、分间贮存，警示标识明显。

②详细记录有毒有害物品的采购及使用，包括时间、人、区域、量等。

③定点或专用设施存放食品处理区使用的洗涤剂、消毒剂等有害物品，并明显标识。

④避免食品、与食品接触物品的表面受到有毒有害物品污染与接触，一旦污染，彻底清洗，消除污染。

⑤选择具备资质的有害动物防治机构进行除虫灭害，或按规定专人使用杀虫剂杀鼠剂进行除虫灭害。

（9）追溯与召回

①建立产品追溯制度，确保产品的有效追溯。

②及时汇总配送产品的缺陷信息，包括一切可能存在健康安全隐患的食品品种、数量、不符合指标等。

③建立产品召回制度。按照国家相关规定，召回含有或可能含有对消费者健康造成危害的某一批次或类别的产品，并及时向相关部门通告。

④对召回食品予以销毁，采用照片或视频方式记录销毁过程，并如实记录召回食品的名称、批次、规格、数量、发生召回的原因、处理销毁方式及后续整改情况等内容。

⑤不得将回收后的食品再次加工使用。

⑥采用大数据做好产品追溯和召回工作。

（10）记录与文件

①建立相应的记录管理制度，包括关键控制点。

②执行人员签名或签章，如有修改，修改人在修改文字附近签名或签章。

③内容完整、真实，填写清晰、规范。

特别说明：以上所有条款与要求，国家对此均应有相应的法规与标准，并在具体应用中严格执行。

二、食品（医疗食品）生产企业质量管理体系

食品（医疗食品）质量是食品生产企业生存的关键。影响食品（医疗食品）质量的因素很多，单纯依靠检验只不过是从生产的产品中挑选出合格的食品（医疗食品）。这就不可能以最佳成本持续稳定地生产合格品。

食品生产企业所建立和实施的质量体系，应能满足食品生产企业规定的质量目标。确保影响食品（医疗食品）质量的技术、管理和人的因素处于受控状态。无论是硬件、软件、流程性材料还是服务，所有的控制应针对减少、消除不合格，尤其是预防不合格。这是ISO9000族的基本指导思想，具体地体现在以下方面。

（一）控制所有过程的质量

ISO9000族标准是建立在"所有工作都是通过过程来完成的"这样一种认识基础上的。食品生产企业的质量管理就是通过对食品生产企业内各种过程进行管理来实现的，这是ISO9000族关于质量管理的理论基础。当一个食品生产企业为了实施质量体系而进行质量体系策划时，首要的是结合本食品生产企业的具体情况确定应有哪些过程，然后分析每一个过程需要开展的质量活动，确定应采取的有效的控制措施和方法。

（二）控制过程的出发点是预防不合格。

在食品（医疗食品）寿命周期的所有阶段，从最初的识别市场需求到最终满足要求的所有过程的控制都体现了预防为主的思想。

控制市场调研和营销的质量。在准确地确定市场需求的基础上，开发新产品，防止盲目开发而造成不适合市场需要而滞销，浪费人力、物力。

控制设计过程的质量。通过开展设计评审、设计验证、设计确认等活动，确保设计输出满足输入要求，确保产品符合使用者的需求。防止因设计产生的质量问题，造成产品质量先天性的不合格和缺陷，或者给以后的过程造成损失。

控制采购的质量。选择合格的供货单位并控制其供货质量，确保生产食品（医疗食品）所需的原材料、外购件、协作件等符合规定的质量要求，防止使用不合格外购原材料而影响成品质量。

控制生产过程的质量。确定并执行适宜的生产方法，使用适宜的设备，保持设备

正常工作能力和所需的工作环境，控制影响质量的参数和人员技能，确保制造符合设计规定的质量要求，防止不合格品的生产。

控制检验和试验。按质量计划和形成文件的程序进行进货检验、过程检验和成品检验，确保产品质量符合要求，防止不合格的外购材料投入生产，防止将不合格的工序产品转入下道工序，防止将不合格的成品交付给顾客。

控制搬运、贮存、包装、防护和交付。在所有这些环节采取有效措施保护产品，防止损坏和变质。

控制检验、测量和实验设备的质量，确保使用合格的检测手段进行检验和试验，确保检验和试验结果的有效性，防止因检测手段不合格造成对产品质量不正确的判定。

控制文件和资料，确保所有的场所使用的文件和资料都是现行有效的，防止使用过时或作废的文件，造成产品或质量体系要素的不合格。

纠正和预防措施。当发生不合格（包括产品的或质量体系的）或顾客投诉时，即应查明原因，针对原因采取纠正措施以防止问题的再发生。还应通过各种质量信息的分析，主动地发现潜在的问题，防止问题的出现，从而改进产品的质量。

全员培训，对所有从事对质量有影响的工作人员都进行培训，确保他们能胜任本岗位的工作，防止因知识或技能的不足，造成产品或质量体系的不合格。

（三）质量管理的中心任务是建立并实施文件化的质量体系

质量管理是在整个质量体系中运作的，所以实施质量管理必须建立质量体系。ISO9000族认为，质量体系是有影响的系统，具有很强的操作性和检查性。要求一个食品生产企业所建立的质量体系应形成文件并加以保持。典型质量体系文件的构成分为三个层次，即质量手册、质量体系程序和其他质量文件。质量手册是按食品生产企业规定的质量方针和适用的ISO9000族标准描述质量体系的文件。质量手册可以包括质量体系程序，也可以指出质量体系程序在何处进行规定。质量体系程序是为了控制每个过程质量，对如何进行各项质量活动规定有效的措施和方法，是有关职能部门使用的文件。其他质量文件包括作业指导书、报告、表格等，是工作者更加详细的作业文件。对质量体系文件内容的基本要求是：该做的要写到，写到的要做到，做的结果要有记录，即写所需，做所写，记所做的九字真言。

（四）持续的质量改进

质量改进是一个重要的质量体系要素，GB/T19004.1标准规定，当实施质量体系时，食品生产企业的管理者应确保其质量体系能够推动和促进持续的质量改进。质量改进包括产品质量改进和工作质量改进。争取使顾客满意和实现持续的质量改进应是食品生产企业各级管理者追求的永恒目标。没有质量改进的质量体系只能维持质量。质量改进旨在提高质量。质量改进通过改进过程来实现，是一种以追求更高的过程效益和效率为目标。

（五）一个有效的质量体系应满足顾客和食品生产企业内部双方的需要和利益

即对顾客而言，需要食品生产企业能具备交付期望的质量，并能持续保持该质量的能力；对食品生产企业而言，在经营上以适宜的成本，达到并保持所期望的质量。既满足顾客的需要和期望，又保护食品生产企业的利益。

（六）定期评价质量体系

其目的是确保各项质量活动的实施及其结果符合计划安排，确保质量体系持续的适宜性和有效性。评价时，必须对每一个被评价的过程提出如下三个基本问题：

①过程是否被确定？过程是否恰当地形成文件？

②过程是否被充分展开并按文件要求贯彻实施？

③在提供预期结果方面，过程是否有效？

（七）搞好质量管理

搞好质量管理关键在领导。——食品生产企业的最高管理者在质量管理方面应做好下面五件事：

①确定质量方针。由负有执行职责的管理者规定质量方针，包括质量目标和对质量的承诺。

②确定各岗位的职责和权限。

③配备资源。包括财力、物力（其中包括人力）。

④指定一名管理者代表负责质量体系。

⑤负责管理评审。达到确保质量体系持续的适宜性和有效性。

回顾历史，ISO9000族标准起源于科学的进步和技术的发展。展望未来，高新技术的发展更有待于ISO9000族标准的指导。成熟的ISO9000系列标准在科技领域的应用为科技的进步提供了无穷的动力。

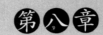

第八章
功能性食品申报指南与医疗食品原料使用范围、要求

第一节　国家食品药品监督管理总局保健食品备案工作指南（试行）

保健食品备案，是指保健食品生产企业依照法定程序、条件和要求，将标明产品安全性、保健功能和质量可控性的材料提交食品药品监督管理部门进行存档、公开、备案的过程。

一、适用范围

本指南适用于《保健食品注册与备案管理办法》规定的保健食品备案工作。

二、备案主体

（一）国产保健食品

国产保健食品备案人应是保健食品生产企业。保健食品原注册人（以下简称原注册人）可以作为备案人。

（二）进口保健食品

进口保健食品备案人应当是上市保健食品境外生产厂商。境外生产厂商（备案人）

是指符合其所在国（地区）上市要求的法人或其他组织。产品生产国（地区）是指进口保健食品上市销售的国家（地区）。

三、备案流程及要求

（一）获取备案系统登录账号

1.国产保健食品

国产保健食品备案人应向所在省、自治区、直辖市食品药品监督管理部门提出获取备案管理信息系统登录账号的申请。申请登录账号的具体方式由各省、自治区、直辖市食品药品监督管理部门自行发布。

2.进口保健食品

进口保健食品备案人携带产品生产国（地区）政府主管部门或法律服务机构出具的备案人为上市保健食品境外生产厂商的资质证明文件和联系人授权委托书等，向国家食品药品监督管理总局行政受理服务部门现场提出获取备案管理信息系统登录账号的申请，由受理部门审核通过后向备案人发放登录账号。

3.原注册人备案保健食品

原注册人产品转备案的，应当向总局技术审评机构提出申请。总局技术审评机构对转备案申请相关信息进行审核，符合要求的，将产品相关电子注册信息转送备案管理部门，同时书面告知申请人可向备案管理部门提交备案申请。

原注册人包括：①《保健食品原料目录》发布前受理的保健食品注册申请，其原料已列入《保健食品原料目录》，且符合备案相关技术要求的，申请该产品备案的原注册申请人；

②获得注册的保健食品，其原料已列入《保健食品原料目录》，且符合备案相关技术要求的，申请该产品备案的原保健食品注册人。《保健食品原料目录》发布前受理的保健食品注册申请，以及获得注册的保健食品，其部分原料或用量不符合《保健食品原料目录》以及备案技术要求的，注册申请人或证书持有人同意按照《保健食品原料目录》调整产品原料和产品技术要求，也可以作为原注册人。《保健食品原料目录》发布后受理的注册申请保健食品，其原料已列入《保健食品原料目录》且产品符合相关技术要求，原注册申请人不可以作为原注册人申请该产品备案。

（二）产品备案信息填报、提交

1.国产保健食品

备案人获得备案管理信息系统登录账号后，通过 http://bjba.zybh.gov.cn 网址进入系统，认真阅读并按照相关要求逐项填写备案人及申请备案产品相关信息，逐项打印系统自动生成的附带条形码、校验码的备案申请表、产品配方、标签说明书、产品技术要求等，连同其他备案材料，逐页在文字处加盖备案人公章（检验机构出具的检验报告、公证文书、证明文件除外）。备案人将所有备案纸质材料清晰扫描成彩色电子版（PDF格式）上传至保健食品备案管理信息系统，确认后提交。原注册人已注册（或申请注册）产品转备案的，进入保健食品备案管理信息系统后，可依据《保健食品原料目录》及相关备案管理要求，修改和完善原注册产品相关信息，并注明修改的内容和理由。

2.进口保健食品

备案人获得备案管理信息系统登录账号后，通过http：//bjbazybhgov.cn网址进入系统，认真阅读并按照相关要求逐项填写备案人及申请备案产品相关信息，逐项打印系统自动生成的附带条形码、校验码的备案申请表、产品配方、标签说明书、产品技术要求等，连同其他备案材料（具体见6进口保健食品备案材料项目及要求），逐页在文字处加盖备案人公章（检验机构出具的检验报告、公证文书、证明文件除外）。备案人若无印章，可以法人代表签字或签名章代替。

备案人将所有备案纸质材料清晰扫描成彩色电子版（PDF格式）上传至保健食品备案管理信息系统，确认后提交，并应当向国家食品药品监督管理总局行政受理服务部门提交全套备案材料原件1份。

（三）发放备案号、存档和公开

备案材料符合要求的，备案管理部门当场备案，发放备案号，并按照相关格式要求制作备案凭证；不符合要求的，应当一次告知备案人补正相关材料。

食品药品监督管理部门应当按照《保健食品注册与备案管理办法》和《保健食品原料目录》的要求开展保健食品备案和监督管理工作。备案人应当保留一份完整的备案材料存档备查。

备案管理部门对原注册产品发放备案号后，应当书面告知总局技术审评机构注销原注册证书和批准文号，或终止原注册申请。

四、备案材料形式要求

保健食品备案材料应符合《保健食品注册与备案管理办法》《保健食品原料目录》以及辅料、检验与评价等规章、规范性文件、强制性标准的规定。保健食品备案材料应当严格按照备案管理信息系统的要求填报。备案材料首页为申请材料项目目录和页码。每项材料应加隔页，隔页上注明材料名称及该材料在目录中的序号和页码。备案材料中对应内容（如产品名称、备案人名称、地址等）应保持一致。不一致的应当提交书面说明、理由和依据。备案材料使用A4规格纸张打印，中文不得小于宋体4号字，内容应完整、清晰。

五、国产保健食品备案材料项目及要求

保健食品备案登记表，以及备案人对提交材料真实性负责的法律责任承诺书备案人通过保健食品备案管理信息系统完善备案人信息、产品信息后，备案登记表和法律责任承诺书将自动生成。备案人应当按照32项要求打印、盖章后上传。

备案人主体登记证明文件应当包括营业执照、统一社会信用代码／组织机构代码等符合法律规定的法人资质证明文件扫描件，以及载有保健食品类别的生产许可证明文件扫描件。原注册人还应当提供保健食品注册证明文件扫描件。原注册人没有载有保健食品类别的生产许可证明文件的，可免于提供。

（1）产品配方材料

①产品配方表根据备案人填报信息自动生成，包括原料和辅料的名称和用量。

原料应当符合《保健食品原料目录》的规定，辅料应符合保健食品备案产品可用辅料相关要求。

②使用经预处理原辅料的，预处理原辅料所用原料应当符合《保健食品原料目录》的规定，所用辅料应符合保健食品备案产品可用辅料相关要求。备案信息填报时，应当分别列出预处理原辅料所使用的原料、辅料名称和用量，并明确标注该预处理原料的信息。如果预处理原辅料所用原料和辅料与备案产品中其他原辅料相同，则该原辅料不重复列出，其使用量应为累计用量，且不得超过可用辅料范围及允许的最大使用量。

③原注册人申请产品备案时，如果原辅料不符合《保健食品原料目录》或相关技术要求的，备案人应调整产品配方和相关技术要求至符合要求，并予以说明，但不能增加原料种类。

（2）产品生产工艺材料

①应提供生产工艺流程简图及说明。工艺流程简图以图表符号形式标示出原料和辅料通过生产加工得到最终产品的过程，应包括主要工序、关键工艺控制点等。工艺流程图、工艺说明应当与产品技术要求中生产工艺描述内容相符。使用预处理原辅料的，应在工艺流程简图及说明中进行标注。

②不得通过提取、合成等工艺改变《保健食品原料目录》内原料的化学结构、成分等。

③剂型选择应合理。

备案产品剂型应根据产品的适宜人群等综合确定，避免因剂型选择不合理引发食用安全隐患。

（3）安全性和保健功能评价材料

①应提供经中试及以上规模的工艺生产的三批产品功效成分或标志性成分、卫生学、稳定性等检验报告。备案人应确保检验用样品的来源清晰、可溯源。国产备案产品应为经中试及以上生产规模工艺生产的样品。备案人具备自检能力的可以对产品进行自检；备案人不具备检验能力的，应当委托具有合法资质的检验机构进行检验。

②提供产品原料、辅料合理使用的说明，及产品标签说明书、产品技术要求制定符合相关法规的说明。

③原注册人调整产品配方或产品技术要求申请备案的，应按"国家保健食品备案工作指南"中安全性和保健功能评价材料部分提供相关资料；未调整产品配方和产品技术要求的，可以提供原申报时提交的检验报告，并予以说明。

（4）应提供直接接触产品的包装材料的种类、名称、标准号等使用依据

（5）产品标签、说明书样稿

产品标签应当符合相关法律、法规等有关规定，涉及说明书内容的，应当与说明书有关内容保持一致。产品说明书样稿根据备案人填报信息自动生成，应符合以下要求。

产品名称应符合《保健食品注册与备案管理办法》等相关法律法规。

①产品名称由商标名、通用名和属性名组成。备案人输入商标名、原料名称及产品剂型后，可在备案系统自动生成的产品名称中自主选择。

②使用注册商标的，应提供商标注册证明文件或注册商标使用授权书。

③同一企业不得使用同一配方备案不同名称的保健食品，不得使用同一名称备案不同配方的保健食品。同一配方，是指产品的原料、辅料的种类及用量均一致的情形。同一名称，是指产品商标名、通用名、属性名（包括特定人群、口味等）均一致的情形。原料按"国家保健食品备案工作指南"中产品配方材料部分列出全部原料。辅料按"国家保健食品备案工作指南"中产品配方材料部分列出全部辅料。功效成分或标志性成分及含量应包括功效成分或标志性成分名称及含量。功效成分或标志性成分名称应与产品技术要求中相应指标名称一致。

非营养素补充剂产品功效成分或标志性成分含量（标示值）与产品技术要求中指标最低值一致，并符合《保健食品原料目录》规定的适宜人群对应的每日摄入量。营养素补充剂产品应标示功效成分名称及含量（标示值），其功效成分名称为所有原料对应的营养素，排列顺序与《保健食品原料目录》中营养素的排列顺序相同功效成分标示值是根据配方、生产工艺等产品技术要求综合确定的最小食用单元中某种营养素含量的确定数值，标示值应符合产品技术要求的功效成分指标范围以及《保健食品原料目录》规定的适宜人群对应的每日摄入量。

适宜人群符合《保健食品原料目录》规定以及备案管理信息系统填报要求，食用安全、有明确保健功能需求且适合该备案产品的特定人群。营养素补充剂的适宜人群应符合《保健食品原料目录》中人群分类，标注为"需要补充××，××（营养素）的+年龄段+人群"或"需要补充××，××（营养素）的成人、孕妇、乳母"，并应当符合以下要求。

a.当适宜人群选择两个或两个以上连续的年龄段时，应当将年龄段合并标注，如适宜人群同时适用于7~10岁（含7岁和10岁人群，下同）、11~13岁时，则标注为7~13岁。

b.含有三种及以上维生素的产品可以标注为"需要补充多种维生素的××人群"；

含有三种及三种以上矿物质的产品可以标注为"需要补充多种矿物质的××人群";当维生素和矿物质的种类均超过三种（含三种）时，可以标注为"需要补充多种维生素矿物质的××人群"。

c.含有三种及三种以上B族维生素（维生素B_1，维生素B_2，维生素B_6、维生素B_{12}、烟酸、泛酸、叶酸等）的产品可标注为"需要补充多种B族维生素的××人群"。

不适宜人群应符合《保健食品原料目录》中人群分类。包括：适宜人群中应当除外的特定人群，现有科学依据不足以支持该产品适宜的3岁以下人群、孕妇、乳母等特定人群，以及现行规定明确应当标注的特定人群，还应当符合以下要求。

a.产品剂型选择了片剂、胶囊剂等的，应排除可能因食用方法会引起食用安全隐患的人群；

b.根据产品使用的原料、辅料所对应的适用范围确定不适宜人群。如所选用的化合物使用范围为"4岁以上人群（含4岁人群）"，不适宜人群应包括"3岁以下人群（含3岁人群）"；

c.营养素补充剂的不适宜人群应当包括1岁以下人群（含1岁人群）；当不适宜人群选择两个或两个以上连续的年龄段时，应将年龄段合并标注。

保健功能应按《保健食品原料目录》的规定标注保健功能。营养素补充剂应列出所有要补充的维生素和矿物质，表述为"补充××，××"。含有三种及三种以上维生素的产品可以标注为"补充多种维生素"；含有三种及三种以上矿物质的产品可以标注为"补充多种矿物质"；含有维生素和矿物质的种类均超过三种（含三种）时，可以标注为"补充多种维生素矿物质"，但不得以"补充其中一种或几种原料名称+多种维生素矿物质"形式表述。含有三种及三种以上B族维生素的产品可以表述为"补充多种B族维生素"。

食用量及食用方法应与产品配方配伍及用量的科学依据、安全性和保健功能评价材料等相符。食用量及食用方法的表述应规范、详细，描述顺序为食用量（应标示每日食用次数和每次食用量），食用方法。如不同的适宜人群需按不同食用量摄入时，食用量应按适宜人群分别标示。营养素补充剂产品中，固体形态产品每日食用总量不得超过20 g，液体形态产品每日食用总量不得超过30mL。

规格应为最小制剂单元（最小食用单元）的重量或者体积（不包括包装材料）。如：胶囊剂指内容物重量；糖衣片指包糖衣前的片芯重量；薄膜衣片应在包薄膜衣后检查重量。产品规格还应与产品食用方法、食用量相匹配。表示为：片剂为Xg/片，胶囊剂为Xg/粒；口服液为Xmf/瓶（或支）；颗粒为Xg/袋。一次备案申请仅可备案一种产品规格，如需要备案多个规格时，应按备案变更程序申请，符合变更要求后，在备案凭证的备注部分列出所要增加的规格。同一个产品不得以不同规格获得多个备案凭证。

原注册人产品备案，如果原批准证书或已申请注册的产品中有多个规格和食用量、食用方法的，备案时应填报一种规格，其他规格和食用量、食用方法在备案凭证中备注项下列出。

贮藏方法应根据产品特性、稳定性试验等综合确定。贮藏方法为冷藏等特殊条件的，应列出具体贮藏条件。

保质期应根据稳定性试验考察结果综合确定，以"××月"表示，不足月的以"××天"表示。采用加速稳定性试验的产品，保质期不超过24个月。

注意事项应注明"本品不能代替药物。不适宜人群不推荐使用本产品"。营养素补充剂产品还应增加"不宜超过推荐量或与同类营养素同时食用"。必要时还应根据研发情况、科学共识以及产品特性增加相应内容。如：辅料中含有阿斯巴甜，应标明苯丙酮尿症患者慎用；泡腾片不可咀嚼、含服或吞服等。5-8产品技术要求材料备案人应确保产品技术要求内容完整，与检验报告检测结果相符，并符合现行法规、技术规范、食品安全国家标准、《保健食品原料目录》的规定。

备案人在保健食品备案管理信息系统中填报备案信息后自动生成产品技术要求。

产品名称备案人在保健食品备案管理信息系统中填报备案信息后自动生成。

原料按照"国家保健食品备案工作指南"中产品配方材料部分列出全部原料及用量。

辅料按照"国家保健食品备案工作指南"中产品配方材料部分列出全部辅料及用量。

生产工艺应根据实际工艺操作步骤依次选择主要工序、关键工艺参数；同一描述的主要工序可以根据实际生产操作规程重复选择。

直接接触产品包装材料的种类、名称及标准与（六）项下材料要求一致。

感官要求应描述产品的外观（色泽、状态等）和内容物的色泽、滋味、气味、状态等项目。不直接对接触产品的包装材料的外观、硬胶囊剂的囊壳色泽等进行描述。

鉴别根据产品配方及相关研究结果等可以确定产品鉴别方法的，应予以；准确阐述。未制定鉴别项的。应提供未制定的理由。

理化指标应标明理化指标名称、指标值和检测方法。检测方法为国家标准、地方标准或规范性文件的，应列出标准号或规范性文件的文题文号；检测方法为备案人在国家标准、地方标准或规范性文件基础上进行修订的，应列出标准号或规范性文件的文题文号，同时详细列出修订内容；检测方法为备案人研究制定的，应列出检测方法全文，并提供该检测方法对本产品适用性相关资料。

微生物指标应标明微生物指标名称、指标值和检测方法。

功效成分或标志性成分指标应标明功效成分或标志性成分名称、指标范围和检测方法。营养素补充剂产品功效成分应为产品使用最小单元（如每片、每粒、每袋、每瓶）的功效成分指标，包括补充的全部营养素。维生素含量范围应为标示值的80%~180%，矿物质含量范围应为标示值的75%~125%。

功效成分指标范围应符合《保健食品原料目录》规定的产品适宜人群对应的每日摄入量。功效成分或标志性成分的检测方法为国家标准、地方标准或规范性文件的，应列出标准号或规范性文件的文题文号；检测方法为备案人在国家标准、地方标准或规范性文件基础上进行修订的，应列出标准号或规范性文件的文题文号，同时详细列出修订内容；检测方法为备案人研究制定的，应列出检测方法全文，并提供该检测方法对本产品适用性相关资料。

装量或重量差异指标（净含量及允许负偏差指标）应以文字形式描述装量或重量差异指标（净含量及允许负偏差指标）。

原辅料质量要求逐项列明所用原辅料具体质量标准。符合《保健食品原料目录》、保健食品备案产品可用辅料相关要求的，列出标准号。对预处理原料，还应该列出原料来源和执行标准、主要生产工序及关键工艺参数等。

（6）具有合法资质的检验机构出具的符合产品技术要求全项目检验报告

①检验机构应按照备案人拟定的产品技术要求规定的项目、方法等进行检测，出具三批产品技术要求全项目检验报告。检验报告应包括：检测结果是否符合现行法规、规范性文件、强制性国家标准；产品技术要求等的结论。保健食品备案检验申请表、备案检验受理通知书与检验报告中的产品名称、检测指标等内容应保持一致。检验机构出具检验报告后，不得变更。对于具有合法资质的检验机构未认证的感官要求、功效成分或标志性成分指标，检验机构应以文字说明其检测依据。

②该项检验报告与"国家保健食品备案工作指南"中安全性和保健功能评价材料部分的检验报告为同一检验机构出具，则应为不同的三个批次产品的检验报告。

③原注册人调整产品配方或产品技术要求申请备案的，应按"国家保健食品备案工作指南"中具有合法资质的检验机构出具的符合产品技术要求全项目检验报告部分提供相关资料；未调整产品配方和产品技术要求的，可以提供原申报时提交的检验报告。

（7）产品名称相关检索材料

备案人应从国家食品药品监督管理总局政府网站数据库中检索并打印，提供产名名称（包括商标名、通用名和属性名）与已批准注册或备案的保健食品名称不重名的检索材料。

（8）其他表明产品安全和保健功能的材料

六、进口保健食品备案材料项目及要求

进口保健食品备案材料项目及要求除应按国产产品提交相关材料外，还应提交：

①备案人主体登记证明文件。

产品生产国（地区）政府主管部门或者法律服务机构出具的备案人为上市保健食品境外生产厂商的资质证明文件。应载明出具文件机构名称、生产厂商名称地址、产品名称和出具文件的日期等。

②备案产品上市销售一年以上证明文件。

产品生产国（地区）政府主管部门或者法律服务机构出具的保健食品类似产品上市销售一年以上的证明文件，或者产品境外销售以及人群食用情况的安全性报告。

上市销售一年以上的证明文件，应为在产品生产国（地区）作为保健食品类似产品销售一年以上的证明文件应载明文件出具机构的名称、备案人名称地址、生产企业名称地址、产品名称和出具文件的日期，应明确标明该产品符合产品生产国（地区）法律和相关技术法规、标准，允许在该国（地区）生产销售。同时提供产品功能作用、食用人群等与申请备案产品声称相对应，保证食用安全的相关材料。产品出口国（地区）实施批准的，还应当出具出口国（地区）主管部门准许上市销售的证明文件。

③产品生产国（地区）或者国际组织与备案保健食品相关的技术法规或者标准原文。境外生产厂商保证向我国出口的保健食品符合我国有关法律、行政法规的规定和食品安全国家标准的要求的说明，以及保证生产质量管理体系有效运行的自查报告。申请材料涉及提交产品生产企业质量管理体系文件的，应当提交产品生产国（地区）政府主管部门或者政府主管部门指定的承担法律责任的有关部门出具的，符合良好生产质量管理规范的证明文件，应载明出具文件机构名称、产品。

④备案人应确保检验用样品的来源清晰、可溯源，进口备案产品应为产品生产国（地区）上市销售的产品。

⑤产品在产品生产国（地区）上市的包装、标签说明书式样

应提供与产品生产国（地区）上市销售的产品一致的标签说明书实样及照片，以及经境内公证机构公证、与原文内容一致的中文译本。

⑥由境外备案人常驻中国代表机构办理备案事务的，应当提交《外国企业常驻中国代表机构登记证》扫描件境外备案人委托境内的代理机构办理备案事项的，应当提交经过公证的委托书原件以及受委托的代理机构营业执照扫描件。委托书应载明备案人、被委托单位名称、产品名称、委托事项及委托书出具日期。

⑦备案材料应使用中文，外文材料附后。外文证明性文件、外文标签说明书等中文译本应当由中国境内公证机构进行公证，与原文内容一致。

⑧境外机构出具的证明文件、委托书（协议）等应为原件，应使用产品生产国（地区）的官方文字，备案人盖章或法人代表（或其授权人）签字，需经所在国（地区）的公证机构公证和中国驻所在国使领馆确认。证明文件、委托书（协议）等载明有效期的，应在有效期内使用。

⑨提供生产和销售证明文件、质量管理体系或良好生产规范的证明文件、委托加工协议等证明文件可以同时列明多个产品。这些产品同时备案时，允许一个产品使用原件，其他产品使用复印件，并书面说明原件所在的备案产品名称：这些产品不同时备案时，一个产品使用原件，其他产品需使用经公证后的复印件，并书面说明原件所在的备案产品名称。

七、备案变更

对于已经备案的保健食品，需要变更备案凭证及附件中内容的，备案人应按申请备案的程序，向原备案机关按备案申请提交相关资料及证明文件。备案资料符合要求的，准予变更。食品药品监督管理部门应当将变更情况登载于变更信息中，将备案材

料存档备查。备案人的联系人、联系方式等发生变化的，应及时向备案受理机构提交加盖备案人公章的更正申请，受理机构及时对相关信息进行更新。

已备案的保健食品，因产品名称（商标名）不符合要求，被监管部门责令整改的，可以按照备案变更程序办理。

八、附则

①本指南为试行版，涉及《保健食品原料目录》以及备案工作程序调整的，将及时修订。

②新规自2017年5月2日起施行。

第二节　建议医疗食品原料使用范围、要求

医院配制的医疗食品应当按照规定进行质量检验；合格的，凭临床营养师处方在本单位使用。

以下品种均可作为食品原料。

丁香、八角茴香、刀豆、小茴香、小蓟、山药、山楂、马齿苋、乌梢蛇、乌梅、木瓜、火麻仁、代代花、玉竹、甘草、白芷、白果、白扁豆、白扁豆花、龙眼肉（桂圆）、决明子、百合、肉豆蔻、肉桂、余甘子、佛手、杏仁（甜、苦）、沙棘、牡蛎、芡实、花椒、赤小豆、阿胶、鸡内金、麦芽、昆布、枣（大枣、酸枣、黑枣）、罗汉果、郁李仁、金银花、青果、鱼腥草、姜（生姜、干姜）、枳椇子、枸杞子、栀子、砂仁、胖大海、茯苓、香橼、香薷、桃仁、桑叶、桑葚、橘红、桔梗、益智仁、荷叶、莱菔子、莲子、高良姜、淡竹叶、淡豆豉、菊花、菊苣、黄芥子、黄精、紫苏、紫苏籽、葛根、黑芝麻、黑胡椒、槐米、槐花、蒲公英、蜂蜜、榧子、酸枣仁、鲜白茅根、鲜芦根、蝮蛇、橘皮、薄荷、薏苡仁、薤白、覆盆子、藿香、白毛银露梅、五指毛桃、牛蒡根、沙棘叶、天贝、冬青科苦丁茶、玉米须、平卧菊三七、大麦苗、玫瑰花、凉粉草、酸角、针叶樱桃果、菜花粉、玉米花粉、松花粉、向日葵花粉、紫云英花粉、荞麦花粉、芝麻花粉、高粱花粉、魔芋、钝顶螺旋藻、极大螺旋藻、刺梨、玫瑰茄、蚕蛹、耳叶牛皮消、黄明胶、海藻糖、中链甘油三酯、低聚果糖、梨果仙人掌、抗性糊精、养殖梅花鹿及其他副产品（除鹿茸、鹿角、鹿胎、鹿骨外）、木樨科粗壮女贞苦丁茶、水苏糖。

以下品种允许在二级医院内根据临床营养师处方配制生产并在本院内使用，或委托有资质的食品生产企业生产，不得在委托医院外使用和销售。

人参、人参叶、人参果、三七、土茯苓、大蓟、女贞子、山茱萸、川牛膝、川贝母、川芎、马鹿胎、马鹿茸、马鹿骨、丹参、五加皮、五味子、升麻、天门冬、天麻、太子参、巴戟天、木香、木贼、牛蒡子、牛蒡根、车前子、车前草、北沙参、平贝母、玄参、生地黄、生何首乌、白及、白术、白芍、白豆蔻、石决明、石斛（需提供可使用证明）、地骨皮、当归、竹茹、红花、红景天、西洋参、吴茱萸、怀牛膝、杜仲、杜仲叶、沙苑子、牡丹皮、芦荟、苍术、补骨脂、诃子、赤芍、远志、麦门冬、龟甲、佩兰、侧柏叶、制大黄、制何首乌、刺五加、刺玫果、泽兰、泽泻、玫瑰花、玫瑰茄、知母、罗布麻、苦丁茶、金荞麦、金樱子、青皮、厚朴、厚朴花、姜黄、枳壳、枳实、柏子仁、珍珠、绞股蓝、葫芦巴、茜草、荜茇、韭菜子、首乌藤、香附、骨碎补、党参、桑白皮、桑枝、浙贝母、益母草、积雪草、淫羊藿、菟丝子、野菊花、银杏叶、黄芪、湖北贝母、番泻叶、蛤蚧、越橘、槐实、蒲黄、蒺藜、蜂胶、酸角、墨旱莲、熟大黄、熟地黄、鳖甲。